Essentials of
KINESIOLOGY

for the Physical Therapist Assistant, 4/E

基础肌动学

第**4**版

编 著 〔美〕保罗·杰克逊·曼斯菲尔德
(Paul Jackson Mansfield)
〔美〕唐纳德·A.诺伊曼
(Donald A. Neumann)

主 译 祁 奇 陆佳妮

主 审 王于领 靳令经

副主译 伍 勰 陈 楠 张蓓华 牛文鑫

译 者 金敏霞 张 宪 冯 莉 付连慧 夏伟力
胡国炯 陈 斌 刘冠勇 史晓宇 尚昀林

秘 书 金惠敏

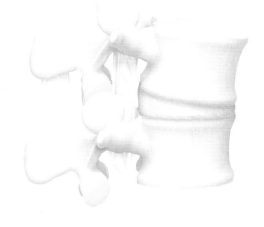

ELSEVIER

北京科学技术出版社

Elsevier (Singapore) Pte Ltd.
3 Killiney Road, #08-01 Winsland House I, Singapore 239519
Tel: (65) 6349-0200; Fax: (65) 6733-1817

著作权合同登记号：图字 01-2024-0545 号

图书在版编目（CIP）数据

基础肌动学：第 4 版 /（美）保罗·杰克逊·曼斯菲尔德（Paul Jackson Mansfield），（美）唐纳德·A.诺伊曼（Donald A. Neumann）编著；祁奇，陆佳妮主译 . — 北京：北京科学技术出版社，2024.5（2025.1 重印）
书名原文：Essentials of Kinesiology for the Physical Therapist Assistant, 4/E
ISBN 978-7-5714-3810-4

Ⅰ . ①基… Ⅱ . ①保… ②唐… ③祁… ④陆… Ⅲ . ①肌肉骨骼系统 Ⅳ . ①R322.7

中国国家版本馆CIP数据核字（2024）第068669号

责任编辑：于庆兰	网　　址：www.bkydw.cn
责任印制：吕　越	印　　刷：雅迪云印（天津）科技有限公司
图文制作：北京永诚天地艺术设计有限公司	开　　本：889 mm × 1194 mm　1/16
出 版 人：曾庆宇	字　　数：760千字
出版发行：北京科学技术出版社	印　　张：26.75
社　　址：北京西直门南大街16号	版　　次：2024年5月第1版
邮政编码：100035	印　　次：2025年1月第4次印刷
电　　话：0086-10-66135495（总编室）	
0086-10-66113227（发行部）	
ISBN 978-7-5714-3810-4	

定　　价：278.00元

致敬我的母亲和父亲。
PJM

致　谢

这是个难得的机会，我要借此感谢在各个方面支持我完成这本书的许多人。

首先，我要特别感谢我美丽的妻子 Heather，感谢她支持我对写作的沉迷，并总让我开心无比。当我躲在咖啡店内撰写书稿时，她承担了家中所有事务。她是我一生的挚爱。

你们很多人都知道 Neumann 博士是物理治疗领域伟大的思想家之一，我向你们保证，他实至名归。在职业生涯中，我有幸以朋友的身份与他结识。当你向他敞开心扉后，你会发现他是那么善良、有趣、诚实。他喜欢讨论各种话题，从吉他到各种音乐，到体育，再到哪家餐馆的咖喱最好吃。他对我而言如同宝藏。在这里我要感谢他的友谊和一直以来的支持。

我还要感谢我的孩子们，Beckett、Hannah、Megan、Daniel 和 Rachael：你们是我生命中的真正动力。你们让我开怀，让我眼中闪光，推动我不断学习，不断前进，成为最好的自我。

对于我的父母，Jack Mansfield 和 Betty Mansfield：在这里，我将我对教育的热爱和尊重归功于你们的培养——感谢你们一直予以我爱和支持。致我的姐姐 Julie，她在我还是个孩子的时候就教我如何阅读。致我的兄弟 Dan，他是这个星球上我认识的最迷人的人之一。感谢你们的陪伴。

我要感谢我的同事 Holly Pitz：感谢你帮助我们保持项目强大。你是一位了不起的老师。你强有力的组织头脑与我形成完美配合。我的院长 Eric Gass：感谢你给我提供支持，允许我继续这些写作项目。

随着年龄的增长，我逐渐意识到，与朋友围坐在火堆旁欢笑是我最珍视的活动之一。感谢 Jim Seewald 和 Jeff Hammel 一直给我的生活带来欢乐。

感谢优秀编辑 Lauren Willis 和 Shweta Pant，感谢你们的辛勤工作和奉献，使这本书成为一本出色的专业图书。我知道你们的工作很辛苦，甚至很多时候都是吃力不讨好，在此感谢你们所做的一切。

Paul Jackson Mansfield

我要感谢我的妻子 Brenda，感谢她对于我致力书稿撰写的理解。我也要感谢 Paul Jackson Mansfield，他在艰难的写作过程中表现出非凡的毅力。最后，我要感谢 Elisabeth Rowan-Kelly，她的了不起的医学绘图作品将继续在本书中生动展现。

Donald A.Neumann

作 者 简 介

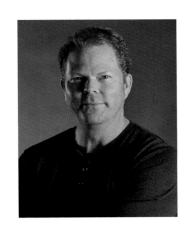

Paul Jackson Mansfield（保罗·杰克逊·曼斯菲尔德），**DPT**，**BS**，**MS**，毕业于马凯特大学，获得物理治疗硕士学位，随后于圣斯考拉斯蒂卡学院获得物理治疗博士学位（DPT）。他曾在物理治疗的很多领域工作过，包括骨科、运动医学科、儿科，并专注于脊髓损伤的神经肌肉康复。Mansfield博士自2001年起在密尔沃基技术学院（MATC）的助理物理治疗师（PTA）项目中授课，并担任项目主任一职。他在物理治疗专业课程中任课范围较广，包括人体运动学、骨科学、治疗性运动和神经肌肉康复学等。

在任职期间，Mansfield博士曾担任MATC教育研究及宣传部的课程主任，教授许多关于专业发展的课程，重点关注最佳教学实践及教育策略，基于最新的神经教育学研究，来帮助提高学生的学习表现。Mansfield博士还被选送到芬兰及德国探索物理治疗最佳实践课程。2012年Mansfield与Leah Dvorak博士合著了《康复神经解剖学基础》（*Essentials of Neuroanatomy for Rehabilitation*）。

Mansfield博士和夫人Heather同5个孩子住在威斯康星州。闲暇时，他乐于打曲棍球和篮球、打鼓、当教练，以及陪伴孩子们。

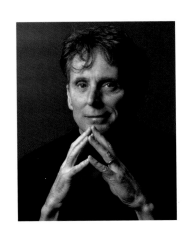

Donald A. Neumann（唐纳德·A.诺伊曼），**PhD**，**PT**，**FAPTA**，在迈阿密戴德社区学院获得副学士学位后，便开始从事物理治疗工作。工作数年后，他获得了佛罗里达大学物理治疗学士学位。又经历了几年的临床实践及研究生深造，获得了艾奥瓦大学运动科学的博士学位。1986年，Neumann博士入职于马凯特大学，为物理治疗部的名誉教授。Neumann博士在1994年获得了马凯特大学的"年度优秀教师奖"，2006年获得卡内基基金会授予的"威斯康星学院年度优秀教授"称号。这两个奖项反映了他在物理治疗专业人体运动学方面的教学成就。

Neumann博士多次获得美国物理治疗协会颁发的多个奖项，协会认可他在研究、教学、国际服务以及其他学术领域的成就。Neumann博士也在英国出版的《格氏解剖学》（*Gray's Anatomy*）（第41版及第42版）中负责编写髋关节一章。他所著的《肌肉骨骼系统肌动学：康复医学基础》（*Kinesiology of the Musculoskeletal System: Foundations for Physical Rehabilitation*）第3版，2017年由Elsevier出版社出版。Neumann博士曾在立陶宛、匈牙利、日本和爱尔兰4次获得富布赖特（Fulbright）奖学金。2007年Neumann博士获得了立陶宛物理学院荣誉博士学位，以表彰他对立陶宛物理治疗教育的影响。

Neumann博士和夫人Brenda住在威斯康星州。工作之余，他喜欢听各种音乐、弹吉他、徒步旅行，照看他的3个孙辈成长，以及关注气候变化。

前　言

本书旨在为读者提供学习人体运动学的基础知识，重点关注肌肉骨骼系统的结构和功能，这是物理治疗师进入临床实践前的必备知识。本书对人体正常运动方式进行完整且清晰的解释，为读者理解和掌握许多常见的代偿策略、治疗技术和异常运动模式奠定了基础，同时将骨骼、关节、韧带和肌肉等解剖细节生动地交织融合，并强调了与物理治疗的临床相关性。

无论读者承担哪种角色，肌动学都是物理治疗实践的核心，而对肌动学的深入理解是建立在掌握肌肉骨骼系统功能解剖学的坚实基础上的。这些知识是理解正常和异常运动的基础，只有具备这方面知识，临床工作者才能准确地治疗功能障碍、疲劳、无力或运动中产生的疼痛。

读者对象

本书适合物理治疗学专业的学生以及预科生使用。然而，本书的实用性并不仅限于此。本书对于物理治疗师的临床实践有很大的指导意义，对希望清晰了解肌动学的其他专业学生、研究人员来说，同样是一本有价值的工具书。

优秀的创作团队

这本书是我们结合自身的经验，为物理治疗师撰写的一本内容全面、有丰富解剖学知识及临床价值的肌动学参考用书。Paul Jackson Mansfield 已从事物理治疗工作 20 多年，目前是密尔沃基技术学院的助理物理治疗师项目主任。他也在学院担任教学工作，教授人体运动学、肌肉骨骼解剖学、骨科学、治疗性运动和神经肌肉康复学等课程。这些经历使他对物理治疗专业学生的需求、肌动学的临床相关性和有效教学方法都拥有独特的见解。

Donald A. Neumann 博士从事物理治疗工作已有 30 余年，目前是马凯特大学物理治疗系的教授。Neumann 讲授人体运动学课程超过 35 年，著有畅销著作《肌肉骨骼系统肌动学：康复医学基础》。Neumann 博士作为物理治疗的从业者，深知物理治疗专业学生和临床工作者的使命和需求。

本书由这两位经验丰富的作者撰写而成。Mansfield 博士确定文本的撰写方向及大纲，Neumann 博士则奉献了坚实的科学背景知识和多年的教学经验。

著作理念

书中许多插图来自 Neumann 博士的著作《肌肉骨骼系统肌动学：康复医学基础》。这本经典教科书的巨大成功激励我们为物理治疗专业学生撰写另一本书。我们长时间思考写作的理念并构思文本可呈现的形式，以满足学生的具体需求，同时努力保持插图的美感、文笔的清晰、细节的呈现及临床相关性的重点表述。

对物理治疗师教育的贡献

从事物理治疗教学的老师都清楚，学生从对物理治疗的一知半解，到成长为一名合格甚至优秀的治疗师，必须经历一个快速成长的过程（通常为 2 年）并坚持下来。在这门快节奏的课程中，学生必须掌握有关人体运动的基础知识，才能进入到更复杂和更高层次的临床主题。我们相信，对于绝大多数物理治疗师培养项目而言，肌动学知识是（或可以是）物理治疗学习和实践的基础。我们衷心希望，书中的知识点及解释说明能与使用本书的学生和教育工作者的需求契合，希望本书能成为他们在学习和教学过程中的工具书。

哲学方法

《基础肌动学》不是关于肌动学的概述，在阅读后，你可能会感受到它的通俗易懂。此书也不仅仅是 Neumann 博士先前著作的精简版。我们深深体会到所有物理治疗专业学生都是具有天赋且好学的。为此，本书中精美的插图和清晰的解释说明能帮助学生保持学习的动力，并充实他们的学习经历。我们希望能与更多人分享，并高度期盼学生和教育工作者能在专业上持续精进，这将促进整个行业的持续发展。一个专业的发展必须借助教育的力量，当今物理治疗的专业教育必须跟上专业的快速发展及继续教育的持续进步。

本书架构

本书通过层级化的方式讲述肌动学知识。描述身体部位的各章节都从骨骼解剖结构和功能开始；紧接着对关节和相关支持组织进行详细而清晰的描述；随后介绍肌肉的解剖和功能，包括近端和远端附着点、运动和神经支配的信息；特定区域的每一块肌肉都会在解剖结构上仔细且清晰地说明；接着从解剖学的角度来解释肌肉与关节正常的协同运作方式，当发生疾病或损伤后，会导致异常运动的出现，章节最后会解释这些异常与物理治疗实践的相关性。每一章节都包含临床见解、思考和插图的特色专栏，有助于弥合图书和临床实践之间的距离。

第 1~3 章提供了肌动学、基础生物力学、关节结构、骨骼肌肉解剖学和生理学基本术语的坚实且相关的专业背景知识。第 4~11 章则着重于身体不同区域的特定解剖学和肌动学原理，是本书真正核心和灵魂所在。第 12 章和第 13 章分别介绍了步行（步态）、咀嚼、通气的肌动学原理，并结合前面多个章节的内容，完善必要的肌动学基础。

本书特色

- 出色的插图：示意图及照片的数量和质量使本书在同类别专业书中脱颖而出。
- 图谱式的肌肉展示：以独特的图谱方式呈现单一肌肉和相关肌群，清晰阐述了肌肉或肌群的附着点、神经支配和功能。这种方式在教学和临床上都非常实用。
- 作者阵容：作者均拥有几十年的物理治疗实践经验和教学经验，提供了权威且独特的物理治疗的教育方式。
- 临床相关性：本书将肌动学概念与物理治疗实践相结合，先介绍人体运动的基础知识，再逐一分析临床相关的信息和特征。

学习特性

- 丰富多彩，清晰且具有视觉冲击的艺术效果：近400 幅高品质的全彩图片，每幅图片都配上了基本的解说，以弥补文字枯燥叙述方式的不足。
- 图文互示：图片与文字相互对应的独特设计，为读者提供更好的阅读体验。
- 特色专栏："临床见解"和"思考"专栏为补充内容，将肌动学概念与物理治疗临床应用联系起来。
- 简明的表格：每章结尾会以列表的方式，总结主要提及的概念，以简明易懂的形式将内容整合，便于读者学习或快速查阅。
- 习题：每一章节都包含 20~30 道习题，作为考试前有价值的自我测评工具。
- 关键术语：读者对肌动学专有名词的了解程度是掌握内容的关键，因此各章首页都有关键术语列表，列表中的每个关键术语都会以黑体字的形式出现在章节的内文中。
- 术语表：全书的关键术语按英文字母顺序排序，并在书后术语表中进行定义，方便参考。
- 学习目标：每一章节开篇会列出该章节的学习目标，可作为掌握内容的摘要和考前自测列表。

- 章节大纲：每一章首页提供了主要层级标题，有助于了解本章内容的结构或框架。

　　我们希望读者可以在本书中找到所需的信息和资源，来引导个人进入蓬勃发展的物理治疗康复行业中。我们相信，如果以清晰、系统及临床相关的方式阐述知识点，读者的学习效率会事半功倍。本书就是基于这个理念而编写的。

Paul Jackson Mansfield
Donald A. Neumann

目 录

第 1 章

肌动学的基本原理

章节大纲

运动学

术语
骨骼运动学
  运动平面
  解剖学姿势
  旋转轴
  自由度
  基本运动
  骨骼运动学：相对性

关节运动学
  关节面间的基本运动
  功能考量

动力学

力矩
生物力学杠杆
  杠杆的3种类型

生物力学杠杆：为力量、速度或关节活动范围而设计？
拉力线
  关于内外轴的拉力线
  关于前后轴的拉力线
  关于垂直轴的拉力线

矢量

总结

目标

- 解释常用解剖学与肌动学的术语。
- 描述身体的常见运动。
- 区分骨骼运动和关节运动。
- 描述关节运动的运动原理。
- 分析常见运动的运动平面和旋转轴。
- 描述力、力矩和杠杆如何影响生物力学运动。
- 描述 3 种生物力学杠杆系统，并阐明它们的优缺点。
- 分析肌肉拉力线如何产生特定的生物力学运动。
- 解释如何用肌力矢量描述运动。

关键术语

外展（abduction）
主动运动（active movements）
内收（adduction）
解剖学姿势（anatomic position）
前（anterior）
关节运动学（arthrokinematics）
旋转轴（axis of rotation）
尾侧（caudal）
质心（center of mass）
颅侧（cephalad）
环转（circumduction）
闭链运动（closed-chain motion）
一致性（congruency）
深层（deep）
自由度（degrees of freedom）
远端（distal）
背屈（dorsiflexion）

外翻（eversion）
伸展（extension）
外力（external force）
外部力臂（external moment arm）
外旋（external rotation）
外部力矩（external torque）
屈曲（flexion）
力（force）
额状面（frontal plane）
水平外展（horizontal abduction）
水平内收（horizontal adduction）
水平（横截）面［horizontal (transverse) plane］
下（inferior）
止点（insertion）
内力（internal force）

内部力臂（internal moment arm）
内旋（internal rotation）
内部力矩（internal torque）
内翻（inversion）
运动学（kinematics）
肌动学（kinesiology）
动力学（kinetics）
外侧（lateral）
杠杆作用（leverage）
拉力线（line of pull）
内侧（medial）
中线（midline）
开链运动（open-chainmotion）
起点（origin）
骨骼运动学（osteokinematics）
被动运动（passive movements）

跖屈（plantar flexion）
后（posterior）
旋前（pronation）
俯卧（prone）
前伸（protraction）
近端（proximal）
桡偏（radial deviation）
合力（resultant force）
后缩（retraction）
旋转（rotation）
矢状面（sagittal plane）
浅层（superior）
上（superior）
旋后（supination）
仰卧（supine）
力矩（torque）
平移（translation）
尺偏（ulnar deviation）
矢量（vector）

肌动学（kinesiology）一词起源于希腊语，字首 *kinesis* 是指"移动"，字尾 *ology* 是指"研究"。《基础肌动学》是一本用于学习肌动学的指导书，重点关注肌肉骨骼系统内的解剖学和生物力学之间的相关性。

本书主要目的是为物理治疗专业学生和临床医生提供肌肉骨骼系统肌动学的基础知识。对肌肉骨骼系统及肌肉神经支配情况进行详细回顾，为学习正常和异常运动的结构及功能概念提供知识背景。本书对常用治疗模式和方法提出新的洞察方向并进行讨论，以引导读者进行新的思考。

运动学

运动学是生物力学的一个分支，描述了身体的动作，但不考虑产生动作的力。在生物力学中，"身体"一词可以广泛地用来描述整个身体、特定部位（如单根骨）或身体区域（如手臂）。通常存在两种类型的运动：平移和旋转。

当整个"身体"朝相同的方向移动时，就会发生**平移**。可以是直线（直线运动）平移，如书在桌面上滑动，也可以是曲线（曲线运动）平移，如抛球产生的弧线运动。图 1.1 说明了行走过程中发生的曲线运动，反映了整个身体向前运动时，头部正常上下平移。

旋转描述"身体"关于旋转轴产生的弧线运动。旋转轴是身体发生旋转的"轴心"。图 1.2 展示了前

臂围绕肘关节旋转轴进行旋转的状态。

整个人体的运动通常会被描述为身体质心或重心的平移（图 1.3）。如行走活动是身体质心向前移动的结果，是指整个身体的平移。然而有趣的是，这个运动或整个身体的平移是由转动肢体的肌肉提供动力

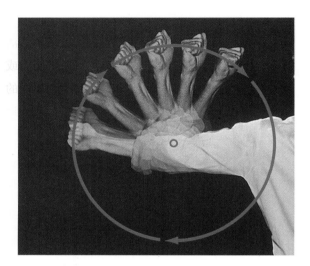

图 1.2　前臂围绕肘关节的旋转轴旋转（引自 Neumann DA: *Kinesiology of the musculoskeletal system: foundations for physical rehabilitation*, ed 2, St Louis, 2010, Mosby, Fig. 1.3.）

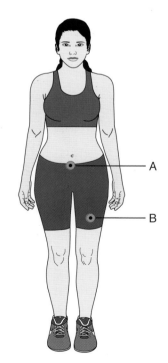

图 1.3　（A）整个身体的质心；（B）大腿质心（引自 Neumann DA: *Kinesiology of the musculoskeletal system: foundations for physical rehabilitation*, St Louis, 2002, Mosby, Fig. 4.1.）

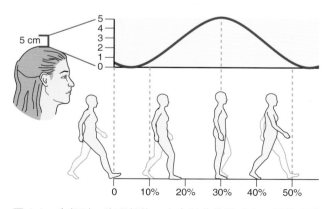

图 1.1　步行时，头顶部的一个点以曲线形式上下平移（引自 Neumann DA:*Kinesiology of the musculoskeletal system: foundations for physical rehabilitation*, ed 2, St Louis, 2010, Mosby, Fig. 1.2.）

的。图 1.4 说明了这一概念，该图显示了跑步者的运动（质心前移）是下肢围绕每侧髋关节旋转轴旋转的结果。值得注意的是，几乎身体所有关节的功能性运动都是通过旋转实现的。

　　无论何种类型的身体运动，都可以分为主动运动和被动运动。**主动运动**一般是由受刺激或激活的肌肉产生的。例如，当一人将手臂高举过头时，这被视为是一种主动运动。另一方面，**被动运动**是由肌肉激活以外的其他因素产生的，如重力、牵伸韧带的阻力或是来自他人的推动力。例如，临床医生用力在不同的关节活动范围内移动患者肢体，这被视为是被动运动，因此临床上常用术语有"被动关节活动范围"（passive range of motion，PROM）。

术语

　　学习肌动学需要使用特定的术语来描述运动、姿势和解剖学特征定位。图 1.5 介绍了很多专业术语。

- **前**：朝向身体前面
- **后**：朝向身体后面
- **中线**：垂直穿过身体中心的一条假想线
- **内侧**：靠近身体中线
- **外侧**：远离身体中线
- **上**：朝向头部或在头部之上
- **下**：朝向足部或在足部以下
- **近端**：靠近躯干
- **远端**：远离躯干
- **颅侧**：朝向头部
- **尾侧**：朝向足部（或"尾部"）
- **浅层**：朝向身体表面（皮肤）
- **深层**：朝向身体内部（核心）
- **起点**：肌肉或韧带的近端附着点
- **止点**：肌肉或韧带的远端附着点
- **俯卧**：描述面部朝下趴着的姿势
- **仰卧**：描述面部朝上躺着的姿势

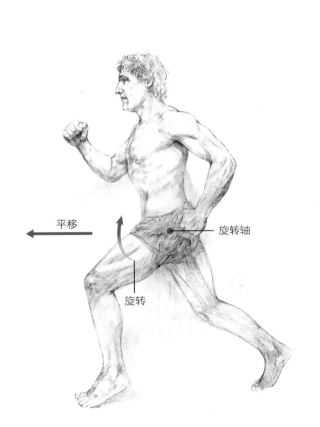

图 1.4　由下肢旋转引起的身体向前平移

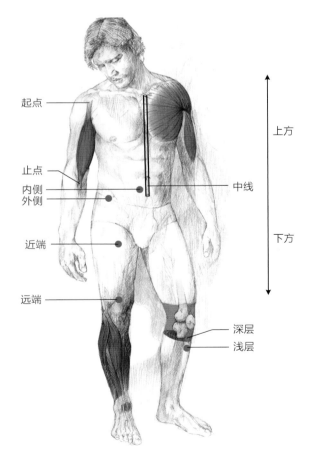

图 1.5　解剖学术语

骨骼运动学

运动平面

　　骨骼运动学描述了骨骼相对于身体的 3 个基本平面的运动：矢状面、额（冠）状面和水平面（图 1.6；专栏 1.1）。

- 矢状面：将身体分为左右两部分。屈曲和伸展运动通常发生在矢状面上。
- 额（冠）状面：将身体分为前后两部分。几乎所有外展和内收运动都发生在冠状面上。

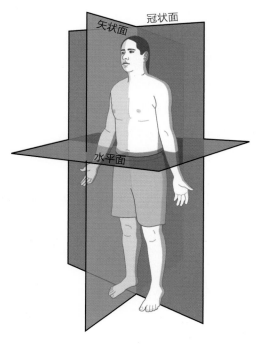

图 1.6　人体在解剖学姿势下的 3 个基本平面（引自 Neumann DA: *Kinesiology of the musculoskeletal system: foundations for physical rehabilitation*, ed 2, St Louis, 2010, Mosby, Fig. 1.4.）

专栏 1.1　常用骨骼运动学术语

矢状面	冠状面	水平面
• 屈曲和伸展	• 外展和内收	• 内旋和外旋
• 背屈（伸）和跖屈	• 侧屈	• 自转
• 向前和向后弯曲	• 尺偏和桡偏	
	• 外翻和内翻	

（引自 Neumann DA：*Kinesiology of the musculoskeletal system: foundations for physical rehabilitation*, St Louis, 2002, Mosby, Table 1.2.）

　　许多专业术语只针对身体的特定区域。例如，拇指（thumb）使用特定的术语。

- 水平（横截）面：将身体分为上下两部分。几乎所有旋转运动，如肩关节或髋关节的内旋和外旋及躯干的旋转等都发生在水平面上。

解剖学姿势

　　解剖学姿势，如图 1.6 所示，用于解剖学描述、旋转轴和运动平面的参考标准。例如，肌肉的动作描述是在人体解剖学姿势基础上，肌肉进行收缩而形成的。

旋转轴

　　关节的旋转轴可被认为是关节运动发生的轴点。因此，旋转轴始终垂直于运动平面。传统上，身体运动被描述为发生在 3 个独立的旋转轴上，分别是前后轴（矢状轴）、内外轴（冠状轴）和垂直轴（有时也称为纵轴）（图 1.7）。

　　前后轴在前后向上，通过关节凸面，产生冠状面上的运动，如髋关节的外展和内收。

　　内外轴在内外向上，通过关节凸面，产生矢状面上的运动，如肘关节的屈曲或伸展。

　　在解剖学姿势中，垂直（纵）轴是垂直向的。然而，如果运动发生在解剖学姿势之外，则通常用纵轴来描述所发生的运动，该轴表示贯穿骨干的轴。围绕垂直轴或纵轴的运动通常发生在水平（横截）面上。这一运动通常被称为旋转运动，如躯干左右旋转或肩关节的内旋和外旋。这些旋转轴的总结见表 1.1。

自由度

　　自由度是指一个关节允许的运动平面的数量。对应于身体的 3 个基本平面，一个关节可以有 1 个、2 个或 3 个自由度。如图 1.7 所示，肩关节具有 3 个自由度，这意味着肩关节可以在 3 个平面上自由运动。此外，腕关节允许在 2 个平面上运动，因此被认为具有 2 个自由度。肘关节（肱桡关节）只能在 1 个平面上运动，因此被认为仅有 1 个自由度。

基本运动

　　以下特定术语用来帮助描述身体关节或部位的

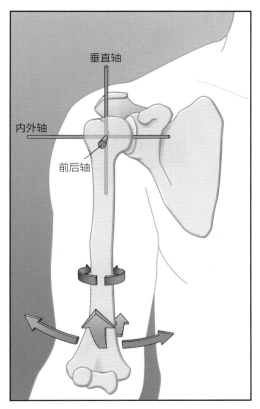

图 1.7　右盂肱（肩）关节，显示旋转轴和相关的运动平面：屈曲和伸展（绿色弧形箭头）发生在内外（medial-lateral，ML）轴；外展和内收（紫色弧形箭头）发生在前后（anterior-posterior，AP）轴；内旋和外旋（蓝色弧形箭头）发生在垂直轴（引自 Neumann DA: *Kinesiology of the musculoskeletal system: foundations for physical rehabilitation*, ed 2, St Louis, 2010, Mosby, Fig. 1.5.）

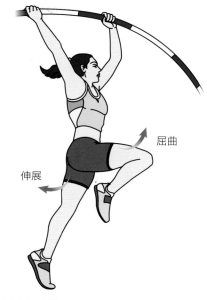

图 1.8　屈曲和伸展

运动。

屈曲和伸展

屈曲和伸展的运动发生在关于内外轴的矢状面上（图 1.8）。通常，屈曲是指一根骨接近另一根骨的屈肌表面的运动。伸展被认为是与屈曲相反的运动，它是两根骨伸肌表面互相靠近。

外展和内收

外展是指身体节段在冠状面上远离中线的运动，反之，内收是在冠状面上靠近中线的运动（图 1.9）。

这个定义不适用于手和足，这些会在相关章节中描述。

旋转

旋转是指一个或多个骨节段（或身体节段）围绕其纵轴旋转的运动。例如，向左右转动头和躯干被视为旋转运动（图 1.10A）。四肢的旋转运动可以进一步分为内旋和外旋。

内旋是指骨的前侧表面向中线旋转的运动。外旋包含了骨的前侧表面远离中线的旋转（图 1.10B）。

环转

环转描述了通过 2 个平面的圆周运动。因此，关节必须至少具有 2 个自由度才能产生环转运动。基本原则是，如果一个关节可以完成"在空中画圈"动作，则这个关节可以做环转运动（图 1.11）。

前伸和后缩

前伸是指在平行于地面的平面上，骨段向远离中线的方向上的移动。相反，后缩是指骨段在平行于地面的平面上向中线方向的移动。这些术语通常用于描述肩胛骨或下颌骨的运动（图 1.12）。

表 1.1　旋转轴及相关运动		
旋转轴	**运动平面**	**运动举例**
前后轴	冠状面	髋关节外展和内收 肩关节外展和内收
内外轴	矢状面	肘关节屈曲和伸展 膝关节屈曲和伸展
垂直轴或纵轴	水平面	肩关节内旋和外旋 躯干的旋转

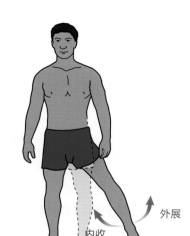

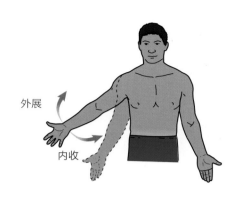

图 1.9　外展和内收

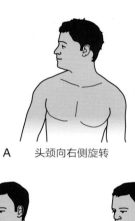

A　头颈向右侧旋转

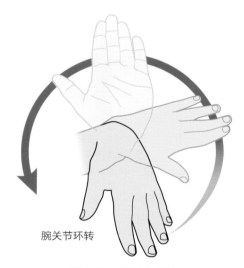

腕关节环转

图 1.11　腕关节环转

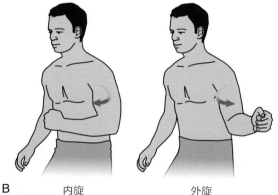

B　　内旋　　　　　　外旋

图 1.10　（A）头部和颈部的旋转。（B）肩关节的内旋和外旋

水平内收和水平外展

这些术语通常描述了肩关节在水平面上的运动（图 1.13）。肩关节处于外展位（接近 90°），进行双手合拢的上肢运动被视为**水平内收**；上肢远离中线（在水平面内）的运动被视为**水平外展**。

旋前和旋后

旋前是指前臂的旋转使掌心向后的运动（处于解剖学姿势）；**旋后**是指掌心向前的运动（图 1.14）。

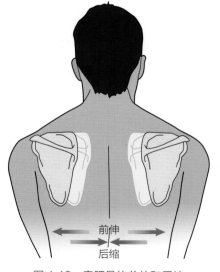

图 1.12　肩胛骨的前伸和后缩

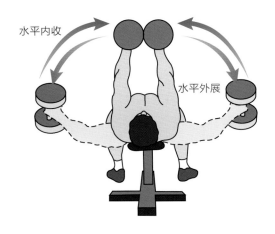

图 1.13　肩关节的水平内收和水平外展

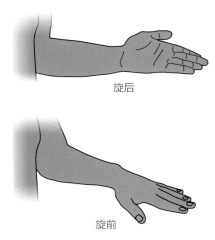

图 1.14　前臂的旋后和旋前

大多数情况下，这些运动通常是双手在身体前方时发生，以适应各种抓握类活动，旋后可被视为将掌心向上翻转，旋前可被视为是掌心向下翻转。旋前和旋后也用来描述踝关节和足的复杂运动，在第 11 章中会具体描述。

桡偏和尺偏

桡偏和尺偏描述了腕关节在冠状面上的运动（图 1.15）。**桡偏**是手向外侧（向桡骨侧）移动。**尺偏**是指手向内侧（向尺骨侧）移动。请记住，所有的运动都是处于解剖学姿势来描述的。

背伸和跖屈

背伸和跖屈是踝关节在矢状面上的运动（图 1.16）。**背伸**（也称为背屈）是指足背向上抬起的运动，而**跖屈**是指足跟向上抬起的运动。

内翻和外翻

内翻是指足部在冠状面上的运动，使足底朝内；相反，**外翻**是使足底朝外（图 1.17）。

骨骼运动学：相对性

通常两块骨连接构成一个关节，因此关节的运动可以从两个方面来考虑，这取决于哪一块骨在移动。远端骨围绕相对固定的近端骨运动，通常称为**开链运动**。相反，近端骨围绕相对固定的远端骨运动，称为**闭链运动**。

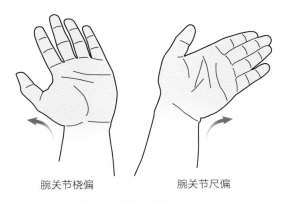

图 1.15　腕关节的桡偏和尺偏

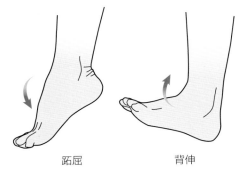

图 1.16　踝关节的跖屈和背伸

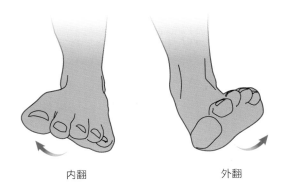

图 1.17　足踝的内翻和外翻

图 1.18 举例说明这两种不同的膝关节屈曲运动。图 1.18A 显示关节屈曲中胫骨（远端段）围绕相对固定的股骨运动，这被认为是开链式膝关节屈曲运动。图 1.18B 也显示了膝关节屈曲，但这一次是股骨（近端段）围绕相对固定的胫骨（远端段）运动，该运动称为闭链式或股骨相对胫骨的膝关节屈曲运动。

尽管这两个运动看起来是不同的，但两者导致的膝关节屈曲程度是一样的。唯一的区别在于哪根骨在运动，哪根骨保持固定。

关节运动学

关节运动学描述了关节面之间发生的运动。此概念不同于**骨骼运动学**，后者仅描述骨骼运动的路线。试着将骨与关节比作门和铰链的关系，想象门在水平面上打开（骨骼运动学）的过程中铰链的转动（关节运动学）。

关节表面通常呈弧形，一面为凹面，另一面为相对的凸面（图 1.19）。关节的凹凸关系增加了关节的**一致性**（适合度）和稳定性，因此有助于引导骨骼之间的运动。关节面之间发生的运动遵循特定的规则，这取决于关节凹面是否在固定关节凸面上移动，反之亦然（请参见后面的讨论）。

思考
开链运动和闭链运动

术语"开链"和"闭链"在临床上通常用于描述关节运动过程中哪根骨在运动。开链运动是指远端骨围绕相对固定的近端骨运动（图 1.18A）；闭链运动指近端骨围绕相对固定的远端骨运动（图 1.18B）。

物理治疗师广泛采用闭链训练。这些训练方式在利用闭链姿势的负重及生物力学优势的同时更具功能性。尽管开链运动功能性不足，但仍广泛应用于治疗中。开链训练可以针对特定肌群以提高能力，通过使用重物、弹力带或弹力圈就能简单实现。

关节面间的基本运动

发生在关节面的基本运动有 3 种：滚动、滑动和旋转，如下所示。

1. 滚动：一个旋转关节面的多个点与另一个关节面上的多个点接触（图 1.20A 和图 1.21A）。例如，轮胎在延伸的路面上不断地滚动。

2. 滑动：一个关节面上的单个点与另一个关节面上的多个点接触（图 1.20B 和图 1.21B）。例如，刹车后停止转动的轮胎在结冰的路面上打滑。

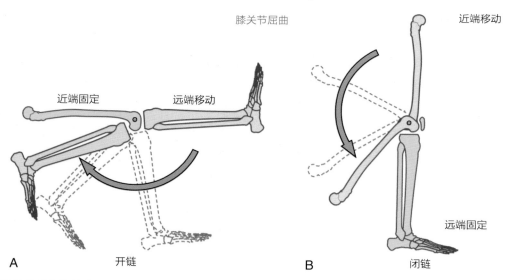

膝关节屈曲

近端固定　　　　远端移动

A　　　　开链

近端移动

远端固定

B　　　　闭链

图 1.18　膝关节屈曲的两种不同方式。（A）开链式或胫骨相对股骨的膝关节屈曲运动。（B）闭链式或股骨相对胫骨的膝关节屈曲运动（引自 Neumann DA: *Kinesiology of the musculoskeletal system: foundations for physical rehabilitation*, ed 2, St Louis, 2010, Mosby, Fig. 1.6.）

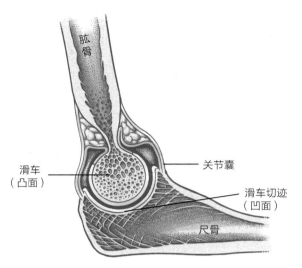

图 1.19 肱尺（肘）关节面之间的凹凸关系（引自 Neumann DA: *Kinesiology of the musculoskeletal system: foundations for physical rehabilitation*, ed 2, St Louis, 2010, Mosby, Fig. 1.7.）

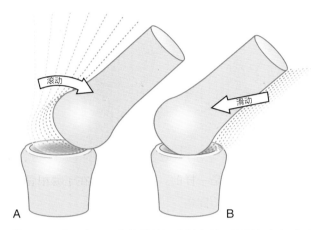

图 1.20 凸面在凹面上的关节运动学表现。关节滚动（A）和关节滑动（B）的方向相反（引自 Neumann DA: *Kinesiology of the musculoskeletal system: foundations for physical rehabilitation*, ed 2, St Louis, 2010, Mosby, Fig. 1.8.）

3. 自转：一个关节面上的单个点在另一个关节面上的单个点旋转（图 1.22）。例如，一个陀螺在地板固定点上旋转。

滚动和滑动的机制

发生在关节面之间的关节运动遵循特定的规则。这些运动虽然细微，但却是实现正常关节功能必不可少的。

规则 1：凸面相对凹面运动

当关节凸面相对关节凹面移动时，滚动和滑动发生的方向是相反的。

图 1.20A 示意了关节凸面在相对固定的关节凹面上滚动。值得注意的是，如此运动骨端实际上会滚出关节面。图 1.20B 示意了正常情况下反方向的滑动通常会伴随着关节的滚动。滚动和相反方向的滑动组合可保持关节面的稳定性。

规则 2：凹面相对凸面运动

当关节凹面相对关节凸面移动时，滚动和滑动的方向相同。

图 1.21A 示意了关节凹面在相对固定的关节凸面上滚动但不滑动，同样会导致关节脱位。为了保持关

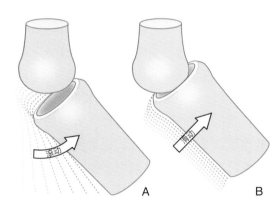

图 1.21 凹面在凸面上的关节运动学表现。关节滚动（A）和关节滑动（B）的方向相同（引自 Neumann DA: *Kinesiology of the musculoskeletal system: foundations for physical rehabilitation*, ed 2, St Louis, 2010, Mosby, Fig. 1.8.）

节面之间的紧密接触，这种运动必须伴随着同一方向的滑动。如图 1.21B，说明这种关节运动维持了适当的关节对位和一致性。

自转机制

关节运动学中的旋转运动发生在绕关节中心纵轴，无论是关节凹面绕着相对应的关节凸面的自转，还是关节凸面绕着相对应的关节凹面的自转（图 1.22）。以近端肱桡关节自转运动为例，在旋前和旋后过程中，桡骨头绕着其自身纵轴旋转。

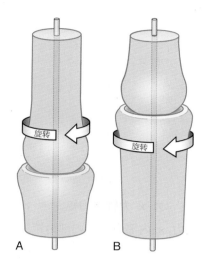

图 1.22 关节运动学的自转示意图（引自 Neumann DA: *Kinesiology of the musculoskeletal system: foundations for physical rehabilitation*, ed 2, St Louis, 2010, Mosby, Fig. 1.8. ）

功能考量

正常关节运动学中，关节面之间的滚动和滑动是自然发生的，无须有意识地控制，是关节正常功能的组成部分。然而，由于某些原因，正常的关节运动功能可能会失调。适当的滚动和滑动机制对关节运动是必要的，典型的例子是肩（盂肱）关节的外展。图 1.23 对比了盂肱关节外展时，正常和异常的关节运动。在盂肱关节的正常外展中（图 1.23A），凸面的肱骨头向上滚动伴随着向下滑动。这两个相反的运动

 临床见解
关节松动术和关节运动学

临床中经常会遇到关节活动范围受限的患者。尽管造成此结果的原因有很多，但不正确的关节运动可能是一个重要的促成因素。关节松动术是许多物理治疗师用来帮助恢复正常关节运动的一种治疗技术。

图 1.24 举例说明了物理治疗师对肩关节外展活动受限的患者实施关节松动术。尽管治疗的目的是增加肩关节外展活动范围，但治疗师的手会在靠近肱骨近端施加向下的力。对肩关节施以向下的力是为了尝试徒手使肱骨头向下滑动，因为在肱骨外展时会同时伴随肱骨头的向上滚动。

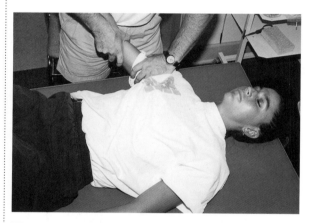

图 1.24 治疗师实施关节松动术以帮助改善肩关节外展。肱骨头向上滚动时徒手施力使肱骨头向下滑动（引自 Shankman G: Fundamental orthopedic management for the physical therapy assistant, ed 2, St Louis, 2004, Mosby, Fig. 22.38. ）

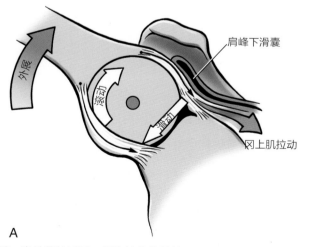

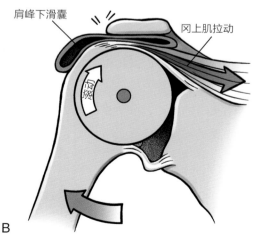

图 1.23 肩关节外展时，盂肱关节的关节运动学表现。（A）凸面相对凹面的关节运动学表现，肱骨头向上的滚动被向下滑动所抵消。（B）缺少向下滑动的制衡，使得肱骨头向上滚动（引自 Neumann DA: *Kinesiology of the musculoskeletal system: foundations for physical rehabilitation*, ed 2, St Louis, 2010, Mosby, Fig. 1.9. ）

将肱骨头稳定地保持在肩胛骨的关节盂内。图 1.23B 示意了向上滚动时没有向下滑动的结果。如果缺少相应的向下滑动的制衡，肱骨头向上平移（滚动），会使肩峰下组织受到撞击。这种相对常见的现象被称为撞击综合征，通常会导致肩关节肌腱炎或滑囊炎。

动力学

动力学是力学的一个分支，描述了力对人体的作用。从肌动学的角度来看，可以将力视为产生、调整或停止运动的推力或拉力。因此，力是提供身体运动和稳定的最终动力。

对人体运动而言，力可以分为内力或外力（图 1.25）。**内力**是身体内部产生的力量，通常是肌肉收缩所产生的主动力，但很多时候也须考虑被动的内力，如韧带或肌肉延展产生的张力。**外力**是来自身体外部的力量，如重力、手提箱或杠铃之类的外在负荷，以及治疗师对运动施加的阻力。

力矩

力矩可以看作是产生旋转运动的力。因为几乎所有关节运动都是围绕一个旋转轴进行的，所以作用在关节上的内力和外力都表示为力矩。关节的力矩大小取决于两方面：①作用力的大小；②作用力与旋转轴之间的距离。该距离称为力臂，是旋转轴到作用力的垂直距离。力和力臂的乘积等于旋转轴上产生的力矩（或旋转力）。

由内力（如肌肉）产生的力矩称为**内部力矩**，而由外力（如重力）产生的力矩称为**外部力矩**（图 1.26）。身体或身体某一部分的运动是由作用于关节的内部力矩和外部力矩互相制衡的结果。

$$力 \times 力臂 = 力矩$$
$$内力 \times 内部力臂 = 内部力矩$$
$$外力 \times 外部力臂 = 外部力矩$$

🧠 **思考**
肌力

测试一个人的肌力其实是测试一个人可以产生的力矩。力矩不仅须考虑到肌肉力量，还须考虑到特定肌肉或肌肉群作用的力臂长度。这两个因素对确定一个人的功能性肌力同等重要。

临床医生通常用徒手肌肉测试去客观评估一个人的肌力。因为肌力的产生和相应肌肉内部力臂都高度依赖于肌肉长度和关节角度，因此测试时使用标准的特定位置（关节角度）会获得比较可信的测试结果。

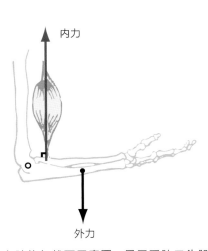

图 1.25　上肢的矢状面示意图，显示了肱二头肌产生的内力和重力产生的外力（引自 Neumann DA: *Kinesiology of the musculoskeletal system: foundations for physical rehabilitation*, ed 2, St Louis, 2010, Mosby，Fig. 1.15A.）

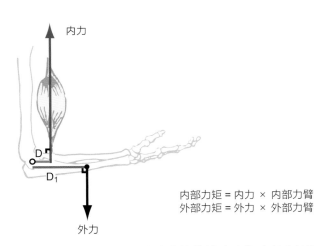

内部力矩 = 内力 × 内部力臂
外部力矩 = 外力 × 外部力臂

图 1.26　相对于肘关节的内外旋转轴产生的内部力矩和外部力矩。内部力矩是内力（由肱二头肌产生）乘以内部力臂（D）的乘积。外部力矩是外力（重力）乘以外部力臂（D₁）的乘积（引自 Neumann DA: *Kinesiology of the musculoskeletal system: foundations for physical rehabilitation*, ed 2, St Louis, 2010, Mosby，Fig. 1.17.）

生物力学杠杆

内力和外力的相互作用最终控制着我们的运动和姿势。如前所述，内力通常由肌肉收缩引起，而外力则来自重力或其他外在负荷。这些相互竞争的力量通过骨骼、关节旋转轴上的轴点或支点形成的杠杆系统产生相互作用。通过这些杠杆系统，内力和外力被转化为内部力矩和外部力矩，最终使关节运动或转动。

杠杆的 3 种类型

杠杆分为 3 种类型：第一类、第二类和第三类。尽管杠杆的概念最初是为工具设计而定义的，但此概念也适用于肌肉骨骼系统。图 1.27 显示了身体上常用 3 种杠杆类型的示例。

第一类杠杆

第一类杠杆类似于跷跷板，其旋转轴（或支点）位于内力和外力之间，如颈部伸肌群支撑头部的重量（图 1.27A）。值得注意的是，肌肉力量作用于**内部力臂**（internal moment arm, IMA）；相反，重力（作用于头部的质心）作用于**外部力臂**（external moment arm, EMA）。这些力臂将力转换为旋转力矩。

第二类杠杆

第二类杠杆的旋转轴位于骨骼杠杆的一端，内部力臂始终比外部力臂长。人们通常认为这种杠杆系统具有"良好的**杠杆作用**"，因为使用相对较小的力就能举起更大的外部负荷。图 1.27B 以独轮手推车比喻跖屈肌的作用，是第二类杠杆的例子。由于第二类杠杆提供的良好的杠杆作用，跖屈肌产生的相对较小的力就可以很容易撑起身体的重量（提踵）。值得注意的是，第二类杠杆系统提供的力臂产生的活动范围有限。例如，当一个人踮起脚尖时，身体只能向上提升 10～15 cm。

第三类杠杆

第三类杠杆的旋转轴也位于骨骼杠杆的一端。然而，内部力臂始终比外部力臂短（图 1.27C）。在生物力学第三类杠杆系统中，重力的杠杆作用比肌肉更大。换言之，需要较大的肌肉力量才能举起一个相对较小的外部负荷。尽管第三类杠杆的杠杆作用较差，

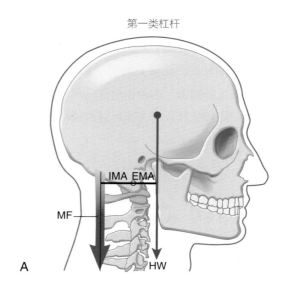

第一类杠杆

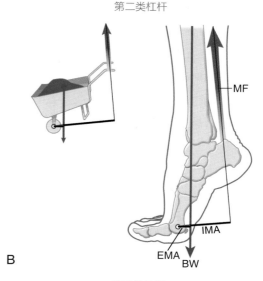

第二类杠杆

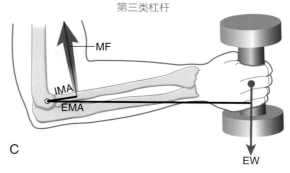

第三类杠杆

图 1.27　第一类（A）、第二类（B）和第三类（C）杠杆系统解剖示例。注：小的空心圆代表每个关节的旋转轴。BW，体重；EMA，外部力臂；EW，外部负重；HW，头部重量；IMA，内部力臂；MF，肌肉力量（引自 Neumann DA: *Kinesiology of the musculoskeletal system: foundations for physical rehabilitation*, ed 2, St Louis, 2010, Mosby, Fig. 1.23.）

思考
选择最符合功能需求的肌肉：肱二头肌与肱桡肌

虽然身体大多数肌肉骨骼杠杆系统属于第三类杠杆，但操作这些杠杆的肌肉却具有独特性，拥有不同大小的内部力臂。因此，不同的肌肉的可能适合力、速度和距离的不同需求。

图 1.28 通过比较两块不同的肘屈肌——肱二头肌和肱桡肌来说明这一概念。这两块肌肉都支撑着一个距肘关节轴线 15 英寸（约 38cm）远的约 4.5kg 的重物。为了支撑重物，每块肌肉必须产生约 172kg/cm 的内部力矩。由于肱二头肌的内部力臂只有 1 英寸（约 2.5cm），因此肱二头肌必须产生约 68kg 的力来支撑该重物（图 1.28A）。然而，肱桡肌的内部力臂相对较长为 3 英寸（约 7.6cm），可以更省力，只需约 23kg 的力就能支撑相同的重量（图 1.28B）。

图 1.29 进一步比较了这两块肌肉的速度和距离。如图所示，肱二头肌收缩 2.5cm 会使手上举 38cm（图 1.29A），而肱桡肌（也收缩 2.5cm）只会使手上举 12.7cm，是上述距离的 1/3（图 1.29B）。如果两块肌肉以相同的速度收缩，那么肱二头肌引起的举手（和重量）速度将比肱桡肌快 3 倍。显然，肱二头肌在移动重物的位移和速度方面具有优势，而肱桡肌在省力方面具有优势。

有趣的是，依据手中的任务是需要施力还是要达到速度要求与活动范围，神经系统可以确定并激活符合功能需要且最有效的肌肉。

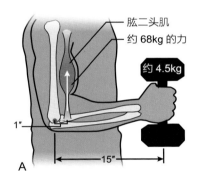

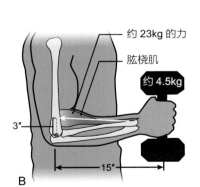

图 1.28 两种同为第三类杠杆的肘屈肌，却有不同长度的内在力臂。肱二头肌的内部力臂较小（A），需要 3 倍于肱桡肌（B）的肌肉力量来举起相同的外部重量。肱桡肌能产生 3 倍力量的优势，是因为其内部力臂是肱二头肌的 3 倍

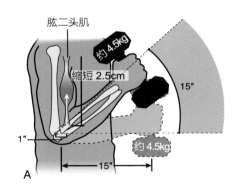

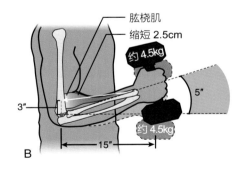

图 1.29 两块肌肉的力臂长度不同但收缩程度相同，会造成前臂远端移动速度和距离的差异。（A）肱二头肌缩短（收缩）2.5cm，可上举重物 38cm。（B）相反，肱桡肌缩短 2.5cm 只可将同一重物上举 12.7cm

但它们能以最短的肌肉长度产生快速且较大的活动范围。例如，在手臂伸直的情况下能快速屈曲肘关节使手触摸到肩膀。这需要肘关节活动约140°，只需几分之一秒就能完成。此概念在本章会再讨论。

生物力学杠杆：为力量、速度或关节活动范围而设计？

当肌肉骨骼杠杆系统中内部力臂比外在力臂长（如第二类杠杆）时，可起到良好的杠杆作用或助力，因为较小的肌肉力量（内力）就能移动较大的外部负荷。相反，内部力臂比外部力臂短的杠杆（如第三类杠杆）有更佳的速度和活动范围，这意味着骨骼远端（如手相对肘关节）移动的距离和速度相比肌肉本身的收缩更大。任何对速度和距离有利的杠杆系统，必须耗费较多的肌肉力量。相反，任何对力量有利的杠杆系统，所需耗费的力量比杠杆远端的距离和速度小（请注意，根据支点的精确位置，第一类杠杆可以起到与第二类或第三类杠杆类似的作用）。表1.2比较了第一类、第二类和第三类杠杆系统的生物力学优缺点。

根据力学需求，人体某些关节系统被设计为第一类、第二类或第三类杠杆。肌肉和关节系统需要很大的速度和位移远端骨时，通常被设计为第三类杠杆（见图1.27C）。相反，肌肉和关节系统可能获得力量优势（而不是速度和位移距离优势），通常被设计为第二类杠杆（见图1.27B）。

在开链运动中，身体绝大多数骨骼杠杆系统属于第三类杠杆，这是必要的，因为我们肢体远端的运动速度通常快于肌肉的生理性收缩。例如，肱二头肌可能只能以每秒10cm的速度收缩，但手能以每秒大于60cm的速度垂直移动（相反的情况不仅不切实际，而且在生理上也不可能达到）。手和足需要快速和大范围的移动，才能对物体施加较大的力量或推力，以及使足部在步行和跑步过程中快速地推进。

如上所述，由于身体大部分生物力学杠杆系统属于第三类杠杆，因此大多数时候，肌肉所产生的力要比举起的外部负荷更大。肌肉通常愿意支付高昂的"力量税"，以获得对杠杆远端速度和距离有利的条件。然而，关节必须能够分散由关节和骨骼表面传递而来的巨大肌肉力量，从而能够承受高强度的"力量税"。这解释了为什么大多数关节都覆盖一定厚度的关节软骨并具有内含滑液的滑囊。如果缺乏这些因素，大多数肌肉产生的高强度力量可能会导致构成关节的韧带、肌腱和骨骼过度磨损和撕裂，甚至可能导致关节退化或骨关节炎。

拉力线

肌肉的**拉力线**（有时也称为力线）描述了肌肉力量的方向，通常表示为矢量。肌肉的拉力线与关节旋转轴之间的关系决定了特定肌肉可以产生一个或多个动作。分析肌肉的拉力线可使学生或临床医生能够理解人体任意一块肌肉产生的不同动作，而不仅仅依靠记忆。思考一下有关肩关节的肌肉的举例。

关于内外轴的拉力线

肌肉的拉力线在关节内外轴前方将在矢状面上产生屈曲的动作。如图1.30A，以红色表示三角肌前束的拉力线。相反，在内外轴后方的力线（如三角肌后束）可在矢状面上产生伸展的动作（图1.30B）。

表1.2　杠杆系统的生物力学优点和缺点

杠杆类型	优点	缺点	举例
第一类	取决于旋转轴的位置	取决于旋转轴的位置	• 伸直头部的斜方肌上束 • 跷跷板
第二类	以相对较小的肌肉力量执行功能	杠杆远端移动的速度比肌肉收缩的速度慢	• 跖屈踝关节的腓肠肌（足尖站立） • 独轮手推车
第三类	有利于杠杆远端较大的位移（活动范围）和速度	需要更大的肌肉力量	• 屈曲肘关节的肱二头肌 • 伸展膝关节的股四头肌

关于前后轴的拉力线

　　若肌肉的拉力线落在关节前后轴上方或外侧，会在冠状面上产生外展的动作。如图 1.31A 中以红色描绘的三角肌中束。相反，在图 1.31B 中用红色表示的大圆肌的拉力线，其在关节前后轴的下方和内侧，在冠状面上产生内收的动作。

关于垂直轴的拉力线

　　肌肉通常包裹在骨骼周围，因此很难辨别其拉力线的特定方向，尤其是作用于垂直轴的肌肉。然而，只要了解了肌肉拉力线关于垂直轴的位置，就相对容易预测其功能。例如，三角肌前束的拉力线，在图 1.32A 中以红色描绘。该肌肉在垂直轴可产生肩关节内旋的动作。相反，三角肌后束（图 1.32B 中用红色表示）的拉力线可产生肩关节的外旋动作。

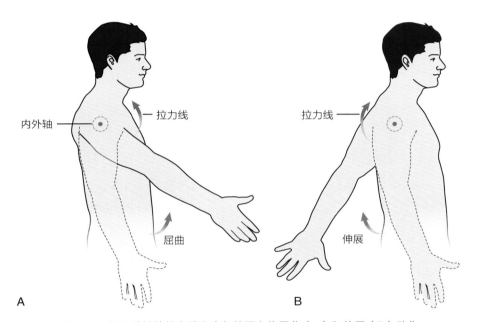

图 1.30　绕内外轴的拉力线产生矢状面上的屈曲（A）和伸展（B）动作

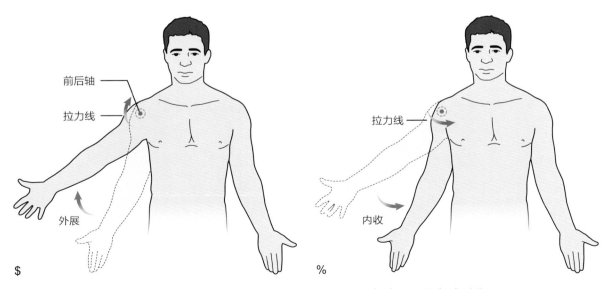

图 1.31　绕前后轴的拉力线产生冠状面上的外展（A）和内收（B）动作

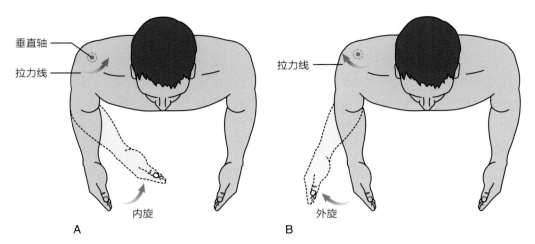

图 1.32   绕垂直轴的拉力线产生水平面上的内旋（A）和外旋（B）动作

矢量

肌动学中使用**矢量**来表示力的大小和方向。力的大小由矢量线的相对长度表示，而力的方向由箭头的方向表示。图 1.33 用绿色描绘了 2 个不同的矢量，表示作用于同一根骨骼上的 2 块不同的肌肉，合并这 2 块肌肉的矢量产生**合力**（通过黑色箭头表示）。从字面上看合力被视为合并各个矢量的结果。

在此示例中，因每个矢量大小相等，所以合力正好位于 2 个矢量的中间，类似于 2 个力量相等的人用绳子共同拉一个物体（图 1.33B）。然而，在人体运动学的研究中，产生动作的肌肉，其力量和拉力线通常不相等。如果一对肌肉的力量不相等，合力（及随后的运动）将产生偏移，会被拉到更强壮的那块肌肉侧（图 1.34A）。如图 1.34B 所示，物体会被拉向 2个人所在的方向，因为那里的拉力更强。

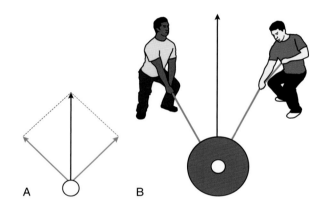

图 1.33 （A）2 个大小相等的矢量（绿色）产生的合力（黑色）。（B）2 个大小相等的矢量使物体的运动正好位于 2 个矢量中间

在人体运动学中，矢量常被用来探讨在多个方向上多块肌肉的拉力线作用。例如，三角肌前束和三角肌后束的拉力线（矢量）方向相反，但作用力几乎相等。临床上，经常会看到这样的平衡肌肉系统问题。

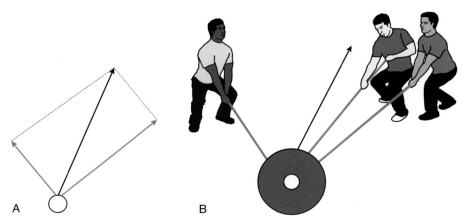

图 1.34 （A）2 个大小不相等的矢量（绿色）产生的合力（黑色）偏向更强的矢量。（B）合力偏向更强侧

例如，三角肌后束因受伤或疾病而变得无力，则三角肌前束在肩关节运动过程中会发挥更大的主导作用。结果就是肩关节运动将被拉向更强壮的三角肌前束处。临床医生必须仔细观察患者的运动，以发现潜在的肌肉力量不对称。久而久之，一个人的姿势可能会偏向更强壮的肌肉群，这可能导致整个区域的疼痛和运动紊乱。

总结

　　在人体运动学中，人体被看作是一台由肌肉力量驱动骨骼杠杆运动的生物机器。其中有些肌肉骨骼杠杆的功能是产生较大的力矩，有些则是产生快速或较大活动范围的运动。

　　身体或身体节段很少在单一平面上移动，因此运动是以 3 个基本平面进行描述。身体的主动运动（由肌肉驱动）取决于肌肉的拉力线相对于关节旋转轴的位置。本书的大部分内容将着重于肌肉的各种功能，目的是加深对运动概念的理解。

　　发生在关节面之间的运动遵循特定的（关节运动学）规则，这些规则有助于保证关节远端在不同运动平面活动时引导骨骼运动以及稳定关节。其他因素，如骨骼本身的构造和韧带支持等，决定了肢体或身体节段可进行的运动（自由度）。

　　虽然本书将讨论人体各个关节和身体部位的肌动学，但我们对肌动学的研究重点是肌肉骨骼系统的结构和功能应用。很少有单块肌肉单独活动，并且通常一个关节的运动也会影响其他关节。在本章讨论的各项原则因适用于身体的各个关节和部位，会变得越来越有意义。

习题

1. 以下哪些运动发生在前后轴？
   a. 肩关节外展
   b. 尺偏
   c. 肘关节屈曲
   d. a 和 b
   e. b 和 c

2. 如果一块肌肉的拉力线位于髋关节内外轴后方，那么会出现以下哪种运动？
   a. 髋关节外展
   b. 髋关节伸展
   c. 髋关节内旋
   d. 髋关节屈曲

3. 当关节凸面在相对静止的关节凹面上移动时，关节运动中发生的滚动和滑动方向为：
   a. 相同的方向
   b. 相反的方向

4. 下列哪个术语描述了肌肉的近端附着点？
   a. 尾侧
   b. 止点
   c. 颅侧
   d. 起点
   e. a 和 b

5. 以下哪种杠杆系统始终能提供良好的杠杆作用，从而以相对较小的肌肉力量即可举起外部负荷？
   a. 第一类
   b. 第二类
   c. 第三类

6. 肌肉产生的力矩由以下哪个方法计算？
   a. 肌肉力量除以内部力臂
   b. 肌肉力量乘以外部力臂
   c. 肌肉力量除以外部力臂
   d. 肌肉力量乘以内部力臂

7. 闭链运动是：
   a. 始终提供比开链运动更大的活动范围
   b. 发生于关节远端骨骼相对于固定的近端骨骼移动时
   c. 发生于关节近端骨骼相对于固定的远端骨骼移动时
   d. 通常治疗患者时不会使用

8. 腕关节位于肘关节 _____。
   a. 浅层
   b. 近端
   c. 颅侧
   d. 远端
   e. a 和 b

9. 肩关节的内旋发生在 _____ 轴上。

　　a. 前后

　　b. 内外

　　c. 纵（垂直）

　　d. 相互

10. 骨骼运动学术语描述的是：

　　a. 关节面之间的运动

　　b. 骨骼在 3 个基本平面上的运动

　　c. 从肌肉传递到关节的力量

　　d. 作用在内部力臂上的肌肉收缩力

11. 以下哪项是正确的?

　　a. 肌肉的近端附着点被称为止点

　　b. 矢量表示力量的大小和方向

　　c. 髋关节屈曲发生在冠状面

　　d. 闭链运动是指关节的远端骨骼在相对固定的近端骨骼上移动

　　e. c 和 d

12. 以下哪个叙述是正确的?

　　a. 膝关节屈曲发生在冠状面

　　b. 第二类杠杆系统对活动范围和速度有利

　　c. 从坐着到站立是闭链运动的举例

　　d. 第二类杠杆系统类似于独轮手推车

　　e. c 和 d

13. 以下哪些运动发生在冠状面上?

　　a. 肩关节内收

　　b. 髋关节屈曲

　　c. 前臂旋前

　　d. a 和 c

　　e. b 和 c

14. 以下哪些运动围绕纵轴或垂直轴发生?

　　a. 肩关节内旋

　　b. 肩关节伸展

　　c. 髋关节屈曲

　　d. 髋关节外展

15. 以下哪些运动发生在矢状面上?

　　a. 髋关节伸展

　　b. 肩关节屈曲

　　c. 肩关节内旋

　　d. a 和 b

　　e. 以上所有内容

16. 以下哪些运动围绕垂直轴发生?

　　a. 肩关节内旋

　　b. 肩关节外旋

　　c. 头颈部旋转

　　d. a 和 b

　　e. 以上所有内容

17. 以下哪些运动发生在前后轴?

　　a. 髋关节伸展

　　b. 前臂旋后

　　c. 髋关节外展

　　d. 肩关节内旋

18. 以下哪些运动的肌肉拉力线落在内外轴前方?

　　a. 髋关节屈曲

　　b. 肩关节伸展

　　c. 跖屈

　　d. 肩关节内收

19. 肩关节内收肌是以下哪个肌肉的拮抗肌：

　　a. 肩外展肌

　　b. 肩屈曲肌

　　c. 肩伸展肌

　　d. 肩内旋肌

20. 第三类杠杆对活动范围和速度有利但较费力。

　　a. 正确

　　b. 错误

21. 位于内外轴后方的肌肉会在矢状面上产生动作。

　　a. 正确

　　b. 错误

22. "肌力"一词仅指肌肉可以产生的力量，而不是其产生的力矩。

　　a. 正确

　　b. 错误

23. 合力是指由于组织弹性而失去的力量。

　　a. 正确

　　b. 错误

24. 第一类杠杆在力量上比在活动范围上更有优势。

　　a. 正确

b. 错误

25. 被动运动是指由非肌肉收缩的力量产生的身体活动。

　　a. 正确

　　b. 错误

26. 有 2 个自由度的关节可允许在 3 个平面上自主运动。

　　a. 正确

　　b. 错误

27. 关节必须至少在 2 个平面上运动才能进行环转。

　　a. 正确

　　b. 错误

28. 当关节凹面在固定的关节凸面上移动时，关节运动学中的滚动和滑动发生方向相同。

　　a. 正确

　　b. 错误

29. 手可自由活动的同时，肘关节的屈曲和伸展是一种闭链运动。

　　a. 正确

　　b. 错误

30. 从坐到站是膝关节的闭链运动。

　　a. 正确

　　b. 错误

31. 肘关节屈曲 90° 后，前臂旋后描述了掌心向下翻转的动作，即使掌心朝向地面。

　　a. 正确

　　b. 错误

（张蓓华　译）

拓展阅读

Cameron, M. H. (2012). *Physical agents in rehabilitation: From research to practice* (4th ed.). St Louis: Elsevier.

Greene, D., & Roberts, S. (2005). *Kinesiology: Movement in the context of activity* (2nd ed.). St Louis: Mosby.

Kolt, S. K., & Snyder-Mackler, L. (2007). *Physical therapies in sport and exercise*. Philadelphia: Churchill Livingstone.

Mosby's Medical Dictionary. (2005). (7th ed.). Philadelphia: Mosby.

Neumann, D. A. (2012). Arthrokinematics: Flawed or just misinterpreted? *Journal of Orthopaedic and Sports Physical Therapy, 34*, 428–429.

Neumann, D. (2017). *Kinesiology of the musculoskeletal system: Foundations for physical rehabilitation* (3rd ed.). St Louis: Elsevier.

Rasch, P. (1989). *Kinesiology and applied anatomy*. Philadelphia: Lea & Febiger.

Smith, L. K., Weiss, E. L., & Lehmkuhl, L. D. (1983). *Brunnstrom's clinical kinesiology*. Philadelphia: FA Davis.

第 2 章

关节的结构与功能

目的

- 描述中轴骨与附肢骨的组成。
- 解释骨骼的主要成分。
- 描述人体中 5 种类型的骨骼。
- 描述关节的 3 种主要类型并分别举例。
- 辨别滑膜关节的组成。
- 根据关节的活动性（自由度）和稳定性，描述滑膜关

- 节的 7 种不同类型。
- 针对滑膜关节的 7 种不同的类型各举一个解剖实例。
- 描述在结缔组织中发现的 3 种主要物质。
- 解释肌腱和韧带如何支撑关节结构。
- 解释肌肉如何帮助稳定关节。
- 描述制动对关节结缔组织的影响。

关键术语

微动关节（amphiarthrosis）

附肢骨（appendicular skeleton）

关节软骨（articular cartilage）

中轴骨（axial skeleton）

骨松质（cancellous bone）

骨皮（密）质 [cortical（compact）bone]

骨干（diaphysis）

可动关节（diarthrosis）

骨内膜（endosteum）

骨骺（epiphyses）

骨髓管（medullary canal）

骨膜（periosteum）

不动关节（synarthrosis）

关节是由 2 块或多块骨连接汇合而成，是骨骼运动的一个轴点。整个身体或身体特定部位的运动通常是指发生在各个关节上的骨骼转动。关节特定的解剖学特征在很大程度上决定了其活动范围、自由度和整体功能。本章提出了关节基本结构与功能的概念，为了解身体节段和整体运动奠定了基础。

中轴骨和附肢骨

骨骼系统的骨可分为两类：中轴骨和附肢骨。**中轴骨**由颅骨、舌骨、胸骨、肋骨和椎骨（包括骶骨和尾骨）组成，形成身体的中心骨轴。**附肢骨**由附肢或四肢的骨骼组成。所有上肢骨，包括肩胛骨和锁骨，以及所有下肢骨，包括骨盆，都是附肢骨的一部分。图 2.1 用不同颜色区分了中轴骨和附肢骨并标出了身体的主要骨骼。

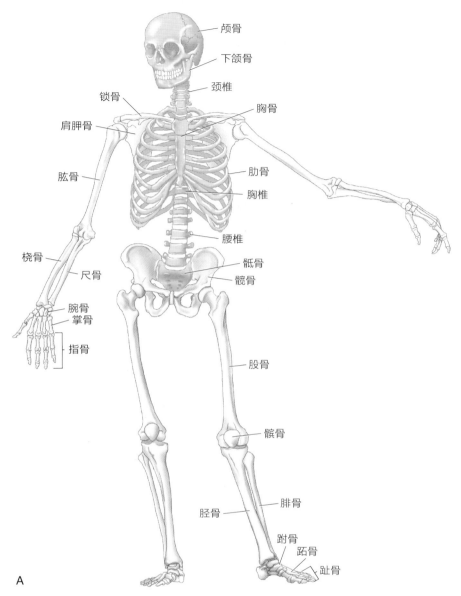

颅骨
下颌骨
颈椎
锁骨
肩胛骨
胸骨
肱骨
肋骨
胸椎
腰椎
桡骨
尺骨
骶骨
髋骨
腕骨
掌骨
指骨
股骨
髌骨
胫骨
腓骨
跗骨
跖骨
趾骨

A

图 2.1　人体骨骼的示意图，标示出中轴骨（红色）和附肢骨（白色）。（A）前面观；（B）后面观（引自 Muscolino JE: *Kinesiology: the skeletal system and muscle function*, St Louis, 2006, Mosby, Fig. 4.2.）

骨骼：解剖学与功能

骨骼为身体提供了刚性框架，并为肌肉提供杠杆系统。本书把骨骼描述为具有两种主要类型的组织：骨皮（密）质和骨松质（图 2.2）。

骨皮（密）质相对致密，通常排列在骨骼的最外层。这种类型的骨骼非常坚固，能吸收通过骨的纵轴方向的压力。

骨松质是多孔的，组成了骨骼的内部结构。这种多孔网状结构不仅减轻了骨的重量，而且类似于一系列机械支柱，将力量转移到有关节软骨覆盖的承重表面。

大多数骨骼具有共同的结构特征，这对保持骨骼的健康和完整性很重要。图 2.3 说明了骨骼的主要构造。

骨干是骨骼的中轴。它类似于一根粗大的空心管，主要由骨皮质组成，以承受来自身体重量的压力。**骨骺**是骨干的延伸部分；每根长骨有近端骨骺和远端骨骺。骨骺主要由骨松质（骨海绵）组成，通常与另一块骨连接形成关节，并协助将负荷传递至身体

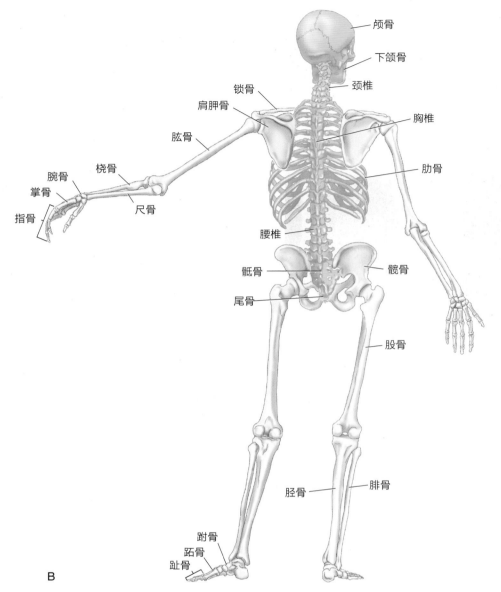

颅骨
下颌骨
颈椎
锁骨
肩胛骨
胸椎
肱骨
肋骨
桡骨
腕骨
掌骨
指骨
尺骨
腰椎
骶骨
髋骨
尾骨
股骨
胫骨
腓骨
跗骨
跖骨
趾骨

B

图 2.1（续） 人体骨骼的示意图，标示出中轴骨（红色）和附肢骨（白色）。（A）前面观；（B）后面观（引自 Muscolino JE: *Kinesiology: the skeletal system and muscle function*, St Louis, 2006, Mosby, Fig. 4.2.）

的各个部位。**关节软骨**分布在骨骺的关节表面，充当关节间的减震器。

每根长骨覆盖着一层坚韧的薄膜，称为**骨膜**。这些薄膜含有丰富的血管和神经，有助于肌肉和韧带在骨骼上稳固地附着。**骨髓腔**是长骨骨干内的中央空管。此空间很重要，骨髓储存于此，并为输送营养的动脉提供通道。**骨内膜**是分布在骨髓腔表面的膜。

位于骨内膜的许多细胞对骨的形成和修复起重要作用。

骨骼在内力和外力的作用下，是一个不断被重塑的动态组织。这在临床上很重要，骨骼会因承重活动和肌肉收缩而变得强壮，而关节固定、长时间限制承重或长期不活动（如长期卧床的患者）会使骨骼变得脆弱。

骨骼的类型

根据结构或形状，骨骼可分为 5 种基本类型：长骨、短骨、扁骨、不规则骨和籽骨（图 2.4）。

长骨构成了大部分的附肢骨。顾名思义，长骨很长，有明显的纵轴或骨干。一般来说，长骨骨干两端

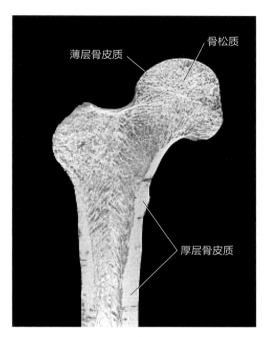

图 2.2　股骨近端内部结构的切面图。显示骨干外周较厚区域的骨皮质，占据大部分内部区域的网状骨松质（引自 Neumann DA: *An arthritis home study course. The synovial joint: anatomy,function, and dysfunction, Lacrosse*, WI, 1998, The Orthopedic Section ofthe American Physical Therapy Association.）

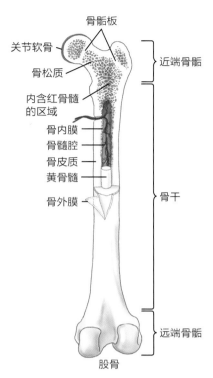

图 2.3　骨骼的主要构造（引自 Muscolino JE: *Kinesiology: the skeletal system and muscle function*, St Louis, 2006, Mosby, Fig. 3.2.）

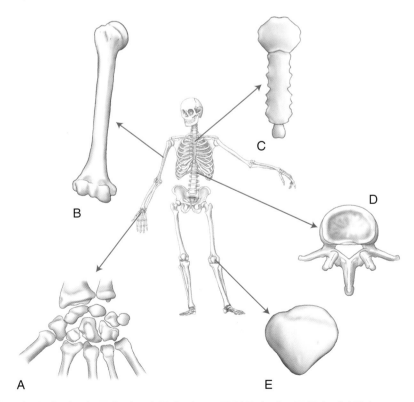

图 2.4　主要骨骼类型图：短骨（A）、长骨（B）、扁骨（C）、不规则骨（D）、籽骨（E）（引自 Muscolino JE: *Kinesiology: skeletal system and muscle function*, St Louis, 2006, Mosby, Fig. 3.1.）

向外延伸的部分，与另一块骨连接形成关节。股骨、肱骨、掌骨和桡骨只是在身体的众多长骨中的一部分。

短骨是短的，这意味着它们的长度、宽度和高度通常相同。手的腕骨是短骨最好的例子。

扁骨，如肩胛骨或胸骨，通常是扁平的或稍弯曲的。通常这些骨有宽阔的表面，可扩大肌肉的附着点。

不规则骨，顾名思义，有各种各样的形状和不同大小。不规则骨包括脊椎骨、大部分的面颅骨和脑颅骨，以及籽骨。

籽骨是不规则骨中的一种，之所以这样命名是因为它们小而圆的外观类似于种子。这些骨被包裹在肌肉的肌腱中，起到保护肌腱和增加肌肉的杠杆作用。例如，髌骨（膝关节）是人体中最大的籽骨，它嵌在股四头肌腱内。髌骨增加股四头肌拉力线与旋转轴之间的距离（内部力臂）；因此，使股四头肌产生更大的力矩。同时，髌骨在膝关节屈伸过程中通过吸收肌肉收缩时产生的压力和剪切力，来保护股四头肌的肌腱。

关节的分类

关节通常根据解剖学结构和相关运动潜能来分类。基于这个原则，身体的关节可分为 3 类：不动关节、微动关节和可动关节。

不动关节

不动关节是骨骼间的连接点，几乎没有或没有任何活动。例如，颅骨之间，以及远端胫骨、腓骨之间的接结。这种关节的主要功能是紧密地连接骨骼，并将力从一块骨传递到另一块骨（图 2.5）。

微动关节

微动关节是一种主要由纤维软骨和透明软骨构成的关节。虽然这些关节只有很小活动性，但在减震方面起着非常重要的作用。例如，脊柱的椎体间关节只允许相对较小的运动，但形成椎间盘的厚层纤维软骨吸收并分散了通过此区域的较大压力（图 2.6）。

可动关节：滑膜关节

可动关节是一种存在于 2 块或 2 块以上骨之间的具有充满液体的关节腔的关节。由于滑膜的存在，常将可动关节称为滑膜关节。可动（滑膜）关节有 7 种不同类型，每一种都有其独特的功能。然而，所有的滑膜关节都包含以下 7 个共同要素（图 2.7）。

- **滑液**：为关节提供营养和保持润滑
- **关节软骨**：分散和吸收压力
- **关节囊**：包覆和连接关节的结缔组织
- **滑膜**：产生滑液
- **囊内韧带**：结缔组织的增厚区域，可限制关节过度运动

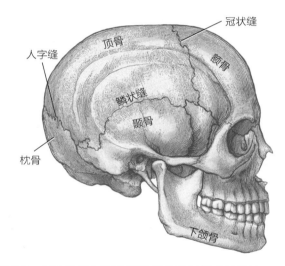

图 2.5　颅骨骨缝为不动关节的最佳示例（引自 Neumann DA: *Kinesiology of the musculoskeletal system: foundations for physical rehabilitation*, ed 2, St Louis, 2010, Mosby, Fig. 9.2.）

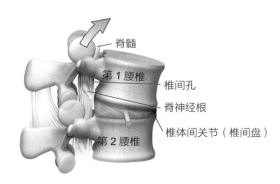

图 2.6　腰椎的椎间关节为微动关节的示例（引自 Neumann DA: *Kinesiology of the musculoskeletal system: foundations for physical rehabilitation*, ed 2, St Louis, 2010, Mosby, Fig. 9.29.）

- 血管：为关节提供营养
- 感觉神经：传递有关疼痛和本体感觉的信号

滑膜关节的分类

解剖学家根据滑膜关节独特的结构特点将其分类。关节的独特结构决定了它的功能潜力。下面的类比可能有助于了解体内大多数关节的结构和功能。

屈戌关节

屈戌关节（图 2.8），类似于门的铰链，只允许在一个平面内，绕一个旋转轴运动，又称铰链关节。例如，肱尺关节（肘关节）、手指的指骨间关节和足趾的趾骨间关节。

车轴关节

车轴关节（图 2.9）允许绕单个旋转轴旋转，类似于门把手的旋转。例如，近端桡尺关节和第 1、第 2 颈椎之间的寰枢关节。

椭圆关节

椭圆关节（图 2.10）由一侧偏长的凸面和另一侧的相匹配的凹面组成。这种关节的结构允许在 2 个平面上运动。桡腕关节（腕关节）是椭圆关节很好的例子。

球窝关节

球窝关节（图 2.11）由一个球形凸面和一个相匹配的杯状凹面所组成。盂肱（肩）关节和髋关节都是球窝关节，可以在 3 个运动平面上进行大范围的运动。

平面关节

平面关节（图 2.12）由 2 个相对平坦的骨表面组成。典型的平面关节只允许有限的运动，但由于缺乏

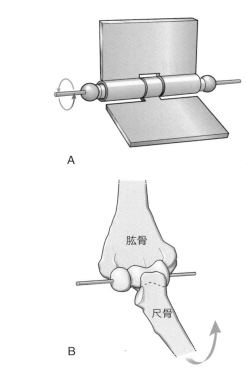

图 2.8　肱尺关节说明屈戌关节（A）。旋转轴可用一根销来表示（B）（引自 Neumann DA: *Kinesiology of the musculoskeletal system: foundations for physical rehabilitation*, ed 2, St Louis, 2010, Mosby, Fig. 2.3.）

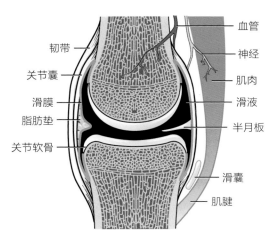

图 2.7　可动（滑膜）关节的典型结构（引自 Neumann DA: *Kinesiology of the musculoskeletal system:foundations for physical rehabilitation*, ed 2, St Louis, 2010, Mosby, Fig. 2.2.）

血管
神经
肌肉
滑液
半月板
滑囊
肌腱
韧带
关节囊
滑膜
脂肪垫
关节软骨

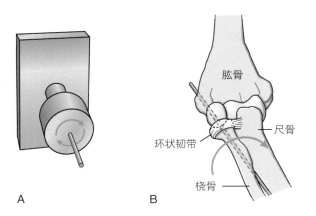

图 2.9　以近端肱桡关节（B）说明车轴关节（A）。旋转轴可用一根销表示（引自 Neumann DA: *Kinesiology of the musculoskeletal system: foundations for physical rehabilitation*, ed 2, St Louis, 2010, Mosby, Fig. 2.4.）

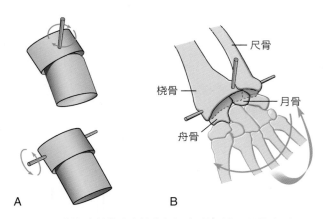

图 2.10 以桡腕关节（腕关节）（B）说明椭圆关节（A）。两个旋转轴可用交叉的针表示（引自 Neumann DA: *Kinesiology of the musculoskeletalsystem: foundations for physical rehabilitation*, ed 2, St Louis, 2010, Mosby, Fig. 2.5. ）

骨性限制，这些关节常常可以向多个方向滑动和旋转。腕骨间关节是平面关节的一个很好的例子，它有很多属于平面关节，多个关节内许多微小的运动可以被"叠加"，使得特定区域能够完成较大范围的运动。

鞍状关节

鞍状关节通常允许在 2 个运动平面上大幅度的运动。鞍状关节每一侧有两个表面：一个凹面和一个凸面，类似于骑坐在马鞍上（图 2.13）。这些相互弯曲的表面彼此之间的方向近似成直角，形成很高的稳定性，使得关节紧扣，如胸锁关节和拇指的腕掌关节。

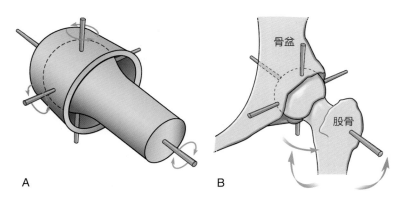

图 2.11 以髋关节（B）说明球窝关节（A）。3 个旋转轴可用 3 个相交的销表示（引自 Neumann DA: *Kinesiology of the musculoskeletal system: foundations for physical rehabilitation*, ed 2, St Louis, 2010, Mosby, Fig. 2.6. ）

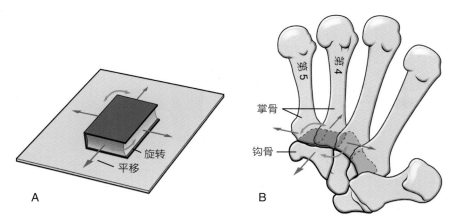

图 2.12 平面关节是由 2 个平坦表面构成的。书在桌面上的移动（A）类似第 4 和第 5 腕掌关节（B）处的滑动和旋转（引自 Neumann DA: *Kinesiology of the musculoskeletal system: foundations for physical rehabilitation*, ed 2, St Louis, 2010, Mosby, Fig. 2.7. ）

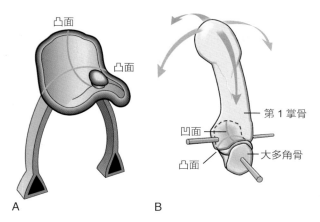

图 2.13 以拇指的腕掌关节（B）说明鞍状关节（A）。2 个旋转轴可用 2 根销表示（引自 Neumann DA: *Kinesiology of the musculoskeletal system: foundations for physical rehabilitation*, ed 2, St Louis, 2010, Mosby, Fig. 2.8.)

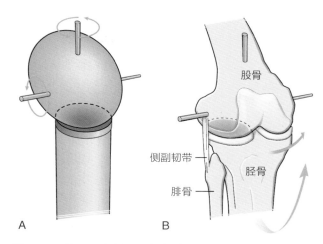

图 2.14 以胫股（膝）关节（B）说明髁状关节（A）。2 个旋转轴可用 2 根销表示（引自 Neumann DA: *Kinesiology of the musculoskeletal system: foundations for physical rehabilitation*, ed 2, St Louis, 2010, Mosby, Fig. 2.9.)

髁状关节

髁状关节，如胫股关节（膝关节）或手指的掌指关节（图 2.14），是由大而圆的关节凸面和相对较浅的关节凹面组成。大多数情况下，这些关节有 2 个自由度。韧带及关节的骨性结构通常会限制关节在第 3 个平面的运动。

滑膜关节类型的总结见表 2.1。

结缔组织

结缔组织的组成

所有支撑身体关节的结缔组织都是由 3 种成分组成：纤维、基质和细胞。这些成分根据关节的机械需求，以不同比例混合。

> 表 2.1 滑膜关节的类型

关节	自由度	主要运动	机械类比	解剖学举例
屈戌	1	屈曲和伸展	门轴	肱尺关节 指骨间关节
车轴	1	一个结构围绕单一旋转轴旋转	门把手	近端桡尺关节 寰枢关节
椭圆	2	屈曲 – 伸展 内收 – 外展	扁长凸面和相匹配的凹面	桡腕关节
球窝	3	屈曲 – 伸展 内收 – 外展 内旋 – 外旋	球形凸面配杯状凹面	盂肱（肩）关节 髋关节
平面	可变	主要包括滑动或旋转，或两者兼有	书在桌面上滑行或自转	腕骨间关节 跗骨间关节
鞍状	2	双平面运动；一般不可自转	骑坐在马鞍上	拇指的腕掌关节 胸锁关节
髁状	2	双平面运动	球形凸面配浅杯状凹面	胫股（膝）关节 掌指关节

注：改编自 Neumann DA: *Kinesiology of the musculoskeletal system: foundations for physical rehabilitation*, St Louis, 2002, Mosby, Table 2.2.

纤维

关节的结缔组织包含 3 种主要的纤维类型：Ⅰ型胶原纤维、Ⅱ型胶原纤维和弹性纤维。

- Ⅰ型胶原纤维粗且坚韧，用于抵抗组织拉伸。这些纤维主要组成韧带、肌腱和纤维关节囊。
- Ⅱ型胶原纤维比Ⅰ型胶原纤维更薄，硬度更低。这种类型的纤维提供了具有弹性的编织框架，以保持结构的形状和一致性，如透明软骨。
- 弹性纤维，顾名思义，本质上是有弹性的。这些纤维能抵抗牵伸力（张力），但在处于拉长的情况下会更有弹性。由于它们能使组织在断裂之前大幅度弯曲，所以可以有效防止损伤。

基质

胶原纤维和弹性纤维嵌在一种被称为**基质**的水饱和材质中。基质（图 2.15）主要由糖胺聚糖、水和溶质组成。这些材料的组合允许身体的许多纤维存在于充满液体的环境中，这在整个生命周期中分散了影响关节的数百万个重复的力。

细胞

关节结缔组织内的细胞主要负责维护和修复构成关节的组织。特定类型组织的细胞类型有助于确定该组织的特性。

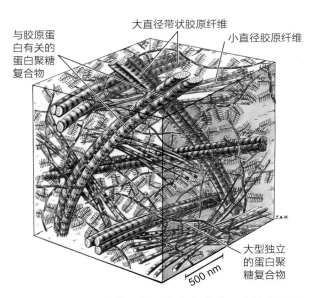

图 2.15　关节（透明）软骨基质的组织结构。交错的胶原纤维和水充满了基质中的大部分空间（引自 Standring, S. *Gray's anatomy: the anatomicbasis of clinical practice*, ed 39, St Louis, 2005, Elsevier.）

结缔组织的类型

一般来说，根据关节的结构，结缔组织可分为 4 种基本类型：致密不规则的结缔组织、关节软骨、纤维软骨和骨。表 2.2 总结了这些组织的基本结构和功能。

表 2.2　组成关节结构的结缔组织类型

	机械作用	解剖位置	纤维类型	临床相关性
致密不规则的结缔组织	把骨结合在一起，限制关节不必要的运动	构成韧带和关节囊的坚韧外层	主要为Ⅰ型胶原纤维；弹性纤维含量低	踝关节外侧副韧带断裂可导致距小腿关节不稳
关节软骨	承受和分配通过关节表面传递的压力和剪切力	覆盖滑膜关节中关节骨的末端	富含Ⅱ型胶原纤维；其纤维有助于将软骨固定在骨上	关节软骨的磨损常降低其分散关节压力的作用，导致骨关节炎和关节疼痛
纤维软骨	支撑和稳定关节；主要通过吸收和分散压力和剪切力来减震	构成脊柱椎间盘和膝关节半月板	Ⅰ型胶原纤维的多向束	椎间盘撕裂使中央髓核（胶状）突出并压迫脊神经或神经根
骨	形成身体主要支持结构，并提供刚性杠杆来传递肌肉力量，以便移动和稳定身体	形成肌肉骨骼系统的内部杠杆	Ⅰ型胶原纤维的特殊排列，为硬质无机盐提供骨架	骨质疏松症会引起脊椎矿物质和骨含量减少，可能导致椎体骨折

注：改编于 Neumann DA：*Kinesiology of the musculoskeletal system：foundations for physical rehabilitation*, St Louis, 2002, Mosby, Table 2.3.

思考
如何保护患者的关节

令人惊讶的是，人体关节可传递巨大的力量。例如，在正常行走时，通过髋关节的力通常达到体重的 3 倍。这是如何做到的？一个人实际不可能负担自身体重 3 倍的重量。这是因为关节所承受的力主要来自肌肉的收缩力。这股力通常被称为关节反作用力。运动和稳定四肢的肌肉力量必须通过关节表面来传递。健康人可以分散这些力，因为厚而富含水分的关节软骨可以分散这些力。骨松质的构造特性和关节周围的结缔组织具有轻微的弹性，也有助于分散力。

除了分散或吸收力，健康的关节软骨增加了关节的表面积。增加的表面积可以使软骨实际所承受的压力减少。但是疾病、创伤或单纯的过度使用可能会软骨磨损，甚至使其无法承受较小压力。过度和重复的压力作用在无软骨保护的骨骼和周围的软组织上，通常会引发整个关节的炎症、疼痛或关节炎（源自希腊语单词 arthros，意思是关节；itis，意思是炎症）。严重的关节炎最终会使关节活动范围受限，弱化所有正常情况下帮助稳定关节的软组织。久而久之，关节可能会出现脱位（分离）或半脱位（过度松弛）。当疼痛加剧和功能下降达到一个临界水平时，关节可能需要接受关节成形术或人工关节置换（图 2.16）。

很多时候，物理治疗师会教导患者如何保护他们的关节，免受不必要且具破坏性的肌肉收缩力的伤害。例如，髋关节炎的关节保护原则通常包括教患者更缓慢地移动、使用良好的身体力学、避免提举重物和利用牵伸保持关节的相对柔韧性。这些原则可能有助于减少关节应力和避免更严重的磨损和撕裂。

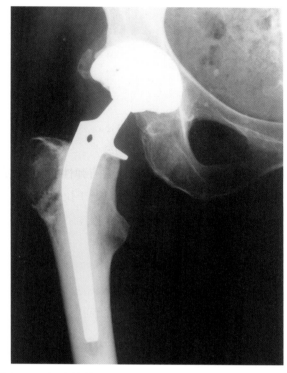

图 2.16 全髋关节置换术的 X 线片（引自 Neumann DA: *Kinesiology of the musculoskeletal system: foundations for physical rehabilitation*, St Louis, 2002, Mosby, Fig. 12.52. Courtesy Michael Anderson,MD, Aurora Advanced Orthopedics, Grafton, WI.）

功能考量

肌腱和韧带：支持关节结构

肌腱和韧带的纤维组成非常相似；然而，韧带内纤维的排列与肌腱不同。这两种不同组织独特的纤维结构有助于说明每种组织的主要功能。

肌腱连接肌肉和骨骼，帮助肌肉力量转化为骨骼运动。这些组织主要由相互平行排列的胶原纤维组成（图 2.17A）。这种平行的排列使肌肉力量高效地传递到骨骼，同时以最小的肌肉能量损耗使关节运动。

此外，韧带连接骨与骨，其功能主要是通过抵抗内力和外力来维持关节的结构。韧带的胶原纤维成不规则的交叉排列（图 2.17B）。这种纤维的排列可使韧带能承受来自几个不同方向的拉力，同时保持关节的完整。

关节的主动稳定性

骨骼的构造和韧带网通常为关节提供了大部分的静态稳定性。然而，很多时候需要额外的稳定性，特别是当一个身体节段移动时。这种额外的动态稳定性

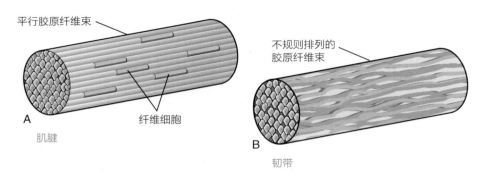

平行胶原纤维束

不规则排列的
胶原纤维束

纤维细胞

A

肌腱

B

韧带

图 2.17　肌腱和韧带的纤维组织。（A）肌腱中的胶原纤维束平行排列，以有效地传递肌肉力量。（B）韧带的胶原纤维束成纵横交叉排列，承受来自各个方向的拉力（引自 Neumann DA: *Kinesiology of the musculoskeletal system: foundations for physical rehabilitation*, St Louis, 2002, Mosby, Fig. 2.12.）

是由作为关节的主动稳定器的肌肉来提供的（图 2.18）。

　　关节仅有被动稳定结构（如韧带）是不够的，许多康复计划通过训练关节的支持肌以增加稳定性。虽然肌肉不能像韧带一样对潜在的破坏性外力做出快速反应，但肌肉可以有分级和可控的反应力。第 3 章会针对这一点做更详细的解释。

制动对关节结缔组织的影响

　　结缔组织可保护、支持和维持关节的完整性。通过正常的身体活动，结缔组织接受并抵抗施加在肌肉骨骼系统上的正常范围的力。然而，如果一个关节处于静止状态，如长时间卧床休息或关节重建术后，关节结缔组织的整体僵硬度可能会显著增加，这些组织承受力的能力则会下降。

　　为了促进骨折等损伤后的愈合，将关节固定一段时间可能是必要的；然而，这可能使相应关节在之后更容易受伤或不稳定。康复计划包括尽快恢复负重和针对性的肌力训练项目，这有助于恢复结缔组织的力量和关节稳定性。

总结

　　人体有许多不同类型的关节，各有其特定的功能。关节的活动范围和相对稳定性不仅取决于其骨骼结构，还取决于周围的肌肉和结缔组织的状况。

　　通过对关节结构和功能的研究，我们发现关节的稳定性和灵活性之间必须互相平衡。例如，肘（肱

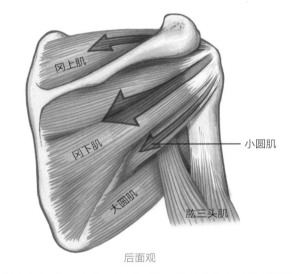

冈上肌

冈下肌

小圆肌

大圆肌

肱三头肌

后面观

图 2.18　右肩关节后面观，肩关节的主动动态稳定肌是冈上肌、冈下肌和小圆肌（引自 Neumann DA: *Kinesiology of the musculoskeletal system: foundations for physical rehabilitation*, ed 2, St Louis, 2010, Mosby, Fig. 5.51.）

尺）关节是非常稳定的。它的骨骼构造和韧带网络为关节提供了充分的支持。然而，肘关节的稳定性是以牺牲灵活性为代价的，它只能在 1 个平面内活动。

　　相比之下，盂肱（肩）关节的球窝结构和相对松弛的韧带网络允许其有 3 个平面大范围的运动。由于这种构造，盂肱关节是人体最不稳定的关节之一，也因此很容易受伤。为了降低盂肱关节固有的不稳定性，在其大的活动范围中，身体会利用肌肉力量来维持关节的动态平衡。

　　最后，请记住身体的每个关节都必须在灵活性和稳定性之间找到平衡，才能正常工作。后续各关节相关章节会详细提出各种见解。

思考

长期制动和高龄：不同人群的结果比较

长期制动的生理效应和高龄的生理效应非常相似，特别是在结缔组织方面。

高龄和长期制动的人，其关节周围结缔组织有三种常见的变化。这三种相互关联的变化，如果严重的话，可能会在这两类人群中造成类似的损伤。

• 组织弱化

当组织变弱时，撕裂和微创伤会累积并显著降低关节抵抗外力的能力。这可能导致异常的姿势，因为人体开始采取异常的姿势来稳定一个特定的关节、区域或身体节段。

• 组织脱水

组织脱水会导致组织弱化、僵硬，或者两者兼具。基本上，基质中的水是用来帮助结缔组织吸收和分散通过关节上的力。如果结缔组织脱水，关节纤维（非水）成分很容易受损。

透明软骨和关节软骨通常都含有大量水分。这些组织的脱水可能会显著减少关节空间和弱化分散关节压力的能力。因此，严重的脱水可能导致骨对骨的压迫，最终导致关节炎、骨赘，甚至骨折。

• 组织僵硬

组织僵硬被认为是在这两种不同的人群中所观察到的关节活动范围减小的主要因素。这是在临床上很重要的发现，因为活动范围的减小会导致关节挛缩和异常姿势。因此，这些损伤会引起姿势适应和组织缩短的恶性循环，从而可能导致功能受限，甚至失能。

临床医生试图通过促进早期恢复负重活动、主动和被动活动范围训练、功能训练和患者教育来阻止此类恶性循环的发生。

习题

1. 下列哪块骨骼不属于附肢骨？

　a. 股骨

　b. 肩胛骨

　c. 骶骨

　d. 腓骨

　e. a 和 c

2. 哪一种骨组织密度最大，且排列在骨骼的最外层？

　a. 骨松质

　b. 骨皮质

3. 椎体间关节属于哪一类关节？

　a. 微动关节

　b. 不动关节

　c. 可动关节

　d. 髁状关节

4. 下列哪项是描述术语"关节反作用力"？

　a. 被动结构如韧带所产生的力

　b. 控制关节运动方向的能力

　c. 肌肉收缩引起的关节内的压力

　d. 当两个关节表面由于肌肉延长被拉开时

5. 下列哪一种关节的活动最小？

　a. 可动关节

　b. 不动关节

　c. 髁状关节

　d. 微动关节

6. 下列哪个关节只允许 1 个自由度？

　a. 椭圆关节

　b. 球窝关节

　c. 屈戌关节

　d. 鞍状关节

　e. b 和 c

7. 下列哪一种结缔组织在拉伸时弹性更好，从而可以减少损伤？

　a. Ⅰ型胶原纤维

　b. Ⅱ型胶原纤维

　c. 弹性蛋白

　d. 糖胺聚糖

8. 脊柱的椎间盘主要由哪种结缔组织构成？

　a. 致密不规则的结缔组织

　b. 关节软骨

　c. 纤维软骨

　d. 骨骼

9. 下列哪一种结构将骨与骨相连，其功能主要是抵抗内力和外力？

　a. 肌腱

　b. 韧带

　c. 关节软骨

d. 滑囊

10. 肩部的盂肱关节属于哪种类型关节的例子?

    a. 鞍状关节

    b. 球窝关节

    c. 椭圆关节

    d. 车轴关节

11. 下列哪个陈述是正确的?

    a. 车轴关节通常有 3 个自由度

    b. 骨松质是多孔的,通常分布在骨的内部

    c. 基质通常几乎不含水

    d. 肌腱将骨和骨相连

12. 骨被认为是一种非动态组织,其自我重塑能力有限。

    a. 正确

    b. 错误

13. 颅骨骨缝是微动关节的一个很好的例子。

    a. 正确

    b. 错误

14. 下列哪一种结缔组织通常构成韧带和关节囊的坚硬外层?

    a. 关节软骨

    b. 致密不规则的结缔组织

    c. 纤维软骨

    d. 骨骼

使用图 2.19 回答问题 15～20。

15. 图中哪个关节只允许在 2 个平面内运动?

    a. A

    b. B 和 C

    c. C 和 D

    d. B 和 D

16. 图中哪个关节被认为是最灵活的。

    a. A

    b. B

    c. C

    d. D

17. 图中哪个关节允许屈伸?

    a. A 和 B

    b. B 和 C

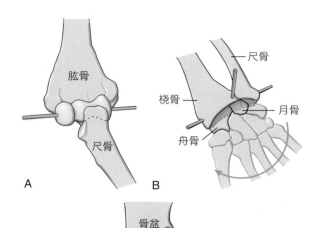

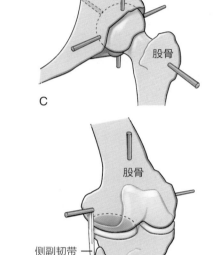

图 2.19

    c. C 和 D

    d. 以上全部

18. 图中哪个关节只允许在 1 个平面内运动?

    a. A

    b. A 和 C

    c. B

    d. D

19. 图中哪个关节不允许在冠状面内运动?

    a. D

    b. A 和 D

    c. A 和 C

    d. B 和 C

20. 图中哪个关节允许在所有 3 个平面运动？

a. A

b. B

c. C

d. D

e. B 和 C

（冯莉 刘冠勇译）

拓展阅读

Abrahams, P., Logan, B., Hutchings, R., et al. (2007). *McMinn's the human skeleton* (2nd ed.). St Louis: Mosby.

Benjamin, M., Kaiser, E., & Milz, S. (2008). Structure-function relationships in tendons: A review. *Journal of Anatomy*, *212*(3), 211–228.

Couppe, C., Suetta, C., Kongsgaard, M., et al. (2012). The effects of immobilization on the mechanical properties of the patellar tendon in younger and older men. *Clinical biomechanics*, *27*(9), 949–954.

Dudley-Javoroski, S., Saha, P. K., Liang, G., et al. (2012). High dose compressive loads attenuate bone mineral loss in humans with spinal cord injury. *Osteoporosis International*, *23*(9), 2335–2346.

Frost, H. M. (2004). A 2003 update of bone physiology and Wolff's law for clinicians. *Angle Orthodontist*, *74*, 3–15.

Gartner, L. P., & Hiatt, J. L. (2007). *Color textbook of histology* (3rd ed.). Philadelphia: Saunders.

Gunn, C. (2007). *Bones and joints: A guide for students* (5th ed.). Edinburgh: Churchill Livingstone.

MacConaill, M., & Basmajian, J. (1969). *Muscles and movements: A basis for human kinesiology*. Baltimore, MD: Williams & Wilkins.

Neumann, D. (2017). *Kinesiology of the musculoskeletal system: Foundations for physical rehabilitation* (3rd ed.). St Louis: Elsevier.

Svensson, R. B., Hassenkam, T., Hansen, P., et al. (2011). Tensile force transmission in human patellar tendon fascicles is not mediated by glycosaminoglycans. *Connective Tissue Research*, *52*(5), 415–421.

Waugh, C. M., Blazevich, A. J., Fath, F., et al. (2012). Age-related changes in mechanical properties of the Achilles tendon. *Journal of Anatomy*, *220*(2), 144–155.

Whiten, S. (2007). *The flesh and bones of anatomy*. Philadelphia: Mosby.

Wong, J. S., & Lalam, R. (2019). Plicae: Where do they come from and when are they relevant? *Seminars in Musculoskeletal Radiology*, *23*(5), 547–568.

第 3 章

骨骼肌的结构与功能

目标

- 描述肌肉的向心、离心和等长收缩。
- 识别整块肌肉的解剖学构成。
- 描述肌丝滑行学说。
- 描述横截面积、形状和拉力线是如何帮助确定肌肉的功能潜力的。
- 描述肌肉的主动长度–张力关系。

- 描述肌肉的被动长度–张力关系。
- 解释为何多关节肌力的产生，特别受其肌肉收缩长度的影响。
- 描述肌肉组织的牵伸原则。
- 描述肌力训练的基本原则。

关键术语

肌动蛋白–肌球蛋白横桥
　（actin-myosin cross bridge）
主动不足（active insufficiency）
原动肌（agonist）
拮抗肌（antagonist）
协同收缩（co-contraction）
向心收缩（concentric activation）
挛缩（contracture）
横截面积（cross-sectional area）

远端附着点（distal attachment）
离心收缩（eccentric activation）
肌内膜（endomysium）
肌外膜（epimysium）
张弛度（excursion）
肌束（fasciculus）
力偶（force-couple）
肥大（hypertrophy）
止点（insertion）

等长收缩（isometric activation）
肌腹（muscle belly）
肌纤维（muscle fiber）
肌原纤维（myofibril）
起点（origin）
被动不足（passive insufficiency）
肌束膜（perimysium）
近端附着点（proximal
　attachment）

肌节（saromere）
肌丝滑行学说（sliding
　filament theory）
稳定肌（stabilizer）
协同肌（synergistic）
矢量（vector）

几乎所有的物理康复方案都包含肌肉牵伸、肌力训练或是肌肉再训练。肌肉作为体内主动力量的唯一产生者，负责所有的主动运动，因此在肌动学中起着根本性的作用。肌肉也通过关节的活动来控制和稳定身体的姿势。因此，临床医生经常提倡通过肌力训练来稳定关节，特别是当韧带等结构因疾病或损伤而减弱时。本章概述了骨骼肌的结构和功能，并回顾了与肌动学研究相关的肌肉的重要特征。

肌肉的基本本质

肌肉在接收神经系统的输入信号后会主动收缩。一旦受到刺激，肌肉就会产生收缩力或拉力。肌肉通过拉动骨骼，产生运动。无论肌肉处于短缩、延长，还是保持一个恒定长度，肌肉都是通过拉动而不是推动来起作用的。

肌动学的一个基本原则指出：当肌肉收缩时，最自由（或较少受限）的身体部分发生移动。无论肌肉将其远端附着点拉向其近端附着点还是相反，这一原则均适用（图 3.1）。

肌肉的收缩类型

激活的肌肉以下列三种方式来产生力：

1. 缩短（或收缩）
2. 试图抵抗延伸
3. 保持恒定的长度

这些肌肉收缩分别称为向心收缩、离心收缩和等长收缩。

向心收缩

当肌肉产生作用力且长度同时缩短时，就会发生**向心收缩**，使肌肉近端和远端附着点之间的距离缩短。在向心收缩时，肌肉产生的内部力矩大于外力产生的外部力矩（图 3.2A）。

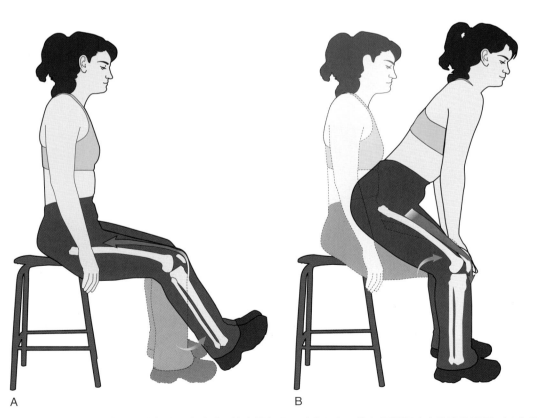

A　　　　　　　　　　　　　　　B

图 3.1　当肌肉收缩时，身体较为自由的部分产生移动。这张图解释了膝伸肌在开链和闭链运动中收缩的情况。（A）胫骨（远端）活动自由。（B）股骨（近端）活动自由

离心收缩

肌肉产生作用力（试图收缩），但同时又被一种更占优势的外力拉到更长的长度时，就发生了**离心收缩**。在肌肉离心收缩过程中，重力产生的外部力矩通常超过肌肉本身产生的内部力矩。最常见的是，重力或固定的重量以可控的方式有效地拉长肌肉。例如，杠铃缓慢放下的过程为肘屈肌的离心收缩。此时，肌肉的近端和远端附着点之间的距离拉长（图 3.2B）。

思考
离心收缩：控制下降的力

当肌肉激活但被拉长时，就会产生离心收缩。肌肉的离心收缩用于控制下降速度，有效地降低身体或肢体顺着重力方向下降的速度。例如，在进行卧推时，从站立位到坐位，把手臂降至身体两侧，将举高的重物降低至胸口位置，都需要肌肉的离心收缩。

如果一个动作被描述为"下降"，那么几乎可以百分之百确定控制这个动作的肌肉在做离心收缩。在离心收缩过程中，重力通常为运动提供动力，肌肉的离心收缩则用来降低身体下降的速度。

等长收缩

当肌肉在保持恒定长度的情况下产生主动力时，就会产生**等长收缩**（图 3.2C）。当肌肉产生的内部力矩等于外部力矩时，就会发生这种情况，因此不会产生关节的运动或角度变化。

肌肉术语

在描述肌肉或肌肉的动作时，通常使用特定的术语。以下内容概述了其中一些术语及其定义。

在本书中，使用了**近端附着点**和**远端附着点**这两个术语来描述肌肉附着在骨骼上的相对点。肌肉的**近端附着点**或**起点**，在解剖学姿势中，是最接近身体中线或核心的附着点。肌肉的**远端附着点**或**止点**，是指远离身体中线或核心的肌肉附着点。

原动肌（主动肌）是与执行特定运动最直接相关的肌肉或肌群。例如，股四头肌（膝伸肌）是膝关节伸展的原动肌。相反，**拮抗肌**是能够对抗原动肌运动的肌肉或肌群。通常当原动肌主动收缩时，拮抗肌被动拉长。例如，当肘关节屈曲时，肱二头肌被认为是屈肘的原动肌。肱三头肌（肘伸肌）是这一动作的拮抗肌，随着肘关节屈曲而被动拉长。因此，拮抗肌过度僵硬而不能延长时，会明显限制原动肌的作用。

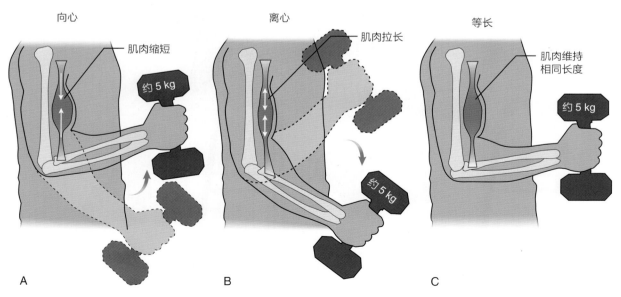

图 3.2　肌肉收缩的三种类型：（A）向心；（B）离心；（C）等长

当原动肌和拮抗肌以完全等长或接近等长的方式被同时激活时，就会发生**协同收缩**。肌肉协同收缩常使关节稳定，从而保护关节。同样，能够固定或保持身体节段相对稳定，使其他肌肉能更有效地完成动作的肌肉，称为**稳定肌**。

协同完成特定动作的肌肉被称为**协同肌**；此外，大多数有目的的身体运动都涉及肌肉的**协同作用**。**力偶**是一种协同作用，当 2 块或 2 块以上的肌肉在不同的线性方向上产生力，但在相同的旋转方向上产生力矩时，就会发生这种协同作用。图 3.3 显示了由 3 块不同的肩部肌肉所产生向上旋转肩胛骨的力偶。

肌肉本质上是有弹性的，因此不断地延长或缩短。这种肌肉长度的变化被称为**张弛度**。一般来说，肌肉只能缩短或延长大约其静息长度的一半。例如，静息状态下长度为 20 cm 的肌肉，可以收缩至大约 10 cm 或延长至大约 30 cm。

肌肉解剖学

图 3.4 说明了构成骨骼肌的基本功能成分，专栏 3.1 介绍了这些组成结构。一块完整的肌肉由 3 个主要部分构成，每个部分都由维持肌肉功能的特定类型的结缔组织所包裹。

肌节：肌肉的基本收缩单位

肌节是肌肉的基本收缩单位。每个肌节由 2 种主要的蛋白丝组成：肌动蛋白和肌球蛋白，它们是负责肌肉收缩的活性结构。描述肌肉收缩的最流行的模型叫作**肌丝滑行学说**。在这个理论中，当肌动蛋白丝从肌球蛋白丝滑过时，会产生主动力，引起单个肌节收缩。

图 3.5 描述了肌节，并且强调了肌动蛋白丝和肌球蛋白丝的运动物理方向。较粗的肌球蛋白丝含有许多头部，当连接到较细的肌动蛋白丝时，就形成了**肌动蛋白－肌球蛋白横桥**。从本质上讲，肌球蛋白的头部类似于一个翘起的弹簧，它在与肌动蛋白丝结合时会弯曲并产生做功冲程。做功冲程使肌动蛋白丝滑过肌球蛋白，产生力和单个肌节短缩（图 3.6）。因为肌节在整个肌纤维中首尾相连，所以当它们同步收缩时，会缩短整块肌肉。

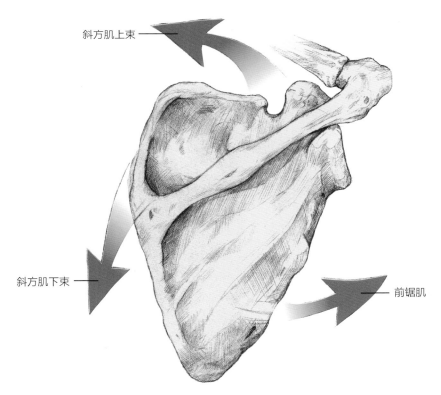

斜方肌上束

斜方肌下束

前锯肌

图 3.3　产生引起肩胛骨向上旋转的肌肉力偶。这 3 块肌肉有不同的拉力线，但都利于肩胛骨向同一方向旋转

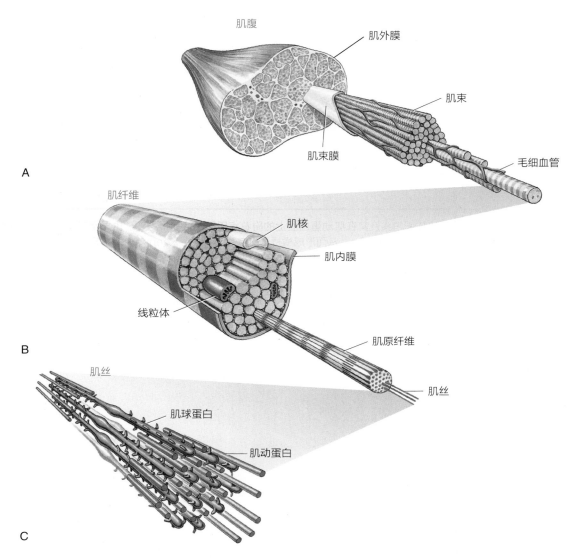

图 3.4 所示为构成骨骼肌的基本结构和结缔组织，从肌腹到主动收缩的蛋白：肌动蛋白和肌球蛋白。（A）显示肌腹由肌外膜包裹，单个肌束由肌束膜包裹。（B）显示单个肌纤维的组成由肌内膜包裹。（C）显示肌丝主要由活性收缩蛋白（肌动蛋白和肌球蛋白）组成（引自 Standring S: *Gray's anatomy: the anatomical basis of clinical practice*, ed 39, New York, 2005, Churchill Livingstone）

专栏 3.1 骨骼肌的功能构成

- 肌腹：肌腹是肌肉的主体，由众多肌束组成。
  周围结缔组织：肌外膜包覆肌肉的外层或肌腹，并帮助保持肌肉的形状。
- 肌束：每束由一组肌纤维组成。
  周围结缔组织：肌束膜包覆单条肌束。它的功能是支持肌束和作为支持神经和血管的载体。

- 肌纤维：肌纤维实际上是具有多个细胞核的单个细胞。纤维包含肌肉内的所有收缩要素。
  周围结缔组织：肌内膜包覆着每条肌纤维。它由相对密集的胶原纤维网组成，这有助于将收缩力传递至肌腱。
- 肌原纤维：每条肌纤维由数个肌原纤维组成。肌原纤维包含位于每个肌节中的收缩蛋白。

　　每条肌球蛋白丝有许多头部，而每条肌动蛋白丝有许多结合位点。这一点很重要。因为要使肌节最大限度地收缩，就必须产生大量的动力冲程。事实上，

肌肉收缩的力量很大程度上取决于肌动蛋白－肌球蛋白横桥的数量。这一概念稍后将在肌肉长度的重要性相关内容中另作说明。

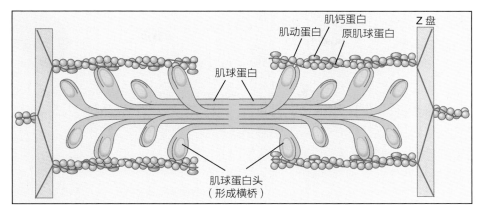

图 3.5　单个肌节的示意图，显示肌球蛋白头及其在肌动蛋白丝上的附着点所形成的横桥结构。也显示了肌钙蛋白和原肌球蛋白。肌钙蛋白负责将肌动蛋白丝暴露于肌球蛋白头上，从而形成横桥（引自 Levy MN, Koeppen BM, Stanton BA: *Berne and Levy principles of physiology*, ed 4, St Louis, 2006, Mosby）

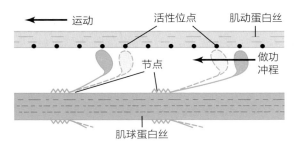

图 3.6　肌丝滑动活动，肌球蛋白头附着在肌动蛋白丝上，然后从肌动蛋白丝上释放。该过程称为横桥周期。收缩力是在每个横桥周期的做功冲程中产生的（引自 Guyton AC, Hall JE: *Textbook of medical physiology*, ed10, Philadelphia, 2000, Saunders）

肌肉的形态与功能

　　肌肉的功能潜力由 3 个因素决定：横截面积、形状和拉力线。

横截面积

　　以生理学来叙述肌肉的**横截面积**是指肌肉的厚度，这是一种间接测量收缩性组织相对可以产生多少力的方法。肌肉的横截面积越大，其产生的力就越大。这个简单的概念解释了为什么一个人拥有更大的肌肉通常可以产生更大的肌肉力量。

形状

　　肌肉的形状是表明其具有特有功能的一个重要标志。例如，长条状肌肉通常可提供大范围的运动，

> **思考**
> 股四头肌的横截面积：从力到力矩
>
> 　　一般来说，运动中的肌肉每平方厘米能产生约 22.68 kg 的力；令人惊讶的是，这在不同的人或不同的肌肉之间差异性不大。
>
> 　　股四头肌的横截面积平均约为 161.3 cm^2。如果每平方厘米的肌肉产生大约 22.68 kg 的力，那么股四头肌的最大收缩力理论上会产生约 3658.28 kg 的力（161.3 cm^2 × 22.68 kg/cm^2 ≈ 3658.28 kg）——几乎足以举起一辆大众甲壳虫汽车！当考虑髌骨提供的内部力矩（≈3.81 cm）时，股四头肌提供的膝关节伸展力矩平均达 13938 cm·kg（3.81 cm × 3658.28 kg）。我们通常用 N·m 来描述，一个健康、强壮的年轻男性预期可产生这个力矩值（≈210.15 N·m）。

而粗短状肌肉通常提供大的力量。大多数肌肉以 4 种基本形状中的一种呈现：梭形、三角形、菱形和羽状（图 3.7）。

　　梭形肌有平行走行的纤维，如肱桡肌（图 3.7A）。一般来说，这些肌肉的作用是提供大范围的运动。

　　三角形肌具有扩张的多个近端附着点，并汇聚于一个小的远端附着点，如臀中肌（图 3.7B）。大面积的近端附着点为产生力提供了稳定的基础。

　　菱形肌具有大面积的近端和远端附着点，如菱形肌或臀大肌（图 3.7C）。顾名思义，这些肌肉通常为大的菱形或偏置正方形的形状。大面积的附着点使它

们非常适合稳定关节或提供强大的力量，这取决于肌肉的横截面积。

　　羽状肌类似于羽毛的形状，肌肉纤维以倾斜的角度接近中央腱（图 3.7D）。肌纤维的斜向走行使肌肉的力势最大化。与同样大小的梭形肌相比，羽状肌拥有更多的肌纤维。但由于肌纤维是斜向的，所以肌肉的实际活动范围或张弛度是受限的。羽状肌结构存在于股直肌和腓肠肌等肌肉中，这些肌肉通常需要产生巨大的力来支撑或驱动身体。

　　根据具有相似角度附着在中央腱上的纤维的数量，可以进一步将羽状肌分为单羽肌、双羽肌或多羽肌。

拉力线

　　肌肉力量可以用**矢量**描述，因为它既有方向又有大小。肌肉力量的方向被称为肌肉的**拉力线**（或**力线**）。假定肌肉是在一条直线上运动的，那么相对于关节旋转轴的肌肉的拉力线就决定了肌肉的运动。例如，一条肌肉的拉力线在内外轴的前方，就将表现为肩关节屈曲。相反，如果一条肌肉的拉力线在内外轴的后方，就将表现为肩关节伸展（图 3.8）。第 1 章讨论了这一概念。

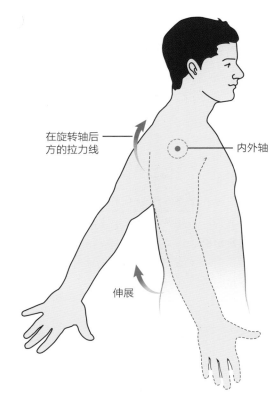

图 3.8　所示为肩部肌肉拉力线在内外轴后方移动。此肌肉的激活引起了肩关节伸展

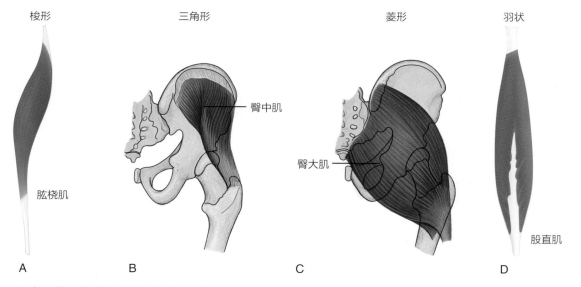

图 3.7　骨骼肌的 4 种常见形状：梭形（A）、三角形（B）、菱形（C）和羽状（D）（引自 Patton KT, Thibodeau GA: *Anatomy & physiology*, ed 7, St Louis, 2010, Mosby）

肱三头肌位于肘部关节内外轴的后方，因此是肘关节的伸肌。通过外科手术改变肌肉三个头中一个的附着点，拉力线就可以转移到肘关节内外轴的前方。因此，这部分肌肉转变成肘关节的屈肌（图 3.9）。

这种类型的手术称为肌腱转移术，可以在关键肌肉（如肘屈肌或拇指对掌肌）瘫痪的患者上进行。但是，成功的关键在于要在附近找到适合转移的相对强壮、健康的肌肉。治疗师必须帮助患者重新训练转移肌肉以形成新功能。

这项手术是一个很好的例子，说明了医学是如何运用肌动学概念的。在这个例子中，肌肉的最终运动取决于其拉力线相对于旋转轴的位置。

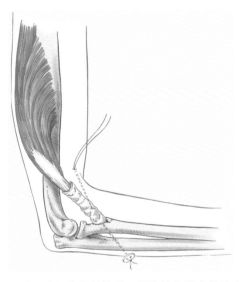

图 3.9　肱三头肌的往前转移。因为这条肌肉的拉力线现在位于内外轴的前方，所以肌肉的功能从伸展肘关节变成屈曲肘关节 [引自 Bunnell S: Restoring flexion to the paralyticelbow, *J Bone Joint Surg Am* 33(3):566–571, 1951]

肌肉的长度-张力关系

肌肉的工作长度描述了肌肉在激活时牵伸或短缩的程度。这个情况被称为**长度 – 张力关系**，对肌肉的力量输出有显著的影响。肌肉长度显著影响肌肉力量的概念被广泛应用于许多临床活动中，包括肌力测试、肌力训练及使用支具或支架固定或控制关节。在本章节和本书中都提供了具体示例。

主动长度 – 张力关系

如前所述，肌肉通过使较细的肌动蛋白丝在相对较粗的肌球蛋白丝上滑动来产生力。这一过程产生的力的大小在很大程度上取决于肌节的相对长度（图 3.10）。肌节长度至关重要，因为这决定了在任何给定时间内存在的有效肌动蛋白 – 肌球蛋白横桥的数量。图 3.11 提供了一个类比，帮助解释为什么肌肉通常在中间长度范围产生的力最大，而在过度短缩或拉长（牵伸）时产生的力则较小。在这个类比中，每个帮助拉货车的人代表了可以形成的肌动蛋白 – 肌球蛋白横桥的百分比。当肌肉处于过度拉长的位置时，有限的肌动蛋白 – 肌球蛋白横桥可用于产生动力冲程。如同图 3.11A，3 个人中只有 1 个人能够帮助拉动货车。图 3.11B 展示了中等长度肌肉的类比。3 个人都可以向货车提供拉力，以此说明可用于产生肌力的肌动蛋白 – 肌球蛋白横桥的数量最大。最后的图（图 3.11C）表示处于过度短缩位置的肌肉。当肌肉最大限度地缩短时，肌动蛋白丝上的许多结合位点都被覆盖（无法结合），从而大大限制了可以形成产生力的横桥的数量。

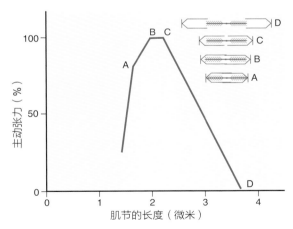

图 3.10　4 个指定肌节长度的主动长度 – 张力曲线（右上）。（A）肌动蛋白丝重叠，因此形成横桥的数量减少。（B 和 C）肌动蛋白和肌球蛋白丝的位置允许形成最佳数量的横桥。（D）肌动蛋白丝的位置位于肌球蛋白头部的范围之外，因此横桥的形成受到限制（引自 Gordon AM,Huxley AF, Julian FJ: The length tension diagram of single vertebrate striated muscle fibers. *J Physiol* 171:29, 1964. ）

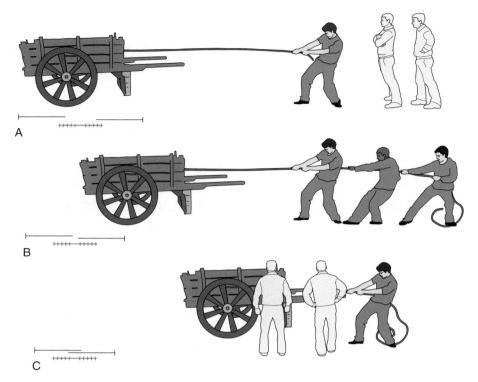

图 3.11 用男人拉手推车来比喻不同肌节长度产生的力。在每种情况下，拉动货车（绿色）的 1 个或多个男人代表可用于产生肌力的肌动蛋白 - 肌球蛋白横桥的百分比。图左侧的黑色和红色虚线表示肌动蛋白丝和肌球蛋白丝（A）处于伸长的位置，（B）处于中等长度，（C）处于缩短位置。在（A）非常长或（C）非常短的肌节长度，产生收缩力的能力降低

利用单个肌节的长度 - 张力关系有助于解释整个肌肉的相对长度（或牵伸程度）如何影响其力量的产生。例如，考虑肘屈肌在不同屈肘程度下的最大力量变化。与肌节水平的长度 - 拉力关系相似，肘屈肌的力量以钟形曲线为特征（图 3.12）。肘屈肌肌力在肘关节完全屈曲（肌肉缩短）和完全伸展（肌肉相对延长）时最小。肘屈肌肌力在肘关节屈曲的中间范围最大，这一关节活动范围与肌肉内横桥的最大重叠相关。由于肘屈肌的肌力（与任何肌肉一样）在临床上都以力矩表示，因此需要同时考虑肌力和内部力臂。无论如何，重要的概念是：肌肉的主动力通常在中间范围时最大，在两端时最小。

被动长度 - 张力关系

肌肉通常被描述为身体主要的主动力量产生者；然而，由于其具有弹性，牵伸后的肌肉可以被动产生巨大的力。如同橡皮筋一样，肌肉在牵伸时会产生弹力。许多高强度的体育活动利用肌肉的牵伸、储存能

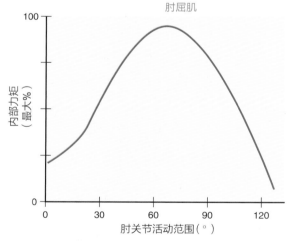

图 3.12 显示了肘屈肌相对于肘关节活动范围所产生的内部力矩的曲线。当肘关节屈曲 70° ~ 80° 时，可形成最多的肌动蛋白 - 肌球蛋白横桥结构及较大的内部力臂，这时就会产生最大的内部力矩（引自 Neumann DA: *Kinesiology of the musculoskeletal system: foundations for physical rehabilitation*, ed 2, St Louis, 2010, Mosby, Fig. 3.12.）

量和释放能量的能力，从而增强运动的力量或速度。图 3.13 分析了投球运动中的 4 部分动作，说明肌肉如何产生、储存和释放能量。

肌肉如何"被动地"产生力

图 3.13A 所示为一名棒球投手用力将球推离，并开始向左旋转躯干。随着这种运动的继续，由下肢和躯干产生的肌肉能量沿着运动链向上传递，并储存在肩关节肌肉中，特别是内旋肌中。当右脚离开地面时，骨盆和躯干继续向前旋转，而肩关节在极度外旋中仍停留在身体后方（图 3.13B）。此时，肩内旋肌完全延展并准备释放其储存的能量。类似于橡皮筋被拉伸和释放，内旋肌释放的张力推动上肢和棒球以极高的速度向前运动（图 3.13C 和 D）。腿部和躯干的肌肉能量向肩关节的传递，是产生高速投掷运动的关键。这一过程利用了快速产生的主动力，同时通过快速释放储存的能量而产生被动力。然而，肌肉中储存大量被动能量的能力并非没有"代价"。以这种方式使用的肌肉会被迅速牵伸至极限长度，通常会导致肌肉组织、肌腱，甚至其所附着的骨骼受伤。

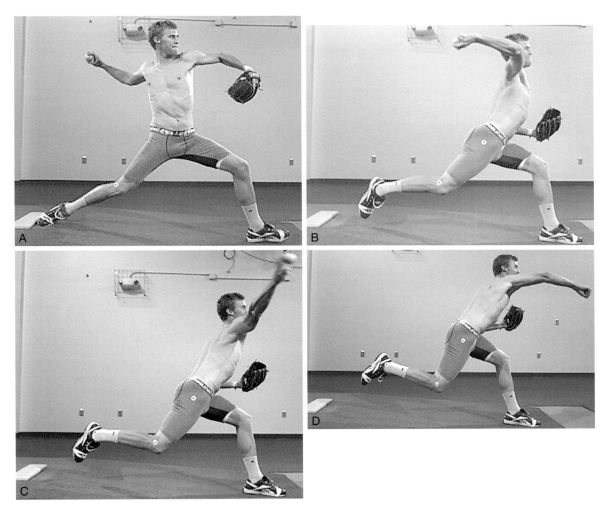

图 3.13　分析投球运动以说明肌肉如何被动地储存和释放能量。（A）开始投掷阶段。（B）右肩关节成极度外旋，肩内旋肌完全拉长并准备回缩。（C）手臂以高速度向前弹出。（D）释放球，投球运动结束［引自 Fortenbaugh D, Fleisig GS, Andrews JR: Baseball pitching biomechanics in relation to injury risk and performance, *Sports Health* 1(4):314-320, 2009. ］

思考
快速牵伸产生最大肌力

许多高强度的运动都利用肌肉的弹性特征发挥功能上的优势。例如，跳跃动作。通常情况下，跳跃涉及负荷运动，在向上"爆发"前，先屈曲髋关节、膝关节及踝关节。快速屈曲，使髋伸肌、膝伸肌和踝屈肌快速地牵伸，所有这些动作都有助于产生跳跃的力。

快速牵伸类似于快速拉伸橡皮筋，使肌肉形成弹性负荷，从而在完成所需的动作（在此情况下为跳跃动作）时释放存储的能量。

临床医生经常使用快速牵伸来训练或改善特定肌肉的表现。增强式训练是另一个例子，是运动员经常用来提高训练和表现的一组特定的运动。这些运动包括在运动前快速牵伸肌肉以提升产生力的能力。

长度－张力关系在多关节肌中的应用

单关节肌仅跨越一个关节。换而言之，多关节肌跨越多个关节。如期望的那样，多关节肌可以比单关节肌牵伸或延长得更多。因此，多关节肌的力输出变化范围要比单关节肌大得多。当处理多关节肌的激活时，这可能具有重要的临床意义。

以肱二头肌为例思考一下，它跨肩关节和肘关节。当肱二头肌在两端同时收缩时，便可快速产生肘关节屈曲伴肩关节完全屈曲这样非自然的运动，使肌肉在短时间内短缩。由于形成肌动蛋白－肌球蛋白的横桥越来越少，这种类型的运动显著降低了肌肉产生力量的潜能。

临床见解
主动不足与被动不足

由于跨多个关节的多关节肌会经历极度短缩或伸长，所以无论如何用力，这类肌肉通常与功能性无力相关。有两个术语有助于描述这种无力：主动不足和被动不足。

被动不足发生在当某一特定动作中拮抗肌（被动地）在两个或多个关节上过度牵伸，阻碍了预期动作的全范围活动和力量产生而使动作无力时。而主动不足发生在因为主动执行某一特定动作的多关节肌（主动肌）变得太短而不能产生有用或有效的力。虽然这些术语乍一看似乎很复杂，但一旦理解了它们，在临床上就会很有用。

图 3.14A 中的人试图最大限度地屈曲右侧髋关节，同时保持右膝伸直。这个动作受跨髋关节和膝关节的腘绳肌（由大腿后部的细黑箭头表示）的被动限制（即产生被动不足）。这个动作也会因股直肌主动不足而受限。当同时进行髋关节屈曲和膝关节伸展运动时，股直肌迅速变得过度短缩（主动不足），而无法提供足够的力来充分完成动作。图 3.14B 显示一个人试图在保持膝关节屈曲的同时最大限度地伸展髋关节。与图 3.14A 相似，该动作的活动范围和力量受到所涉及肌肉的主动和被动不足的限制。但是在这种情况下，变为股直肌被动地限制运动，而腘绳肌为主动不足。

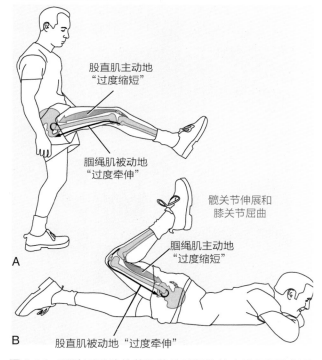

髋关节屈曲和膝关节伸展

股直肌主动地"过度缩短"

腘绳肌被动地"过度牵伸"

髋关节伸展和膝关节屈曲

腘绳肌主动地"过度缩短"

A

B　　股直肌被动地"过度牵伸"

图 3.14　两种不同髋关节和膝关节运动的主动不足和被动不足。（A）髋关节屈曲和膝关节伸展的联合运动受到过度牵伸的腘绳肌的被动限制，且受到过度缩短的股直肌的主动限制。（B）髋关节伸展和膝关节屈曲的联合运动受到过度牵伸的股直肌的被动限制，且受到过度缩短的腘绳肌的主动限制（引自 Neumann DA: *Kinesiology of the musculoskeletal system: foundations for physical rehabilitation*, ed 2, St Louis, 2010, Mosby, Fig. 13.44. ）

临床见解
徒手肌肉测试，区分单关节肌与双关节肌

主动不足的原则通常运用于区分特定肌肉（例如，当进行徒手肌肉测试时，将臀大肌从髋伸肌的其他肌肉中区分出来）。

图 3.15A 显示一名治疗师在进行徒手肌肉测试髋伸肌的最大力量。在测试髋伸肌的力量时，膝关节处于完全伸展的位置，腘绳肌和臀大肌处于合适的长度以产生接近最大的力。因此，一个良好的测量，可以确定总体髋伸肌的力量。但是，确定臀大肌的相对力量是很有必要的。当膝关节处于屈曲位置时（图 3.15B），腘绳肌在髋关节和膝关节处变短，使其主动不足，从而对伸髋的贡献能力显著降低。因为腘绳肌被有效地从合力中分离出来，臀大肌独立承担了产生的大部分伸髋力矩。

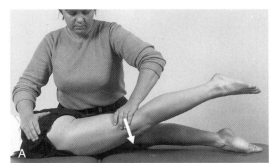

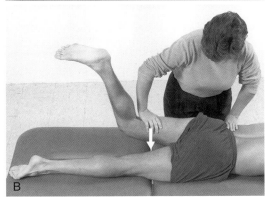

图 3.15 临床医生正在对所有髋伸肌（A）和臀大肌（B）进行徒手肌肉测试。当膝关节处于屈曲的位置时，腘绳肌放松，因此臀大肌被认为是独立活动的（引自 Reese NB: *Muscleand sensory testing*, ed 3, Philadelphia, 2012, Saunders.）

与前面提到的运动相反，在较自然且更有效的肱二头肌运动中，同时快速屈曲肘关节和伸展肩关节，如把物体拉向自己。当肱二头肌收缩来完成肘关节屈曲时，通过肩关节伸展同时引起肌肉被动延长或牵伸。这样的活动有助于肱二头肌在活动期间保持接近恒定（和最佳）的总长度。这样，肱二头肌在整个运动范围内产生更恒定的力。在设计涉及多关节肌激活的功能性训练或教授患者功能性活动时，此策略需重点考虑。

肌肉的力量-速度关系：速度因素

肌肉收缩（激活）的速度对其产生的力有很大的影响。在向心收缩时，肌肉产生的力量随着收缩速度的增加而减少。这个概念应该是不言而喻的，可以通过比较反复举起重物和轻物的最大速度来验证。在较高的收缩速度下，肌动蛋白－肌球蛋白横桥没有足够的时间形成（拉力）和重组。因此，肌肉产生力的能力就会降低。

肌肉的等长收缩比任何速度的向心收缩产生的力更大。因为等长收缩的速度为零，所以几乎所有可用的肌动蛋白－肌球蛋白横桥都可形成，并且有足够的时间来发挥它们的最大产力潜能。

肌肉的力量－速度关系也适用于离心收缩。在离心收缩过程中，随着肌肉拉长速度的增加，力的产生略有增加。这在一定程度上可以用肌肉中结缔组织的弹性来解释。类似于快速拉伸的橡皮筋，肌肉的抗延长阻力随着长度的增加而增加。当速度或力量输出足够高时，肌肉中的结缔组织成分可能会变得紧张。这就解释了为什么人们在快速运动后常常感到强烈的肌肉酸痛。

表 3.1 强调了肌肉向心、离心和等长收缩的力量－速度关系。

表 3.1	肌肉的力量－速度关系	
肌肉收缩类型	力量－速度关系	原因
向心	慢速收缩，产生更大的力	肌动蛋白－肌球蛋白横桥形成时间最长
离心	快速拉长，产生更大的力	肌肉被动拉伸
等长	等长收缩产生的力大于任何速度向心收缩产生的力	等长收缩速度为零，有更多时间形成最多的横桥数量

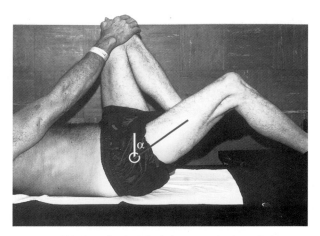

图 3.16　进行托马斯试验的患者，显示了右下肢髋屈肌明显挛缩（短缩）。保持左侧髋关节屈曲可维持骨盆稳定（引自 the archives of the late Mary Pat Murray, PT, PhD, FAPTA, Mar-quette University. In Neumann DA: *Kinesiology of the musculoskeletal system: foundations for physical rehabilitation*, ed 2, St Louis, 2010, Mosby.）

临床重点考量：患者应用原则

许多接受物理治疗的患者表现出各种形式的肌力不足或肌肉紧张，这往往会影响整体的灵活性和关节的稳定性。许多治疗这些损伤的干预措施都是基于本章所述的原则。以下内容中，通过突出常见临床案例及常用临床术语的定义，可不断加深读者对原则的理解。

肌肉紧张

肌肉的适应能力很强，往往会适应它们经常保持的长度。简而言之，长期处于短缩位置的肌肉随着时间的推移会缩短；长期保持在延伸位置的肌肉随着时间的推移将会伸长。

疾病、制动或不良姿势往往引起肌肉某种程度的适应性短缩。变短的肌肉通常会变得僵硬，并且对延伸或牵伸的抵抗力也会增强。这种现象在临床上被称为"紧张"。肌肉紧张程度和功能表现的差别很大。例如，许多人的腘绳肌都略微紧张，轻则不受影响，重则丧失功能或降低生活质量。然而，肌肉太紧张以致严重限制关节活动则是病理性的，这种情况称为**挛缩**（图 3.16）。

肌肉挛缩会显著改变姿势和降低整个身体的功能性活动能力。针对肌肉紧张或挛缩的牵伸是许多运动计划中很重要的组成。

肌肉组织的牵伸

过度紧张的肌肉引起相关关节采取一种异常姿势来代偿肌肉的主要功能。例如，严重的肌痉挛引起的腘绳肌紧张会导致髋关节伸展和膝关节屈曲的姿势（腘绳肌的主要功能）。因此，为了牵伸腘绳肌，肢体必须维持一定程度上的髋关节屈曲和膝关节伸展。请注意，作为一个普遍的原则，要获得肌肉的最佳牵伸要求治疗师将肢体摆放在与短缩肌肉功能相反的位置上。虽然关于牵伸肌肉的最有效方法的研究多种多样，但专栏 3.2 为牵伸和防止肌肉紧张提供了一些有效的临床技巧。

专栏 3.2	牵伸指南

- 牵伸肌肉时，要尽量使关节（或多个关节）的位置与紧张肌肉所完成的正常动作相反。
- 保持牵伸时间至少 20 ~ 30 秒。
- 经常进行牵伸。
- 在可行的情况下，鼓励一天中多保持可以伸展肌肉的姿势。
- 在可行的情况下，强化紧张肌肉的拮抗肌。
- 不要过度牵伸肌肉，以免造成损伤。

避免肌肉紧张
- 避免长时间维持同一姿势。
- 采取积极主动的生活方式。
- 尽可能保持良好的姿势。

临床见解
肌肉萎缩：用进废退

肌肉萎缩是指肌肉消瘦或肌肉质量下降（图 3.17）。这种表现是有临床意义的，因为肌肉质量的减少与肌肉力量的丧失成正比。肌肉力量的丧失或衰弱会严重损害一个人的功能性活动能力和独立性。肌肉萎缩通常是通过测量四肢的肌维度来间接测量的。例如，小腿围或大腿围的缩小分别表明跖屈肌或膝伸肌的萎缩。

肌肉在制动后开始迅速萎缩。物理治疗师的作用通常是防止肌肉萎缩，方法是让患者在制动一段时间后尽快开始锻炼。

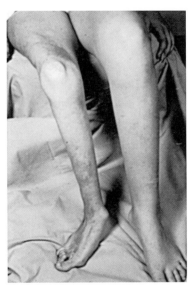

图 3.17 右下肢肌肉萎缩（引自 Harris ED, BuddRC, Firestein GS et al: *Kelly's textbook of rheumatology*, ed 7, Philadelphia, 2005, Saunders.）

力量训练

肌力不足可能是由受伤、疾病或缺乏使用造成的。无论何种原因，肌力不足都会严重影响到个人的正常功能性活动能力，并可能导致姿势异常和关节损伤。

许多时候，治疗师会设计增强患者肌肉力量的训练计划。许多力量训练采用超负荷和针对性训练的原则。超负荷原则设定足够的阻力以刺激肌肉**肥大**。如果没有足够的阻力（或超负荷），肌肉就不会得到强化。治疗师必须做出临床判断，在不造成损伤的情况下，合理使用适当的阻力来刺激肌肉肥大。

针对性训练的原则意味着肌肉将适应它受到挑战的方式。临床医生经常通过设计与肌肉自然需求紧密匹配的运动来运用这一原则。这些训练的具体例子会在后文中提到。

 临床见解
肌肉肥大

肌肉肥大是指肌肉的增长或增大。在健康的肌肉中，肥大意味着力量的增强。随着时间的推移，当肌肉接受适当的阻力或超负荷训练后，这种情况会随之发生。值得注意的是，肌肉肥大并不是肌纤维数量增加的结果，而是由单个肌纤维的增大引起的。增大是由于合成了更多与肌力有关的蛋白质（肌动蛋白和肌球蛋白）。因此，可以形成更多的肌动蛋白－肌球蛋白横桥，从而产生更大的力量。

肌肉的主动稳定作用

虽然韧带和关节囊可以稳定关节，但只有肌肉可以适应即时和长期干扰身体稳定的外力。肌肉组织非常适合稳定关节，因为它与外部环境和神经系统提供的内部控制机制相耦合。

许多类型的损伤，如韧带撕裂，可以显著破坏关节的稳定性。这通常会导致姿势代偿或关节的进一步损伤。物理治疗师经常通过加强周围肌肉来改善关节的稳定性。以稳定肌为目标，进行针对性训练，可以有效支持受伤或不稳定的关节。例如，大多数前交叉韧带术后的康复计划都是从训练加强可支持和保护新移植物的肌肉组织开始的。

总结

肌肉产生的力量是一个人控制稳定姿势和主动运动之间复杂平衡的主要手段。本章中大部分的讨论都涉及人体在控制常见功能任务中所采取的姿势和动作方面肌肉的多重作用。

损伤或疾病常影响正常的肌肉功能，导致紧张、肌力不足或姿势不稳。根据临床症状和功能受限，临床医生必须确定并采取针对性的治疗干预措施。对肌肉本质的基本理解对于确定和适当地推进针对性的治疗过程是非常有帮助的。

习题

1. 当肌肉变弱时，会发生被动不足的原因是：

   a. 跨 2 个或 2 个以上关节的执行动作的肌肉已经"过度缩短"

   b. 肌肉运动受外部力量抵抗

   c. 跨 2 个或 2 个以上关节肌肉的拮抗肌被动"过度牵伸"

   d. 关节周围的单关节肌肉发生纤维化

   e. a 和 b

2. 如果当肌肉激活时，其起点和止点之间的距离分得更开，这可能是：

   a. 肌肉向心收缩

   b. 肌肉离心收缩

   c. 肌肉等长收缩

   d. 肌肉有羽状结构

3. 下列哪一项描述了向心收缩？

   a. 肌肉激活时，肌肉的近端和远端附着点变得更远

   b. 肌肉激活时，肌肉的近端和远端附着点变得更近

   c. 肌肉产生的内部力矩大于外力产生的外部力矩

   d. a 和 c

   e. b 和 c

4. 下列哪一项最能准确描述拮抗肌？

   a. 一块肌肉固定或保持身体部位稳定，另一块肌肉就可以更有效地完成一个动作

   b. 肌肉激活时总是变短

   c. 与原动肌动作相反的肌肉或肌群

   d. 完成特定动作时最直接负责的肌肉或肌群

5. 下列哪一项最能准确描述肌肉力偶？

   a. 2 块或 2 块以上的肌肉在整个动作过程中主动延长

   b. 原动肌和拮抗肌的共同运动未引起或只引起最小的关节运动

   c. 当 2 块或 2 块以上的肌肉产生不同方向的力，但在相同的旋转方向产生力矩

   d. 拮抗肌过于僵硬或紧张，会限制原动肌的动作

6. 下列哪一种肌肉激活会导致肌肉的长度增加？

   a. 向心

   b. 离心

   c. 等长

7. 下列哪个陈述是正确的？

   a. 肌肉的横截面积越大，其产生力的潜能就越大

   b. 羽状肌中，几乎所有的肌肉纤维彼此平行

   c. 当肌肉接近最大缩短位置时，它能产生最大的力

   d. a 和 b

   e. a 和 c

8. 在肩部内外轴的前方有一条拉力线的肌肉将进行：

   a. 外展

   b. 屈曲

   c. 内收

   d. 伸展

9. 肌肉能在中等长度产生最大力的主要原因是：

   a. 肌肉的弹性特性有助于增加肌肉中间范围的主动用力

   b. 肌肉在中等长度时，形成的肌动蛋白 – 肌球蛋白横桥最少

   c. 肌肉组织的被动成分处于"松弛"状态

   d. 可以形成的肌动蛋白 – 肌球蛋白横桥的数量接近最大

10. 下列哪个陈述是正确的？

    a. 被动长度 – 张力曲线表明肌肉在被牵伸时比放松时产生更大的被动力量

    b. 肌肉向心收缩时产生的力随着收缩速度的增加而增加

    c. 肌肉等长收缩时产生的力大于任何速度的向心收缩

    d. a 和 c

    e. b 和 c

11. 主动不足一词描述：

    a. 肌肉因为拮抗肌紧张而无法执行动作

    b. 双关节（多关节）肌产生足够力量以完成动作的能力下降，是因为肌肉过于主动缩短

    c. 拮抗肌因跨多个关节而被牵伸，肌肉无法完成动作

    d. 2 块或 2 块以上的肌肉形成合力但无法完成动作

12. 如果负责髋关节屈曲和膝关节伸展的肌肉紧张，下列哪一种联合运动可能会受到限制？

    a. 髋关节屈曲和膝关节伸展

    b. 髋关节伸展和膝关节屈曲

    c. 髋关节屈曲和膝关节屈曲

    d. 髋关节伸展和膝关节伸展

13. 在向心收缩期间，肌肉是激活的和短缩的。

    a. 正确

    b. 错误

14. 根据肌丝滑行学说，肌节的收缩是肌动蛋白丝滑过肌球蛋白丝的结果。

    a. 正确

    b. 错误

15. 肌肉的等长收缩导致肌肉的近端和远端附着点越来越远。

    a. 正确

    b. 错误

16. 不管肌肉是延伸还是短缩，肌肉只能产生收缩力或拉力。

    a. 正确

    b. 错误

17. 肌肉的张弛度涉及肌肉可以产生的最大力。

    a. 正确

    b. 错误

18. 多关节肌是指横跨 2 个或多个关节的肌肉。

    a. 正确

    b. 错误

19. 梭形肌通常比同样大小的羽状肌能产生更大的力量。

    a. 正确

    b. 错误

20. 超负荷原则要求肌肉必须获得足够的阻力刺激来产生肥大。

    a. 正确

    b. 错误

21. 萎缩是指肌肉增大或肌肉质量增加。

    a. 正确

    b. 错误

22. 为了使肌肉得到牵伸或最大限度地拉长，应该将其置于与其动作相反的位置。

    a. 正确

    b. 错误

（冯莉　史晓宇译）

拓展阅读

Brown, S. H., & McGill, S. M. (2010). A comparison of ultrasound and electromyography measures of force and activation to examine the mechanics of abdominal wall contraction. *Clinical biomechanics*, 25, 115–123.

Chen, T. C., Lin, K. Y., Chen, H. L., et al. (2011). Comparison in eccentric exercise-induced muscle damage among four limb muscles. *European Journal of Applied Physiology*, 111, 211–223.

Duchateau, J., & Baudry, S. (2014). Insights into the neural control of eccentric contractions. *Journal of Applied Physiology*, 1985(116), 1418–1425.

Enoka, R. M. (2015). *Neuromechanics of human movement* (5th ed.). Champaign, Ill: Human Kinetics.

Hunter, S. K. (2014). Sex differences in human fatigability: Mechanisms and insight to physiological responses. *Acta Physiologica (Oxford)*, 210, 768–789.

Herbert, R. B., & Gandevia, S. C. (2019). The passive mechanical properties of muscle. *Journal of Applied Physiology*, 126, 1442–1444.

Herzog, W. (2014). Mechanisms of enhanced force production in lengthening (eccentric) muscle contractions. *Journal of Applied Physiology*, 116, 1407–1417.

Kelly, L. A., Farris, D. J., Cresswell, A. G., et al. (2019). Intrinsic foot muscles contribute to elastic energy storage and return in the human foot. *Journal of Applied Physiology*, 126(1), 231–238.

Maharaj, J. N., Cresswell, A. G., & Lichtwark, G. A. (2017). Subtalar joint pronation and energy absorption requirements during walking are related to tibialis posterior tendinous tissue strain. *Scientific Reports*, 7(1), 17958.

Neumann, D. (2017). *Kinesiology of the musculoskeletal system: Foundations for physical rehabilitation* (3rd ed.). St Louis: Elsevier.

Neumann, D. A., & Garceau, L. R. (2015). A proposed novel function of the psoas minor revealed through cadaver dissection. *Clinical Anatomy*, 28, 243–252.

Pattn, K. T. (2005). *Survival guide for anatomy & physiology*. St Louis: Mosby.

Rozand, V., Sundberg, C. W., Hunter, S. K., et al. (2020). Age-related deficits in voluntary activation: A systematic review and meta-analysis. *Medicine and Science in Sports and Exercise*, 52(3), 549–560.

Schaun, G. Z., Bamman, M. M., & Alberton, C. L. (2021). High-velocity resistance training as a tool to improve functional performance and muscle power in older adults. *Experimental Gerontology*, 156, 111593.

Stanring, S. (2016). *Gray's anatomy: The anatomical basis of clinical practice* (41st ed.). Edinburgh: Churchill Livingstone.

Thibodeau, G. A., & Patton, K. T. (2005). *Anatomy & Physiology* (6th ed.). St Louis: Mosby.

Whyte, G., Spurway, N., & MacLaren, D. (2006). *The physiology of training*. Edinburgh: Churchill Livingstone.

Woelfel, J. R., Dudley-Javoroski, S., & Shields, R. K. (2018). Precision physical therapy: Exercise, the epigenome, and the heritability of environmentally modified traits. *Physical Therapy*, 98(11), 946–952.

Yamauchi, J., Mishima, C., Nakayama, S., et al. (2009). Force-velocity, forcepower relationships of bilateral and unilateral leg multi-joint movements in young and elderly women. *Journal of Biomechanics*, 42(13), 2151–2157.

第4章

肩关节复合体的结构与功能

目标

- 明确构成肩关节复合体的骨骼与主要骨骼特征。
- 描述支撑肩关节复合体韧带的位置与主要功能。
- 列举肩关节屈曲和伸展、外展和内收及内旋和外旋的正常活动范围。
- 描述肩关节的主要运动平面和旋转轴。
- 列举肩关节复合体肌肉的近端和远端附着点、动作和神经支配。

- 描述肩关节主动外展相关肌肉的相互作用。
- 描述肩肱节律。
- 解释产生肩胛骨上旋的力偶。
- 明确参与盂肱关节动态稳定的主要肌肉。
- 解释如何用肩关节下降肌来上提胸廓。
- 描述投掷运动过程中肩内旋肌和外旋肌之间的相互作用。

下旋（downward rotation）	撞击（impingement）	肩肱节律（scapulohumeral rhythm）	半脱位（subluxation）
动态稳定（dynamic stabilizers）	肌肉代偿（muscular substitution）		上旋（upward rotation）
力偶（force-couple）	反向动作（reverse action）	静态稳定（static stability）	翼状（winging）

我们对上肢的学习始于肩关节复合体——涉及胸骨、锁骨、肋骨、肩胛骨和肱骨的 4 个关节的组合（图 4.1）。这些关节相互配合，使上肢可在 3 个平面上有大的活动范围。在肩关节复合体中，很少见一块肌肉的单独运动。相反，肌肉集体产生高度协调的运动并在多个关节中表现出来。肩关节肌肉的协作特性增加了上肢的多功能性、控制力和主动活动范围。由于肩关节肌肉之间这种功能关系的本质，任何一块肌肉的麻痹、肌力不足或紧张都会扰乱整个肩关节复合体的自然运动序列。本章阐述了肩关节复合体 4 个关节的肌动学表现，以及支持肩关节正常功能的重要肌肉的协同作用（见图 4.1）。

骨骼学

胸骨

胸骨（sternum，又被称为 breast bone），位于前胸中部，由胸骨柄、胸骨体和剑突组成（图 4.2）。胸骨柄是胸骨的最上部，与锁骨相连，形成胸锁

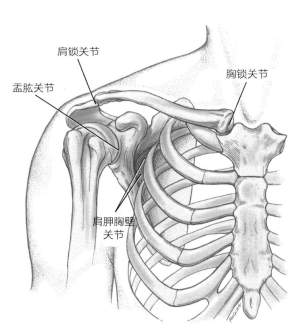

图 4.1 右侧肩关节复合体的关节（引自 Neumann DA: *Kinesiology of the musculoskeletal system: foundations for physical rehabilitation*, ed 2, St Louis, 2010, Mosby, Fig. 5.1.）

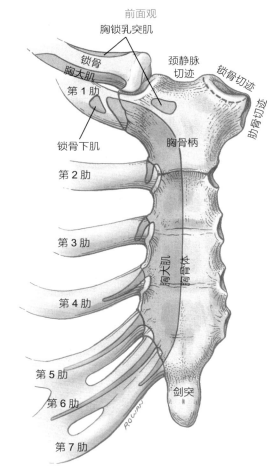

图 4.2 左侧锁骨和肋骨切除后的胸骨前面观。周围肌肉的近端附着点标记为红色（引自 Neumann DA: *Kinesiology of the musculoskeletal system: foundations for physical rehabilitation*, ed 2, St Louis, 2010, Mosby, Fig. 5.2.）

（sternoclavicular, SC）关节。胸骨体作为第 2~7 肋的前部连接；胸骨的下端是"剑形"的**剑突**。

锁骨

锁骨，俗称为美人骨，是一块 S 形的骨，就像一根连接肩胛骨和胸骨的机械杆（图 4.3）。扁平的外侧端称为肩峰端，与肩胛骨的肩峰相连，形成肩锁（acromioclavicular, AC）关节。锁骨内侧或胸骨端与胸骨柄连接，形成 SC 关节。

肩胛骨

肩胛骨（scapula 或 shoulder blade，俗称为琵琶骨）是一块位于胸廓后部活动度高的三角形骨（图 4.4）。肩胛骨前部略微凹陷的部分称为肩胛下窝，它使肩胛骨能够沿着凸形的胸廓后壁平稳地滑动。关节盂是容纳肱骨头的略微凹陷的椭圆形表面，两者构成盂肱（glenohumeral, GH）关节。盂上结节、盂下结节与关节盂的上、下侧侧面，分别是肱二头肌长头和

肱三头肌长头的近端附着点。肩胛冈将肩胛骨的后面分为冈上窝（上）和冈下窝（下）。肩峰是肩胛骨最上外侧的宽阔扁平的骨突，肩峰在肱骨头上形成一个功能性的"屋顶"，以保护该区域内的脆弱结构。喙突是肩胛骨前表面的指状突起，在锁骨外侧最凹陷处下方约 2.5 cm 处可触及。喙突是肩关节复合体多块肌肉和韧带的附着点。肩胛骨的内侧缘和外侧缘在肩胛骨下角处相交。临床上，下角相对容易触及，因此可用于追踪肩胛骨的运动。

肱骨近端至中段

肱骨近端（图 4.5）是许多韧带和肌肉的附着点。肱骨远端将在下一章讨论。

肱骨头几乎是一个完整球体的一半，该半球体与关节盂相连形成盂肱关节。小结节是位于肱骨头正下方的尖锐前突骨。更大、更圆的骨突为大结节。大结节和小结节由结节间沟分开；由于结节间沟容纳着肱二头肌长头腱，通常被称为肱二头肌沟。在肱骨干

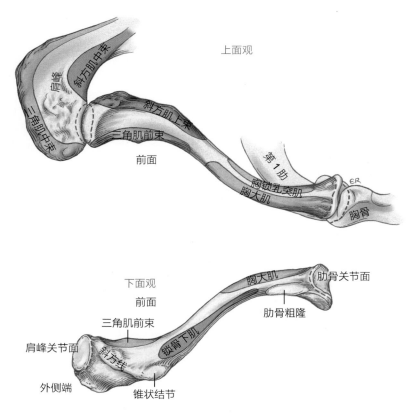

图 4.3　右侧锁骨与胸骨和肩峰关节连结的上面观。肌肉近端附着点用红色表示，远端附着点用灰色表示（引自 Neumann DA: *Kinesiology of the musculoskeletal system: foundations for physical rehabilitation*, ed 2, St Louis, 2010, Mosby, Fig 5.3.）

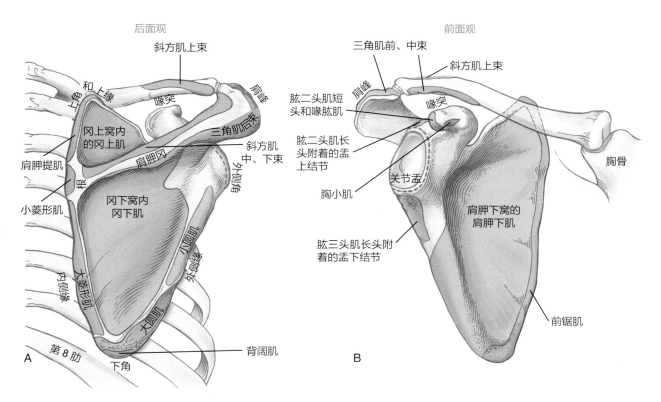

图 4.4　右侧肩胛骨的后面观（A）和前面观（B）。肌肉近端附着点用红色表示，远端附着点用灰色表示（引自 Neumann DA: *Kinesiology of the musculoskeletal system: foundations for physical rehabilitation*, ed 2, St Louis, 2010, Mosby, Fig 5.5.）

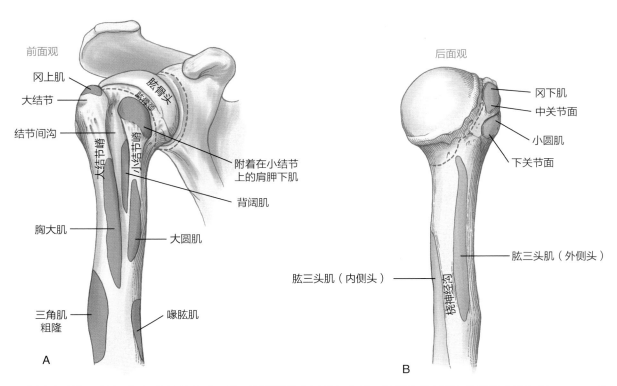

图 4.5　右侧肱骨前面观（A）和后面观（B）。肌肉近端附着点用红色表示，远端附着点用灰色表示（引自 Neumann DA: *Kinesiology of the musculoskeletal system: foundations for physical rehabilitation*, ed 2, St Louis, 2010, Mosby, Fig 5.7A 和 5.9.）

上 1/3 的远端外侧是三角肌粗隆，即三角肌三个头的远端止点。桡神经沟（螺旋状）斜穿过肱骨后侧表面。桡神经通过此沟，有助于确定肱三头肌外侧头和内侧头的远端附着点。

关节学

肩关节复合体是通过 4 个关节的协同发挥作用：①胸锁关节；②肩胛胸壁关节；③肩锁关节；④盂肱关节。要完全了解肩关节复合体作为一个整体是如何运行的，我们必须首先学习每个单独关节的结构和运动学。

> 肩关节复合体
> * 胸锁关节
> * 肩胛胸壁关节
> * 肩锁关节
> * 盂肱关节

胸锁关节

一般特征

胸锁关节由锁骨内侧与胸骨连结而成（图 4.6）。这个关节提供了上肢骨与中轴骨唯一的直接骨连结。因此，关节必须是稳定的，同时也允许大范围的活动。

胸锁关节允许在 3 个平面上运动，它由厚的韧带网、关节盘和关节囊支撑。由这个厚的韧带网提供的高度稳定性在一定程度上解释了为什么锁骨骨折比胸锁关节脱位更常见。

胸锁关节的支持结构

图 4.6 说明了胸锁关节的支持结构。
* **胸锁韧带**：包含将锁骨牢固地连接到胸骨柄的前后纤维。
* **关节囊**：包裹整个胸锁关节；由前后胸锁关节韧带加强。
* **锁骨间韧带**：横跨颈静脉切迹，连接锁骨内侧上部。
* **肋锁韧带**：牢牢地将锁骨与第 1 肋的肋软骨相连，并限制除下降以外所有的锁骨极限运动。
* **关节盘**：在锁骨和胸骨之间起减震作用；有助于提高关节的一致性。

运动学

胸锁关节是一个鞍状关节，每个关节表面都有凹面和凸面（图 4.7）。这种结构允许锁骨在 3 个平面上运动。运动包括上提和下降、前伸和后缩及自转（图 4.8）。

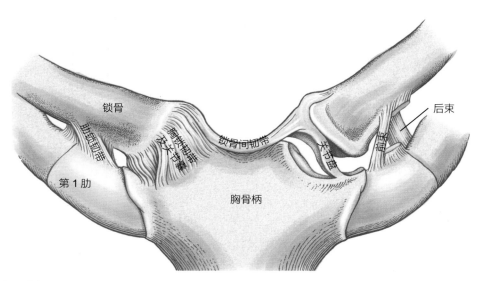

图 4.6　左侧切除关节囊和部分韧带的胸锁关节的正面观（引自 Neumann DA: *Kinesiology of the musculoskeletal system: foundations for physical rehabilitation*, ed 2, St Louis, 2010, Mosby, Fig 5.11. ）

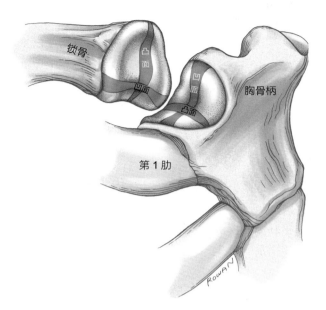

图 4.7 右侧胸锁关节已被切开，露出鞍状关节的关节面（引自 Neumann DA: *Kinesiology of the musculoskeletal system: foundations for physical rehabilitation*, ed 2, St Louis, 2010, Mosby, Fig. 5.12. ）

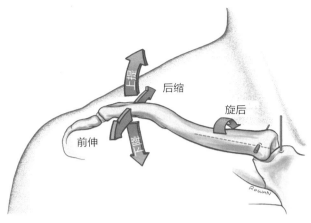

图 4.8 以右侧胸锁关节展示锁骨的骨骼运动学表现。旋转轴与相关联的运动平面用相同颜色标记（引自 Neumann DA: *Kinesiology of the musculoskeletal system: foundations for physical rehabilitation*, ed 2, St Louis, 2010, Mosby, Fig. 5.13. ）

本质上，肩带（即肩胛骨和锁骨）的所有运动都源于胸锁关节。因此，胸锁关节融合将显著限制锁骨和肩胛骨的运动，从而限制整个肩部的运动。

上提和下降

胸锁关节的上提和下降是在近似冠状面上大致围绕前后轴的运动，锁骨能上提约 45° 和下降约 10°。

前伸和后缩

胸锁关节的前伸和后缩是在水平面上围绕垂直轴的运动，锁骨在 2 个方向上运动 15° ~ 30°。

自转

肩关节外展或屈曲时，锁骨绕其长轴向后旋转。当肩关节外展或屈曲时，喙锁韧带收紧，带动锁骨向后旋转。肩关节内收或伸展时，锁骨向前旋转，回到休息位。

肩胛胸壁关节

一般特征

肩胛胸壁关节不是真正解剖意义上的关节，它是指肩胛骨的前面在胸廓后面形成的连结。肩胛胸壁关节运动通常描述肩胛骨相对胸廓后面的运动。

肩胛胸壁关节的正常运动和姿势对于肩关节的正常功能至关重要。因此，临床医生非常重视评估和治疗肩胛骨和胸廓之间运动的质量和数量。

运动学

肩胛胸壁关节的运动包括上提和下降，前伸和后缩，以及**上旋和下旋**（图 4.9）。所有运动在功能上都与发生在肩关节复合体的其他 3 个关节上的运动相关联。这些功能关系稍后将深入讨论。

上提和下降

肩胛骨上提涉及肩胛骨沿胸壁向上方滑动（如耸肩）。当肩胛骨沿胸廓向下滑动时，就会发生下降（图 4.9A，如将耸起的肩部放回到休息位；下压整个肩部，从坐位推动身体站起）。

前伸和后缩

前伸是肩胛骨在胸廓上远离中线的横向外侧滑动；后缩描述的是肩胛骨向中线的移动（图 4.9B）。

上旋和下旋

肩胛骨关节盂向上移动时发生肩胛骨上旋，这是将手臂举过头顶即肩关节向外展或屈曲的自然组成部分（图 4.9C）。下旋发生于肩胛骨从上旋位置返回到休息位。当抬起上肢后回落原位时，下旋运动自然发生。

肩锁关节

一般特征

　　肩锁关节是滑动关节或平面关节，由锁骨外侧和肩胛骨肩峰的关节面形成（图4.10）。本质上，这个关节将肩胛骨（和相连的肱骨）的运动传递到锁骨外侧端。由于该关节常传递强大的力，因此需要几个重要的稳定结构来保持其结构的完整性。

肩锁关节的支持结构

　　图4.10说明肩锁关节的支持结构。

- **肩锁韧带**：连接锁骨和肩峰；有助于防止肩胛骨脱位，形成肩胛骨与锁骨的运动链。
- **喙锁韧带**：由锥状韧带和斜方韧带组成。这些韧带将肩胛骨挂于锁骨上并防止脱位。
- **喙肩韧带**：将喙突与肩峰连接；人体为数不多的近端和远端附着在同一骨上的韧带之一。肩峰和喙肩韧带构成喙肩弓——一个保护肱骨头的功能性"屋顶"。

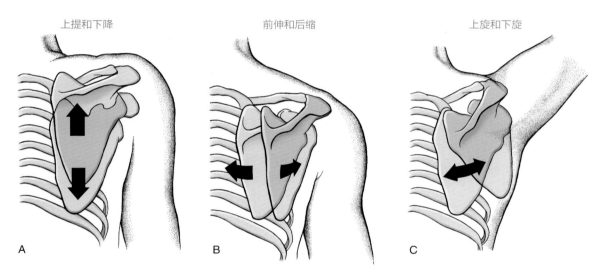

图4.9　右侧肩胛骨相对胸廓后外侧的运动。（A）上提和下降。（B）前伸和后缩。（C）上旋和下旋（引自 Neumann DA: *Kinesiology of the musculoskeletal system: foundations for physical rehabilitation*, ed 2, St Louis, 2010, Mosby, Fig. 5.10.）

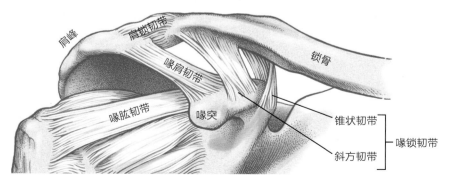

图4.10　右侧肩锁关节前面观，包括许多周围的韧带（引自 Neumann DA: *Kinesiology of the musculoskeletal system: foundations for physical rehabilitation*, ed 2, St Louis, 2010, Mosby, Fig. 5.17.）

运动学

　　肩锁关节可在 3 个平面上运动：在冠状面上上旋和下旋，在水平面上旋转（内旋和外旋），在矢状面上旋转（前倾和后倾）（图 4.11）。这些相对轻微但重要的调整动作有助于协调肩胛骨和肱骨之间的运动。同样重要的是，这些运动使肩胛骨与胸廓后面保持稳固的连结。

盂肱关节

一般特征

　　盂肱关节由肱骨头与肩胛骨的关节盂连结而成（图 4.12）：肱骨头是一个大而圆的半球，关节盂则相对平坦。这种骨骼结构，与高度可移动的肩胛骨相结合，使肱骨可在 3 个平面上进行充分的运动，但是作为"交换"，这种结构不利于提高稳定性。有趣的是，盂肱关节的韧带和关节囊相对较薄，只能为关节提供次要的稳定作用。这个关节的主要稳定力来自周围的肌肉，特别是肩袖肌群。

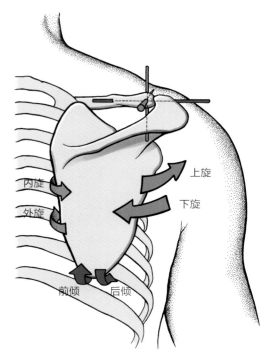

图 4.11　右侧肩锁关节的骨骼运动学表现。运动平面与旋转轴用相同颜色标记（引自 Neumann DA: *Kinesiology of the musculoskeletal system: foundations for physical rehabilitation*, ed 2, St Louis, 2010, Mosby, Fig. 5.19A.）

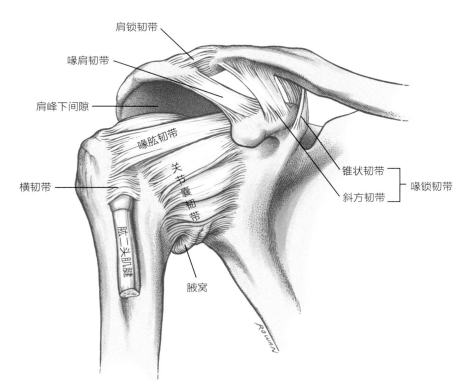

图 4.12　右侧盂肱关节前面观，显示了许多周围韧带（引自 Neumann DA: *Kinesiology of the musculoskeletal system: foundations for physical rehabilitation*, ed 2, St Louis, 2010, Mosby, Fig. 5.25.）

盂肱关节的支持结构

- **肩袖**：包括 4 块肌肉，冈上肌、冈下肌、肩胛下肌和小圆肌，这些肌肉环绕肱骨头，主动将肱骨头固定在关节盂内。这些肌肉将在接下来的部分中详细讨论。
- **关节囊韧带**：包括盂肱上、中、下韧带在内的一种纤维状的薄囊。这个相对松弛的关节囊附着在关节盂边缘和肱骨解剖颈之间（见图 4.12）。
- **喙肱韧带**：附着在喙突与大结节前侧之间。它有助于限制过度外旋、屈曲和伸展，以及肱骨头向下移动（见图 4.12）。
- **盂唇**：一种环绕关节盂边缘的纤维软骨环，用于加深盂肱关节盂，使关节盂功能深度增加近 1 倍；盂唇也有助于密封关节，通过保持肱骨和关节盂之间轻微的吸力作用来提供稳定性。
- **肱二头肌长头**：肌腱的近端包裹在肱骨头的上侧，附着在肩胛骨盂上结节之上。这条肌腱与盂唇部分融合，有助于限制肱骨头向前和向上移动。

思考
盂唇损伤

　　盂唇是一个由结缔组织构成的纤维软骨环，增加了盂肱关节的稳定性。盂唇以两种方式执行这一重要功能：第一，它加深了浅关节盂的凹陷，提高了关节的"适合性"；第二，关节盂唇在肱骨头和关节盂之间产生"吸盘效应"。即使是小的盂唇撕裂也会引起关节不稳定和过度的微运动。

　　许多结构和功能上的原因解释了为什么盂唇经常与肩部的病理情况有关。第一，盂唇的上部仅松散地附着在相邻的关节盂边缘。第二，肱二头肌长头腱约 50% 的纤维是上盂唇的直接延伸。对肱二头肌长头腱施加大的压力可能会使松散连接的上盂唇部分分离或撕裂。大多数情况下，这种类型的损伤会导致 SLAP（Superior Labrum from Anterior to Posterior, SLAP）损伤（上盂唇从前到后的损伤），涉及关节盂唇的上部。这种情况在棒球投手等投掷运动员中比较常见。

　　SLAP 损伤的症状通常包括手臂过头运动时的疼痛和肩部出现"咔嗒"声或"砰砰"声。此外，Bankart 损伤涉及关节盂唇前下部撕裂，这种类型的损伤通常是由创伤性肱骨前脱位引起。Bankart 损伤患者通常主诉有明显的肩关节不稳或感觉在各种活动中肩部有"脱出"感。

　　无论何种类型的病变，若盂唇撕裂很大或保守治疗方法不成功，都可能需要进行手术。针对这些情况的物理治疗通常包括恢复肌力和活动范围，以及加入符合患者需要的肌肉稳定项目。

运动学

　　盂肱关节是一个具有 3 个自由度的球窝关节。关节的主要运动是外展和内收、屈曲和伸展、内旋和外旋（图 4.13）。水平外展和水平内收是描述肩关节特殊运动的常用术语，将在下一部分中介绍。

外展和内收

　　盂肱关节的外展和内收发生在绕肱骨头矢状轴的冠状面。正常情况下，盂肱关节允许外展约 120°；肩关节充分外展 180° 通常是在伴随肩胛骨上旋 60° 和盂肱关节外展 120° 相结合下产生的。这一重要概念将在后续内容中进一步讨论。

　　关节外展运动学表现包括肱骨头向上的滚动和同时向下的滑动（图 4.14A）。如果没有向下滑动，肱骨的向上滚动会导致肱骨头向上移动而撞击肩峰，这被称为肩峰下**撞击**，造成冈上肌或肩峰下滑囊的损伤，从而使两个骨质结构之间的空隙变得狭窄（图 4.14B）。盂肱关节的内收关节运动学表现与外展相同，但方向相反。

屈曲和伸展

　　盂肱关节的屈曲和伸展发生在绕冠状轴的矢状面上。在这些运动中，肱骨头绕着相对固定的轴在关节盂上旋转——不需要关节运动学中的滚动和滑动。

　　盂肱关节可提供大约屈曲 120° 和伸展 45° 的活动范围。与外展相似，肩关节充分屈曲 180° 是通过合并肩胛骨大约上旋 60° 得到的。

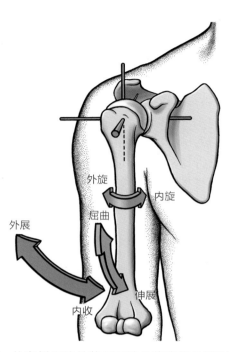

图 4.13　从右侧盂肱关节展示肱骨的常规骨骼运动学表现。运动平面和旋转轴用同颜色标记（引自 Neumann DA: *Kinesiology of the musculoskeletal system: foundations for physical rehabilitation*, ed 2, St Louis, 2010, Mosby, Fig. 5.30.）

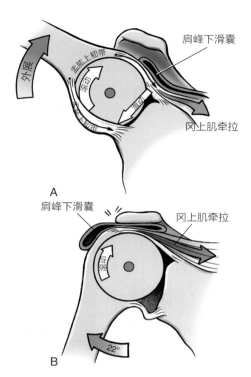

图 4.14　（A）外展时盂肱关节正确的关节运动学表现，涉及肱骨头的向上滚动和向下滑动。（B）向上滚动，但没有向下滑动，会导致肩峰下滑囊和冈上肌撞击（引自 Neumann DA: *Kinesiology of the musculoskeletal system: foundations for physical rehabilitation*, ed 2, St Louis, 2010, Mosby, Fig. 5.31 & 5.32b.）

内旋和外旋

盂肱关节的内旋和外旋发生在绕垂直（纵）轴的水平面上（见图 4.13）。内旋是肱骨前表面向中线内侧旋转，而外旋是肱骨前表面向外侧旋转，远离中线。当手臂置于身体一侧时，这些动作通常涉及肩胛骨的前伸（伴内旋）和后缩（伴外旋）。

水平外展和水平内收

肩关节外展约 90°。肱骨在水平面上靠近中线的运动是水平内收，比如将双手放在胸前；远离中线的运动是水平外展，如划船动作或俯卧撑。

肩关节复合体关节间的相互作用

目前，我们已经讨论了肩关节复合体中每个关节的关节学和运动学。然而，必须理解的是，整个肩关节的运动涉及 4 个关节运动的结果。4 个关节必须正确地相互作用，才能实现正常的肩关节运动。一个很好的相互作用的例子是**肩肱节律**。

肩肱节律

在正常的肩外展（或屈曲）过程中，盂肱关节和肩胛胸壁关节之间存在自然的 2∶1 的比例或节律。这意味着盂肱关节每外展 2°，肩胛骨必须同时上旋大约 1°。例如，如果肩外展到 90°，只有大约 60°的运动发生在盂肱关节；另外的 30°是通过肩胛骨上旋实现的。肩关节正常达到的外展 180°是盂肱关节外展 120°和肩胛骨上旋 60°的总和（图 4.15）。

盂肱关节外展 120°
＋肩胛胸壁关节上旋 60°
＝肩关节外展 180°

肩锁关节与胸锁关节在肩肱节律中的相互作用

肩胛胸壁关节运动几乎是每个肩关节运动中不可或缺的一部分。此外，肩胛胸壁关节的运动取决于肩锁关节和胸锁关节的联合运动。肩胛胸壁关节上旋 60° 是锁骨上提约 30° 与肩锁关节上旋 30° 共同作用的结果（见图 4.15）。

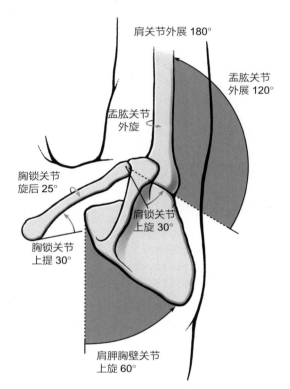

图 4.15 手臂外展 180° 后，右侧肩关节复合体的后面观。肩胛骨上旋 60° 和盂肱关节外展 120° 为紫色阴影。肩胛骨上旋是胸锁关节上提 30° 和肩锁关节上旋 30° 的总和（引自 Neumann DA: *Kinesiology of the musculoskeletal system: foundations for physical rehabilitation*, ed 2, St Louis, 2010, Mosby, Fig. 5.35. ）

在治疗肩关节功能障碍的患者时，重要的是要记住肩关节复合体内关节的整合关系，因为一个关节的问题，可能会影响其他三个关节。

专栏 4.1 总结了常见肩关节运动中关节之间的相互作用。

> **专栏 4.1 常见肩关节运动中的骨骼运动总结**
>
> 下面总结了在常见的肩关节运动中肱骨、肩胛骨和锁骨之间正常的运动学相互作用。
>
> **水平外展**
> - 肱骨水平外展
> - 肩胛骨后缩
> - 锁骨后缩
>
> **水平内收**
> - 肱骨水平内收
> - 肩胛骨前伸
> - 锁骨前伸
>
> **肩关节屈曲**
>
> 这个运动涉及典型的肩肱节律：盂肱关节屈曲与肩胛骨上旋角度比例是 2:1。
> - 肱骨屈曲
> - 肩胛骨上旋
> - 锁骨上提和旋后
>
> **肩关节伸展**
>
> 此关节的精确运动因肩关节伸展活动范围而发生变化。以下运动发生在牵拉过程中，从肩关节屈曲 90° 到伸展 10°。
> - 肱骨伸展
> - 肩胛骨下旋和后缩
> - 锁骨下降和后缩
>
> **肩关节外展**
>
> 外展涉及盂肱关节外展与肩胛骨上旋（肩肱节律）的比例为 2:1。
> - 肱骨外展
> - 肩胛骨上旋
> - 锁骨上提和旋后

胸锁关节上提 30°

+肩锁关节上旋 30°

=肩胛胸壁关节上旋 60°

临床见解
预防肩峰下撞击的两种方法

为了获得全范围的外展运动，肱骨大结节必须在远离肩峰下表面的位置；可以通过肩关节外旋或在肩胛骨平面进行外展来实现。

为了说明这一点，首先尝试进行冠状面的外展，手臂充分内旋（拇指指向下方），然后处于中立位（手掌朝下），最后充分外旋（拇指指向上方）。内旋位时的活动范围受限是由于大结节撞击肩峰。如果肩关节外旋，大结节位于喙肩弓（coracoacromial arch）的后方，就避免了与肩峰的完全撞击。

即使肱骨完全外旋，就算在真正意义上的冠状面进行肩关节完全外展，也可能导致撞击（图 4.16A）。治疗师经常要求他们的患者在肩胛骨平面进行肩关节训练，以此来防止再发生撞击。肩胛骨平面位于冠状面前方约 35°（图 4.16B）。肩胛骨平面上的肩关节外旋，通常被称为肩胛位，将肱骨大结节置于肩峰最高点之下，有助于防止骨撞击，而与盂肱关节的旋转度无关。这可以通过在肩胛骨平面上使上肢处于内旋、中立或外旋位进行外展来验证。

在肩胛骨平面上的外展比单纯冠状面上的外展更为自然。肱骨头更贴合关节盂，韧带和肌肉（尤其是冈上肌）力线更合理，以促进正确的肩关节力学。

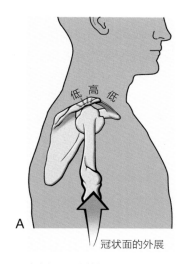
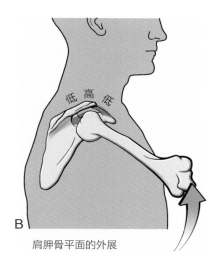

图 4.16　右侧盂肱关节侧面观，比较肱骨在真正意义上的冠状面（A）和肩胛骨平面（B）的外展情况（引自 Neumann DA: *Kinesiology of the musculoskeletal system: foundations for physical rehabilitation*, ed 2, St Louis, 2010, Mosby, Fig. 5.38.）

临床见解
肩关节不稳定的三种类型

盂肱关节是人体最灵活的关节之一。为了保持稳定，盂肱关节需要被动结构（如关节囊、盂唇、周围韧带）和主动结构（如肩袖肌群）之间独特的相互作用。由于各种原因，这些机制经常失效，导致肩关节不稳定。本见解将集中在常见的肩关节不稳定的三种情况：创伤后、非创伤性和获得性。

创伤后不稳定

许多肩关节不稳定的病例是由特定的事件导致盂肱关节的创伤性脱位。这些脱位通常是由跌倒或用力碰撞，迫使肱骨头前部脱离关节盂造成的。由于这种强力的前脱位，经常导致肩袖肌群、关节囊的前部和盂唇的前下部过度拉伸或撕裂。从关节盂前缘分离的关节囊和唇部的联合撕裂或病变称为 Bankart 损伤。

不幸的是，这些结构的撕裂和过度拉伸往往会使肩关节面临更大的脱位风险。降低脱位频率的治疗措施通常包括活动调整和多阶段物理治疗计划，该计划侧重于肩关节在各种不同的位置时加强盂肱关节周围的肌肉。如果治疗措施不能降低脱位的频率或程度，可能就需要手术。

非创伤性不稳定

顾名思义，非创伤性不稳定是指没有创伤性事件作为初始原因的先天性盂肱关节不稳定。诊断为非创伤性不稳定的人可能在整个过程中表现出普遍和过度的韧带松弛，通常认为是先天性的。尽管人们对非创伤性不稳定知之甚少，但有许多因素可能会导致这种情况，包括以下情况：

- 盂肱关节或肩胛肌的肌力和耐力不足
- 肩胛骨运动异常
- 周围结缔组织过度松弛
- 关节囊或关节囊韧带的普遍减弱
- 神经肌肉障碍或神经肌肉控制不良

对非创伤性不稳定患者的物理治疗通常包括针对肩袖和肩胛肌的强化和本体感觉训练。尽管这些保守措施通常很成功，但如果效果不佳，手术也是一种选择。

获得性肩关节不稳定

获得性肩关节不稳定通常与过头运动项目的运动员相关。棒球、垒球、网球和排球等运动都包括重复的、高速的手臂运动，肩关节极度外旋伴外展。随着时间的推移，这些重复的运动可能会导致盂肱关节囊韧带过度拉伸和微损伤。如果盂肱关节囊的前部过度拉伸和变得松弛，周围的软组织就不能将肱骨头固定在关节盂内，可能会出现进一步的关节松弛。因为肱骨头不再集中或稳定在关节盂内，肩关节的正常运动可能会变成病理性的。这可能使个体易患上其他与应力相关的病理情况，如肩袖肌腱炎、盂唇和肱二头肌长头肌腱损伤，以及肩峰下撞击综合征。

获得性肩关节不稳定的物理治疗可能包括加强肌肉组织，以帮助支持盂肱关节过度拉伸的关节囊韧带；本体感觉和特定运动训练，以改善肩关节的功能姿势。如果支持结构的损伤太严重，可能就需要手术修复。

肌肉和关节的相互作用

正如所讨论的，肩关节的 4 个关节必须协调才能产生正常的肩关节运动。因此，肩关节复合体的肌肉必须以高度协调的方式工作。本文将这些肌肉分为两类：①肩带肌肉；②盂肱关节肌肉。以下内容将对整个上肢的神经支配进行简要总结。

肩关节复合体的神经支配

整个上肢主要由臂丛神经支配（图 4.17）。臂丛神经由 C5 ~ T1 脊神经的神经根组成。神经根 C5 和 C6 形成上干，C7 形成中干，C8 和 T1 形成下干。神经干在分成前支或后支之前游离一小段距离，然后组成前侧束、后束和内侧束，根据它们相对于腋动脉的位置来命名。这些束会分支成支配上肢肌肉的主要神经。

肩关节的大部分肌肉接受来自臂丛两个区域的神经支配：①从后侧束分支的神经，如腋神经、肩胛下神经和胸背神经；②从神经丛较近的节段分支的神经，如肩胛背神经、胸长神经、锁骨下神经和肩胛上神经。斜方肌除外，它主要由脑神经 XI（脊副神经）支配。

肩带肌肉

肩带可以认为是肩胛骨和锁骨的结合。肩胸肌群控制肩带——每块肌肉近端附着在中轴骨上，远端附着在肩胛骨或锁骨上。一般来说，这些肌肉的主要功能是定位或稳定肩胛骨，以增强肩关节的整体功能。

下面的部分利用肌肉图谱形式来讨论各个肩胸肌。关于这些肌肉的相互作用将在第 68 页继续讨论。

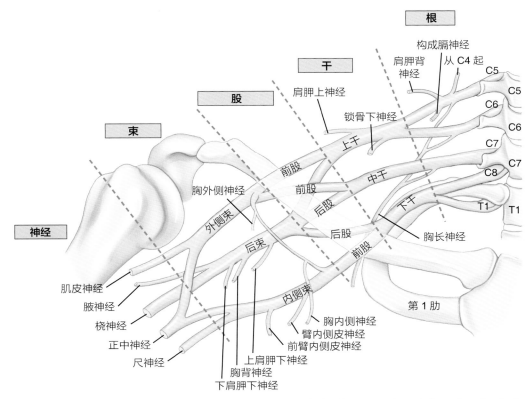

图 4.17　臂丛神经（引自 Neumann DA: *Kinesiology of the musculoskeletal system: foundations for physical rehabilitation*, ed 2, St Louis, 2010, Mosby, Fig. 5.39.）

〔 图 谱 〕

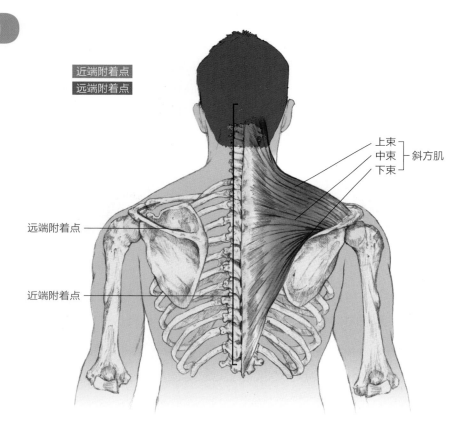

近端附着点
远端附着点

上束
中束 ｝斜方肌
下束

远端附着点

近端附着点

斜方肌上束

近端附着点： 枕外隆凸、项韧带（颈椎上）和上颈
线的内侧部分。

远端附着点： 锁骨外侧 1/3 的后上部。

神经支配： 脊副神经（脑神经XI）

动作： • 肩胛骨上提

• 肩胛骨上旋（伴前锯肌和斜方肌下束）

注释： 斜方肌上束的一个主要功能是上提肩胛
骨；然而，斜方肌上束在产生肩胛
骨上旋的力偶中也起着重要作用。此
外，在肩胛骨和锁骨固定的情况下，
斜方肌上束可使颈椎向同侧屈和向对
侧旋转。

斜方肌中束

近端附着点： C7 ~ T5 的项韧带和棘突。

远端附着点： 肩峰的内侧。

神经支配： 脊副神经（脑神经XI）。

动作： 肩胛骨后缩。

注释： 斜方肌中束有一条良好的拉力线使肩
胛骨后缩，通常在稳定肩胛骨免受其
他肩胸肌［如强大的前伸肌（前锯
肌）］产生的强大力量的影响方面起着
至关重要的作用。

斜方肌下束

近端附着点： 中、下胸椎棘突（T6 ~ T12）。

远端附着点： 肩胛冈上缘，近肩胛骨内侧缘。

神经支配： 脊副神经（脑神经XI）。

动作： • 肩胛骨下降

• 肩胛骨上旋（伴前锯肌和斜方肌上束）

• 肩胛骨后缩

注释： 斜方肌下束是斜方肌三块肌束中最大
的一块。除了是肩胛骨下降的主动肌
外，也是肩胛骨上旋和肩胛骨后缩的
重要肌肉。

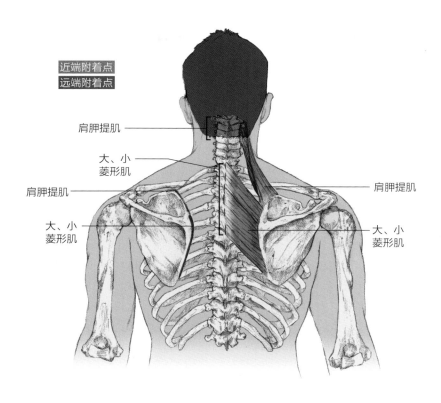

近端附着点
远端附着点

肩胛提肌

大、小
菱形肌

肩胛提肌

大、小
菱形肌

肩胛提肌

大、小
菱形肌

肩胛提肌

近端附着点： C1～C4 横突。

远端附着点： 肩胛骨内侧缘，位于肩胛骨上角及肩胛冈根部之间。

神经支配： 肩胛背神经（脊神经 C3～C5）。

动作：
- 肩胛骨上提
- 肩胛骨下旋

注释： 肩胛提肌在肩胛骨上角的上方和内侧容易触及。疼痛的触发点经常在这块肌肉内形成，通常是由不良的慵懒姿势造成的肌肉紧张引起。

菱形肌

大菱形肌和小菱形肌通常被归为一个肌群。

近端附着点： C7～T5 的项韧带和棘突。

远端附着点： 肩胛骨内侧缘，从肩胛冈根部至肩胛骨下角。

神经支配： 肩胛背神经。

动作：
- 肩胛骨后缩
- 肩胛骨上提
- 肩胛骨下旋

注释： 这个宽而平的肌群为整个肩胛骨内侧缘提供了牢固控制力。菱形肌与斜方肌中束一起作为肩胛骨的后缩肌和稳定肌，帮助防止不必要的肩胛骨运动。菱形肌几乎在上肢的任何牵拉活动中都是活跃的。

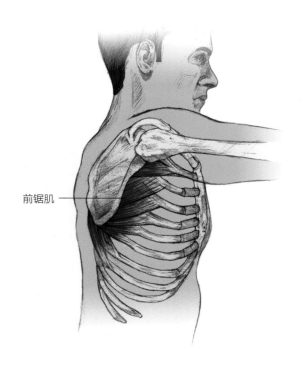

前锯肌

前锯肌

近端附着点： 上 9 肋外侧区域的外表面。

远端附着点： 肩胛骨的整个内侧缘，纤维集中在下角附近。

神经支配： 胸长神经。

动作：
- 肩胛骨前伸
- 肩胛骨上旋
- 使肩胛骨紧紧靠在胸廓后面

注释： 前锯肌位于肩胛骨前表面与胸廓外表面之间，这块肌肉广泛的附着和拉力线使其成为肩胛骨最有力的上旋肌和前伸肌。前锯肌的肌力不足会明显降低前推动作的效力。此外，由于前锯肌是肩胛骨的主要上旋肌，这块肌肉的肌力不足会严重影响肩关节主动屈曲或外展运动。

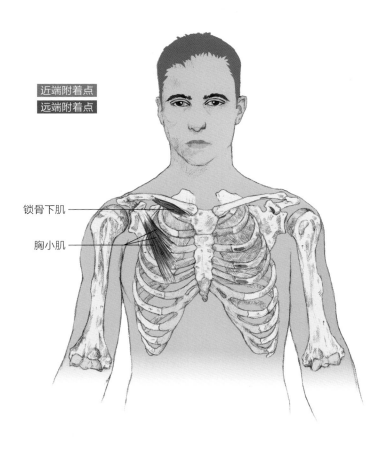

近端附着点
远端附着点

锁骨下肌 ——

胸小肌 ——

胸小肌

近端附着点：　第 3～5 肋前表面。

远端附着点：　肩胛骨的喙突。

神经支配：　　胸内侧神经。

动作：　　　　• 肩胛骨下降
　　　　　　　• 肩胛骨下旋
　　　　　　　• 肩胛骨前伸（矢状面）

注释：　　　　胸小肌在稳定肩胛骨和中和其他肌肉（如斜方肌下束）产生的不必要的肩胛骨运动中起着重要作用。固定肩胛骨后，胸小肌可以通过上提肋骨来辅助吸气。

锁骨下肌

近端附着点：　第 1 肋软骨附近。

远端附着点：　锁骨下表面。

神经支配：　　臂丛上干分支（C5～C6）。

动作：　　　　锁骨下降。

注释：　　　　锁骨下肌的拉力线几乎与锁骨平行，表明它主要起锁骨稳定肌的作用。

汇总

现在已经介绍了各个肩胛胸壁关节肌群的解剖和功能，我们将开始讨论这些肌肉是如何相互作用来产生肩关节复合体的整体功能性运动的。

 临床见解
斜方肌上束和菱形肌：抵消肩胛骨旋转

斜方肌上束是肩胛骨的上旋肌，而菱形肌是肩胛骨的下旋肌；然而，这两块肌肉都起着上提肩胛骨的作用。这怎么可能呢？在同时激活这些肌肉的过程中，每一块肌肉的旋转部分被另一块肌肉抵消或中和。斜方肌上束上旋肩胛骨的趋势被菱形肌下旋的拉力所抵消。因为每块肌肉的旋转部分是相互抵消的，所以这些肌肉的能量形成合力，并且引起一个单一的运动——肩胛骨上提。

 思考
肩胛提肌——对抗不良姿势

颈部和肩部的不良姿势通常包括肩部前伸、圆肩结合头前伸姿势——这种姿势通常出现在人们用电脑打字或用手机发短信的时候。圆肩通常伴随着肩胛骨的前伸和轻微的上旋；头前伸包括颈椎中到下段的弯曲。这两个姿势结合，拉长了肩胛提肌。随着时间的推移，肩胛提肌可能会因抵抗这种肩胸姿势，开始出现炎症、痉挛或粘连。虽然这块肌肉的紧张常被归因于精神压力，但无论工作是否有压力，这往往是工作时习惯性不良姿势导致的。

肩胛胸壁关节上提肌

当斜方肌上束、肩胛提肌和菱形肌（在较小程度上）共同工作，负责上提肩胛骨并支持正确的肩胸姿势。最佳的肩胛胸壁关节位置通常为肩胛骨轻微后缩和轻微上提的位置，引起关节盂轻微朝上。

主要的肩胛骨上提肌
• 斜方肌上束
• 肩胛提肌
• 菱形肌

功能考量：斜方肌上束肌力不足

随着时间的推移，斜方肌上束肌力不足或麻痹可能会导致肩胛骨下降和下旋。长期下降的锁骨最终可能导致胸锁关节的上脱位。由于锁骨外侧端过度下移，支点作用于下面的第 1 肋上而内侧端被迫向上。

更常见的情况可能是，斜方肌上束肌力不足会导致盂肱关节半脱位。盂肱关节的静态稳定性在一定程度上是由关节盂的轻微倾斜位置提供的。肩胛骨保持在这个位置，部分由斜方肌上束支持，上韧带则提供了一种强大的力量，帮助肱骨头压靠于关节盂的中心（图 4.18A）。斜方肌上束的长期肌力不足可能导致关节盂下旋，使肱骨向下滑动（图 4.18B）。手臂受到向下的重力作用，可能会使支持肌肉和盂肱关节囊紧张，最终导致半脱位。这种并发症常见于松弛性偏瘫后的斜方肌上束长时间麻痹或肌力不足时。临床医生经常建议使用上肢吊带，以帮助防止弛缓期半脱位。

肩胛胸壁关节下降肌

斜方肌下束、背阔肌、胸小肌和锁骨下肌可使肩胛骨下降。这些肌肉共同作用，下压肩带和肱骨，使肩胛胸壁关节下降（图 4.19）。

肩胛胸壁关节下降肌
• 斜方肌下束
• 背阔肌
• 胸小肌
• 锁骨下肌

功能考量：肩关节下降肌的"反向动作"

背阔肌和斜方肌下束的拉力线引起肩关节复合体下降。如果手臂由于身体阻力不能下降时，则可以用这些肌肉有效地抬高躯干，如图 4.20 所示。肩关节下降肌的**反向动作**在临床上非常有用，因为躯干的抬高在许多功能性康复活动中是必须的，如扶拐杖行走、从坐到站、使用助行器步行或转移到床上或轮椅上时提供一个助力。

许多患者下肢肌力不足甚至瘫痪，但上肢未受影响。这种患者能够在借助辅助设备、矫形器和肌肉代偿机制的帮助下行走。他们在肱骨稳定的情况下，如

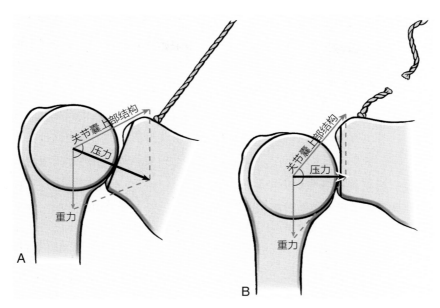

图 4.18 盂肱关节的静态锁定机制。（A）绳索表示将关节盂稍向上牵拉的肌肉力量。（B）向上力的丧失（用切断的绳索表示）使关节盂下旋，从而导致肱骨向下滑动（引自 Neumann DA: *Kinesiology of the musculoskeletal system: foundations for physical rehabilitation*, ed 2, St Louis, 2010, Mosby, Fig. 5.28.）

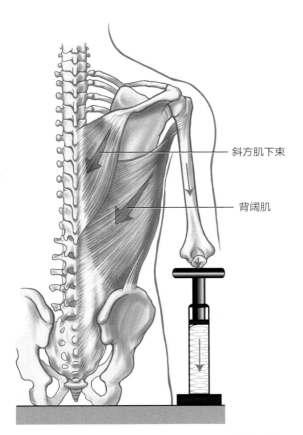

图 4.19 肩胛胸壁关节下降时，斜方肌下束和背阔肌的后面观（引自 Neumann DA: *Kinesiology of the musculoskeletal system: foundations for physical rehabilitation*, ed 2, St Louis, 2010, Mosby, Fig. 5.42A.）

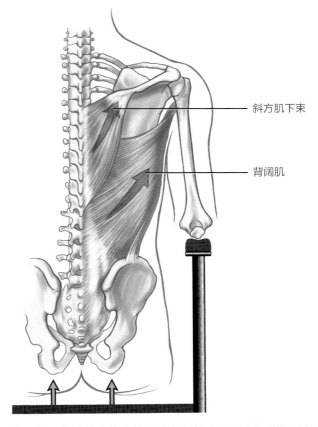

图 4.20 从轮椅座位上抬起臀部时斜方肌下束和背阔肌的反向动作；这些肌肉的收缩使骨盆和躯干部分朝向固定的肩胛骨及手臂抬高（引自 Neumann DA: *Kinesiology of the musculoskeletal system: foundations for physical rehabilitation*, ed 2, St Louis, 2010, Mosby, Fig. 5.43.）

用拐杖承重，可以将背阔肌作为"髋提肌"的替代，从而有效地抬高同侧骨盆，帮助抬起下肢并前进。

肩胛骨上旋肌和前伸肌

上旋肌：经典的肌肉力偶

肩胛骨上旋肌是肩关节屈曲或外展极其重要的组成部分。回顾肩肱节律：肩胛骨每向上旋转 1°，盂肱关节屈曲或者外展 2°。肩胛骨上旋通过前锯肌，斜方肌上、下束产生的**力偶**来完成（图 4.21A）。尽管 3 块肌肉的拉力线不同，但是它们都作用于肩胛骨，使其向上旋转。如图 4.21B 所示，这 3 块肌肉产生的力偶如同用双手旋转方向盘。尽管每只手作用在不同的方向线上，但是它们产生的力使方向盘向同一方向旋转。

> 主要上旋肌
> • 前锯肌
> • 斜方肌上束
> • 斜方肌下束

前锯肌：肩胛骨唯一的前伸肌

肩胛骨的前伸是指肩胛骨远离身体中线的水平运动。这个运动主要是由前锯肌产生的力引起的（图 4.22）。前锯肌产生的力通过肩胛骨传递到肱骨，最终用于完成上肢向前伸和推的动作。

功能考量：翼状肩胛

前锯肌无力最明显的症状之一是肩胛骨"翼状突起"。**翼状**是指肩胛骨的内侧边缘从胸廓抬起，使其看起来像鸟的翅膀（图 4.23）。临床上发现，这种现象出现在肩关节抗阻外展时，如图 4.23 所示，又或者是在做标准俯卧撑时。旨在强化前锯肌的康复计划通常被称为俯卧撑强化训练。此训练扩大了俯卧撑的最后阶段的活动范围，也就是在俯卧撑的最后阶段使肩胛骨更多前伸，使胸部离地面更远。

肩胛骨下旋肌和后缩肌

下旋肌

肩胛骨下旋是肩关节内收和伸展的重要组成部

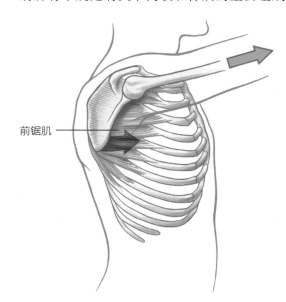

前锯肌

图 4.22 右侧前锯肌。肌肉力线显示前锯肌可使肩胛骨前伸，使上肢向前伸或推（引自 Neumann DA: *Kinesiology of the musculoskeletal system: foundations for physical rehabilitation*, ed 2, St Louis, 2010, Mosby, Fig. 5.44A.）

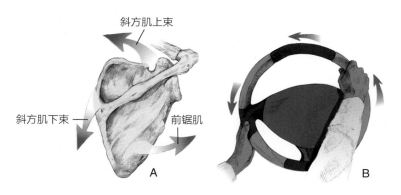

斜方肌上束

斜方肌下束

前锯肌

A

B

图 4.21 （A）由斜方肌上束、斜方肌下束和前锯肌产生的肩胛骨上旋的力偶。（B）两只手转动方向盘，以类比上旋的力偶

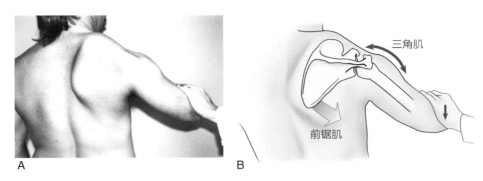

图 4.23　胸长神经损伤引起前锯肌麻痹后的右侧肩胛骨的病理表现。（A）右侧上肢抗阻外展时，出现肩胛骨的翼状突起。（B）翼状肩胛的运动学分析。前锯肌没有提供足够上旋的力，三角肌的"反向动作"造成肩胛骨大幅度下旋（引自 Neumann DA: *Kinesiology of the musculoskeletal system: foundations for physical rehabilitation*, ed 2, St Louis, 2010, Mosby, Fig. 5.50.）

分。参与下旋运动的主要肌肉是菱形肌、肩胛提肌和胸小肌。由于背阔肌附着在肩胛骨下角，所以背阔肌也可以帮助肩胛骨下旋。与肩胛骨的上旋相似，背阔肌和菱形肌有明显不同的拉力线，但在相同的旋转方向上产生肩胛骨的运动。

主要下旋肌

- 菱形肌
- 肩胛提肌
- 胸小肌

 临床见解
肩胛骨稳定和独立转移

　　许多四肢瘫患者（C6 水平及以下）具有从轮椅上独立转移到床上的能力。然而，C5 四肢瘫患者（仅高一个节段）通常需要最大限度的辅助才能完成同样的活动。C5 四肢瘫患者功能降低的原因之一是前锯肌严重肌力不足。观察一个 C5 四肢瘫患者尝试推的动作（通过在床上或轮椅上用双臂向下推来抬高躯干），经常发现他们的肩胛骨存在翼状突起情况。衰弱的前锯肌不能将肩胛骨牢固地固定在胸廓上。虽然斜方肌下束通常仍有神经支配，因此理论上可以利用反向动作来抬高躯干，但严重的翼状肩胛干扰了相关的生物力学。前锯肌功能完整，肩胛骨则充分稳定，可以利用斜方肌下束抬高躯干，使独立转移成为可能。这种肩胛骨下降肌的闭链运动功能是临床应用的许多功能治疗的重要组成部分。

后缩肌

　　肩胛骨后缩经常涉及"把肩胛骨靠拢在一起"的动作，并与上肢运动有关，如划船或牵拉运动。主要的肩胛骨后缩肌是菱形肌和斜方肌中束。而斜方肌的三束肌纤维都可以帮助肩胛骨后缩。如图 4.24 所示为抬高肩胛骨的菱形肌的力是如何被斜方肌下束向下的拉力所抵消，从而引起单纯的肩胛骨后缩动作。

主要后缩肌

- 菱形肌
- 斜方肌中束

功能考量：控制肩胛骨运动

　　肩关节抗阻内收需要盂肱关节内收肌和肩胛骨下旋肌之间的最佳相互作用（图 4.25）。以大圆肌和背阔肌为例，如果没有强大的后缩肌和下旋肌（如菱形肌）的稳定力，这些盂肱关节肌肉的有力而无对抗的收缩将不可避免地将肩胛骨向上和向外拉向肱骨。肩胛骨的这种异常的运动将很快使盂肱关节肌肉过短，从而大大降低其产生力的能力。因此，在实际中，肩关节的内收肌群和伸展肌群不能比肩胛胸壁关节的后缩肌群和下旋肌群的力量更强，以保证像引体向上这样的功能性运动能够正常进行。

盂肱关节肌肉

　　肩关节运动和盂肱关节运动这样的术语经常被交替使用。从专业的角度，这样是不正确的。肩关节运动是结合了盂肱关节和肩胛胸壁关节的运动。因此，运动盂肱关节的肌肉只能控制整个肩部运动的一部分。

肩胛骨的运动对于盂肱关节运动十分重要，因为绝大多数盂肱关节肌肉附着在具有高度活动性的肩胛骨上。因此，肩胛骨的活动性或稳定性或两者均对决定所有盂肱关节肌肉的拉力线和潜在功能方面起着重要的作用。

接下来以示意图来讨论盂肱关节的各个肌肉。在 84 页将继续讨论盂肱关节肌肉之间的交互作用。

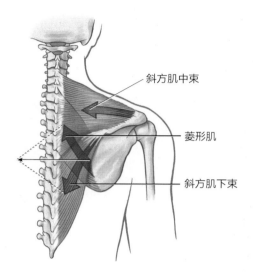

图 4.24 斜方肌中束、斜方肌下束和菱形肌的拉力的合力来后缩肩胛骨（引自 Neumann DA: *Kinesiology of the musculoskeletal system: foundations for physical rehabilitation*, ed 2, St Louis, 2010, Mosby, Fig. 5.45.）

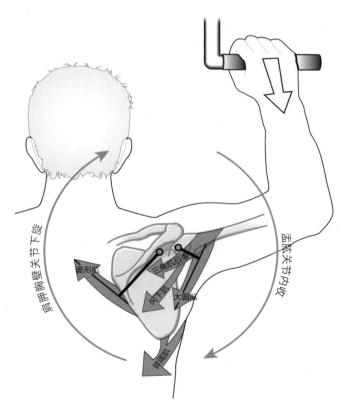

图 4.25 右侧肩后面观，显示肩胛胸壁关节下旋肌和盂肱关节内收肌之间的相互作用（引自 Neumann DA: *Kinesiology of the musculoskeletal system: foundations for physical rehabilitation*, ed 2, St Louis, 2010, Mosby, Fig. 5.57.）

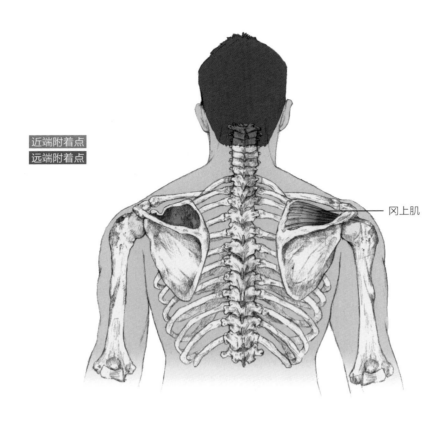

近端附着点
远端附着点

冈上肌

冈上肌

近端附着点： 冈上窝。

远端附着点： 肱骨大结节（上关节面）。

神经支配： 肩胛上神经。

动作：
- 肩关节外展
- 稳定盂肱关节

注释：　　冈上肌是肩袖肌肉之一，它位于肱骨头上，为盂肱关节提供重要的稳定性。它是外展运动重要的机械启动肌，因为它的水平拉力线非常有利于在盂肱关节外展时肱骨头滚动。

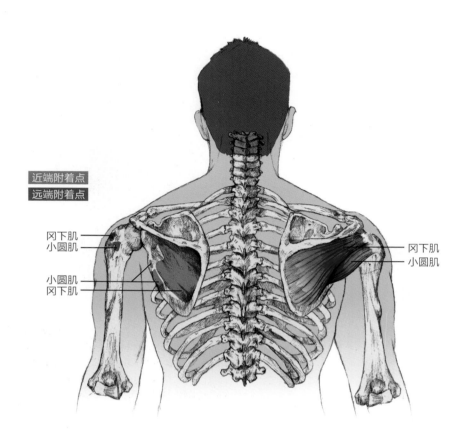

近端附着点
远端附着点

冈下肌
小圆肌

小圆肌
冈下肌

冈下肌
小圆肌

冈下肌

近端附着点： 冈下窝。

远端附着点： 肱骨大结节（中关节面）。

神经支配： 肩胛上神经。

动作：
- 肩关节外旋
- 稳定盂肱关节

注释： 冈下肌和小圆肌是肩关节的外旋肌。投掷运动，如投棒球或打排球，产生巨大的内旋力矩，主要靠这两块肌肉的离心激活（收缩）来减速。在抵抗大的力矩时，经常会造成这些肌肉中一块或两块的损伤或撕裂。这种损伤通常被称为肩袖撕裂。

小圆肌

近端附着点： 肩胛骨外侧缘后表面，接近下角。

远端附着点： 肱骨大结节（下关节面）。

神经支配： 腋神经。

动作：
- 肩关节外旋
- 稳定盂肱关节
- 肩关节内收

注释： 小圆肌和冈下肌的下内侧拉力线在盂肱关节正常的运动学中起着重要的作用。在肩关节屈曲或外展时，这些肌肉会主动引导肱骨向下滑动，以避免盂肱关节的撞击。此外，小圆肌和冈下肌在外展过程中起着重要作用，它们通过向外旋转肱骨以确保大结节避开肩峰。

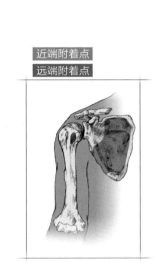

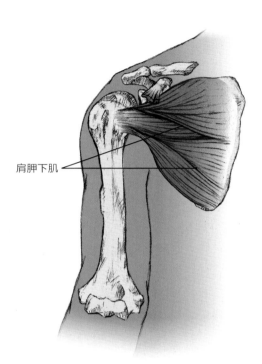

肩胛下肌

肩胛下肌

近端附着点： 肩胛下窝。

远端附着点： 肱骨小结节。

神经支配： 肩胛下神经（上、下支）

动作：
- 肩关节内旋
- 稳定盂肱关节

注释： 肩胛下肌为盂肱关节提供了前部的稳定性，同时也平衡了其他肩袖肌肉的外旋拉力，特别是小圆肌和冈下肌。这种协同作用使整个肩袖有助于将肱骨头牢牢地固定在关节盂内。

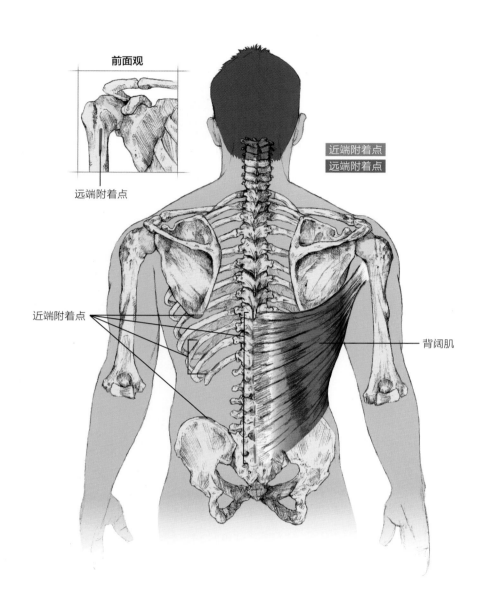

前面观

近端附着点
远端附着点

远端附着点

近端附着点

背阔肌

背阔肌

近端附着点： 胸腰筋膜，下胸椎和腰椎的棘突，髂嵴后 1/3，下 4 根肋骨，肩胛骨下角。

远端附着点： 肱骨结节间沟底。

神经支配： 胸背神经（肩胛下神经中部）。

动作：
- 肩关节内收
- 肩关节伸展
- 肩关节内旋
- 肩胛骨下降

注释： 背阔肌附着在肱骨和肩胛骨上，有助于该肌肉协调肩部内收和伸展的动力。同时内收 / 伸展肱骨和向下旋转肩胛骨的能力使其成为划船或宽握引体向上等牵引运动的最佳选择。

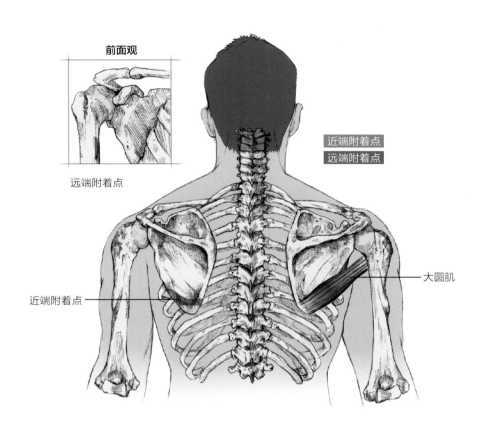

前面观

远端附着点

近端附着点

近端附着点
远端附着点

大圆肌

大圆肌

近端附着点： 肩胛骨下角。

远端附着点： 肱骨小结节嵴。

神经支配： 肩胛下神经（下支）。

动作：
- 肩关节内收
- 肩关节伸展
- 肩关节内旋

注释： 大圆肌对于盂肱关节的内收和伸展具有良好的拉力线。这块肌肉有时被称为"背阔肌的小助手"，因为除了使肩胛骨下降外，它执行的动作与背阔肌相同。

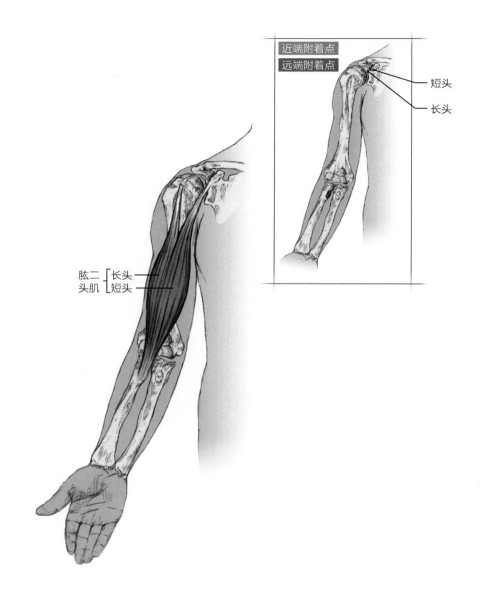

近端附着点
远端附着点

短头

长头

肱二 长头
头肌 短头

肱二头肌

近端附着点： · 长头：关节盂的盂上结节

· 短头：肩胛骨的喙突

远端附着点： 通过共同肌腱到达桡骨的二头肌粗隆（桡骨粗隆）。

神经支配： 肌皮神经。

动作： · 肩关节屈曲

· 肘关节屈曲

· 前臂旋后

注释： 肱二头肌是肘关节的主要屈肌，但是因为两个头都位于肩关节内外轴的前方，所以这块肌肉也是有效的肩关节屈肌。肱二头肌长头的近端肌腱在肱骨头的上侧面，使其容易受到由盂肱关节撞击而造成损伤。通常通过触诊穿过肱骨结节间（二头肌）沟的肌腱来检查是否有肱二头肌腱炎。

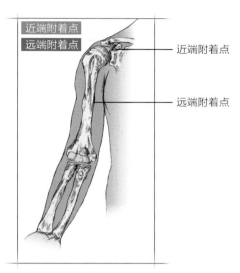

近端附着点

远端附着点

近端附着点

远端附着点

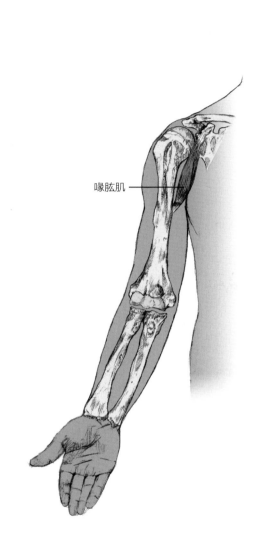

喙肱肌

喙肱肌

近端附着点： 肩胛骨的喙突。

远端附着点： 肱骨近端内侧。

神经支配： 肌皮神经。

动作： 肩关节屈曲。

注释： 这块肌肉是盂肱关节屈肌，但是因为它的拉力线非常接近关节的旋转轴，所以它可能更适合作为盂肱关节的稳定肌。这样的功能可以使肩关节在不同的活动范围内移动时，帮助肱骨头稳定在肩关节盂内。

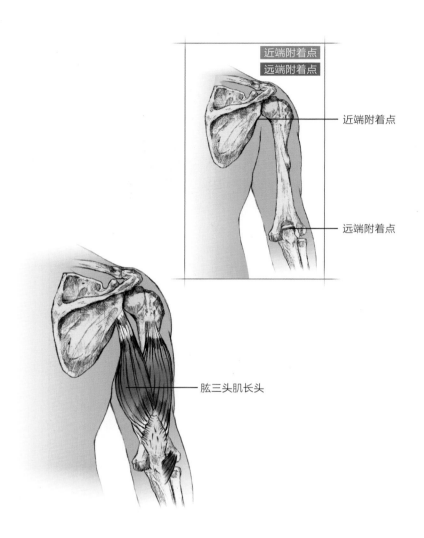

肱三头肌长头

肱三头肌长头

近端附着点： 肩胛骨盂下结节。

远端附着点： 尺骨鹰嘴。

神经支配： 桡神经。

动作：
- 肩关节伸展
- 肘关节伸展

注释： 跨双关节的肱三头肌长头常被描述为肘伸肌。然而，基于长头的近端附着点，它是一个强壮的肩伸肌。这块重要的肌肉将在第 5 章中进行更详细地讨论。

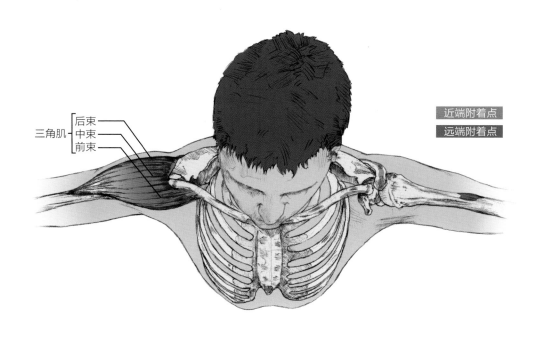

三角肌 {后束 中束 前束

近端附着点

远端附着点

三角肌

近端附着点： ・前束：锁骨外侧前表面

　　　　　　　・中束：肩峰上外侧表面

　　　　　　　・后束：肩胛冈

远端附着点： 肱骨三角肌粗隆。

神经支配： 腋神经。

动作：

三角肌前束：・肩关节屈曲

　　　　　　・肩关节水平内收

　　　　　　・肩关节内旋

　　　　　　・肩关节外展

三角肌中束：・肩关节外展

　　　　　　・肩关节屈曲

三角肌后束：・肩关节伸展

　　　　　　・肩关节水平外展

　　　　　　・肩关节外旋

注释： 三角肌前束协助肩关节外展。这块肌肉在推的动作中也会被强烈激活，如推开一扇沉重的门。

根据肩关节的相对位置，三角肌中束的中心位置使其能够辅助三角肌的其他部分。如果肩关节内旋，则三角肌中束的力线位于内外轴的前方，以帮助三角肌前束前屈肩关节。相反，当肩关节处于充分外旋状态时，力线位于内外轴的后方，从而可以帮助三角肌后束进行肩关节伸展。

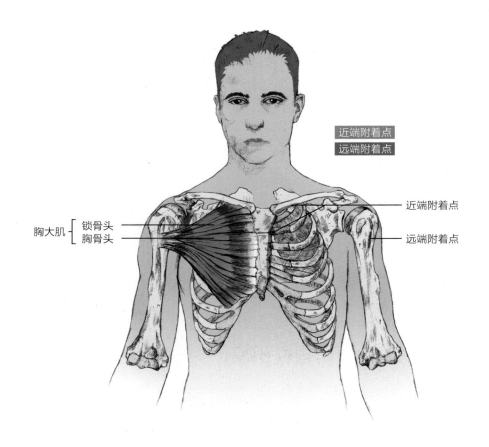

胸大肌 { 锁骨头
胸骨头

近端附着点

远端附着点

近端附着点

远端附着点

胸大肌

近端附着点： • 锁骨头：锁骨内侧的前缘

• 胸骨头：胸骨柄、胸骨体侧缘和上
6 ~ 7 肋软骨

远端附着点： 肱骨大结节嵴。

神经支配： • 锁骨头：胸外侧神经

• 胸骨头：胸外侧和内侧神经

动作：

锁骨头： • 肩关节内旋

• 肩关节屈曲

• 肩关节水平内收

胸骨头： • 肩关节内旋

• 肩关节内收

• 肩胛骨下降（通过它在肱骨上的附
着点）

注释： 胸大肌的锁骨头与三角肌前束具有相
同的功能：屈曲、内旋和水平内收肩
关节。胸大肌胸骨头在推拉活动中很
重要，如做俯卧撑、卧推或拉开沉重
的门等。胸大肌胸骨头部是唯一不与
肩胛骨或锁骨相连的盂肱关节肌肉。
有趣的是，胸大肌胸骨头部可以有助
于肩关节的伸展，但只能从屈曲的位
置开始，并且只能将肱骨"伸展"到
胸骨水平。

汇总

现在已经介绍了各个盂肱关节肌肉的解剖和功
能，我们将开始讨论这些肌肉是如何通过相互作用来
引起整个肩关节复合体功能性运动的。

外展肌和屈肌

盂肱关节的外展肌和屈肌被归为一组，是因为许
多执行外展的肌肉也执行屈曲。同时向上旋转肩胛
骨的肌肉对于正常的肩关节外展或屈曲也是必不可

少的。

外展肌

盂肱关节主要的外展肌为冈上肌、三角肌前束和三角肌中束（图 4.26）。

> 主要外展肌
> - 冈上肌
> - 三角肌前束
> - 三角肌中束

屈肌

盂肱关节的主要屈肌是三角肌前束、胸大肌（锁骨头）、喙肱肌和肱二头肌。

> 主要屈肌
> - 三角肌前束
> - 胸大肌（锁骨头）
> - 喙肱肌
> - 肱二头肌

功能考量：肩肱节律的回顾

肩胛骨的上旋是肩关节外展或前屈的必要组成部分。肩胛骨这个重要的动作是由前锯肌、斜方肌上束和下束完成的（图 4.27）。这些肌肉带动肩胛骨向上旋转，同样重要的是，为产生盂肱关节运动的肌肉提供稳定的附着部位。斜方肌中束激活可抵消前锯肌对肩胛骨较大的牵拉前伸作用。

肩胛骨上旋的几个重要作用：第一，这个运动扩大了肩关节的活动范围。记住，肩关节外展或屈曲的 1/3 的活动范围是由肩胛骨上旋产生的。第二，肩胛骨上旋有助于维持盂肱关节外展肌和屈肌在广泛的运动范围内良好的长度 – 张力关系。例如，如果肩胛骨没有上旋，许多盂肱关节的外展肌和屈肌将会迅速变短，也会迅速降低它们提供外展力矩和屈曲力矩的能力。

内收肌和伸肌

肩关节的内收和伸展是由背阔肌和胸大肌等强壮肌肉支持的有力运动。大圆肌、肱三头肌长头和三角肌后束在这些运动中也起到重要作用。因为后三块肌肉与肩胛骨的近端相连，所以需要从肩胛胸壁关节肌群获得足够的稳定力。肩关节内收和伸展需要肩胛骨同时下旋。

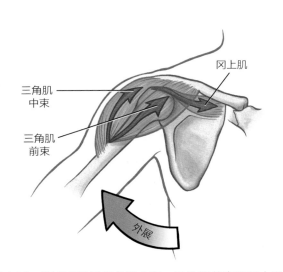

图 4.26　前面观显示三角肌中束、三角肌前束和冈上肌是盂肱关节的外展肌（引自 Neumann DA: *Kinesiology of the musculoskeletal system: foundations for physical rehabilitation*, ed 2, St Louis, 2010, Mosby, Fig. 5.46. ）

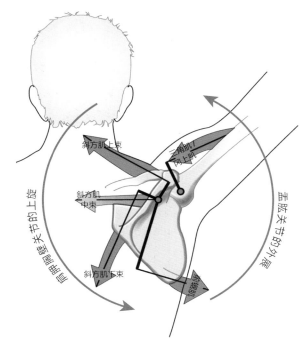

图 4.27　右侧肩关节后面观，显示肩胛胸壁关节上旋肌和盂肱关节外展肌之间的相互作用（引自 Neumann DA: *Kinesiology of the musculoskeletal system: foundations for physical rehabilitation*, ed 2, St Louis, 2010, Mosby, Fig. 5.48. ）

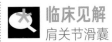

临床见解
肩关节滑囊

关节滑囊是一个充满液体的囊,在肌腱和骨骼之间、肌肉和骨骼之间或两块肌肉之间形成一个缓冲。滑囊往往在潜在的高频率摩擦区自然形成。尽管肩关节周围有多个滑囊,但是肩峰下滑囊和三角肌下滑囊在临床上是最重要的(图 4.28)。在某些肩关节功能障碍或过度使用的情况下,存在异常的巨大力量,经常会使这两个滑囊发生滑囊炎。如图 4.28 所示,冈上肌腱和肩峰下滑囊位于非常小的且不易弯曲的肩峰下间隙。肱骨头过度向上移动可能会撞击或者挤压此结构中的一个或两个结构。任何一个结构的损伤常会形成一个恶性循环:反复损伤、炎症和错误的力学模式。这有助于理解为何肩关节滑囊炎较高频率地伴发肌腱炎的现象。

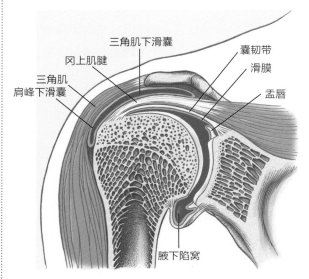

图 4.28   右侧盂肱关节的前面观,突出显示肩峰下间隙的结构:肩峰下滑囊、冈上肌腱和三角肌下滑囊(肩峰下滑囊的外侧延伸)(引自 Neumann DA: *Kinesiology of the musculoskeletal system: foundations for physical rehabilitation*, ed 2, St Louis, 2010, Mosby, Fig. 5.29.)

内收肌

产生盂肱关节内收的主要肌肉是大圆肌、背阔肌和胸大肌。如图 4.25 所示,这些肌肉与肩胛骨下旋肌紧密配合,使整个肩部作为一个整体来产生内收运动。

> 主要内收肌
> * 大圆肌
> * 背阔肌
> * 胸大肌

伸肌

与盂肱关节后伸相关的主要肌肉有背阔肌、大圆肌、胸大肌、三角肌后束和肱三头肌长头。注意,这些肌肉都是强壮的伸肌,特别是在手臂处于屈曲位时。然而,一旦手臂与胸部中线持平,就只有三角肌后束可以继续将手臂向外伸展。

> 主要伸肌
> * 背阔肌
> * 大圆肌
> * 胸大肌
> * 三角肌后束
> * 肱三头肌长头

功能考量:水平外展和水平内收——侧向屈曲和侧向伸展

快速回顾一下肩关节的肌肉组织,你会发现一个有趣的现象。使肩关节屈曲的肌肉也可使肩关节进行水平内收,使肩关节伸展的肌肉也可使肩关节进行水平外展。对这一现象的研究揭示了这样一个事实:就旋转轴和拉力线而言,这些看似不同的运动实际上是相同的基本运动,只是转了 90° 而已。

回想一下,肩关节的屈曲和伸展是围绕一个内外轴发生的:位于内外轴前方的肌肉进行屈曲,而位于内外轴后方的肌肉进行伸展。

相反,水平外展和内收的运动通常被描述为发生在垂直轴上。肌肉拉力线在垂直轴前方的肌肉执行水平内收,而在垂直轴后方的肌肉执行水平外展。

肩袖

肩袖(图 4.29)是描述冈上肌、冈下肌、小圆肌和肩胛下肌常用的名称。这组肌肉在驱动内旋、外旋运动和将肱骨头稳定在关节盂内方面起着重要的作用。

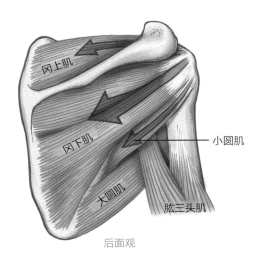

图 4.29 右侧肩关节的后面观，显示冈上肌、冈下肌和小圆肌。从这个角度看肩胛下肌是看不见的（引自 Neumann DA: *Kinesiology of the musculoskeletal system: foundations for physical rehabilitation*, ed 2, St Louis, 2010, Mosby, Fig. 5.51.）

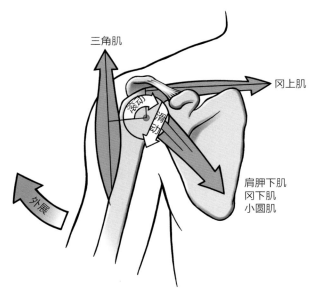

图 4.30 右侧肩关节的前面观，显示在主动外展时三角肌和肩袖肌群之间的力偶（引自 Neumann DA: *Kinesiology of the musculoskeletal system: foundations for physical rehabilitation*, ed 2, St Louis, 2010, Mosby, Fig. 5.53.）

肩袖肌群

- 冈上肌
- 冈下肌
- 小圆肌
- 肩胛下肌

　　肩袖包绕在肱骨头的前方、上方和后方，每一块肌肉都提供将肱骨头拉向关节盂的力量。这些肌肉在盂肱关节动力学和功能方面起到动态稳定的重要作用，当肩关节大范围活动时，为松弛状态的盂肱关节提供稳定性。

功能考量：肩袖在盂肱关节运动中的功能

　　在健康的肩关节中，肩袖控制着外展盂肱关节的大部分主动关节运动（图 4.30）。水平方向的冈上肌收缩产生的压缩力直接作用于关节盂。这种压缩力使肱骨头在向上滚动时，能够在关节盂内保持相对稳定。此外，肩袖肌群的其他三块肌肉提供向下的力量来抵消三角肌对肱骨向上的牵拉。没有这些稳定力量，三角肌几乎垂直的拉力往往会挤压或使肱骨头向上撞击至喙肩弓。

思考

肩袖："SITS"肌群

　　肩袖常被称为"SITS"肌群。SITS 是一个缩写词，用来帮助人们记住 4 块肩袖肌肉，如下所示：

　　S（supraspinatus），冈上肌

　　I（infraspinatus），冈下肌

　　T（teres minor），小圆肌

　　S（subscapularis），肩胛下肌

　　"肩袖坐在（SITS）稳定的中心"，是一种记忆方法，帮助人们记住 4 块肩袖肌肉的名称，及它们共同功能——收紧并固定肱骨头于关节盂内。

　　注：sit（s），英文单词"坐"。

功能考量：肩袖控制盂肱关节的运动学总结

冈上肌：将肱骨头直接压入关节盂内。

肩胛下肌、冈下肌和小圆肌：在肱骨上产生一个向下的力来抵消三角肌向上移动的力。

冈下肌和小圆肌：向外旋转肱骨头，防止大结节与肩峰的撞击。

内旋肌和外旋肌

内旋肌

盂肱关节主要的内旋肌是大圆肌、胸大肌、肩胛下肌、背阔肌和三角肌前束。这些肌肉中有许多也是肩关节的伸肌和内收肌。通常，举重活动包含所有这些运动，如举一个大箱子。起初用来稳定箱子的挤压力是典型的内旋力。几乎同时，肩关节会内收和伸展以进一步稳定箱子，同时将箱子向内靠近身体的重心。

> **主要内旋肌**
> - 大圆肌
> - 胸大肌
> - 肩胛下肌
> - 背阔肌
> - 三角肌前束

内旋肌比外旋肌更大更多。这一事实解释了为什么内旋肌比外旋肌产生多约 1.75 倍的等长力矩。这通常是有利的，因为许多功能性活动需要更强的力来进行内旋而不是外旋。然而，这种肌肉的不平衡会使人体趋向于不良的前倾、圆肩姿势，并使较弱的外旋肌更容易受伤。

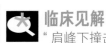

临床见解
"肩峰下撞击综合征"的常见原因

肩峰下撞击综合征通常是由于肩峰下间隙内的组织反复、非自然的挤压引起的（图 4.31）。这通常是由肱骨头不必要的过度上移所致。这种情况在重复外展肩关节超过 90° 的运动员或体力劳动者中最常见，但也可能发生在相对久坐的人身上。为了了解肩峰下撞击综合征的潜在病因，人们做了大量的研究。以下是可能直接或间接导致这种情况的 10 个原因。了解撞击的原因可以为物理治疗和手术治疗提供有价值的观点。

- 盂肱关节和肩胛胸壁关节的异常运动学
- 涉及肩胛胸壁关节的"懒散"姿势
- 支配盂肱关节或肩胛胸壁关节运动的肌肉疲劳、无力、控制力差或紧张
- 肩峰下间隙及周围组织的炎症
- 肩袖肌腱过度磨损和退化
- 盂肱关节不稳定
- 盂肱关节囊下粘连
- 盂肱关节后囊过紧（将肱骨头向前"推"得太远）
- 肩锁关节周围形成骨赘
- 肩峰或者喙肩弓畸形

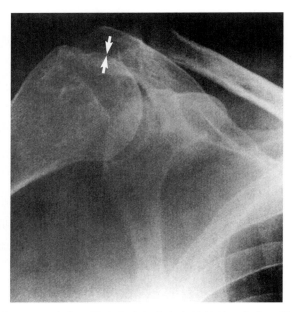

图 4.31 肩峰下撞击综合征患者肩关节外展位的 X 线片。箭头表示肱骨头与肩峰撞击（引自 Neumann DA: *Kinesiology of the musculoskeletal system: foundations for physical rehabilitation*, ed 2, St Louis, 2010, Mosby, Fig. 5.61; Courtesy Gary L. Soderberg.）

外旋肌

盂肱关节主要的外旋肌是小圆肌、冈下肌和三角肌后束。这些肌肉只占肩部肌肉总量的一小部分。因此，最大限度外旋产生了最小的力矩。尽管最大力矩潜力相对较低，这些肌肉仍然可以产生高速的向心收缩，就像在投球前向后摆动手臂一样。

> **主要外旋肌**
> - 小圆肌
> - 冈下肌
> - 三角肌后束

功能考量：在进行投掷运动时，旋转肌的激活

投球、扣球、发球等活动都包含类似的动作。这种动作通常发生在肩膀外展至 90° 时。外旋肌快速向心性收缩会使肩关节翘起，随后内旋肌会向心性收缩产生巨大的内旋力矩。在投掷的释放阶段，肩关节内旋的速度接近 7000° /s。

在激烈的投掷运动中产生的大力矩和高速度是利用肌肉弹性性质发挥功能优势的好例子。像美国职业棒球大联盟投手所产生的那种旋转力矩不仅仅是内旋肌激活产生的。相反，这种力量的一部分是通过下肢和躯干的旋转间接产生的，并最终通过肩关节的内旋肌传递到棒球上。腿和躯干的旋转拉伸了内旋肌，就像拉伸橡皮筋一样，肩关节在投掷的释放阶段利用这部分能量。美国职业棒球大联盟投手充分利用这个运动链，他们中的许多人能够以 153km/h 的速度投球。然而，巨大的速度和内旋力矩往往会导致外旋肌的损伤，而外旋肌通过离心收缩使手臂的减速是一项艰巨的任务。

总结

肩关节是人体最复杂的肌肉骨骼系统之一。几乎任何发生在肩关节复合体的运动都涉及许多肌肉的协调，这些肌肉可以引导和支持肩关节通过大的活动范围。肌肉可能参与稳定近端骨，如肩胛骨或锁骨，而其他肌肉同时产生肱骨的运动。与此同时，韧带和包括肌肉在内的其他软组织能够在肩关节复合体的 4 个关节处进行恰当的关节运动。

由于肩关节正常运动需要多个跨关节肌肉的协同作用，所以肩关节功能障碍是比较常见的。然而，使肩关节复合体容易出现功能障碍的相同因素也使其具有高度的适应性。通过仔细考虑肩关节复合体的肌动学，临床医生通常能够修复影响该区域的大部分损伤。

表 4.1 为常见的肩关节活动范围测量的参考表。它包括用于校准和测量关节活动范围的解剖学参考，还列举了关节活动范围的期望（正常）值。需要注意的是，由于一些原因，这些标准范围内可能会出现较大的自然变化。

表 4.1　肩关节活动范围测量表

肩关节	轴心	近端臂	远端臂	正常 AROM
屈曲	肱骨大结节	胸部中线	至肱骨外上髁	180°
伸展	肱骨大结节	胸部中线	至肱骨外上髁	50°
外展	肱骨小结节	平行于胸骨	至肱骨内上髁	180°
内收	肱骨小结节	平行于胸骨	至肱骨内上髁	0°
内旋	尺骨鹰嘴	垂直于地面（与重力线平行）	至尺骨茎突	70°
外旋	尺骨鹰嘴	垂直于地面（与重力线平行）	至尺骨茎突	90°

关节受限的常见模式

关节：盂肱关节

关节受限的常见模式
- 肩关节外展或前屈受限

可能的原因
- 肩部内收肌或伸肌紧张
  - 胸大肌胸骨部
  - 背阔肌

- 大圆肌
- 关节囊下侧紧张
  - 通常是导致粘连性关节囊炎的因素
- 关节附属运动不足
  - 肱骨头向上滚动时没有足够的向下滑动，可导致撞击综合征
- 肩部外展肌或前屈肌肌力减弱，例如：
  - 三角肌前束
  - 三角肌中束
  - 冈上肌
- 肩胛骨上回旋肌减弱：
  - 前锯肌
  - 斜方肌上束
  - 斜方肌下束

- 肩胛骨下旋肌紧张
  - 菱形肌
  - 斜方肌中束

功能影响
- 前伸和手部活动空间不充分
- 穿衣和执行其他日常生活活动（activities of daily living，ADL）困难

常见的治疗方法
- 牵伸紧张肌肉
- 软组织松解
- 关节松动
- 改善关节附属运动
- 强化减弱肌肉的力量
- 促进肩关节复合体所有关节的正常功能：胸锁关节、肩锁关节、肩胛胸壁关节和盂肱关节

关节：盂肱关节
关节受限的常见模式
- 外旋不足

可能的原因
- 内旋肌紧张
  - 胸大肌胸骨部
  - 肩胛下肌
  - 背阔肌
  - 大圆肌
- 关节囊前侧紧张
- 外旋肌肌力减弱
  - 冈下肌
  - 小圆肌
  - 三角肌后束

功能影响
- 前伸和手部活动空间不充分
- 穿衣和执行其他 ADL 困难
- 由于肱骨头在关节盂中的位置异常，可能会导致关节不稳定和疼痛

常见的治疗方法
- 内旋肌的牵伸
- 强化外旋肌肌力
- 紧张肌肉的软组织松解
- 关节松动
- 促进肩部复合体所有关节的正常功能：胸锁关节、肩锁关节、肩胛胸壁关节和盂肱关节

注释
- 肩关节是一个复杂的关节，由于多种原因，可能会呈现活动范围减小。一位好的治疗师会尝试确定关节受限的具体原因，并利用可用的治疗工具来解决这些障碍。例如，如果患者由于背阔肌和大胸肌紧张而缺乏完全的肩关节外展，那么对相关软组织的牵伸和松解的治疗技术是一种很好的方法。然而，如果确定肩关节外展减少的主要原因是肩胛骨上旋不足，那么加强上旋肌应该是治疗的重点。请注意，上述示例旨在突出诊疗思路；在现实中，通常不止一个问题会导致关节受限。

关节：肩胛胸壁关节

关节受限的常见模式

- 肩胛骨过度下旋、前伸和前倾

可能的原因

- 胸部前侧肌肉紧张
  - 胸大肌
  - 胸小肌
- 肩胛骨后缩肌力减弱
  - 菱形肌
  - 斜方肌中束
- 肩胛骨上旋肌力减弱
  - 前锯肌
  - 斜方肌上束
  - 斜方肌下束
- 通常伴有胸椎过度后凸和头部前伸

功能影响

- 可能导致抬手过顶的能力下降

- 肩峰下空间的减少可能导致撞击综合征
- 可能导致盂肱关节或胸锁关节半脱位
- 臂丛神经被过度牵伸；可能导致胸廓出口综合征
- 可能会限制肺完全通气所需的胸廓扩张

常见的治疗方法

- 强化肩胛骨后缩肌力量
- 强化肩胛骨上旋肌力量
- 牵伸胸大肌和胸小肌
- 改善胸背姿势
- 强化胸椎伸肌力量

注释

- 这种肩胛胸壁位置通常与圆肩有关，并且由于需要将手放在身前的任务很多，如打字、驾驶、发短信，甚至在课堂上做笔记，因而似乎非常常见。除了上述治疗方法外，教育患者尽可能持续保持正确的姿势也很重要。

习题

1. 下列哪一块肌肉不是产生肩胛骨上旋力偶的组成部分？
   a. 前锯肌
   b. 斜方肌上束
   c. 菱形肌
   d. 斜方肌下束

2. 下列关于盂肱关节的陈述中，哪一项是正确的？
   a. 盂肱关节为球窝关节结构
   b. 盂肱关节允许在 3 个平面上的运动
   c. 盂肱关节是由大结节与锁骨远端连结而成
   d. a 和 b
   e. 以上全部

3. 以下哪个关节是鞍状关节？
   a. 盂肱关节
   b. 胸锁关节
   c. 肩锁关节
   d. 肩胛胸壁关节

4. 如果没有肩胛骨的上旋，肩关节外展的活动范围最大大约是多少度？
   a. 60°
   b. 80°
   c. 120°
   d. 170°

5. 肩峰是以下哪块骨的结构？
   a. 肱骨
   b. 肩胛骨
   c. 锁骨
   d. 胸骨

6. 参与肩关节屈曲的肌肉：
   a. 必须有一条拉力线在肩关节的内外轴的前方
   b. 必须有一条拉力线在肩关节的内外轴的后方
   c. 必须伸展肘关节
   d. 可能由桡神经支配

7. 以下哪一项最能准确描述肩肱节律？
   a. 肩胛骨每上旋 3°，盂肱关节必须内收 1°
   b. 盂肱关节每屈曲或外展 2°，肩胛骨必须上旋 1°

c. 肩肱节律仅在肩关节被动屈曲和伸展时发生

d. 肩胛骨的前伸必须伴随着肱骨的水平外展

8. 关于肩胛骨上旋，下列说法中哪一项是正确的?

   a. 是肩关节伸展的自然组成部分

   b. 是将手臂举过头顶的自然组成部分

   c. 主要是通过激活大圆肌和小圆肌发生

   d. 结果是肩胛骨下角指向内侧

9. 以下哪些肌肉没有附着在肱骨上（近端或远端）?

   a. 小圆肌

   b. 三角肌前束

   c. 前锯肌

   d. 肩胛下肌

10. 以下哪一块肌肉不是肩袖肌群的组成部分?

   a. 冈上肌

   b. 小圆肌

   c. 冈下肌

   d. 斜方肌上束

11. 肩胛骨的翼状突起表示:

   a. 三角肌前束无力

   b. 三角肌后束无力

   c. 前锯肌无力

   d. 大圆肌和背阔肌无力

12. 关于肩关节下降，以下哪一项陈述是正确的?

   a. 合并肩胛胸壁关节和盂肱关节的下降

   b. 可用于闭链运动中抬高躯干

   c. 主要依靠斜方肌上、中束的联合作用

   d. a 和 b

   e. b 和 c

13. 关于三角肌，下列哪一项陈述是正确的?

   a. 三角肌前束使肩关节屈曲

   b. 三角肌后束使肩关节伸展

   c. 三角肌的所有头部都由腋窝神经支配

   d. a 和 c

   e. 以上全对

14. 背阔肌、三角肌后束和肱三头肌的长头有什么共同之处?

   a. 这三块肌肉都附着在肱骨上

   b. 这三块肌肉都是肩关节的内旋肌

c. 这三块肌肉都是由桡神经支配

d. 这三块肌肉都能伸展肩关节

15. 下列哪项描述了肩袖的常见功能?

   a. 这 4 块肌肉都使肩关节内旋

   b. 这 4 块肌肉都有助于稳定肱骨头在关节盂内

   c. 这 4 块肌肉都会产生使肩胛骨上旋的力偶

   d. 这 4 块肌肉都可以防止盂肱关节过度外旋

16. 如果肩关节外展到 150°，根据肩肱节律，肩胛骨向上旋转了多少度?

   a. 50°   b. 100°

   c. 120°   d. 25°~30°

17. 关于撞击，最好的描述是:

   a. 肩关节内旋肌的激活减少

   b. 肱骨上端移位导致肱骨头与肩峰相撞

   c. 肩胛骨下降与盂肱关节前伸的联合运动

   d. 肩锁韧带和喙锁韧带完全断裂

18. 在肩胛骨平面进行外展有助于避免撞击，因为:

   a. 小圆肌和大圆肌都是松弛状态

   b. 大结节位于肩峰最高点的下方

   c. 肩胛骨固定在胸廓背面的内侧

   d. 肩胛下肌在这个位置成为肩关节的外旋肌

19. 下列哪一块肌肉不属于肩关节的内旋肌:

   a. 胸大肌

   b. 背阔肌

   c. 冈下肌

   d. 大圆肌

20. 关于肩关节外旋，以下哪一项陈述是正确的?

   a. 旋转发生在冠状面上

   b. 绕着一个纵轴旋转

   c. 是由 4 块肩袖肌中的 2 块来完成的

   d. a 和 c

   e. b 和 c

21. 前锯肌是肩胛骨上旋的主要肌肉。

   a. 正确

   b. 错误

22. 盂肱关节外展肌肉必须有一条高于前后轴的拉力线。

   a. 正确

b. 错误

23. 肩关节复合体的外旋肌比内旋肌多。

    a. 正确

    b. 错误

24. 在肩关节开链外展的过程中，关节运动学的滚动和滑动发生在同一方向上。

    a. 正确

    b. 错误

25. 背阔肌和斜方肌下束经常一起作用，使肩关节下降。

    a. 正确

    b. 错误

26. 肱骨水平外展通常伴随着肩胛骨的后缩。

    a. 正确

    b. 错误

27. 冈上肌和三角肌中束由同一神经支配。

    a. 正确

    b. 错误

28. 菱形肌和斜方肌中束是肩胛骨的主要下旋肌。

    a. 正确

    b. 错误

29. 关节囊的主要功能是在肌腱和骨骼之间形成缓冲（防止摩擦）。

    a. 正确

    b. 错误

30. 如果肩胛骨在肩关节主动外展时没有上旋，很可能会发生肩关节撞击。

    a. 正确

    b. 错误

（付连慧　译）

拓展阅读

Activation of Scapulothoracic Muscles. (2019). Part 1: Serratus anterior. *Brazilian Journal of Physical Therapy*, 23(6), 459–466.

Almajed, Y. A., Hall, A. C., Gillingwater, T. H., et al. (2021). Anatomical, functional and biomechanical review of the glenoid labrum. *Journal of Anatomy*.

Bagg, S. D., & Forrest, W. J. (1988). A biomechanical analysis of scapular rotation during arm abduction in the scapular plane. *American Journal of Physical Medicine Rehabilitation*, 67(6), 238–245.

Berckmans, K., Castelein, B., Borms, D., et al. (2020). Analysis of scapular kinematics and muscle activity by use of fine-wire electrodes during shoulder exercises. *The American Journal of Sports Medicine*, 48(5), 1213–1219.

Borstad, J. D., & Ludewig, P. M. (2005). The effect of long versus short pectoralis minor resting length on scapular kinematics in healthy individuals. *Journal of Orthopaedic and Sports Physical Therapy*, 35(4), 227–238.

Camargo, P. R., & Neumann, D. A. (2019). Kinesiologic considerations for targeting activation of scapulothoracic muscles: Part 2: Trapezius. *Brazilian Journal of Physical Therapy*, 23(6), 467–475.

Ebaugh, D. D., McClure, P. W., & Karduna, A. R. (2005). Three-dimensional scapulothoracic motion during active and passive arm elevation. *Clinical Biomechanics (Bristol, Avon)*, 20(7), 700–709.

Ebaugh, D. D., McClure, P. W., & Karduna, A. R. (2006). Effects of shoulder muscle fatigue caused by repetitive overhead activities on scapulothoracic and glenohumeral kinematics. *Journal of Electromyography and Kinesiology*, 16(3), 224–235.

Gava, V., Rosa, D. P., Pereira, N. D., et al. (2022). Ratio between 3D glenohumeral and scapulothoracic motions in individuals without shoulder pain. *Journal of Electromyography and Kinesiology*, 62, 102623.

Hall, K., & Borstad, J. D. (2018). Posterior shoulder tightness: To treat or not to treat? *The Journal of Orthopaedic and Sports Physical Therapy*, 48(3), 133–136.

Hunter, D. J., Rivett, D. A., McKeirnan, S., et al. (2020). Relationship between shoulder impingement syndrome and thoracic posture. *Physical Therapy*, 100(4), 677–686.

Kibler, W. B., Sciascia, A., & Wilkes, T. (2012). Scapular dyskinesis and its relation to shoulder injury [review]. *The Journal of the American Academy of Orthopaedic Surgeons*, 20(6), 364–372.

Lawrence, R. L., Braman, J. P., Keefe, D. F., et al. (2020). The coupled kinematics of scapulothoracic upward rotation. *Physical Therapy*, 100(2), 283–294.

Lawrence, R. L., Braman, J. P., LaPrade, R. F., et al. (2014a). Comparison of 3-dimensional shoulder complex kinematics in individuals with and without shoulder pain, part 1: Sternoclavicular, acromioclavicular, and scapulothoracic joints. *Journal of Orthopaedic and Sports Physical Therapy*, 44(9). 636–645–A8.

Lawrence, R. L., Braman, J. P., Staker, J. L., et al. (2014b). Comparison of 3-dimensional shoulder complex kinematics in individuals with and without shoulder pain, part 2: Glenohumeral joint. *Journal of Orthopaedic and Sports Physical Therapy*, 44(9), 646–655-B3.

Lopes, A. D., Timmons, M. K., Grover, M., et al. (2015). Visual scapular dyskinesis: Kinematics and muscle activity alterations in patients with subacromial impingement syndrome. *Archives of Physical Medicine and Rehabilitation*, 96(2), 298–306.

Ludewig, P. M., Behrens, S. A., Meyer, S. M., et al. (2004a). Threedimensional clavicular motion during arm elevation: Reliability and descriptive data. *Journal of Orthopaedic and Sports Physical Therapy*, 34(3), 140–149.

Ludewig, P. M., Cook, T. M., & Nawoczenski, D. A. (1996). Three-dimensional scapular orientation and muscle activity at selected positions of humeral elevation. *Journal of Orthopaedic and Sports Physical Therapy*, 24(2), 57–65.

Ludewig, P. M., Hoff, M. S., Osowski, E. E., et al. (2004b). Relative balance of serratus anterior and upper trapezius muscle activity during push-up exercises. *American Journal of Sports Medicine*, 32(2), 484–493.

Matsuki, K., Matsuki, K. O., Mu, S., et al. (2014). In vivo 3D analysis of clavicular kinematics during scapular plane abduction: Comparison of dominant and non-dominant shoulders. *Gait and Posture*, 39(1), 625–627.

McClure, P. W., Michener, L. A., Sennett, B., et al. (2001). Direct 3-dimensional measurement of scapular kinematics during dynamic movements in vivo. *Journal of Shoulder and Elbow Surgery*, 10(3), 269–277.

Michener, L. A., McClure, P. W., & Karduna, A. R. (2003). Anatomical and biomechanical mechanisms of subacromial impingement syndrome. *Clinical Biomechanics (Bristol, Avon)*, *18*(5), 369–379.

Mulla, D. M., Hodder, J. N., Maly, M. R., et al. (2020). Glenohumeral stabilizing roles of the scapulohumeral muscles: Implications of muscle geometry. *Journal of Biomechanics*, *100*, 109589.

Neumann, D. A. (2012). Arthrokinematics: Flawed or just misinterpreted? *Journal of Orthopaedic and Sports Physical Therapy*, *34*, 428–429.

Neumann, D. (2017). *Kinesiology of the musculoskeletal system: Foundations for physical rehabilitation* (3rd ed.). St. Louis: Mosby.

Park, S. Y., & Yoo, W. G. (2011). Differential activation of parts of the serratus anterior muscle during push-up variations on stable and unstable bases of support. *Journal of Electromyography and Kinesiology*, *21*(5), 861–867.

Safran, M. R. (2004). Nerve injury about the shoulder in athletes, part 1: Suprascapular nerve and axillary nerve. *American Journal of Sports Medicine*, *32*(3), 803–819.

Seitz, A. L., McClure, P. W., Finucane, S., et al. (2012a). The scapular assistance test results in changes in scapular position and subacromial space but not rotator cuff strength in subacromial impingement. *Journal of Orthopaedic and Sports Physical Therapy*, *42*(5), 400–412.

Seitz, A. L., McClure, P. W., Lynch, S. S., et al. (2012b). Effects of scapular dyskinesis and scapular assistance test on subacromial space during static arm elevation. *Journal of Shoulder and Elbow Surgery*, *21*(5), 631–640.

Standring, S. (2016). *Gray's anatomy: The anatomical basis of clinical practice* (41st ed.). Edinburgh: Churchill Livingstone.

Struyf, F., Cagnie, B., Cools, A., et al. (2014). Scapulothoracic muscle activity and recruitment timing in patients with shoulder impingement symptoms and glenohumeral instability [review]. *Journal of Electromyography Kinesiology*, *24*(2), 277–284.

Williamson, P. M., Hanna, P., Momenzadeh, K., et al. (2020). Effect of rotator cuff muscle activation on glenohumeral kinematics: A cadaveric study. *Journal of Biomechanics*, *105*, 109798.

Wilk, K. E., Macrina, L. C., Fleisig, G. S., et al. (2014). Deficits in glenohumeral passive range of motion increase risk of elbow injury in professional baseball pitchers: A prospective study. *American Journal of Sports Medicine*, *42*(9), 2075–2081.

肘关节和前臂复合体的结构与功能

目标

- 识别肘关节和前臂复合体相关的主要骨与骨性特征。
- 描述肘关节和前臂复合体的支持结构。
- 描述肘关节和前臂复合体中 4 个关节的结构和功能。
- 列举肘关节屈伸以及前臂旋前、旋后的正常活动范围。
- 描述肘关节和前臂复合体的运动平面和旋转轴。
- 列举肘关节和前臂复合体肌肉的近端和远端附着点以及神经支配。
- 阐述肘关节和前臂复合体的主要动作。
- 列举肘关节和前臂复合体肌肉的神经支配。
- 解释推、拉动作中涉及的主要肌肉间的相互作用。
- 解释用螺丝刀拧紧螺丝钉时主要涉及肌肉的相互作用。

关键术语

主动充足（actively efficient）
主动不足（actively insufficient）
肘内翻（cubitus varus）

末端感觉（end feel）
肘过度外翻（excessive cubitus valgus）
外翻（valgus）

内翻（varus）

肘关节主动屈曲及伸展的能力在许多重要功能性运动中必不可少，如进食、梳洗、够物、投掷和推拉。肘关节本身实际上由两个独立的关节组成：肱尺关节和肱桡关节（图 5.1）。前臂复合体可以做旋前和旋后运动——掌心向上翻转（旋后）或掌心向下翻转（旋前）。与肘关节相似，前臂复合体由两个关节组成：近端和远端桡尺关节（见图 5.1）。肘和前臂的 4 个关节之间的相互作用，使手可以处于各种不同的姿势，极大提高了整个上肢的功能潜力。

肘关节和前臂复合体

- 肱尺关节
- 肱桡关节
- 近端桡尺关节
- 远端桡尺关节

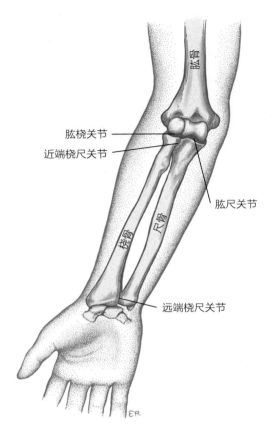

图5.1 肘关节与前臂复合体（引自 Neumann DA: *Kinesiology of the musculoskeletal system: foundations for physical rehabilitation*, ed 2, St Louis, 2010, Mosby, Fig. 6.1. ）

骨骼学

与肘关节和前臂复合体功能相关的4块骨骼包括：①肩胛骨；②肱骨远端；③尺骨；④桡骨。

肩胛骨

肩胛骨有3个对肘关节肌肉很重要的骨骼特征。喙突是肱二头肌短头的近端附着点。盂上结节是肱二头肌长头的近端附着点。盂下结节是肱三头肌长头的近端附着点。在第4章中我们已经回顾了这些骨性标志（见图4.4）。

肱骨远端

滑车是位于肱骨远端内侧的线轴状结构（图5.2和5.3），它与尺骨形成肱尺关节。冠突窝是一个小凹陷，位于滑车的正上方，在肘关节完全屈曲时可容纳尺骨冠突。滑车的侧面是球状小头，它与桡骨头形成肱桡关节。

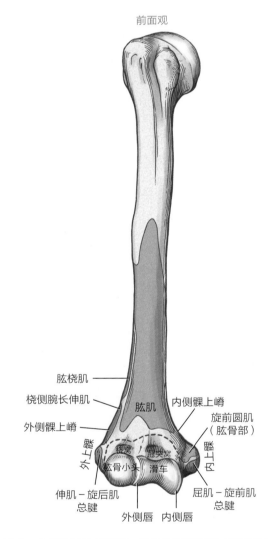

图5.2 右侧肱骨的前面观。肌肉的近端附着点以红色表示。虚线表示肘关节囊附着处（引自 Neumann DA: *Kinesiology of the musculoskeletal system: foundations for physical rehabilitation*, ed 2, St Louis, 2010, Mosby, Fig. 6.2. ）

肱骨内上髁是肱骨远端内侧明显的骨性突起。这个容易触及的骨突是大多数腕屈肌、旋前圆肌和肘关节内（尺）侧副韧带（medial collateral ligament，MCL）的近端附着点。肱骨外上髁较不明显，但它是大多数腕伸肌、旋后肌和肘关节外（桡）侧副韧带的近端附着点。紧靠两个上髁的是内侧和外侧髁上嵴。

鹰嘴窝是位于肱骨远端后侧的一个相对较深、较宽的凹陷。肘关节完全伸展时，一部分鹰嘴会进入鹰嘴窝。

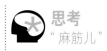

思考
"麻筋儿"

"敲你的麻筋儿（Hitting your funny bone）"学术上是指敲到你的尺神经。尺神经穿过尺骨鹰嘴和肱骨内上髁之间的凹槽。例如，当这一区域撞到桌子边缘时，尺神经受到桌子边缘及周围骨质的挤压，其支配的皮肤区域会产生刺痛和麻木感，特别是前臂内侧及第 4 和第 5 指（环指和小指）。

尺骨

尺骨（见图 5.4 和 5.5）近端较厚，突起明显。鹰嘴是尺骨近端大而钝的尖端。鹰嘴粗糙的后表面是肱三头肌的远端附着点。

滑车切迹是尺骨近端大的颌状弯曲，与肱骨滑车形成肱尺关节（图 5.6）。滑车切迹的下方尖端形成冠突。冠突紧紧抓住肱骨滑车以加强肱尺关节。滑车切迹的稍下方和外侧是尺骨桡切迹，它与桡骨头形成近端桡尺关节。

尺骨茎突位于尺骨的远端，是尺骨头处的一个茎状突起。前臂完全旋前时，这些结构可以在腕关节背面的尺侧触到。

桡骨

前臂完全旋后时，桡骨与尺骨平行（见图 5.4 和 5.5）。桡骨头位于桡骨近端，呈宽圆盘状。桡骨头的上表面是一个浅的杯状凹陷，称为关节凹，与肱骨小头形成肱桡关节。

桡骨粗隆是位于桡骨近端前内侧面一个增大的骨嵴。它是肱二头肌的主要远端附着点，所以也被称为肱二头肌粗隆。

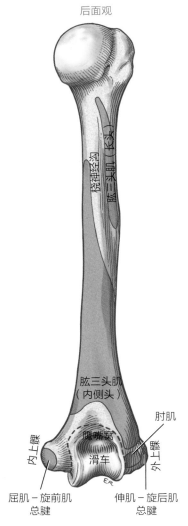

后面观

桡神经沟

肱三头肌（外侧头）

肱三头肌（内侧头）

内上髁

鹰嘴窝

肘肌

外上髁

滑车

ER

屈肌－旋前肌总腱

伸肌－旋后肌总腱

图 5.3　右侧肱骨的后面观。肌肉的近端附着点以红色表示。虚线表示肘关节囊附着处（引自 Neumann DA: *Kinesiology of the musculoskeletal system: foundations for physical rehabilitation*, ed 2, St Louis, 2010, Mosby, Fig. 6.3.）

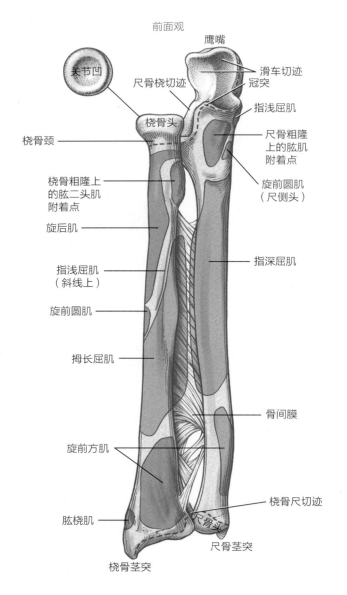

前面观

关节凹

鹰嘴

滑车切迹

尺骨桡切迹

冠突

桡骨头

指浅屈肌

桡骨颈

尺骨粗隆上的肱肌附着点

桡骨粗隆上的肱二头肌附着点

旋前圆肌（尺侧头）

旋后肌

指浅屈肌（斜线上）

指深屈肌

旋前圆肌

拇长屈肌

旋前方肌

骨间膜

肱桡肌

桡骨尺切迹

尺骨头

尺骨茎突

桡骨茎突

图 5.4　右侧桡骨和尺骨的前面观。肌肉的近端附着点以红色表示，肌肉远端附着点以灰色表示，虚线表示肘关节囊、腕关节囊附着处（引自 Neumann DA: *Kinesiology of the musculoskeletal system: foundations for physical rehabilitation*, ed 2, St Louis, 2010, Mosby, Fig. 6.5.）

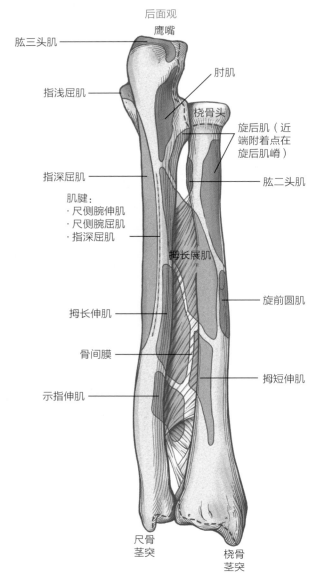

后面观

鹰嘴

肱三头肌

肘肌

指浅屈肌

桡骨头

指深屈肌

旋后肌（近端附着点在旋后肌嵴）

肌腱：
·尺侧腕伸肌
·尺侧腕屈肌
·指深屈肌

肱二头肌

拇长展肌

拇长伸肌

旋前圆肌

骨间膜

拇短伸肌

示指伸肌

尺骨茎突

桡骨茎突

图 5.5　右侧桡骨和尺骨的后面观。肌肉的近端附着点以红色表示，肌肉远端附着点以灰色表示，虚线表示肘关节囊、腕关节囊附着处（引自 Neumann DA: *Kinesiology of the musculoskeletal system: foundations for physical rehabilitation*, ed 2, St Louis, 2010, Mosby, Fig. 6.6.）

桡骨远端宽而平，有两个显著的结构：桡骨茎突和桡骨尺切迹。桡骨茎突是桡骨远端外侧向下的突起部分（易触诊）。桡骨尺切迹是桡骨远端内侧的凹陷，与尺骨头形成远端桡尺关节。

肘关节学

一般特征

如前所述，肘关节由两个关节组成：肱尺关节和肱桡关节。肱尺关节为整个肘关节提供了大部分的结构稳定性。这种稳定性主要由尺骨的颌状滑车切迹和肱骨的轴状滑车（见图 5.6）互锁提供。这种铰链状结构限制了肘关节的屈曲和伸展运动。

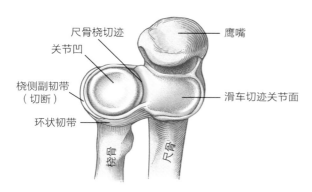

图 5.13　右侧近端桡尺关节上面观。注意观察桡骨是如何被环状韧带固定在尺骨桡切迹上的（引自 Neumann DA: *Kinesiology of the musculoskeletal sys-tem: foundations for physical rehabilitation*, ed 2, St Louis, 2010, Mosby, Fig. 6.24.）

标注：尺骨桡切迹、关节凹、桡侧副韧带（切断）、环状韧带、鹰嘴、滑车切迹关节面、桡骨、尺骨

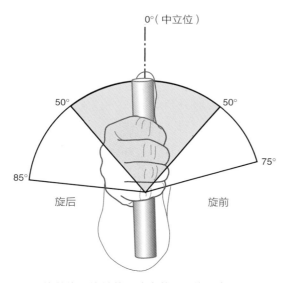

图 5.14　旋前旋后的关节活动度范围：旋后为 0°~85°，旋前为 0°~75°。0° 中立位指的是拇指向上。100° 的功能弧以红色表示（引自 Morrey BF, Bryan RS, Dobyns JH, et al: Total elbow arthroplasty: a 5-year experience at the Mayo Clinic. *J Bone Joint Surg Am* 63[7]:1050-1063, 1981.）

 思考

旋前和旋后——不要上当！

肩关节的主动内旋和外旋与前臂的主动旋前和旋后有功能上的联系。前臂旋前往往伴随着肩关节内旋，而前臂旋后伴随着肩关节外旋。肩关节和前臂的旋转动作相结合可以让手在空间中旋转近 360°，而不是仅仅通过前臂旋前和旋后获得的 170°~180°。当临床测量前臂旋转的关节活动范围时，须注意肩关节是否产生额外运动。为了防止代偿，测量时需保持肘关节屈曲至 90°，肱骨内侧贴于躯干。在这个位置，任何额外的肩部运动都很容易被发现。图 5.15 展示了一种测量前臂旋前活动范围的技术。注意手臂是如何紧靠躯干，以防止肩关节内旋（以及肩外展）这种通常伴随前臂旋前发生而我们又要避免产生的运动。

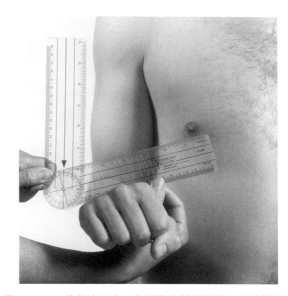

图 5.15　一位临床医生正在测量前臂旋前的主动关节活动范围。注意观察肘关节是如何保持靠近躯干，以防止不必要的肩外展（引自 Reese NB, Bandy WD: *Joint range of motion and muscle length testing*, ed 2, St Louis, 2010, Saunders, Fig. 4.25.）

运动学

前臂旋后会发生在许多需要将手掌翻转向上的功能性活动中，如进食、洗脸或捧住一碗汤。相比之下，前臂旋前则发生在一些需要手掌翻转向下的活动中，如从桌子上抓起物体或推开椅子等。

旋后和旋前时，桡骨围绕从桡骨头到尺骨头的内外轴旋转（见图 5.12）。拇指向上时前臂处于 0°（中立位）（图 5.14）。从中立位开始，旋后通常可达 85° 和旋前可达 75°。旋后、旋前全关节活动范围受限的人通常以肩关节内、外旋来代偿，因此临床医生在测量前臂的关节活动范围时须意识到这种现象。

前臂旋后和旋前是近端和远端桡尺关节同时运动的结果，因此，一个关节活动受限将导致另一个关节受限。当肱骨固定，前臂自由活动时，旋后和旋前的

临床见解
肘关节牵拉综合征

肘关节牵拉综合征是指桡骨头因外伤而被拉离其原本包裹在的环状韧带中的位置。这通常是由对人的手腕或桡骨的剧烈拉扯造成的。这种情况最常发生在儿童身上，因为他们的韧带松弛，肌肉组织未充分发育，且儿童被他人牵拉手臂的可能性高（图 5.16）。

与肘关节牵拉综合征相关的常见情况包括：

- 穿衣时手臂被猛拉向远处
- 孩子一只手臂被拉着上台阶
- 牵狗绳时狗突然追赶某一物体

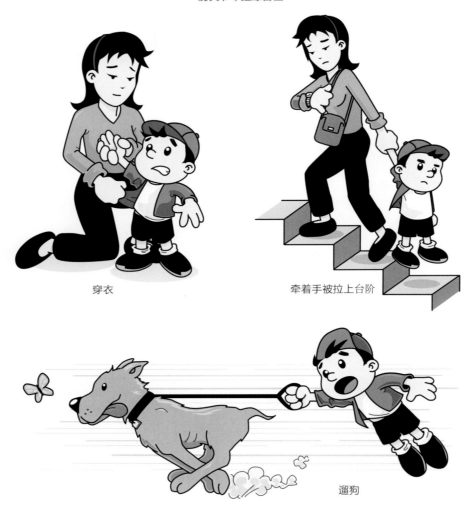

图 5.16 肘关节牵拉综合征 3 例病因分析（引自 Letts RM: *Dislocations of the child's elbow*. In Morrey BF, editor: The elbow and its disorders, ed 4, Philadelphia, 2009, Saunders. With permission from the Mayo Foundation for Medical Education and Research.）

关节运动学基于以下 3 个前提（图 5.17）。

1. 只有桡骨移动，尺骨几乎保持静止；

2. 桡骨头与拇指移动的方向一致，自转；

3. 桡骨远端相对于尺骨头向相同的方向滚动及滑动。

在旋前过程中，桡骨头在近端桡尺关节内的、由环状韧带和尺骨桡切迹围成的"室内"自转，与拇指移动方向一致（图 5.17，右下）。必要时，旋转的桡骨头也与肱骨小头接触。在远端桡尺关节，桡骨远端的凹面在静止的尺骨上沿同一方向滚动和滑动（图 5.17，右上）。在充分旋前时，桡骨干围绕尺骨干旋转交叉。这是前臂区域相对稳定的位置，因为桡骨（和连接的腕部）是由尺骨支撑的，而尺骨通过肱尺关节牢牢地连结在肱骨上。

旋后的关节运动学与旋前本质上相同，只是它们发生的方向相反。完全旋后时，桡骨干与尺骨干平行。

表 5.1 总结了肘关节与前臂的各关节。

经骨间膜的力传递

前臂骨间膜帮助桡骨与尺骨相连。值得注意的是，骨间膜的大部分纤维从桡骨内（尺）侧斜向下走行（图 5.18）。如前所述，这种独特的纤维方向有助于将压力从手部传递到上臂。

例如，俯卧撑或撑助行器等动作产生的压力首先通过手传递到腕，其中 80% 的力直接通过桡腕关节和桡骨传递（图 5.18，1）。向近端传递的力通过桡骨向上传递，由于骨间膜特定的角度，部分力转移到尺骨（图 5.18，2 和 3）。因此，在腕关节和桡骨处进入前臂远端的压力可同时通过肱尺关节和肱桡关节（图 5.18，4）从前臂近端向上传递到肩（图 5.18，5）。

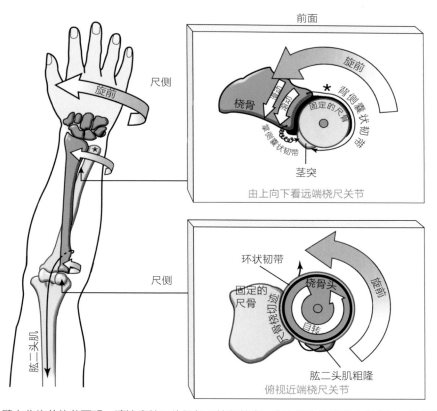

图 5.17　左侧，右前臂充分旋前的前面观。请注意肱二头肌处于拉紧状态。右上图为前臂充分旋前时，远端桡尺关节的关节运动学表现；注意滚动和滑动发生在同一方向。右下图为当前臂充分旋前时，桡骨头绕其自身轴旋转；此图是一个横截面图，看起来像是俯视前臂。波浪线表示松弛结构；细线表示拉伸（拉紧）结构（引自 Neumann DA: *Kinesiology of the musculoskeletal system: foundations for physical rehabilitation*, ed 2, St Louis, 2010, Mosby, Fig. 6.29.）

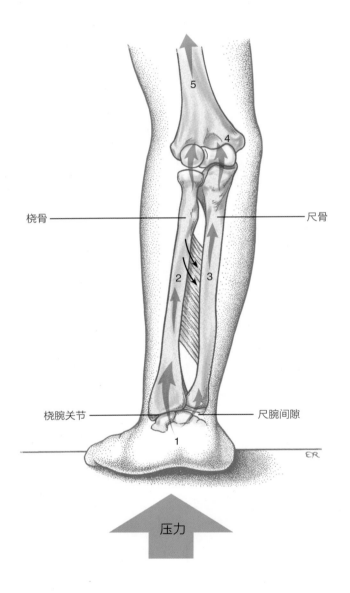

图 5.18　手部承重产生的压力（1）通过腕关节处的桡腕关节和桡骨（2）（主要）传递。该力（3）牵张骨间膜，将一部分力转移到尺骨。这样可以让力更平均地分配到（4）肱尺关节及肱桡关节。穿过肘关节的压力（5）最终传向肩部（引自 Neumann DA: *Kinesiology of the musculoskeletal system: foundations for physical rehabilitation*, ed 2, St Louis, 2010, Mosby, Fig. 6.21.）

桡骨

尺骨

桡腕关节

尺腕间隙

压力

表 5.1　肘与前臂各关节的总结

关节	允许的运动	正常活动范围	旋转轴	注解
肱尺关节	屈曲和伸展	过伸 5° 至屈曲 145°	穿过滑车的内外轴	肘关节主要铰链结构
肱桡关节	屈曲和伸展		穿过肱骨小头的内外轴	共享关节：肘关节和前臂之间的功能性连接
近端桡尺关节	旋前和旋后	旋前 80° 至旋后 80° ~ 90°	桡骨头到尺骨头	在旋前和旋后中可触及桡骨头
远端桡尺关节	旋前和旋后		桡骨头到尺骨头	完全旋前时，尺骨头暴露在前臂远端背侧

骨间膜的方向和排列有助于将压力更均匀地分布在肘的两个关节上。如果骨间膜的方向与实际方向成 90° 角，通过桡骨向上的压力会使骨间膜松弛（而非拉紧）。松弛的膜如同一根松弛的绳子，无法传递拉力。这种基于骨间膜实际纤维方向的压力分配机制，在推开沉重的门或在某位患者使用助行器通过上肢承受身体重量时，一定会起作用。

肘关节和前臂复合体的肌肉

肌肉的神经支配

以下是关于肘关节和前臂肌肉神经支配的主题。下述神经的图像，包括其支配的肌肉和感觉分布，可以在第 7 章附录中找到。肌皮神经（第 7 章附录图 1）支配两个肘屈肌：肱二头肌和肱肌。桡神经（第 7 章附录图 2）支配所有伸肘和伸腕的肌肉，以及旋后肌和肱桡肌。正中神经（第 7 章附录图 3）支配前臂的所有旋前肌，以及一些腕屈肌。尺神经（第 7 章附录图 4）之间尺侧腕屈肌和大部分手内在肌。这些图片将在后面的腕关节和手部关节的章节中被引用。

肘屈肌由 3 种不同的神经支配。这也许反映了手对口运动的重要性，特别是进食。所有的肘屈肌全部瘫痪必须是 3 条神经都受到损伤——幸运的是，这种情况相对罕见。相反，仅桡神经损伤就可造成肘伸肌（三头肌）的完全瘫痪。

肘屈肌

肘关节的主要屈肌是肱二头肌、肱肌和肱桡肌。这些肌肉的力线在肘关节旋转轴前方通过（图 5.19）。旋前圆肌被认为是次要肘屈肌。4 个屈肌中的 3 个也有使前臂旋前或旋后的作用。注意，任何与桡骨远端相连的肘屈肌（相对于尺骨）也可以使前臂旋前或旋后。这些前臂运动使每一块肌肉都具有一个独特的功能，这在评估某一特定肘屈肌肌力或试图最大限度地拉伸该肌肉时是一个重要的考虑因素。

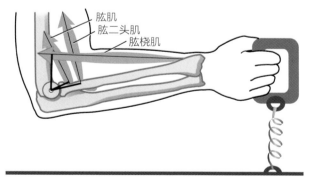

图 5.19　右肘关节侧面观，显示 3 条主要屈肌的力线。黑线表示每一条肌肉的内部力臂（引自 Neumann DA: *Kinesiology of the musculoskeletal system: foundations for physical rehabilitation*, ed 2, St Louis, 2010, Mosby, Fig. 6.36. ）

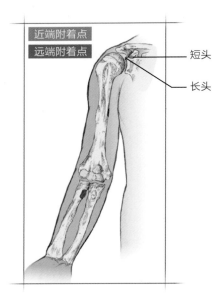

近端附着点
远端附着点

短头
长头

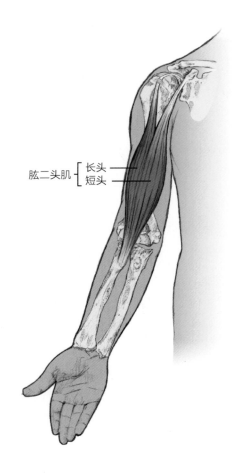

肱二头肌 [长头
短头]

主要肘屈肌
- 肱二头肌
- 肱肌
- 肱桡肌

次要肘屈肌
- 旋前圆肌

肱二头肌

近端附着点：
- 长头：肩胛骨盂上结节
- 短头：肩胛骨喙突

远端附着点： 桡骨粗隆。

神经支配： 肌皮神经。

动作：
- 肘关节屈曲
- 前臂旋后
- 肩关节屈曲

注释： 肱二头肌屈肘同时联合前臂旋后，对于将手掌朝向面部这一动作（如进食）非常重要。

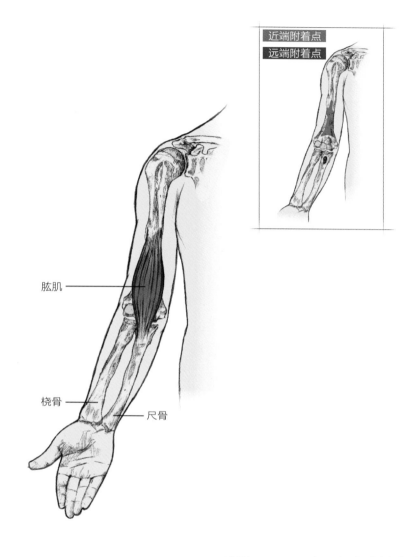

近端附着点

远端附着点

肱肌

桡骨

尺骨

肱肌

近端附着点： 肱骨远端前面。

远端附着点： 尺骨冠突。

神经支配： 肌皮神经。

动作： 肘关节屈曲。

注释： 这一肌肉常被称为屈肘的"主力"，部分原因是它的横截面积比肱二头肌大，也因为它的远端附着点。通过远端与尺骨（而不像肱二头肌远端附着于桡骨）相连，前臂是旋前还是旋后对肱肌肌肉长度及其产生力量的能力没有影响。此外，因为它唯一的作用是屈肘，所以不需要像其他肘屈肌如肱二头肌激活时一样，需要其他稳定肌来抑制前臂不必要的运动。因此，对几乎所有肘关节屈曲运动来说，无论伴随运动是前臂旋前或旋后，激活肱肌都是神经系统首要的选择。

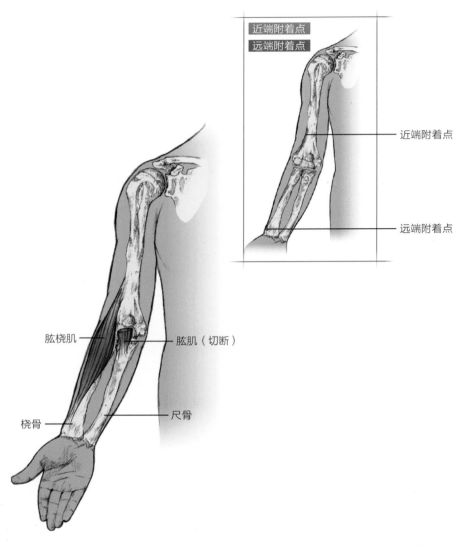

近端附着点
远端附着点

近端附着点

远端附着点

肱桡肌　　　　　　　　肱肌（切断）

桡骨　　　　　　　　　尺骨

肱桡肌

近端附着点： 肱骨外侧髁上嵴。

远端附着点： 桡骨茎突附近。

神经支配： 桡神经。

动作：
- 肘关节屈曲
- 前臂旋后或旋前至中立位（拇指向上）

注释： 肱桡肌收缩屈曲肘关节，同时将前臂旋转至中立位（即在完全旋前和旋后之间的中间位置）。前臂中立位极大地增强了肱桡肌的屈曲杠杆，从而增强屈曲力矩。工程师们利用这一力量优势设计把手位置，让提举运动发生在前臂中立位。

临床见解

当肱二头肌不受制衡时

例如，C5 或 C6 四肢瘫患者通常具备功能正常的肱二头肌（肘屈肌），但肱三头肌（肘伸肌）功能缺失。由于肱二头肌不受制衡（缺乏有效的拮抗肌），它们会过度短缩或紧张，从而产生肘关节屈曲及前臂旋后的固定或收缩姿势。治疗师必须意识到这类人群出现挛缩的概率增加，需将肱二头肌牵伸纳入常规治疗。为了最大限度地牵伸肱二头肌，上肢应置于与其所有功能动作相反的位置：肘关节伸展、前臂旋前和肩关节伸展。

重要的临床原则包括如下内容：

- 丧失功能性拮抗肌的肌肉发生挛缩的风险很高
- 当肌肉紧张、短缩或收缩时，产生的姿势会反映出此肌肉执行的所有运动
- 为了最大限度地牵伸肌肉，它必须被置于与其所有功能动作相反的位置

肱二头肌是因为它的复合功能动作和任务完全匹配。这两种情况肱肌似乎都参与了。要意识到，当神经系统募集多关节肌（如肱二头肌）时，必须要付出"代价"，尤其是肌肉强力活动时。因为肱二头肌也是肩屈肌，所以像三角肌后束这样的肩伸肌必须活跃起来，以抵消不必要的屈肩动作。

思考

为什么多关节肌需要稳定肌的帮助？

简单地说，收缩的肌肉试图把它的近端和远端附着点拉近，从而表现它能引发的所有动作。那么，多关节肌如何只让单一动作出现，而不让其他动作出现呢？不需要的或未引发出来的动作必须被起相反作用的肌肉或外力抵消。这些提供抵消作用的肌肉常被称为稳定肌。因此，稳定肌的肌力不足会显著影响多关节肌的运动表现。

功能考量

肱二头肌与肱肌的对比

所有肘屈肌的协同作用可以产生极大的屈肘力矩，如当一个人做引体向上时就可以明显感觉到。然而，大多数日常活动并不需要最高水平的力矩。在日常生活中，神经系统会为特定任务选择合适的肌肉和最佳力量。

不管施加多大阻力或者前臂处于旋前、中立或完全旋后位，肱肌是所有屈肘活动的必需肌肉。如果肘关节屈曲动作需伴随强有力的旋后，神经系统会募集肱二头肌，因为它的远端附着点在桡骨上。一个简单的练习可以说明这一点。利用重力使前臂保持完全旋前，慢慢地反复做屈肘动作。在这个动作中，触摸上臂可以很快确认肱二头肌没有收缩。如果肱二头肌收缩了，前臂会旋后。最活跃的肌肉是深层的肱肌——一个不能使前臂旋前或旋后的肌肉。接下来，继续触摸上臂，同时做肘关节屈伸和快速有力的前臂旋后的动作。前臂旋后时，肱二头肌的张力会即刻增加，这表明该肌肉被强烈地激活。神经系统调动

作为多关节肌的肱二头肌：详细讨论

如前所述，肱二头肌跨越肩、肘关节和前臂，因此常被称为多关节肌。上肢的许多动作都会影响肱二头肌激活后的长度。拖拉这个基本动作包括屈肘和伸肩，当人试图用拉绳启动割草机时就会做出这一动作。由于同时跨过肩、肘关节，实际上肱二头肌在肘关节收缩（或缩短）的同时在肩关节被拉长。通过一端收缩，另一端延伸，肌肉实际上只缩短了一小段净距离。这提供了一种基于肌肉长度－张力关系的生理优势。

当某一肌肉在给定的努力水平内产生更大的力量时，则认为其**主动充足**。这一情况会出现在：①肌肉收缩时肌纤维在每一时刻缩短相对较少的量；②在整个动作中，肌肉保持在最佳长度（以产生收缩力）。

在前文描述的拖拉这一动作中，以上这两个原则适用于肱二头肌。此外，考虑到肩伸肌的作用远大于肱二头肌的屈肩作用，肱二头肌产生的力矩主要集中在肘关节屈曲和前臂旋后上——这两个主要的动作可以有效地拉动割草机的拉绳。

临床见解
肘屈肌的反向动作

肘屈肌的收缩通常是为了使前臂更接近肱骨,如在肱二头肌收缩产生屈肘动作时或将一瓶水递到嘴边时。但是,通过闭链运动肘屈肌收缩也可以使上臂贴近前臂。图 5.20 展示了这一点的临床示例,该图描绘了 C6 四肢瘫患者利用肘屈肌的反向动作坐起。需要注意的是,C6 四肢瘫患者的肘屈肌功能正常,但肱三头肌和躯干肌肉瘫痪。如果没有功能正常的肘伸肌,患者很难独立地完成从仰卧位到坐位的转移。许多这类患者会在他们的床上安装钩或环,类似于图 5.20 所示。钩或环可以固定前臂,使肘屈肌收缩将上臂(还有躯干)拉向前臂,帮助患者坐起。

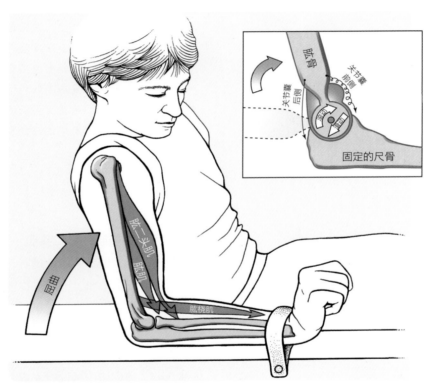

图 5.20 C6 四肢瘫患者(肱三头肌失去功能)利用其肘屈肌的反向动作坐起。当腕关节借由床上的环固定住时,肘屈肌的收缩会使肱骨移向前臂,将躯干上抬完成坐起。方框内展示了这一动作的运动学(引自 Neumann DA: *Kinesiology of the musculoskeletal system: foundations for physical rehabilitation*, ed 2, St Louis, 2010, Mosby, Fig. 6.50.)

肘伸肌

肘伸肌包括肱三头肌和肘肌。因为肘部的伸展通常与推压运动有关,所以肘伸肌经常与肩屈肌协同工作以达成预期动作。

主要肘伸肌

· 肱三头肌(全部 3 个头)
· 肘肌

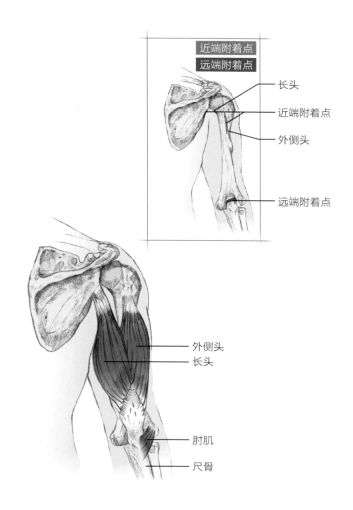

右臂后面观，展示了肱三头肌的外侧头和长头及肘肌

肱三头肌

近端附着点： • 长头：肩胛骨盂下结节

　　　　　　　• 外侧头：肱骨上段后面，桡神经沟
外侧

　　　　　　　• 内侧头（见下页）：肱骨上段后面，
桡神经沟内侧

远端附着点： 尺骨鹰嘴。

神经支配： 桡神经。

动作： • 肘关节伸展

　　　　　• 肩关节伸展（只有长头）

注释： 肱三头肌的 3 个头都可以伸展肘关节。跨过肩关节的长头还可以伸展肩关节。在"推"这一动作中，如推开一个较重的门，肱三头肌的双关节特性经常被用来帮助维持最佳的长度－张力关系。

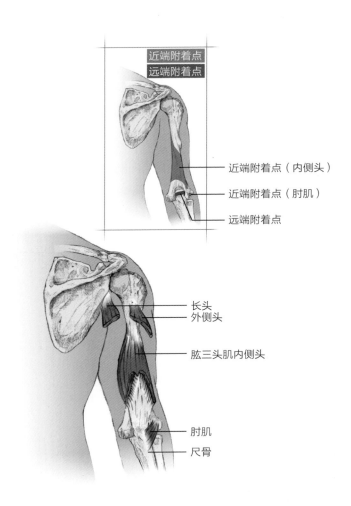

近端附着点
远端附着点

近端附着点（内侧头）

近端附着点（肘肌）

远端附着点

长头
外侧头

肱三头肌内侧头

肘肌

尺骨

右臂后面观，展示了肱三头肌的内侧头。移除了部分长头和外侧头以显示深层的内侧头

肘肌

近端附着点： 肱骨外上髁后面。

远端附着点： 尺骨鹰嘴。

神经支配： 桡神经。

动作： 肘关节伸展。

注释： 肘肌是一小块三角形肌肉。产生的力矩受到其体积与力臂的限制，但是此肌肉有助于在内－外侧方向上保持肘关节稳定。

功能考量

单关节肌与双关节肌的对比：再次讨论

肘关节伸展的功能通常需要肱三头肌的 3 个头和肘肌的强力激活才能达成。这些功能几乎包括了任何形式的、沉重的推举活动，如俯卧撑或从坐位撑起。然而，许多日常功能只需要相对较小的伸肘力量，这种情况下神经系统只需激活单关节伸肌。例如，手臂向上伸从碗柜里拿起一个玻璃杯，这个动作可能只激活了肱三头肌的外侧头或内侧头，也可能会激活肘肌。选择这些肌肉是合理的，因为它们只有伸肘作用。肱三头肌的长头有伸展肩关节的作用，因此激活这一肌肉既无必要，从代谢角度看效率又低。为了抵消由长头产生的不必要的伸肩力矩，需调动其他中和肌，因此在这个例子中激活肱三头肌的双关节长头所需的肌肉能量高于绝对需求量。

正常情况下，神经系统会为特定的任务选择合适的肌肉；然而，患脑损伤或其他影响运动控制疾病的患者可能会激活不必要的肌肉。这一肌肉激活的低效选择，在一定程度上可以解释为何患者在活动中显得吃力或动作不协调。

推的动作：肱三头肌与生俱来的能力

"推"需要肱三头肌的 3 个头共同激活来完成——包括肘伸展和肩屈曲的动作。以推开一扇沉重的铁门为例，见图 5.22 所示。肱三头肌强烈收缩伸展肘关节的同时，三角肌前束收缩使肩关节屈曲。由此产生了一个逻辑性问题：肱三头肌长头（肩伸肌）处于激活状态时，肩关节如何屈曲？答案是，像三角肌前束这样的肩屈肌克服了肱三头肌长头所产生的肩伸展力矩。随着肱三头肌长头的肩部伸展能力被中和掉，其所有的收缩能量转化为肘部的伸展力矩。最终结果是产生一种协同动作，也就是肱三头肌和三角肌前束协同作用产生有力的肩屈曲和有力的肘伸展——这两个动作正是推动重物所必需的。

临床见解
用肩部肌肉代替瘫痪的肱三头肌

C6（及以上脊髓水平）四肢瘫患者通常肘伸肌完全瘫痪，因为支配这些肌肉的神经根大部分都来自 C6 以下。失去伸肘能力会降低够物及将身体推开的能力，像坐起或者从轮椅上转移这一类活动会变得困难且费力。

一种有效的替代方法是，利用仍有神经支配的胸大肌锁骨部和三角肌前束等近端肩周肌肉来伸展并锁定肘关节（见图 5.21）。这种近端肌肉伸肘的能力要求手被牢牢固定或保持稳定。在这种情况下，肩部肌肉组织的收缩带动盂肱关节内收或水平内收，或者两种都有，这样可向中线牵拉肱骨。因为手是"固定的"，前臂必须跟随肱骨运动，肘关节便被拉成伸展状态。

一旦手臂锁定在伸展状态，它就可以为许多功能性活动提供稳定的基础，如转移入或转移出轮椅。

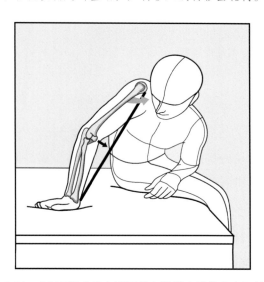

图 5.21 C6 四肢瘫患者利用仍有神经支配的胸大肌锁骨部和三角肌前束（红色箭头）将肱骨拉向中线，从而伸展并锁定肘关节（引自 *Kinesiology of the musculoskeletal system: foundations for physical rehabilitation*, ed 2, St Louis, 2010, Mosby, Fig. 6.43.）

临床见解
徒手肌肉测试时，利用肩关节的位置来分离肘关节肌肉

肱三头肌的长头和肱二头肌跨过肘关节和肩关节。与任何跨多关节的肌肉一样，如果肌肉收缩并引起所有动作，它将迅速变得过短或**主动不足**，产生收缩力的能力会极大地降低。在徒手肌肉测试中，临床医生经常利用这一原理尝试部分分离肌肉。

例如，对肘伸肌进行肌肉测试时，将肩关节屈曲90°，使肱三头肌的长头处于合适的长度以产生伸肘力矩。因此，这一测试可以相对较好地显示全部伸肘力量。然而，如果肘伸肌的肌肉测试是在肩关节完全伸展的情况下进行的，肱三头肌的长头在肘和肩部会变得相对较短——实际上会降低其有效产生肌力的能力。肱三头肌的长头处于较短的位置时，徒手肌肉测试（在肩关节伸展位时）反映的是肱三头肌内侧头和外侧头的肌力。

同样的原理可运用于分离出跨单关节的肘屈肌（如肱肌）与跨多关节的肱二头肌，方法是使肩关节在屈曲位屈肘即可。

次要旋后肌
- 拇长伸肌
- 示指伸肌

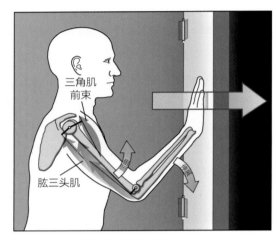

图 5.22 显示迅速推开门时，肱三头肌跨过肘关节产生的伸展力矩。注意在三角肌前束让肩关节屈曲时，肘关节也在伸展，三角肌前束必须抵消及大于肱三头肌长头收缩产生的肩关节伸展力矩。黑线代表起于关节旋转轴的内部力臂（引自 Neumann DA: *Kinesiology of the musculoskeletal system: foundations for physical rehabilitation*, ed 2, St Louis, 2010, Mosby, Fig. 6.41. ）

前臂旋后肌和旋前肌

使前臂旋后或旋前的肌肉必须至少满足两个要求：①肌肉必须起始于肱骨或尺骨，或是两者，且止于桡骨或手；②肌肉力线必须与前臂关节旋转轴相交（图 5.23）。

旋后肌

主要的旋后肌是肱二头肌和旋后肌。次要的旋后肌包括拇长伸肌和示指伸肌。虽然在图 5.23A 中没有显示，但应该重申的是，肱桡肌可以使前臂旋后或旋前到中立位（拇指向上）。肱桡肌是旋前肌还是旋后肌完全取决于肌肉开始收缩时前臂的位置。

主要旋后肌
- 肱二头肌
- 旋后肌

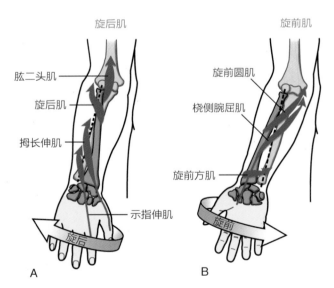

图 5.23 旋后肌（A）及旋前肌（B）的拉力线。虚线代表的是前臂的旋转轴（引自 Neumann DA: *Kinesiology of the musculoskeletal system: foundations for physical rehabilitation*, ed 2, St Louis, 2010, Mosby, Fig. 6.44. ）

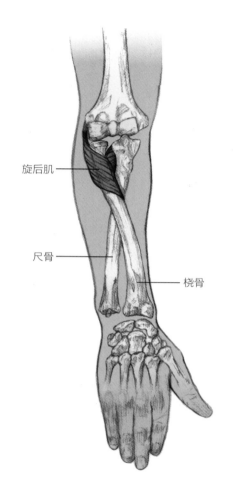

旋后肌

尺骨

桡骨

肱二头肌

　　肌肉的图示及起止点参考第 78 页。

旋后肌

近端附着点： 肱骨外上髁和尺骨旋后肌嵴。
远端附着点： 桡骨近端外侧面。
神经支配： 桡神经。

动作： 前臂旋后。

注释： 旋前位时，旋后肌包裹桡骨顶部，使其能够旋转桡骨回到旋后位。在执行需要低水平旋后力的任务中，假设不需要屈曲肘关节，旋后肌则是第一个做出反应的肌肉。只有当需要更大的旋后力时，肱二头肌才会协助旋后肌。

　　功能考量：旋后肌的相互作用

　　肱二头肌在旋前位收缩可有效地旋转桡骨至旋后位。当肘关节屈曲接近 90° 时，肱二头肌作为旋后肌的效益最大。在这一位置下，肱二头肌腱与桡骨的夹角为 90°。类似于拉一根系在玩具上或悠悠球上的绳子，所有线性力产生的都是旋转效应，因此可以有效地旋转桡骨。

　　相比之下，肘关节屈曲 30° 时，肱二头肌的大部分旋转效应会失去。例如，屈肘 30° 时肱二头肌产生的旋后力矩只有肘关节屈曲 90° 的 50%。这一运动学原理在工具和工作环境的人体工程学设计中很有帮助。

图 5.24 展示了一个人用螺丝刀使劲拧紧螺丝钉时肱二头肌和其他旋后肌的活动。注意拧紧螺丝钉（右手）的旋转方向是顺时针，由所有的旋后肌产生。拧紧一个螺丝钉通常需要比拧松它用更大的力。此外，作为一个整体，旋后肌比旋前肌更有力。因此，拧紧螺丝钉的动作充分利用了旋后肌的力量优势——至少右手握着螺丝刀时是这样。

如图 5.24 所示，拧螺丝钉的动作包括肱二头肌和肱三头肌的强烈激活。肱三头肌在这一活动中是必不可少的，因为它必须抵消强力收缩的肱二头肌所产生的屈肘倾向。肱三头肌附着于尺骨，可稳定肱尺关节，但不会干扰前臂旋后的机制。

旋前肌

主要旋前肌是旋前圆肌和旋前方肌。次要旋前肌是桡侧腕屈肌（见图 5.23B）和掌长肌。下一章将详细介绍这些肌肉。

主要旋前肌
• 旋前圆肌
• 旋前方肌
次要旋前肌
• 桡侧腕屈肌
• 掌长肌

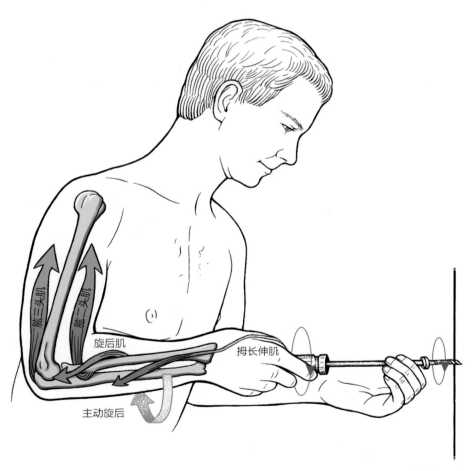

图 5.24　利用右侧肱二头肌、旋后肌及拇长伸肌共同收缩所产生的旋后力量，使螺丝刀顺时针拧紧螺丝钉。肱三头肌等长收缩抵消肱二头肌所产生的屈肘力矩（引自 Neumann DA: *Kinesiology of the musculoskeletal system: foundations for physical rehabilitation*, ed 2, St Louis, 2010, Mosby, Fig. 6.47.）

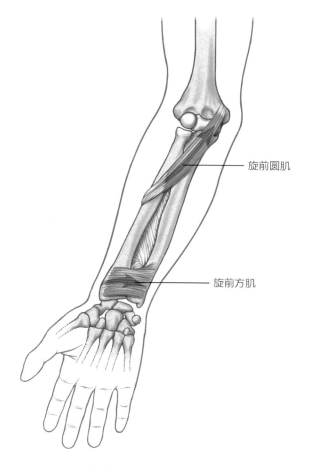

旋前圆肌

旋前方肌

右侧旋前圆肌和旋前方肌的前面观

旋前圆肌

近端附着点：	• 肱骨头：肱骨内上髁
	• 尺骨头：尺骨粗隆内侧
远端附着点：	桡骨中段外侧面。
神经支配：	正中神经。
动作：	• 前臂旋前
	• 肘关节屈曲
注释：	旋前圆肌的两个头汇聚并止于桡骨中段的外侧面。顾名思义，它是一个强大的旋前肌，因为其穿过肘关节的前面，所以也有屈肘作用。

旋前方肌

近端附着点：	尺骨远端前面。
远端附着点：	桡骨远端前面。
神经支配：	正中神经。
动作：	前臂旋前。
注释：	旋前方肌是一短而扁平的方形肌肉，可以很好地稳定远端桡尺关节。旋前方肌与前臂旋转轴相交成近乎完美的直角，因而是一个特别有效的旋前肌。

功能考量：旋前肌的相互作用

在需要强大的旋前力或同时需要屈肘时，旋前圆肌会协助旋前方肌。如果旋前圆肌被激活，肘关节也会屈曲，除非肱三头肌收缩以中和该运动。

现在你可能已经注意到旋前方肌和旋前圆肌之间的功能关系类似于旋后肌和肱二头肌之间的功能关系。跨单关节肌肉随时"待命"以产生前臂的独立动作而不会牵动肘关节。此外，在这两种情况下，较大的双关节肌在需要更多的力量（更大的力矩）时发挥作用。

总结

肘关节和前臂复合体对上肢的整体功能有很大的贡献，它位于肩和手之间，相关肌肉必须为该区域提供稳定性，从而允许外力在肩和手之间的传递。外力作用较大的情况会发生在如拄拐行走或爬行时。除稳定性外，肘关节和前臂复合体必须具有足够的灵活性，以调整手臂的功能长度（通过肘关节屈曲和伸展），并将手放在功能位置（通过前臂旋前和旋后）。肘关节和前臂复合体的 4 个关节的结构既具有灵活性，也具有稳定性。

许多跨过肘关节的肌肉也跨过其他部位，如肩关节或前臂。多关节肌反映了上肢各个部位功能上的相互依赖性。各肌肉协同工作以增强上肢的整体功能。

表 5.2 是肘关节和前臂复合体的常见关节活动范围测量情况。它包括用于校准和测量关节活动范围的解剖学参考，还列举了主动活动度的预期（正常）值。请注意，由于许多原因，预计这些标准范围会有较大的自然变化。

表 5.2 肘关节和前臂复合体活动范围测量表				
肘	**轴**	**近端臂**	**远端臂**	**正常 AROM**
屈曲	肱骨外上髁	肱骨中线，指向肩峰	到桡骨茎突	140° ~ 145°
伸展	肱骨外上髁	肱骨中线，指向肩峰	到桡骨茎突	过伸 0° ~ 5°
前臂				
旋后	尺骨头附近的浮动轴	与肱骨平行	尺、桡骨远端前表面	80° ~ 90°
旋前	尺骨头附近的浮动轴	与肱骨平行	尺、桡骨远端前表面	75° ~ 80°

注：AROM（active range of motion），主动关节活动范围。

关节受限的常见模式

关节：肘关节复合体

关节受限的常见模式
- 肘关节伸展减弱
- 肘关节屈曲挛缩

可能的原因
- 屈肘肌群紧张
  - 肱二头肌
  - 肱肌
  - 肱桡肌
- 关节囊前侧紧张
- 肘部前侧区域瘢痕增生
- 肘伸肌群肌力减弱
  - 肱三头肌

功能影响
- 功能性伸展减少
- 伸展冲力 / 推力减弱

常见的治疗方法
- 牵伸肘屈肌

腕关节的结构与功能

目标

- 识别与腕关节复合体相关的骨骼与主要骨性特征。
- 描述腕关节的支持结构。
- 列举腕关节屈曲、伸展、桡偏和尺偏的正常活动范围。
- 描述腕关节的运动平面和旋转轴。
- 列举腕关节主要肌肉的近端和远端附着点和神经支配。

- 阐述腕关节肌肉的主要动作。
- 描述挤压力是如何自手部经腕关节传递的。
- 解释抓握时腕伸肌的作用。
- 列举腕管内的结构。
- 解释进行腕关节屈伸及桡偏和尺偏时肌肉之间的协同作用。

关键术语

缺血性坏死（avascular necrosis）

腕管（carpal tunnel）

腕管综合征（carpal tunnel syndrome）

科利斯骨折（Colles' fracture）

背侧（dorsal）

外上髁炎（lateral epicondylitis）

掌侧（palmar）

腕关节由 8 块位于桡骨远端和手之间的小骨组成（图 6.1）。发生在腕骨间的被动活动虽然微小，但能协助吸收手部及前臂间产生的力，如四点跪位爬行或使用拐杖或助行器用手负重时。

腕部主要包括 2 个关节：①桡腕关节；②腕中关节。作为一对功能性关节，它们使腕部能在适当的位置发挥最佳功能。

腕关节可以屈曲、伸展、左右侧移动（又称为尺偏和桡偏）。除了这些重要的动作外，腕关节还充当手的稳定平台。疼痛或虚弱的腕关节通常不能为手部肌肉提供足够的稳定基础。例如，当腕伸肌肌力不足时，就无法执行有力的抓握动作。如本章所述，腕关节和手的肌动学密切相关。

本章中利用几个新术语描述腕关节和手的表面。**掌侧**是指腕和手的前面；**背侧**是指腕和手的后面。这些术语在本章和接下来的章节中会交替使用。

骨骼学

腕的肌动学共涉及 10 块骨：桡骨远端、尺骨远端和 8 块腕骨。

尺骨、桡骨远端

尺骨、桡骨远端（图 6.2）与腕骨近端相连。前臂远端的最外侧为桡骨茎突，最内侧为尺骨茎突。桡骨结节，也称为李斯特（Lister）结节，是位于桡骨远端背侧的一个小的、可触及的突起。这个骨嵴有助于引导数条腕和拇指伸肌腱的走向。

腕骨

从桡侧到尺侧，近端腕骨包括舟骨、月骨、三角骨和豌豆骨。远端腕骨包括大多角骨、小多角骨、头状骨和钩骨（图 6.2 及图 6.3）。近端的腕骨间连结较为松散。相反，远端的腕骨间有强壮的韧带紧密连结。远端腕骨的自然稳定性为腕掌关节的连结提供了重要的刚性基础。

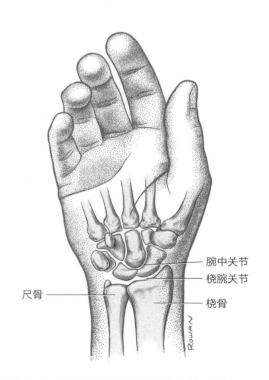

图 6.1　构成腕关节的骨和主要关节。注意尺骨远端的尺腕关节间隙（引自 Neumann DA: *Kinesiology of the musculoskeletal system: foundations for physical rehabilitation*, ed 2, St Louis, 2010, Mosby, Fig. 7.1.）

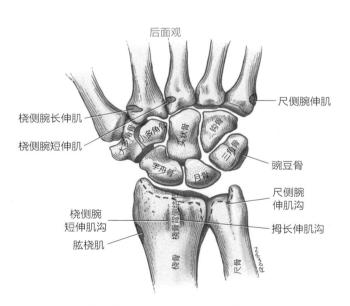

图 6.2　右手腕骨背侧面。肌肉的远端附着点以灰色表示，虚线表示背侧关节囊近端附着点（引自 Neumann DA: *Kinesiology of the musculoskeletal system: foundations for physical rehabilitation*, ed 2, St Louis, 2010, Mosby, Fig. 7.2.）

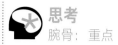

思考
腕骨：重点

舟骨

舟骨位于自然穿过腕关节的力的直接传导通道上，因此舟骨比其他腕骨更易骨折。由于骨折部位的血供不足，愈合常受阻。

月骨

有趣的是月骨上没有肌肉附着，仅有韧带附着，因此月骨形成的关节连结不稳，是最容易脱位的腕骨。与舟骨一样，月骨的血供经常由于创伤受阻，造成**缺血性坏死**。

三角骨

由于其外观而得名。

豌豆骨

严格来说，豌豆骨并不是真正的腕骨，而是在尺侧腕屈肌腱内的一块籽骨。因此，从学术上来说，腕关节有 7 块腕骨，与踝关节 7 块跗骨的排列相一致。

大多角骨

大多角骨的远端鞍状关节面与第 1 掌骨底相连。由此形成的腕掌关节是高度特化的关节，为拇指提供较大的活动范围。

小多角骨

小多角骨紧密地嵌在大多角骨和头状骨之间，是第 2 掌骨的稳定基础。

头状骨

头状骨是所有腕骨中最大的，位于腕骨的中心位置。所有手腕运动的旋转轴都穿过头状骨。

钩骨

钩骨（hamate，源自拉丁语，意为"钩"）得名于其掌侧突出的钩状突起。

腕管

屈肌支持带（又称腕横韧带）横跨腕骨的掌侧，形成腕管（图 6.4）。腕管提供通道，保护正中神经和手指的外在屈肌腱。

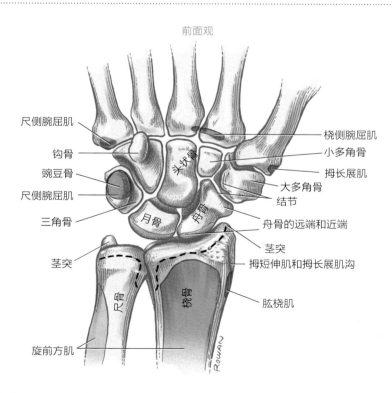

图 6.3　右手腕骨的前面观。肌肉的近端附着点以红色表示，远端附着点以灰色表示。虚线表示腕关节掌侧关节囊的近端附着点（引自 Neumann DA: *Kinesiology of the musculoskeletal system: foundations for physical rehabilitation*, ed 2, St Louis, 2010, Mosby, Fig. 7.3.）

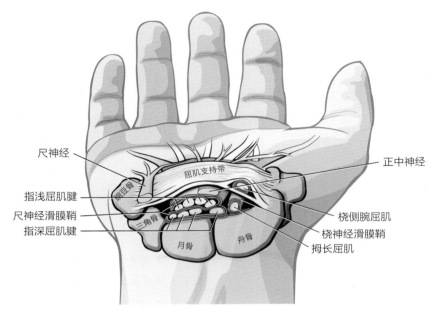

图 6.4   屈肌支持带是腕管的顶部。观察指浅屈肌腱、指深屈肌腱和拇长屈肌腱周围的滑膜鞘（蓝色）。注意正中神经位于腕管内，而尺神经位于腕管外（引自 Neumann DA: *Kinesiology of the musculoskeletal system: foundations for physical rehabilitation*, ed 2, St Louis, 2010, Mosby, Fig. 8.35.）

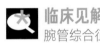**临床见解**
腕管综合征

　　所有指屈肌腱都与正中神经一起穿过狭小的腕管（见图 6.4）。在腕管内还有许多滑膜，有助于减少肌腱和周围组织之间的摩擦。长时间的手部活动和将腕关节维持在某些极端的姿势可能会刺激这些肌腱和滑膜鞘。由于腕管内空间狭小，滑膜的肿胀会压迫正中神经，导致腕管综合征。**腕管综合征**的特征是在正中神经的感觉分布区域出现疼痛或感觉异常（刺痛），或两者兼有。严重时，拇指周围的内在肌可能会出现无力和萎缩。

关节学

关节结构

　　如图 6.1 所示，腕关节是一个双关节系统，由桡腕关节和腕中关节组成。腕骨间也有许多较小的腕骨间关节。与桡腕关节和腕中关节的大的活动范围相比，腕骨间关节的活动范围相对较小。

腕的主要关节
- 桡腕关节
- 腕中关节

桡腕关节

　　桡腕关节的近端由桡骨的凹面和邻近的关节盘构成（图 6.5）。关节的远端主要由舟骨和月骨的凸关节面组成。大约 80% 经过腕关节的力会传递至舟骨和月骨之间，接着传递至桡骨。桡骨远端扩大的末端能较好地承受这个力。然而，不幸的是，对许多人来说，跌倒时手伸展位撑住地面会导致桡骨远端和舟骨骨折。这两种骨折常发生于由于骨质疏松而导致骨骼脆弱的人群中。

　　尺侧的腕骨和尺骨远端因这种跌倒而骨折的可能性较小，因为它们不在承重的直接通路上。此外，尺骨远端与尺侧腕骨之间存在相对较大的空间。这个空间的正式名称是尺腕间隙（ulnocarpal space）（见图 6.1），它有助于缓冲通过腕关节的力。

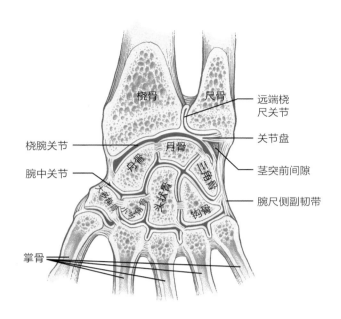

图 6.5　右腕部和前臂远端的冠状面截面，显示骨骼和结缔组织的形状。桡腕关节和腕中关节的边缘用红色标出（引自 Neumann DA: *Kinesiology of the musculoskeletal system: foundations for physical rehabilitation*, ed 2, St Louis, 2010, Mosby, Fig. 7.7.）

腕中关节

　　腕中关节将近排和远排腕骨分开（见图 6.5）。虽然这一关节由数个关节构成，但最明显的关节是由头状骨的头部、舟骨和月骨的远端关节面组成。注意舟骨和月骨是腕关节两个主要关节的重要组成部分。

腕关节韧带

　　腕关节被纤维囊包裹着。桡侧、尺侧韧带使纤维囊增厚。桡侧韧带的近端附着在腕骨外，而远端附着在腕骨内。相反，尺侧韧带的近端和远端都附着在腕骨内。表 6.1 列举了 4 种主要的桡侧韧带的主要附着点和主要功能：桡侧副韧带、尺侧副韧带、桡腕背侧韧带和桡腕掌侧韧带。4 条主要的桡侧韧带中的 3 条在图 6.6 中由红点标注，表 6.1 总结了它们各自的功能。韧带的详细解剖超出了本文的范围。但是，作为

表 6.1	腕关节的韧带	
韧带	**功能**	**注释**
桡腕背侧韧带	防止过度屈曲	连接桡骨和腕骨背侧
桡侧副韧带	防止过度尺偏	由拇长展肌和拇短伸肌等肌肉加强
桡腕掌侧韧带	防止过度伸展	腕关节最粗的韧带，由 3 部分组成
尺侧副韧带	防止过度桡偏	尺腕复合体的一部分；帮助稳定远端桡尺关节

　　一个整体，尺侧韧带具有以下作用：①连接不同的腕骨；②帮助传递手和前臂之间的力量；③保持桡腕关节和腕中关节的自然形状，从而最大限度地减少运动时关节的压力。

 思考
尺腕复合体

　　腕关节尺侧缘附近存在一组复合结缔组织，称为尺腕复合体［见图 6.6B，这个组织通常被称为三角纤维软骨复合体或 TFCC（triangular fibrocartilage complex）］。尺腕复合体包括关节盘（第 5 章中提到此为远端桡尺关节的重要组成部分）、尺侧副韧带和桡尺掌侧韧带。这些组织占据了远端尺骨和腕骨之间的大部分间隙（见图 6.1）。尺腕间隙允许腕骨在前臂旋前和旋后时跟随桡骨轴旋转，而不受尺骨远端干扰。关节盘是尺腕复合体的中央部分，关节盘撕裂可能导致腕关节和远端桡尺关节的不稳定和疼痛。

腕关节不稳定

　　当腕关节肌肉收缩或手负重时，挤压力自然通过腕关节。通常情况下，即使受到很大的压力，腕关节也能保持稳定。健康的韧带、肌腹和肌腱的抵抗力，以及关节的配合，是腕关节稳定的重要因素。然而，较大的外力引起的损伤，如跌倒或在极端情况下，如与类风湿关节炎相关的退行性病变可以明显破坏腕关节稳定性。

　　考虑到近排腕骨间连结松散，它们位于两个稳固

背面观

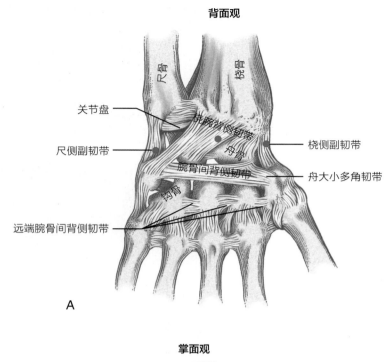

掌面观

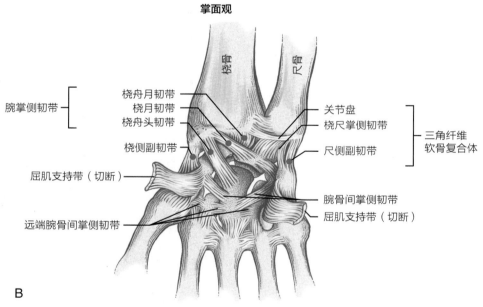

图 6.6　右腕部主要的外侧韧带用红点标注。其他列举的韧带没有重点标注。（A）背面观。（B）掌面观。屈肌支持带被切开以显示深层的韧带（引自 Neumann DA: *Kinesiology of the musculoskeletal system: foundations for physical rehabilitation*, ed 2, St Louis, 2002, Mosby, Figs. 7.9 and 7.10.）

结构之间：桡骨和远排腕骨。韧带因损伤或疾病而变脆弱，常导致腕关节不稳定甚至塌陷。当两端被强烈挤压（如从高处坠落）时，近排腕骨有以 Z 字形坍塌的危险，如同货运列车脱轨的车厢（图 6.7）。不稳定的腕关节会出现疼痛，并失去功能。

即使是中度不稳定的腕关节，都可能打破自然的关节运动学规律，最终导致严重的疼痛和腕周肌肉萎缩引起的整体无力。疼痛和虚弱的腕关节通常不能为手提供一个稳定的平台。在严重的情况下，需要手术并配合物理治疗。物理治疗通常包括肌力训练、减轻疼痛、如何保护腕关节的宣教及支具的使用。

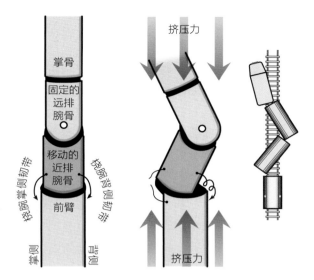

图 6.7　跌倒时腕关节遭受巨大的挤压力后，出现 Z 字形坍塌。注意此图只显示了腕关节的主要骨骼（引自 Neumann DA: *Kinesiology of the musculoskeletal system: foundations for physical rehabilitation*, ed 2, St Louis, 2010, Mosby, Fig. 7.18. ）

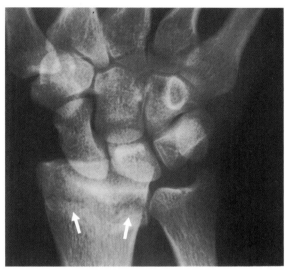

图 6.8　腕关节前－后面观显示了桡骨远端的科利斯骨折（引自 Grainger R, Allison D, Dixon A: *Grainger & Allison's diagnostic radiology: a textbook of medical imaging*, ed 4, Edinburgh, 2002, Churchill Livingstone. ）

 临床见解
科利斯骨折

　　人体最常见的骨折之一是桡骨远端骨折。这种损伤被称为科利斯骨折（1814 年以骨科医生 Abraham Colles 的名字命名；图 6.8），通常发生在人跌倒并伸出手试图撑住自己时。在这一情况下，身体的重量通过手和腕关节传递。如前所述，大部分力主要通过桡骨传递。当冲击力超过桡骨远端能承受的强度时，就会导致骨折。事实上由于桡骨是主要受力者，这就可以解释为什么在这类事故中通常发生的是桡骨骨折，而非尺骨骨折。

运动学

骨骼运动学

　　腕关节的骨骼运动学涉及屈曲和伸展、尺偏和桡偏。除了最小的附属运动外，腕关节不会在相对固定的桡骨上做环转运动，桡腕关节密合的骨和韧带自然地阻止了这种环转运动。如第 5 章所述，旋前和旋后涉及前臂的转动，手和腕关节的位置会跟随桡骨的运动轨迹而变化。

　　腕关节的旋转轴穿过头状骨（图 6.9）。屈曲和伸展时，此轴的走向为由内向外。在桡偏和尺偏时，此轴的走向为由前向后。位于头状骨和第 3 掌骨底部的牢固关节使得头状骨的旋转可引导整个手的全部运动轨迹。

矢状面：屈曲和伸展

　　通常，在中立位（0°）时，腕关节可屈曲 70°～80° 及伸展 60°～75°，共 130°～155°（图 6.10A）。完整的屈曲活动范围通常会比伸展活动范围多 15°。伸展运动通常会受厚实的桡腕掌侧韧带张力的限制，此外腕骨会触碰到略微伸长的桡骨远端背侧。

冠状面：桡偏和尺偏

　　通常，在中立位（0°）时，腕关节可以达到 30°～35° 尺偏及 15°～20° 的桡偏，共 45°～55° 的活动范围（图 6.10B）。最大的尺偏角度约为桡偏角度的 2 倍，主要是因为存在尺腕间隙。桡偏的范围会因为桡骨茎突接触到腕骨桡侧而受到限制。

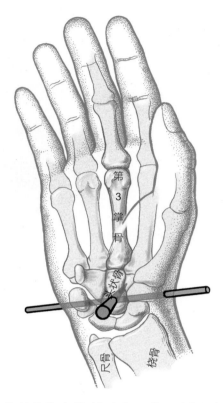

图 6.9 腕关节的内外（绿色）及前后（蓝色）旋转轴穿过头状骨（引自 Neumann DA: *Kinesiology of the musculoskeletal system: foundations for physical rehabilitation*, ed 2, St Louis, 2010, Mosby, Fig. 7.13.）

思考
腕关节的"功能位"

很多常见的活动需要矢状面上约 45° 的运动：从屈曲 5°～10° 到伸展 30°～35°。这些相同的日常活动还需要冠状面上约 25° 的运动：即从尺偏 15° 到桡偏 10°。严重疼痛或不稳定的腕关节有时需要进行手术修复。为了减少手术引起的功能性障碍，腕关节会被固定在功能位：伸展 10°～15° 及尺偏 10° 左右。

关节运动学

腕关节的运动同时发生在桡腕关节和腕中关节上。接下来会着重讨论这两个关节之间的动态关联性。

腕关节中柱

观察腕关节中柱发生的运动就可以了解基本的腕关节运动学，其中涵盖桡骨、月骨、头状骨和第 3 掌骨间的关节及连结等（图 6.11B）。虽然中柱并未包含腕关节的所有骨，但它可以让我们对整个复合体的运动有充分的了解。在中柱之间，可见由桡骨和月骨构成的桡腕关节，以及由月骨和头状骨构成的腕中关节。在图 6.11B 中，位于头状骨和第 3 掌骨间的腕掌

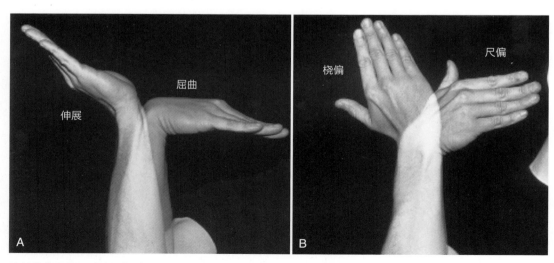

图 6.10 腕关节的骨骼运动学。（A）屈曲和伸展。（B）尺偏和桡偏。注意屈曲活动范围超过伸展活动范围，尺偏活动范围超过桡偏活动范围（引自 Neumann DA: *Kinesiology of the musculoskeletal system: foundations for physical rehabilitation*, ed 2, St Louis, 2010, Mosby, Fig. 7.12.）

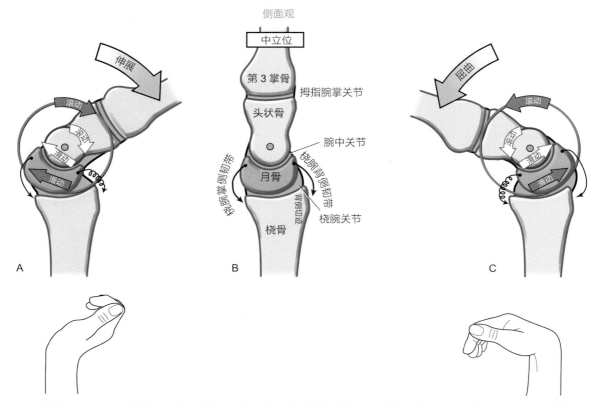

图 6.11　右腕关节中柱的力学模型，展示了屈曲及伸展的关节运动学表现。中间的腕关节（B）显示静止时中立位姿势。桡腕关节的滚动及滑动的关节运动以红色表示，腕中关节以灰色表示。腕关节伸展时（A）桡腕背侧韧带变得松弛，但桡腕掌侧韧带变得紧张。相反的关节运动发生在腕关节屈曲时（C）（引自 Neumann DA: *Kinesiology of the musculoskeletal system: foundations for physical rehabilitation*, ed 2, St Louis, 2010, Mosby, Fig. 7.15.）

关节相对坚固，可以让手部循第 3 掌骨的方向运动。

伸展和屈曲

腕关节伸展的关节运动是发生在桡腕关节和腕中关节上凸面相对于凹面的同步转动（见图 6.11A）。如同关节运动学中的凹凸定律（见第 1 章），运动发生在滚动和滑动方向相反时。这些同步发生在两个关节上的运动（桡腕关节和腕中关节）让动作变得复杂。这些复合关节运动在图 6.11A 上以红色和白色箭头来表示"滚动和滑动"。

腕关节充分伸展可以拉长（牵伸）桡腕掌侧韧带、掌侧关节囊和腕关节与指屈肌。这样可以协助腕关节稳定在伸展的姿势，这在上肢负重时很有帮助。

腕关节屈曲的关节运动与伸展的情况相似，但运动相反（图 6.11C）。

腕关节的尺偏和桡偏

与腕关节的屈伸相似，可以通过观察构成桡腕关节和腕中关节的骨骼来研究尺偏和桡偏（图 6.12B）。尺偏和桡偏也是发生在桡腕关节和腕中关节上凸面相对于凹面的同步转动。图 6.12A 显示尺偏的关节运动学表现。请注意在这两个关节中，滚动和滑动的方向相反。桡偏的运动与尺偏类似（见图 6.12C）。但是，桡偏的范围远比尺偏的小。桡侧的腕骨紧邻着桡骨茎突，所以很容易就顶到桡骨，因此限制了腕关节桡偏的范围。

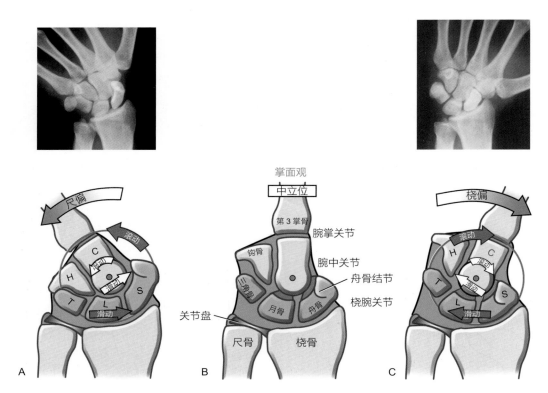

图 6.12　右侧腕关节的 X 线片及力学模型，显示尺偏及桡偏的关节运动学。B 显示腕关节处于中立位。桡腕关节的滚动及滑动以红色表示，腕中关节以白色表示。C（capitate），头状骨；H（hamate），钩骨；L（lunate），月骨；S（scaphoid），舟骨；T（triquetrum），三角骨（引自 Neumann DA: *Kinesiology of the musculoskeletal system: foundations for physical rehabilitation*, ed 2, St Louis, 2010, Mosby, Fig. 7.16. Arthrokinetics is based on observations made from cineradiography conducted at Marquette University, Milwaukee, Wisconsin, in 1999. ）

肌肉与关节的相互作用

腕关节肌肉的神经支配

桡神经沿前臂表面下行，支配所有腕伸肌及指伸肌。正中神经和尺神经向下走行至前臂前方支配所有主要腕屈肌。回顾这些神经的通路请见第 7 章附录中的图 2、图 3 和图 4。

腕关节肌肉功能

腕关节的肌肉可以分成：①附着到腕关节或邻近区域的主要肌肉；②绕过腕关节且附着在较远端的手指处的次要肌肉。次要肌肉就是手的外在肌，详细的解剖学叙述见第 7 章。

因运动的需要，腕关节的所有肌肉都跨过位于头状骨的旋转轴，从而产生腕关节的运动。在腕关节处的 2 个运动平面相对应的 2 个旋转轴如图 6.9 所示。屈曲和伸展发生在内外轴上；桡偏和尺偏发生在前后轴上。每块腕关节肌肉的特定运动取决于其肌腱对应每个旋转轴的位置。举例来说，尺侧腕伸肌为伸腕的肌肉，是因为它位于腕关节内外轴的后方，正如之后会讨论的那样，尺侧腕伸肌也是尺偏肌，因为它位于腕关节前后轴的尺侧（或内侧）。图 6.13 是右腕部的横截面图，图中显示了腕关节肌腱和手部肌肉相对于内外轴和前后轴的位置（因此也显示了它们的功能）。注意，图中所示的横截面位于头状骨水平面。

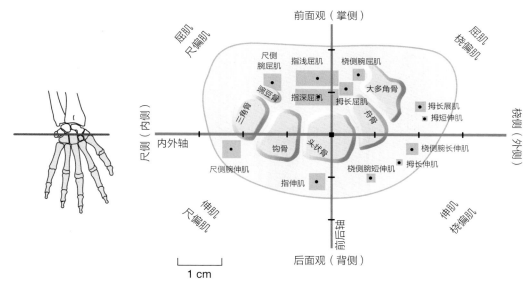

图 6.13　从头状骨处向远端方向的右侧腕管横截面图。注意，图中所示为手完全旋后、手掌向上的体位。网格上红框内的面积与每块肌肉的横截面积成比例，因此显示了肌肉产生的最大肌力。每个红框内的小黑点表示肌腱相对于轴线的位置，因此可用于确定每块肌肉的内部力臂（引自 Neumann DA: *Kinesiology of the musculoskeletal system: foundations for physical rehabilitation*, ed 3, St Louis, 2017, Mosby, Fig. 7.24.）

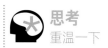

思考
重温一下

回想一下，内部力臂是指旋转轴和肌力的垂直交叉点之间的距离；距离越大，内部力臂就越大。图 6.13 提供了一个很好的方式来回顾内部力臂如何帮助确定肌肉的杠杆优势。例如，比较指伸肌和尺侧腕伸肌相对于红色的前后轴的位置。可以在图 6.13 的左下象限中找到两者。指伸肌非常靠近红色的前后轴，这意味着该肌肉的内部力臂小，因此可以贡献的尺偏力矩很小。与之相比，尺侧腕伸肌的内部力臂要大得多（因为它离红色前后轴远得多）；因此，尺侧腕伸肌更适合提供良好的尺偏力矩。

相反，比较指伸肌和尺侧腕伸肌相对于绿色的内外轴的位置（见图 6.13）。指伸肌比尺侧腕伸肌离内外轴远得多，因此指伸肌内部力臂更大。当比较这两块肌肉相对于内外轴的内部力臂时，应该清楚的是，指伸肌的位置更适合提供强大的腕关节伸展力矩。

腕伸肌

解剖学

腕伸肌主要包含桡侧腕长伸肌、桡侧腕短伸肌和尺侧腕伸肌（图 6.14）。腕伸肌的次要肌肉包含指伸肌、示指伸肌、小指伸肌和拇长伸肌，这些肌肉在第 7 章会详细说明。

腕伸肌

主要肌肉（只作用于腕关节）

- 桡侧腕长伸肌
- 桡侧腕短伸肌
- 尺侧腕伸肌

次要肌肉（作用于腕和手）

- 指伸肌
- 示指伸肌
- 小指伸肌
- 拇长伸肌

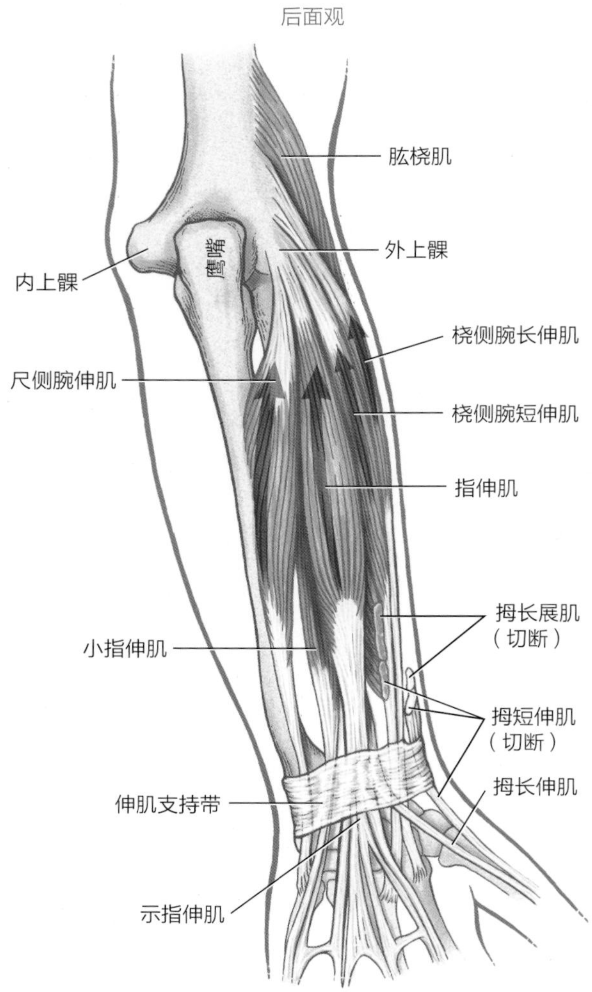

后面观

肱桡肌

外上髁

桡侧腕长伸肌

桡侧腕短伸肌

指伸肌

内上髁

鹰嘴

尺侧腕伸肌

拇长展肌
（切断）

拇短伸肌
（切断）

拇长伸肌

小指伸肌

伸肌支持带

示指伸肌

图 6.14　右前臂后面，红色箭头标示为主要的腕伸肌：桡侧腕长伸肌、桡侧腕短伸肌和尺侧腕伸肌。很多次要肌肉也在此显示（引自 Neumann DA: *Kinesiology of the musculoskeletal system: foundations for physical rehabilitation*, ed 2, St Louis, 2010, Mosby, Fig. 7.22.）

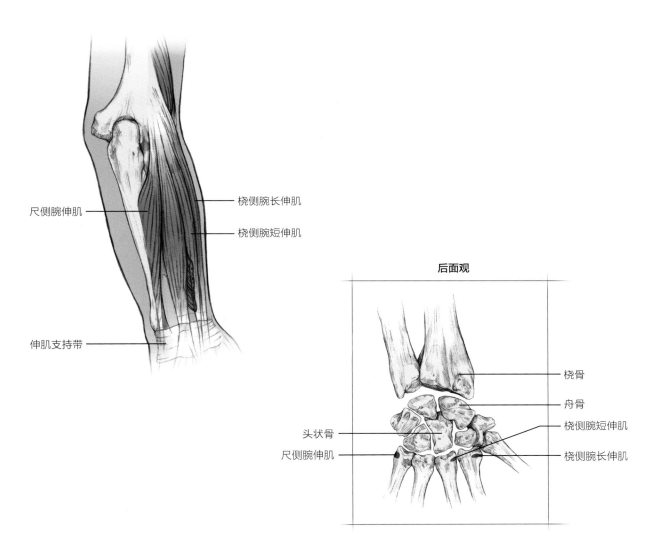

尺侧腕伸肌

桡侧腕长伸肌

桡侧腕短伸肌

伸肌支持带

后面观

桡骨

舟骨

桡侧腕短伸肌

桡侧腕长伸肌

头状骨

尺侧腕伸肌

桡侧腕短伸肌

近端附着点： 肱骨外上髁——伸肌总腱。
远端附着点： 第 3 掌骨的底部背侧。
神经支配： 桡神经。
动作：
　　• 腕关节伸展
　　• 桡偏

注释： 桡侧腕长伸肌和桡侧腕短伸肌分别附着在第 2 和第 3 掌骨底。这一现象并非巧合，而是因为这两根掌骨与远排腕骨紧密相连。这样所形成的稳定性有助于将腕伸肌的力量传递到整个腕关节。

桡侧腕长伸肌

近端附着点： 肱骨外上髁——伸肌总腱。

远端附着点： 第 2 掌骨底部背侧。

神经支配： 桡神经。

动作：
- 腕关节伸展
- 桡偏

注释： 比起桡侧腕短伸肌，桡侧腕长伸肌是效率更高的桡偏肌。桡侧腕长伸肌的效率大于桡侧腕短伸肌的原因是长肌离前后轴（穿过头状骨）更远。换句话说，桡侧腕长伸肌在桡偏这个动作上，比桡侧腕短伸肌有更长的力臂。

尺侧腕伸肌

近端附着点： 肱骨外上髁——伸肌总腱和尺骨中央 1/3 后缘。

远端附着点： 第 5 掌骨底部背侧。

神经支配： 桡神经。

动作：
- 腕关节伸展
- 尺偏

注释： 腕关节主动伸展时，尺侧腕伸肌发挥作用以抑制桡侧腕长伸肌和短伸肌的桡偏。一旦运动被抑制，腕关节可以在单纯的矢状面上伸展。若尺侧腕伸肌的肌腱断裂，腕关节仍有可能伸展，但只会在桡偏情况下完成。

功能考量：握拳时腕伸肌的功能

腕伸肌的主要功能为在涉及手指的活动中定位和稳定腕关节，尤其是强力抓握或握拳时。当快速地放松和握拳时，可以在前臂近端背侧感觉到腕伸肌肌腹的收缩。腕伸肌必须收缩来避免腕关节屈曲，因为外在指屈肌（指深屈肌和指浅屈肌）会产生强力的屈曲拉力（图 6.15）。因为这两条强力的指屈肌跨越腕关节的掌（前）侧，当它们屈曲手指时也在腕关节处产生强力的屈曲力矩。握拳时腕伸肌必须收缩，否则腕关节会出现不必要的屈曲。在腕关节完全屈曲的情况下主动屈指会产生低效的抓握，主要原因有两点：

1. 当指长屈肌跨越腕关节和手指收缩时，它们会变得主动不足（缩短距离太短而无法产生良好的力）；

2. 指伸肌在腕关节和手指处被牵伸，产生被动的伸展力矩，限制了指长屈肌产生强握力的效率。

正常情况下，当一个人在做抓握时，手腕的伸肌将手腕保持在 30° 左右的伸展范围——这种姿势可以保持手指屈肌的长度，有利于产生强大的力量。

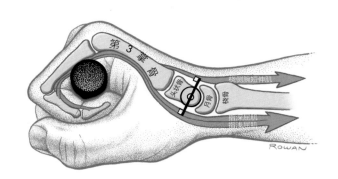

图 6.15　图解紧握拳头时，腕伸肌的重要性。腕伸肌（如桡侧腕短伸肌）必须激活以抑制指屈肌（指深屈肌和指浅屈肌）可能引起的腕关节屈曲。在此情况下，腕伸肌可以维持指屈肌的最佳长度以有效地屈指。桡侧腕短伸肌及指屈肌的内部力臂以粗黑线表示（引自 Neumann DA: *Kinesiology of the musculoskeletal system: foundations for physical rehabilitation*, ed 2, St Louis, 2010, Mosby, Fig. 7.25. ）

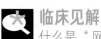

临床见解

什么是"网球肘"？

需要重复用力抓握的活动，如用锤子敲打或打网球，可能会过度使用腕伸肌，尤其是桡侧腕短伸肌。这种现象称为外上髁炎或网球肘，这是由于腕伸肌近端附着处受力所造成的炎症［外上髁疼痛（lateral epicondylalgia）一词的后缀 algia 意为疼痛，近来被用在医学文献中，表明此类疼痛不一定都因炎症引发］。腕伸肌近端附着处小却承受力大，压力集中在靠近外上髁的骨嵴较小区域（图6.16）。在这一点产生的压力可能与这个疼痛综合征的病理相关。

临床上这种症状的治疗通常是控制炎症，加上适当的牵伸和肌力训练计划，另外限制这组肌肉的激活。在相关的肌腹上佩戴护具来限制过大的腕关节运动，也可以有效避免这组肌肉的过度使用。

腕伸肌麻痹的患者握拳时通常会很困难，即使指屈肌的肌力是正常状态。图6.17A 显示桡神经受损的患者使用手持式握力器测量所产生的最大握力。因为腕伸肌麻痹，握拳的手势会合并指屈曲和腕屈曲运动。这种不稳定且奇怪的手势对于指屈肌而言是主动不足的，通常需要佩戴将腕关节保持伸展位置的支具，直到腕伸肌的肌力恢复。一旦利用支具将腕关节固定在中立位（即使是徒手固定，如图6.17B 所示），指屈肌在握拳时也会产生更大的握力。

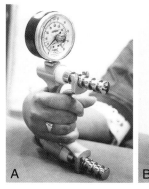
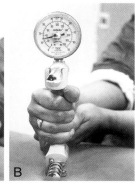

图6.17 （A）桡神经受损的患者使用手持式握力器测量所产生的最大握力，尽管指屈肌正常，但最大握力只有大约10磅（约4.5 kg）。（B）将腕关节稳定在中立位时（用另一只手帮助），握力是之前的近3倍（引自 Neumann DA: *Kinesiology of the musculoskeletal system: foundations for physical rehabilitation*, ed 2, St Louis, 2010, Mosby, Fig. 7.27. ）

腕屈肌

解剖学

腕屈肌的主要肌肉包含桡侧腕屈肌、尺侧腕屈肌，有时还有掌长肌（图6.18）。这些肌肉的肌腱很容易在腕关节远端分辨出来，尤其是在大强度的肌肉等长收缩时。

腕屈肌的次要肌肉包含手指的外在肌（如指深屈肌、指浅屈肌和拇长屈肌）。

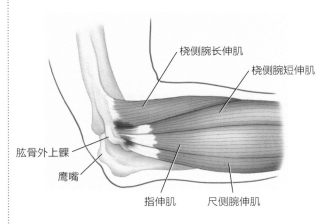

图6.16 右臂外上髁示意图

（图中标注）桡侧腕长伸肌、桡侧腕短伸肌、肱骨外上髁、鹰嘴、指伸肌、尺侧腕伸肌

腕屈肌

主要肌肉（只作用于腕关节）

- 桡侧腕屈肌
- 尺侧腕屈肌
- 掌长肌

次要肌肉（作用于腕关节和手）

- 指深屈肌
- 指浅屈肌
- 拇长屈肌

〔 图 谱 〕

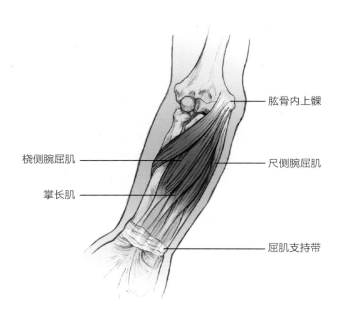

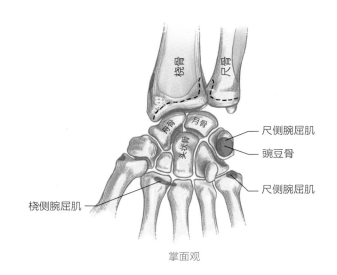

掌面观

桡侧腕屈肌

近端附着点： 肱骨内上髁——屈肌总腱。

远端附着点： 第 2 掌骨底的掌侧。

神经支配： 正中神经。

动作：
• 腕关节屈曲
• 桡偏

注释： 注意桡侧腕屈肌的肌腱并不在腕管内，那么这一肌腱远端是如何附着在第 2 掌骨底部的掌侧呢？如图 6.4 所示，这块肌肉的肌腱位于屈肌支持带内的特殊沟槽中。

尺侧腕屈肌

近端附着点： 肱骨内上髁——屈肌总腱和尺骨中段 1/3 的后缘。

远端附着点： 第 5 掌骨底的掌侧和豌豆骨的掌侧。

神经支配： 尺神经。

动作：
• 腕关节屈曲
• 尺偏

注释： 尺侧腕屈肌的远端肌腱包含一块可触及的籽骨，称为豌豆骨。与膝关节处股四头肌的髌骨相似，位于腕关节的籽骨可以在腕屈曲和尺偏的复合运动中提高尺侧腕屈肌的杠杆作用。

掌长肌

近端附着点： 肱骨内上髁——屈肌总腱。

远端附着点： 屈肌支持带和掌腱膜。

神经支配： 正中神经。

动作： 腕关节屈曲

注释： 掌长肌是一种小而薄的肌肉，可以让腕关节屈曲。不过它更为人熟知的功能是让掌腱膜紧绷。有趣的是，大约 10% 的人单手或双手没有掌长肌。如果有的话，当腕关节强力屈曲时，可以在腕关节的掌侧表面中央看见这条肌腱。

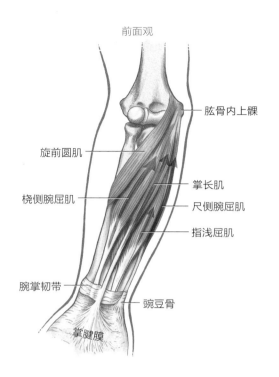

前面观

肱骨内上髁

旋前圆肌

掌长肌

桡侧腕屈肌

尺侧腕屈肌

指浅屈肌

腕掌韧带

豌豆骨

掌腱膜

图 6.18　右前臂前面观，腕屈肌的主要肌肉突出显示：桡侧腕屈肌、掌长肌、尺侧腕屈肌。次要肌肉的指浅屈肌也在此显示。旋前圆肌在此显示，但它不能屈腕（引自 Neumann DA: *Kinesiology of the musculoskeletal system: foundations for physical rehabilitation*, ed 2, St Louis, 2010, Mosby, Fig. 7.28.）

功能考量：腕关节肌肉的协同作用

搬抬或者拖拉重物时需要用力抓握，此时 3 条腕屈肌会强烈收缩。这种情况下，腕屈肌的等长收缩会稳定腕关节，尤其是抵抗腕伸肌的强力收缩。掌长肌也有助于稳固手内在肌的近端附着。

除了屈曲腕关节，桡侧腕屈肌也是一条桡偏肌，而尺侧腕屈肌则是尺偏肌。要让腕关节维持在单一的矢状面屈曲，这两组肌肉必须同时激活。

桡偏肌和尺偏肌

桡偏肌的主要肌肉包含桡侧腕长伸肌和桡侧腕短伸肌（见前文关于腕伸肌的讨论），次要肌肉包含拇长伸肌、拇短伸肌、桡侧腕屈肌、拇长展肌和拇长屈肌。因为这两组肌肉的肌腱位于腕关节前后旋转轴的桡侧（或外侧），所以有桡偏作用。拇短伸肌是所有的桡偏肌中力臂最长的肌肉，然而因其横截面积小，

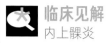
临床见解
内上髁炎

内上髁炎，通常被称为"高尔夫球肘"，因肱骨内上髁的腕屈肌受到刺激或出现炎症引起的内上髁炎症。包括桡侧腕屈肌、尺侧腕屈肌、指浅屈肌和掌长肌在内的几块肌肉合并有一个肌腱，称为屈肌总腱，该腱鞘起于肱骨内上髁。虽然有许多原因可造成内上髁炎，但通常是因为过度使用综合征，也就是反复收缩腕屈肌群。攀岩者特别容易患内上髁炎，为了支撑体重需要频繁且强力的收缩腕屈肌群。内上髁炎的治疗通常包括通过休息、冰敷或超声波来控制炎症，并使用支具或"肘带"帮助减少内上髁处的摩擦。在亚急性期，渐进性软组织活动和肌力训练经常被用来帮助修复腕屈肌群。

所以产生的力矩也小。拇长展肌和拇短伸肌与桡侧副韧带一同为腕关节桡侧提供重要的稳定性。

尺偏肌主要的 2 块肌肉是尺侧腕伸肌和尺侧腕屈肌。

腕关节桡偏肌

主要肌肉（只作用于腕关节）

- 桡侧腕长伸肌
- 桡侧腕短伸肌

次要肌肉（作用于腕关节和手）

- 拇长伸肌
- 拇短伸肌
- 桡侧腕屈肌
- 拇长展肌
- 拇长屈肌

腕关节尺偏肌

主要肌肉（只作用于腕关节）

- 尺侧腕伸肌
- 尺侧腕屈肌

功能考量：桡偏肌和尺偏肌在手抓握和控制物体时的功能

桡偏肌和尺偏肌常用于抓握和控制手持物品的活动中。当使用网球拍、抛钓鱼竿或者自行驱动轮椅和将钉子钉入木头中时需要用到这些肌肉。图6.19显示准备用锤子锤钉子时桡偏肌收缩，所有的肌肉位于腕关节前后轴的外侧。桡侧腕伸肌和桡侧腕屈肌（图中用力臂显示）在某一动作同为协同肌，在某一动作则作为原动肌或拮抗肌。抓握铁锤时，这两块肌肉屈曲和伸展的相互作用使腕关节稳定在一个中立的、稍微伸展的位置。

图6.20显示准备使用锤子锤钉子时两条尺偏肌收缩。尺侧腕屈肌和尺侧腕伸肌协同收缩使腕关节尺偏且保持轻度腕背伸。因为尺侧腕屈肌和伸肌间有很强的功能性关联，任意一块肌肉损伤都会破坏尺偏肌的整体功能，如类风湿关节炎患者常会出现尺侧腕伸肌腱炎症和疼痛，其主动尺偏时为了避免疼痛，尺侧腕伸肌的收缩程度会降至最低，尺侧腕屈肌的屈曲无法被抑制，从而导致腕关节处于屈曲姿势，无法进行有效的抓握。

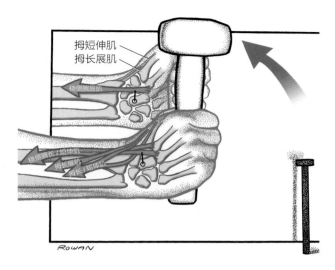

图6.19　准备用锤子锤钉子时，发挥桡偏作用的肌肉。背景图为腕关节掌侧的镜像图。旋转轴穿过头状骨，只显示桡侧腕短伸肌和桡侧腕屈肌的内部力臂（引自Neumann DA: *Kinesiology of the musculoskeletal system: foundations for physical rehabilitation*, ed 2, St Louis, 2010, Mosby, Fig. 7.30.）

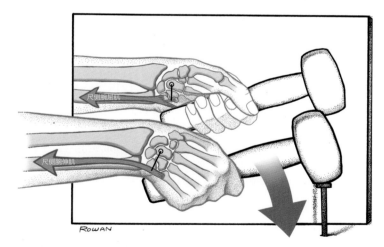

图6.20　准备用锤子锤钉子时，发挥尺偏作用的肌肉。背景图为腕关节掌侧的镜像，旋转轴穿过头状骨，只显示尺侧腕伸肌和尺侧腕屈肌的内部力臂（引自Neumann DA: *Kinesiology of the musculoskeletal system: foundations for physical rehabilitation*, ed 2, St Louis, 2010, Mosby, Fig. 7.31.）

总结

腕关节实际上是由桡腕关节和腕中关节 2 个独立的关节组成。虽然腕关节只有 2 个自由度，但简单的屈曲 / 伸展或桡 / 尺偏需要这 2 个关节的共同作用。

腕关节的主要肌肉可以有效地稳定和活动腕关节，以实现多种不同功能，然而这些肌肉中大部分都负责手的运动。如第 7 章所说，腕关节肌肉与手部肌肉合作将上肢的整体功能发挥到最大。

表 6.2 总结了常用的腕关节活动范围。它包括用于校准和测量关节活动范围的解剖学参考，还列举了主动关节活动范围的预期（正常）值。请注意，一些原因可能导致这些标准范围出现较大的变化。

表 6.2　腕关节活动范围

腕关节	轴	近端臂	远端臂	正常 ROM
屈曲	腕关节侧面，在三角骨上	尺骨中线；朝向肱骨外上髁	与第 3 掌骨平行	70°～80°
伸展	腕关节侧面，在三角骨上	尺骨中线；朝向肱骨外上髁	与第 3 掌骨平行	60°～75°
桡偏	腕关节背面，在头状骨上	前臂中线；朝向肱骨外上髁	第 3 掌骨的头部	15°～20°
尺偏	腕关节背面，在头状骨上	前臂中线；朝向肱骨外上髁	第 3 掌骨的头部	30°～35°

关节受限的常见模式

关节：腕关节

关节受限的常见模式

- 腕伸展不足

可能的原因

- 腕屈肌紧张
  - 尺侧腕屈肌
  - 桡侧腕屈肌
- 外在指屈肌紧张
  - 指浅屈肌
  - 指深屈肌
- 腕伸肌肌力减弱
  - 桡侧腕长伸肌和桡侧腕短伸肌
  - 尺侧腕伸肌
  - 指伸肌
- 腕关节掌侧关节囊紧张
- 局部肿胀

功能影响

- 抓握能力下降
- 通过手部的承重能力下降
- 坐站转移时腕关节支撑推力下降
- 使用助行器或拐杖等辅助器具的能力下降

常见的治疗方法

- 牵伸紧张的腕屈肌
- 松解紧张软组织
- 关节松动：背侧到掌侧方向
- 强化腕伸肌力量
- 通过理疗减轻肿胀
- 支具

注释

- 如本章前部所述，当手腕保持 20°～30° 伸展时，
- 抓握力量最大；该角度使得指长屈肌保持良好的长度—张力关系。所以，如果腕关节卡在屈曲或者中立位置，个人抓握力量会受到明显限制。这有助于理解为什么手腕支具是一种常用的治疗方法，其通过将腕关节支撑为 20°～30° 的伸展位，不仅可以恢复握力，还可以将腕关节掌侧的任何紧张结构置于长时间的牵伸位。

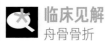

临床见解
舟骨骨折

　　舟骨是整个上肢最常见的骨折部位之一。这可能与它的解剖学位置相关，其位于经手腕传递力的直接路径上。这种骨折通常发生在向后摔倒时试图用手"撑住"时。当身体向后倾倒时，为了能"撑住"身体，通常前臂会完全旋后，手腕伸展并向桡侧偏离。这个位置将导致舟骨在坚硬的远排腕骨和远端桡骨之间被挤压。舟骨骨折患者最常主诉有掌骨突部和解剖鼻烟壶内的压痛。大多数骨折发生在舟骨中部附近，即在骨两极的中间（见图 6.21 中的箭头）。因为舟骨的大部分血液供应从骨的中部及其远端进入，所以这种骨折常存在畸形愈合、骨不连和缺血性坏死等风险。很多时候舟骨骨折需要骨科手术，然后固定长达12 周，以促进形成正确的排列和愈合。

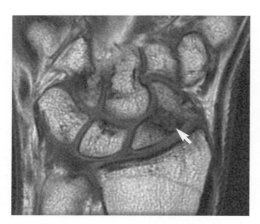

图 6.21　腕部前面观 MRI T_1 加权相显示舟骨中线骨折 [引自 Helms, C.A. (2005). *Fundamentals of skeletal radiology* (3rd ed.), Philadelphia: Elsevier]

习题

1. 当腕关节做尺偏的开链运动时，关节的滚动和滑动以什么方式进行？
   a. 相同方向
   b. 相反方向

2. 以下哪一个不是位于近排的腕骨？
   a. 舟骨
   b. 月骨
   c. 头状骨
   d. 豌豆骨

3. 腕关节允许几个平面的运动？
   a. 1 个平面
   b. 2 个平面
   c. 3 个平面

4. 下列说法正确的是？
   a. 全范围的腕关节伸展通常是 0°～25°
   b. 全范围的腕屈曲通常是 0° 到 70°～80°
   c. 全范围的桡偏通常是 0° 到 60°～70°
   d. 全范围的腕关节伸展通常是 0°～15°

5. 桡偏和尺偏发生在：
   a. 前后轴
   b. 内外轴
   c. 纵轴

6. 尺侧腕屈肌最纯粹的拮抗肌是：
   a. 桡侧腕屈肌
   b. 尺侧腕伸肌
   c. 桡侧腕长伸肌
   d. 掌长肌

7. 腕伸肌群麻痹的患者可能在抓握或是紧握时出现无力是因为：
   a. 指屈肌的神经支配与腕伸肌相同
   b. 腕关节与手指会维持屈曲的姿势，造成指屈肌变得主动不足
   c. 腕伸肌的神经支配与手内在肌相同
   d. 腕关节可能最终会处于过度伸展的姿势

8. 腕关节的尺偏肌：
   a. 所有运动路径在腕关节前后轴的尺侧
   b. 所有运动路径在腕关节内外轴的后侧
   c. 可以避免腕关节的过度屈曲
   d. 所有运动路径在腕关节前后轴的桡侧

9. 下列哪一神经支配所有腕伸肌？
   a. 正中神经
   b. 尺神经
   c. 桡神经
   d. 小鱼际肌神经

10. 当用力抓握时，腕伸肌被激活，是为了：
    a. 防止手指向尺骨侧偏移

b. 避免腕关节不必要的屈曲

c. 帮助扩大腕管直径

d. 防止肘部旋转到屈曲的位置

11. 桡侧腕屈肌、尺侧腕屈肌和掌长肌：

a. 近端附着在肱骨外上髁

b. 由尺神经支配

c. 近端附着在肱骨内上髁

d. 由正中神经支配

12. 以下哪一项不是桡侧腕长伸肌的功能？

a. 除拇指外其余 4 个掌指关节的伸展

b. 桡偏

c. 腕关节伸展

13. 腕关节所有运动的旋转轴都通过以下哪个骨？

a. 月骨

b. 舟骨

c. 头状骨

d. 大多角骨

14. 当一个人用手承重时，力主要通过以下哪块骨传递？

a. 尺骨

b. 桡骨

15. 腕伸肌因过度使用而产生的炎症会导致外上髁炎。

a. 正确

b. 错误

16. 大部分起源于肱骨外上髁的肌肉都被桡神经所支配。

a. 正确

b. 错误

17. 所有的腕伸肌都在腕关节内外轴的前侧。

a. 正确

b. 错误

18. 腕关节是一个双关节系统，包含桡腕关节和腕中关节。

a. 正确

b. 错误

19. 位于腕关节内外轴后侧的肌肉能够使腕关节屈曲。

a. 正确

b. 错误

20. 豌豆骨位于腕关节的哪一侧？

a. 尺侧

b. 桡侧

（金敏霞　译）

拓展阅读

Berger, R. A. (2001). The anatomy of the ligaments of the wrist and distal radioulnar joints. *Clinical Orthopaedics and Related Research*, *383*, 32–40.

Bergner, J. L., Farrar, J. Q., & Coronado, R. A. (2020). Dart thrower's motion and the injured scapholunate interosseous ligament: A scoping review of studies examining motion, orthoses, and rehabilitation. *Journal of Hand Therapy*, *33*(1), 45–59.

Bisset, L. M., Collins, N. J., & Offord, S. S. (2014). Immediate effects of 2 types of braces on pain and grip strength in people with lateral epicondylalgia: A randomized controlled trial. *Journal of Orthopedic and Sports Physical Theraphy*, *44*(2), 120–128.

Burssens, A., Schelpe, N., Vanhaecke, J., et al. (2017). Influence of wrist position on maximum grip force in a post-operative orthosis. *Prosthetics and Orthotics International*, *41*(1), 78–84.

Carelsen, B., Jonges, R., Strackee, S. D., et al. (2009). Detection of in vivo dynamic 3-D motion patterns in the wrist joint. *IEEE Transactions on Biomedicine Engineering*, *56*(4), 1236–1244.

Cassidy, C., & Ruby, L. K. (2003). Carpal instability. *Instructional Course Lectures*, *52*, 209–220.

De Smet, L. (2006). The distal radioulnar joint in rheumatoid arthritis. *Acta Orthopeadica Belgica*, *72*(4), 381–386.

Duncan, J., Duncan, R., Bansal, S., et al. (2019). Lateral epicondylitis: The condition and current management strategies. *British Journal of Hospital Medicine (London, England)*, *80*(11), 647–651.

Esplugas, M., Garcia-Elias, M., Lluch, A., et al. (2016). Role of muscles in the stabilization of ligament-deficient wrists. [review]. *Journal of Hand Therapy*, *29*(2), 166–174.

Foumani, M., Blankevoort, L., Stekelenburg, C., et al. (2010). The effect of tendon loading on in-vitro carpal kinematics of the wrist joint. *Journal of Biomechanics*, *43*(9), 1799–1805.

Gorniak, G. C., Conrad, W., Conrad, E., et al. (2012). Patterns of radiocarpal joint articular cartilage wear in cadavers. *Clinical Anatomy*, *25*(4), 468–477.

Gracia-Ibanez, V., Sancho-Bru, J. L., Vergara, M., et al. (2020). Biomechanical function requirements of the wrist. Circumduction versus flexion/abduction range of motion. *Journal of Biomechanics*, *110*, 109975.

Hagert, E., & Hagert, C. G. (2010). Understanding stability of the distal radioulnar joint through an understanding of its anatomy [Review]. *Hand Clinics*, *26*(4), 459–466.

Hagert, E., Persson, J. K., Werner, M., et al. (2009). Evidence of wrist proprioceptive reflexes elicited after stimulation of the scapholunate interosseous ligament. *Journal of Hand Surgery—American*, *34*(4), 642–651.

Helms, C. A. (2013). *Fundamentals of skeletal radiology* (4th ed.). Philadelphia: Elsevier.

Kaufmann, R. A., Pfaeffle, H. J., Blankenhorn, B. D., et al. (2006). Kinematics of the midcarpal and radiocarpal joint in flexion and extension: An in vitro study. *Journal of Hand Surgery—American*, *31*(7), 1142–1148.

Kijima, Y., & Viegas, S. F. (2009). Wrist anatomy and biomechanics. [Review] [24 refs]. *Journal of Hand Surgery—American*, *34*(8),

1555–1563.

Linscheid, R. L. (1986). Kinematic considerations of the wrist. *Clinical Orthopaedics and Related Research, 202*, 27–39.

Nathan, R. H. (1992). The isometric action of the forearm muscles. *Journal of Biomechanical Engineering, 114*(2), 162–169.

Neumann, D. (2017). *Kinesiology of the musculoskeletal system: Foundations for physical rehabilitation* (3rd ed.). St Louis: Elsevier.

Porretto-Loehrke, A., Schuh, C., & Szekeres, M. (2016). Clinical manual assessment of the wrist. [Review]. *Journal of Hand Therapy, 29*(2), 123–135.

Rainbow, M. J., Kamal, R. N., Leventhal, E., et al. (2013). In vivo kinematics of the scaphoid, lunate, capitate, and third metacarpal in extreme wrist flexion and extension. *Journal of Hand Surgery—American, 38*(2), 278–288.

Saunders, R., Astifidis, R., Burke, S. L., et al. (2015). *Hand and upper extremity rehabilitation: A practical guide* (4th ed.). St Louis: Churchill Livingstone.

Shahabpour, M., Van, O. L., Ceuterick, P., et al. (2012). Pathology of extrinsic ligaments: A pictorial essay [review]. *Seminars in Musculoskeletal Radiology, 16*(2), 115–128.

Shakeri, H., Soleimanifar, M., Arab, A. M., et al. (2018). The effects of kinesiotape on the treatment of lateral epicondylitis. *Journal of Hand Therapy, 31*(1), 35–41.

Soubeyrand, M., Wassermann, V., Hirsch, C., et al. (2011). The middle radioulnar joint and triarticular forearm complex. *Journal of Hand Surgery—European, 36*(6), 447–454.

Standring, S. (2016). *Gray's anatomy: The anatomical basis of clinical practice* (41st ed.). Edinburgh: Churchill Livingstone.

van Doesburg, M. H., Yoshii, Y., Villarraga, H. R., et al. (2010). Median nerve deformation and displacement in the carpal tunnel during index finger and thumb motion. *Journal of Orthopedic Research, 28*(10), 1387–1390.

Werner, F. W., Short, W. H., Palmer, A. K., et al. (2010). Wrist tendon forces during various dynamic wrist motions. *Journal of Hand Surgery—American, 35*(4), 628–632.

Werner, F. W., Sutton, L. G., Allison, M. A., et al. (2011). Scaphoid and lunate translation in the intact wrist and following ligament resection: A cadaver study. *Journal of Hand Surgery—American, 36*(2), 291–298.

手的结构与功能

目标

- 识别手的骨骼及主要骨骼特征。
- 识别腕掌关节、掌指关节、近端指骨间关节和远端指骨间关节。
- 描述手的支持结构。
- 描述手的运动平面和旋转轴。
- 说明手部肌肉的近端和远端的附着点及神经支配。
- 解释手部肌肉的主要动作。
- 描述导致尺偏畸形的主要机制。

- 描述手腕"腱固定"抓握作用的机制。
- 解释当手张开和合拢时手内、外在肌之间的相互作用。
- 解释尺神经离断后第4、第5指的指骨间关节无法完全伸展的原因。
- 明确腕部正中神经割伤后丧失或严重减退的主动运动。
- 解释桡神经损伤后手抓握效率和力量减弱的原因。

关键术语

关节炎（arthritis）
伸肌装置（extensor mechanism）
对掌成形术（opponensplasty）
对掌（opposition）
复位（reposition）
腱固定动作（tenodesis action）
尺偏（ulnar drift）

在正常情况下，手的 19 块骨骼和 19 个关节能够产生相当丰富的功能。手可以发挥勾或拿捏棍棒等基本功能，或者在大多数情况下，高度精准化地完成需要不同力度和准确度的复杂操作。通过观察手部对应的大脑皮质区域发现，手功能在大脑皮质中占据大面积的感觉和运动功能投射区，突显出手功能的巨大重要性（图 7.1）。因关节炎、疼痛、脑卒中或神经损伤等原因完全丧失手功能，则随之会显著降低上肢整体功能。因此，上肢整体功能很大程度上取决于手功能。

本章主要介绍手部骨骼、关节和肌肉的基本解剖知识，帮助理解手部相关损伤及损伤后相应手功能康复的治疗方法。

使用数字 1~5 对手指进行标识，或者使用拇指、示指、中指、环指和小指对手指进行命名（图 7.2）。每根手指都包含 1 根掌骨和 1 组指骨，掌骨及其相关的指骨被定义为指列。

掌骨近端和腕骨远端形成腕掌（carpometacarpal, CMC）关节（图 7.2）。掌骨远端和指骨近端形成掌指（metacarpophalangeal, MCP）关节。第 2~5 指有 2 个指骨间关节：近端指骨间（proximal interphalangeal, PIP）关节和远端指骨间（distal interphalangeal, DIP）关节。拇指只有 2 节指骨，所以只有 1 个指骨间（interphalangeal, IP）关节。

> **手部每条指列常见关节**
> - 腕掌关节
> - 掌指关节
> - 指骨间关节
>   - 拇指仅有 1 个指骨间关节
>   - 其余 4 指包括近端指骨间关节和远端指骨间关节

骨骼学

掌骨

掌骨的标识与手指一致，从桡侧（外侧）开始用数字 1~5 进行标识。

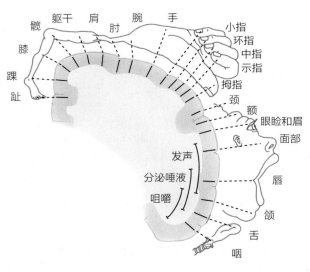

图 7.1　大脑的运动小人展示了身体各部分对应的大脑皮质的投射区。手部区域的大小，表明大脑中有很大一部分是用来控制手的（引自 Neuroscience: fundamentals for rehabilitation, ed 4, St Louis, 2013, Saunders.）

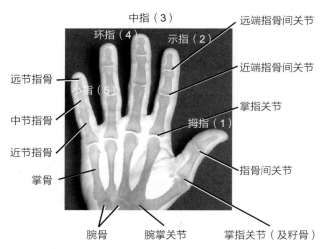

图 7.2　手部掌面观，显示了手的主要骨骼和关节（引自 Neumann DA: *Kinesiology of the musculoskeletal system: foundations for physical rehabilitation*, ed 2, St Louis, 2010, Mosby, Fig. 8.3A.）

掌骨的解剖特征如图 7.3 所示，包括底、体、头和颈。如图 7.4 所示，第 1 掌骨（拇指）最短、最粗，其他掌骨的长度从桡侧到尺侧（由外到内）依次递减。

> **掌骨的骨骼学特征**
> - **体**：向掌侧（前侧）轻度凹陷
> - **底**（近端）：与腕骨形成腕掌关节
> - **头**（远端）：紧握拳头时在背侧形成的指节
> - **颈**：掌骨头近端轻微缩小的区域，易发生骨折，尤其是第 5 指（小指）

当手处于解剖学姿势时，拇指的掌骨的方向不同于其他手指。第 2 掌骨到第 5 掌骨通常并排排列，且掌面均朝向前。拇指掌骨的位置相对于其他手指向内侧旋转约 90°，使拇指敏感的掌侧皮肤朝向手中线，而且拇指掌骨位于其他掌骨的前方或掌侧，这个现象

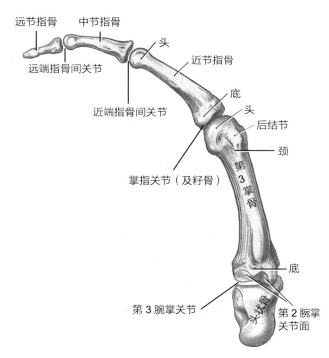

图 7.3　手部的桡侧观，第 3 指列的骨骼（掌骨和相连的指骨），包含腕关节的头状骨（引自 Neumann DA: *Kinesiology of the musculoskeletal system: foundations for physical rehabilitation*, ed 2, St Louis, 2010, Mosby, Fig. 8.6.）

可以通过观察你自己放松的手来验证。第 1 掌骨的位置使拇指可以自由地越过掌心对向其余 4 指。手部运动通常需要拇指与其余 4 指共同完成，当拇指出现运动障碍时手的整体功能就会大大降低。

内旋的拇指需要用特定的术语来描述它的动作和位置。在解剖学姿势下，拇指的背侧面（即拇指指甲侧）朝向外侧，掌侧面朝向内侧，桡侧面朝向前侧，尺侧面朝向后侧（图 7.5）。通常使用专业术语描述腕骨和指骨的标准面为：掌侧面朝向前侧，桡侧面朝向外侧等。

指骨

一侧手部共有 14 块指骨。每根手指的指骨可分为近节、中节和远节指骨（图 7.4）。拇指只有近节指骨和远节指骨。除了骨骼大小不一样，每根手指的指骨在形态学上都是相似的（见图 7.3）。

手弓

放松状态下观察你的手可以看到手掌面呈自然的弓形弯曲状态。通过控制这种凹陷程度使人的手可以安全地握住和操控各种形状和大小的物体。这种手掌凹陷由 3 个完整的弓形系统支持：两个横弓和一个纵弓（图 7.6）。近端横弓由远排腕骨形成。这个稳定、坚固的弓形结构形成了腕管，使得正中神经和很多屈肌腱从此通向各个手指。如同很多建筑物和桥梁的拱门一样，手弓也有类似的中央拱石结构支撑。头状骨就是这近端横弓的拱顶石。

手的远端横弓穿过掌指关节。与坚固的近端横弓相比，远端横弓的尺、桡两侧相对可移动。想象一下完全扁平的手变成一个杯状来抓着一个棒球的过程就可以体会到这种移动性。手的横向灵活性由外周掌骨（第 1、第 4、第 5 掌骨）围绕着更稳定的中央掌骨（第 2、第 3 掌骨）堆叠形成。远端横弓的拱顶石就是这些中央掌骨的掌指关节形成的。

手的纵弓遵循第 2 和第 3 指列的一般形状。这些相对稳固的关节为手的纵向稳定性提供了重要支持。

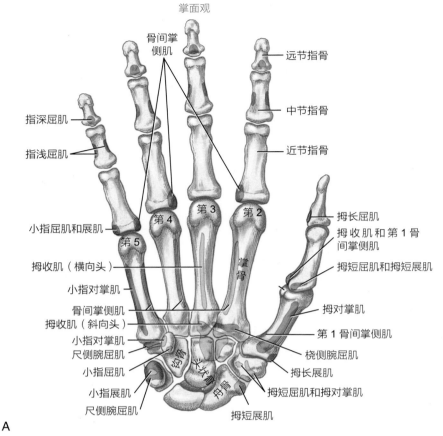

掌面观

骨间掌侧肌

远节指骨

中节指骨

指深屈肌

近节指骨

指浅屈肌

拇长屈肌

第 4

第 3

第 2

拇收肌和第 1 骨
间掌侧肌

小指屈肌和展肌

第 5

拇短屈肌和拇短展肌

拇收肌（横向头）

掌骨

拇对掌肌

小指对掌肌

第 1 骨间掌侧肌

骨间掌侧肌

拇收肌（斜向头）

桡侧腕屈肌

小指对掌肌

尺侧腕屈肌

拇长展肌

小指屈肌

拇短屈肌和拇对掌肌

小指展肌

拇短展肌

尺侧腕屈肌

A

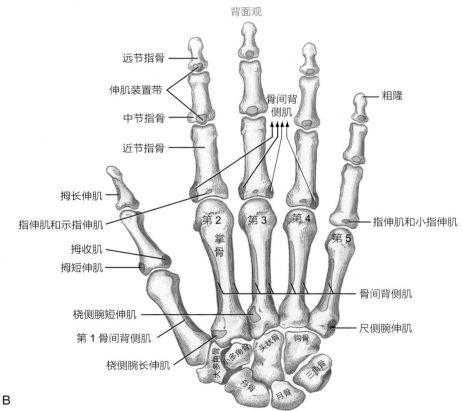

背面观

远节指骨

伸肌装置带

骨间背
侧肌

粗隆

中节指骨

近节指骨

拇长伸肌

指伸肌和示指伸肌

第 2

第 3

第 4

指伸肌和小指伸肌

第 5

拇收肌

掌骨

拇短伸肌

骨间背侧肌

桡侧腕短伸肌

尺侧腕伸肌

第 1 骨间背侧肌

头状骨

钩骨

大多角骨

小多角骨

桡侧腕长伸肌

舟骨

月骨

三角骨

B

图 7.4 （A）右腕关节和
手部的骨骼掌面观。（B）
右腕关节和手部的骨骼背面
观。肌肉的近端附着处以
红色表示，远端附着处以
灰色表示（引自 Neumann
DA: *Kinesiology of the
musculoskeletal system:
foundations for physical
rehabilitation*, ed 2, St
Louis, 2010, Mosby, Fig.
8.4 and 8.5.）

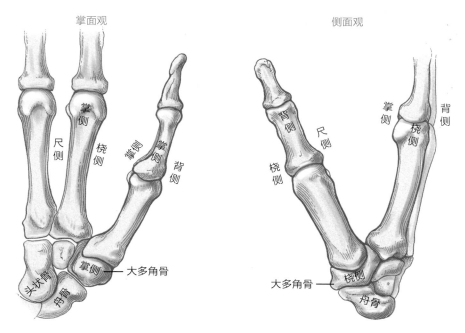

图 7.5　手部的掌面和侧面观。显示右手拇指骨骼的方向，请注意拇指指骨相对其他腕关节及手部的骨骼旋转了 90°（引自 Neumann DA: *Kinesiology of the musculoskeletal system: foundations for physical rehabilitation*, ed 2, St Louis, 2010, Mosby, Fig. 8.7.）

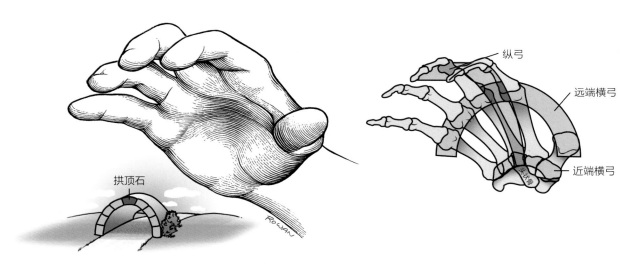

图 7.6　手掌正常的凹面由 3 个弓形系统组成：1 个纵向掌弓加上 2 个横向掌弓（引自 Neumann DA: *Kinesiology of the musculoskeletal system: foundations for physical rehabilitation*, ed 2, St Louis, 2010, Mosby, Fig. 8.8.）

关节学

　　在学习关节之前，必须先定义描述手指运动的术语。以下关于特定动作的描述均以解剖学姿势作为起始位置：肘关节伸展，前臂完全旋后且腕关节处于中立位。手指的运动以身体基本平面为标准进行描述：屈曲和伸展发生在矢状面，外展和内收发生在冠状面（图 7.7，A~D）。在身体其他大多数部位，外展和

内收是指骨节段靠近或远离身体中线的运动，然而手指的外展和内收是指靠近（内收）或远离（外展）中指的运动。

　　由于整根拇指相对于其他手指旋转了几乎 90°，所以用来描述拇指运动的术语与其他手指的术语不同（图 7.7，E~I）。屈曲是指拇指掌侧在冠状面与掌面平行的运动。伸展指拇指恢复到原来的解剖学姿势。外展是拇指在矢状面上远离掌面的运动。内收是拇指

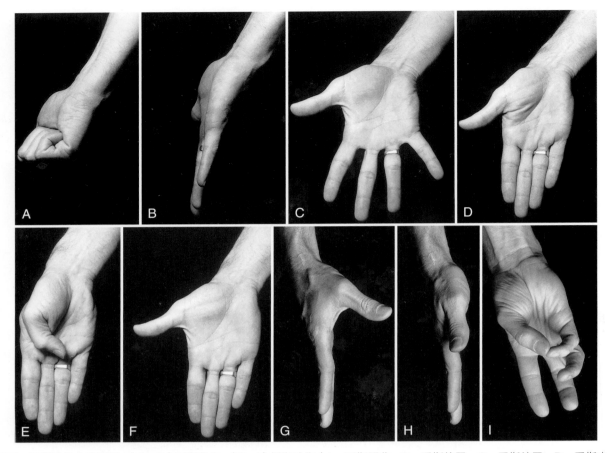

图 7.7　手部动作命名系统。（A～D）手指动作。（E～I）拇指动作（A，手指屈曲；B，手指伸展；C，手指外展；D，手指内收；E，拇指屈曲；F，拇指伸展；G，拇指外展；H，拇指内收；I，拇指对掌）（注：手指为第 2～5 指）

返回原来的掌面。对指是一个特殊术语，描述了拇指在手掌上与其他每个手指指尖直接接触的动作。此特殊术语用于定义拇指的运动，是命名"拇指"肌肉的基础，如拇对掌肌、拇长伸肌和拇收肌。

腕掌关节

概述

　　手的腕掌关节是由远排腕骨与 5 根掌骨的底部形成的关节。这些关节位于手的最近端部位（图 7.3 和图 7.4）。

　　手部所有运动的基础都是从腕掌关节开始，即每条指列的最近端部位。图 7.8 显示了腕掌关节相对运动的简化图。第 2、第 3 指的腕掌关节，图中用灰色表示，与腕骨远排紧密结合，形成手内稳固的中央柱状结构。相反，外周的腕掌关节（用绿色表示）形成

可活动的桡侧和尺侧边界，使得它们可以绕着手的中央柱状结构弯曲。

　　第 1 腕掌关节（即拇指的鞍状关节）是活动范围最大的腕掌关节，尤其是在做对掌动作时（拇指的腕掌关节尤其重要，因此在后面章节还会单独介绍。）第 4、第 5 腕掌关节是次活动范围大的腕掌关节，使得手的尺侧缘可以做出握杯状的动作。第 4、第 5 腕掌关节增大的活动范围提高了手的抓握效率，加强了与拇指的对掌功能。

　　手的腕掌关节使得手掌成轻微的凹陷，这大大地提高了手的灵活性。这是人类手部最为优越的功能特点之一。例如，手可以通过示指和中指指尖来加强抓握，使得圆柱形物体也可以紧贴手掌（图 7.9）。如果没有这种能力，手的灵活性就会退化为一种原始的、铰链样的抓握动作。

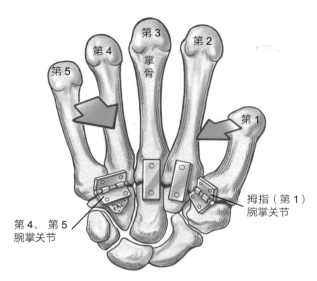

图 7.8　右手掌面观显示 5 个腕掌关节间的力学活动范围。第 1、第 4 和第 5（绿）比中间 2 个关节（灰）活动范围大（引自 Neumann DA: *Kinesiology of the musculoskeletal system: foundations for physical rehabilitation*, ed 2, St Louis, 2010, Mosby, Fig. 8.10.）

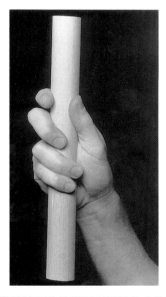

图 7.9　右腕掌关节活动性增强了抓握物体的稳定性，如握住图中的圆柱形木杆（引自 Neumann DA: *Kinesiology of the musculoskeletal system: foundations for physical rehabilitation*, St Louis, 2002, Mosby, Fig. 8.12.）

拇指腕掌关节

拇指的腕掌关节位于第 1 指列的基底部，掌骨和大多角骨之间（图 7.5）。这个关节显然是最复杂的关节，也可能是最重要的腕掌关节，使拇指可以做大范围的活动。它独特的鞍状结构使得拇指可以充分对

掌，从而可以很容易地碰触其他手指的指尖。通过这个动作，拇指能够环绕手掌内的物体。

拇指腕掌关节周围的关节囊自然状态下是比较松弛的，这使其具有大的关节活动范围。而关节囊由强韧的韧带及肌肉系统所提供力量支持。因此，外伤、过度使用或关节炎引起的韧带断裂常引起此关节的脱位。脱位表现在拇指基底部形成一个小的隆起。

思考
拇指基底骨关节炎

对拇指 CMC 关节的大量功能需求常常导致一种叫作基底关节骨关节炎（basilar joint osteoarthritis）的疼痛症状。"基底（basilar）"一词是指拇指基底部的腕掌关节处。这种常见的情况比上肢其他骨关节炎更需要外科治疗。该关节炎可能继发于急性损伤，或更可能是由于与职业或爱好相关的正常磨损发展而来。值得注意的是，那些多年来经常使用注射器或者挤牛奶的人经常会在拇指基底部患上疼痛性关节炎。

那些需要接受临床治疗的基底关节骨关节炎的患者首先表现有典型的疼痛症状，除此之外，还会表现为功能受限、韧带松弛及关节稳定性差。拇指的疼痛明显降低了整个手的功能，进而影响整个上肢的功能潜力。拇指基底关节骨关节炎晚期患者表现为剧烈疼痛（尤其是做对指动作时更严重）、无力、肿胀、脱位及关节异响（活动时出现异常的爆裂声或咔嚓声）。这种情况好发于女性个体，特别是年龄在五六十岁的女性。

基底关节炎常见的保守治疗措施包括支具固定、适度的运动、冷和热等物理因子治疗、服用非甾体抗炎药物和注射皮质类固醇。此外，对患者进行宣教，通过调整他们的日常生活活动方式，来保护拇指基底部避免承受不必要的大量外力。

当保守治疗不能缓解疼痛或阻止病情发展时，就需要采用手术干预。

鞍状关节结构

拇指腕掌关节是身体中经典的鞍状关节（图 7.10）。鞍状关节的特点就是关节面是由凸面及凹面组成——就像马背上的马鞍。这样的构造具有最大的活动性和稳定性。

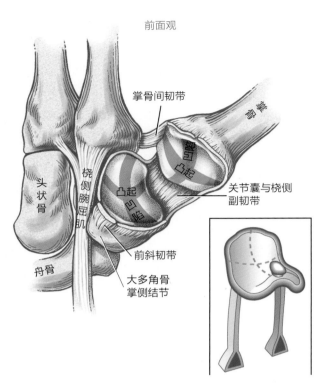

前面观

掌骨间韧带

桡侧腕屈肌

头状骨

凸起

凹陷

凸起

舟骨

前斜韧带

大多角骨掌侧结节

关节囊与桡侧副韧带

图 7.10　右拇指的腕掌关节被打开，露出鞍状关节，纵向直径以灰色表示，横向直径以红色表示（引自 Neumann DA: *Kinesiology of the musculoskeletal system: foundations for physical rehabilitation*, ed 2, St Louis, 2010, Mosby, Fig. 8.15.）

运动学

　　腕掌关节的运动主要发生在 2 个自由度上（图 7.11）。外展和内收一般发生在矢状面上，屈曲和伸展则发生在冠状面上。拇指的对掌和复位动作是同时包含 2 个主要运动平面的特殊运动。所以在考虑这 2 个主要运动平面的情况下讨论对掌和复位的运动学知识。

　　内收和外展：在拇指腕掌关节处于内收（或中立）位时，拇指与手在同一平面。相反，当最大程度外展时，拇指的掌骨位于掌平面前 45°。拇指充分的外展打开了虎口，形成一个宽大的、凹陷的弧形，可以用来抓握类似咖啡杯这样的物体。

　　屈曲和伸展：拇指腕掌关节主动做屈曲和伸展动作时与第 1 掌骨不同程度的绕轴旋转（自转）有关。在屈曲时，掌骨轻度内旋（即朝向中指）；在伸展时，掌骨轻度外旋（即远离中指）。通过观察拇指指甲面在拇指完全伸展和屈曲之间的方向变化，就可以

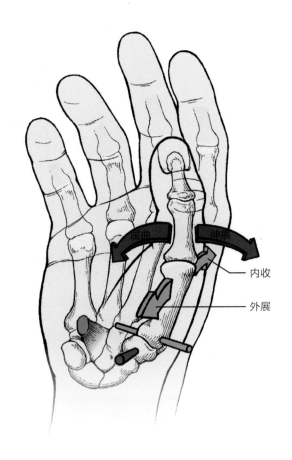

屈曲

伸展

内收

外展

图 7.11　右拇指腕掌关节主要的 2 个运动平面的骨骼运动学表现。外展和内收都发生在内外轴（紫色）；屈曲和伸展发生在前后轴（绿色）。对掌是更复杂的运动，需要这两种主要运动的结合（引自 Neumann DA: *Kinesiology of the musculoskeletal system: foundations for physical rehabilitation*, St Louis, 2002, Mosby, Fig. 8.18.）

很容易观察到这种自转。

　　从解剖学姿势来看，腕掌关节可以过伸 10°~ 15°。在完全伸展时，拇指的掌骨可以从完全伸展到向手掌屈曲 45°~ 50°。

　　对掌：将拇指与其他手指指尖精准接触的能力，可能是手指功能健全的最终表现，也是整个手功能健全的体现。这个复杂的动作，是之前描述的腕掌关节其他主要运动的复合运动。

　　为了方便讨论，图 7.12A 将对指动作的运动轨迹分为两个阶段：在第一阶段，拇指掌骨外展；在第二阶段，外展的掌骨开始屈曲并内旋，越过手掌向小指运动。图 7.12B 展示了这个复杂动作的运动学细节。肌肉力量，尤其是拇对掌肌，帮助引导并旋转掌骨至大多角骨关节面的最内侧缘。

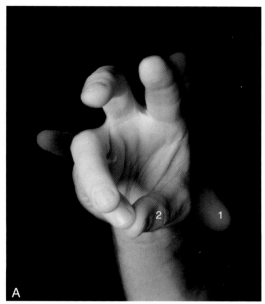

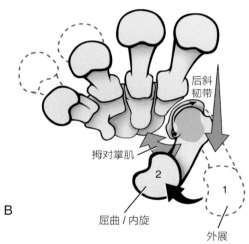

图 7.12 拇指腕掌关节对指的运动学。（A）对指的 2 个阶段：（1）外展；（2）屈曲和内旋。（B）2 个对指阶段的运动学细节：后斜韧带紧绷，且显示拇对掌肌正在收缩（红）（引自 Neumann DA: *Kinesiology of the musculoskeletal system: foundations for physical rehabilitation*, ed 2, St Louis, 2010, Mosby, Fig. 8.18.）

从拇指指甲方向的变化可以看出，充分的对指包含 45°～60° 的拇指内旋。小指通过第 5 腕掌关节屈曲形成杯状，间接地促进对指动作的完成。这个动作可以让拇指指尖更容易地触碰到小指指尖。

掌指关节

第 2～5 指

一般特征及韧带

第 2～5 指的掌指关节，或者说手的骨突，是由凸起的掌骨头和近节指骨的近端浅凹面形成的相对较大的关节（图 7.13）。掌指关节处的关节活动主要发生在 2 个平面：①矢状面上的屈曲和伸展；②冠状面上的外展和内收。

支持结构

图 7.14 说明了掌指关节的很多支持结构。

- **关节囊**：包绕并稳定掌指关节的结缔组织。
- **桡侧和尺侧副韧带**：斜向跨过掌指关节；限制该关节的内收和外展活动；在屈曲时被拉紧。
- **指纤维鞘**：形成手内在屈肌腱通行的通道或滑车；包含帮助润滑的滑膜鞘。
- **掌板**：穿过每个掌指关节掌侧的粗大的纤维韧带或"板"；这些结构限制掌指关节发生过伸。
- **掌骨深横韧带**：3 条韧带合并成一个宽的、平的结构，松散地连接第 2～5 掌骨。

掌指关节的力学稳定性对手的整体生物力学至关重要。如前所述，掌指关节是支撑手部掌弓活动的拱

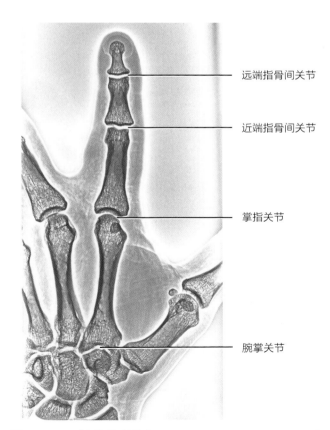

图 7.13 示指关节（引自 Neumann DA: *Kinesiology of the musculoskeletal system: foundations for physical rehabilitation*, ed 2, St Louis, 2010, Mosby, Fig. 8.19.）

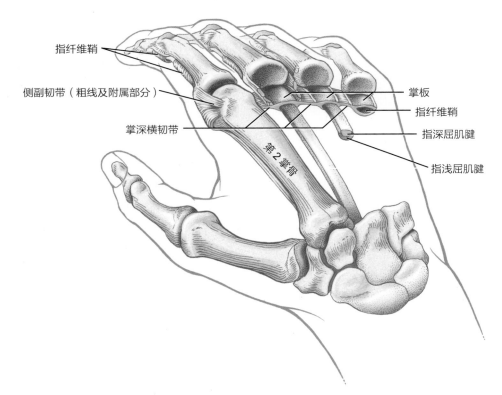

指纤维鞘

侧副韧带（粗线及附属部分）

掌深横韧带

第 2 掌骨

掌板

指纤维鞘

指深屈肌腱

指浅屈肌腱

图 7.14 手部背面观，强调掌指关节周围的结缔组织。移除了几根掌骨，以便露出不同的关节结构（引自 Neumann DA: *Kinesiology of the musculoskeletal system: foundations for physical rehabilitation*, ed 2, St Louis, 2010, Mosby, Fig. 8.21.）

顶石。健康手的掌指关节稳定性是通过一组缜密交错、互相连接的结缔组织来实现的（图 7.14）。

如图 7.14 所示，掌指关节的凹面部分较广，由近节指骨的关节面、侧副韧带和掌板的背侧面形成。这些组织形成一个三边容器，非常适合容纳大的掌骨头。这种结构增加了关节的稳定性，也增加了关节的接触面积。

运动学

掌指关节除了屈曲、伸展、外展和内收运动外，还可能有其他重要的附属运动。当掌指关节放松和接近伸展时，观察你自己的近节指骨相对于掌骨头的被动活动范围。这些附属运动使得手指更好地适应所持物体的形状，从而增加抓握的控制能力（图 7.15）。

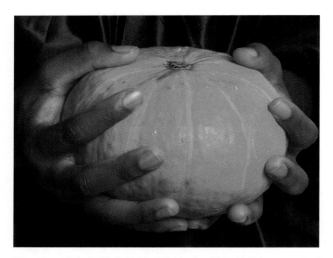

图 7.15 当抓握较大的圆形物体时，掌指关节处可以看到被动附属运动和自转（引自 Neumann DA: *Kinesiology of the musculoskeletal system: foundations for physical rehabilitation*, ed 2, St Louis, 2010, Mosby, Fig. 8.22.）

第 2~5 指掌指关节：2 个平面上的运动

- 屈曲和伸展发生在矢状面，即在内外轴的旋转。
- 内收和外展发生在冠状面，即在前后轴的旋转。

图 7.16 显示了掌指关节的屈曲运动，它由 2 条手指的屈肌控制：指浅屈肌和指深屈肌。屈曲时由于牵拉，因此增加了掌指关节的关节囊背侧和侧副韧带的张力。在健康状况下，这种被动张力有助于引导关节自然的关节运动。在屈曲状态下，关节囊背侧和侧副韧带的张力增加掌指关节的稳定性；这在抓握中十分有用。掌指关节的伸展运动与屈曲运动正好相反。

由于近节指骨的近端表面是凹面结构，而掌骨头是凸面结构，所以在屈曲和伸展时关节运动会产生方向相同的滚动和滑动。

从第 2 指（示指）到第 5 指，掌指关节的整体屈伸活动范围逐渐增大：示指能屈曲到 90° 左右，小指能屈曲到 110°~115°。掌指关节可以被动伸展超过中立位（0°）到达 30°~45°。

图 7.17 显示了示指掌指关节的外展运动，该动作由第 1 骨间背侧肌控制。在外展过程中，近节指骨向桡侧滚动和滑动：桡侧副韧带松弛，尺侧副韧带紧张。掌指关节内收与外展运动以相反的方式发生。掌指关节的内收和外展以第 3 掌骨的中线作为参照线，两侧均可形成 20° 的活动范围。

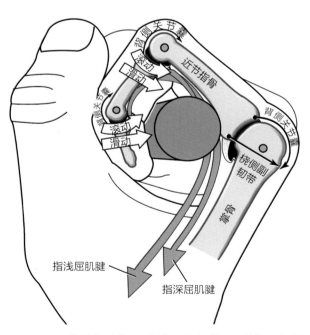

图 7.16　示指掌指关节、近端指骨间关节和远端指骨间关节主动屈曲的关节运动。掌指关节的桡侧副韧带在屈曲时被拉紧，背侧关节囊和其他相关的结缔组织也会在屈曲时拉长。指浅屈肌和指深屈肌产生的力使关节屈曲，所有 3 个手指关节屈伸的旋转轴皆穿过关节凸面的内外轴（引自 Neumann DA: *Kinesiology of the musculoskeletal system: foundations for physical rehabilitation*, ed 2, St Louis, 2010, Mosby, Fig. 8.30. ）

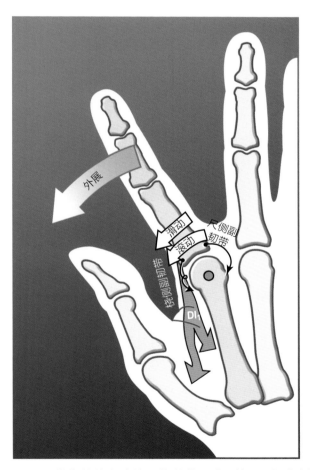

图 7.17　掌指关节主动外展的关节运动。第 1 骨间背侧肌产生外展（DI_1）。完全外展时，尺侧副韧带紧张但桡侧副韧带松弛。此动作是围绕穿过掌骨头的前后轴移动（引自 Neumann DA: *Kinesiology of the musculoskeletal system: foundations for physical rehabilitation*, ed 2, St Louis, 2010, Mosby, Fig. 8.25. ）

思考

功能位：维持掌指关节侧副韧带最佳张力位置

掌指关节屈曲时侧副韧带产生了牵伸。与拉伸的橡皮筋一样，这些张力增加的韧带限制了此关节的被动活动自由度（这可以通过掌指关节在完全屈曲时，手指的内收、外展活动范围明显小于掌指关节在完全伸展时这一情况发现）。侧副韧带张力增加是十分有用的，尤其在掌指关节屈曲运动时，它可以使手指基底部自然稳定，如在玩扑克牌时手指屈曲握牌。此外，

临床医生经常通过增加掌指关节侧副韧带张力的方式来预防关节僵硬或畸形。这一治疗策略通常用于需要用石膏（或支具）对手进行一段时间的固定，如掌骨骨折后（图 7.18）。保持掌指关节屈曲（并且指骨间关节通常处于接近完全伸展位），增加了掌指关节韧带内的被动张力，可以尽量减少其永久性短缩和发展为"伸展位"挛缩并形成"爪形"手的可能性。

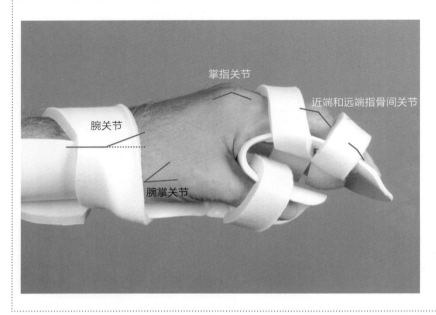

图 7.18　一种用来支撑手腕并把手放在"功能位"的支具（引自 Courtesy Teri Bielefeld, PT, CHT, Zablocki VA Hospital, Milwaukee, Wisconsin.）

拇指

拇指掌指关节由第 1 掌骨头凸面和拇指近节指骨近端凹面组成（图 7.19）。拇指掌指关节的基本结构与其他手指相似。拇指掌指关节的主被动运动明显少于其余手指的掌指关节。实际上，拇指掌指关节只能做 1 个自由度上的运动：在冠状面的屈曲和伸展。与其余手指的掌指关节不同，拇指掌指关节的伸展活动范围通常仅限于几度。从完全伸展位，拇指近节指骨可以跨过手掌朝中指主动屈曲约 60°（图 7.20）。拇指掌指关节的主动外展和内收活动是有限的，因此这些被认为是附属运动。

指骨间关节

第 2 ~ 5 指

手指的近端和远端指骨间（DIP）关节位于掌指关节的远端（图 7.19）。每个关节都只有 1 个自由度：屈曲和伸展。从结构和功能角度来看，这些关节比掌指关节要简单。

一般特征和韧带

近端指骨间（PIP）关节是由近节指骨头和中节指骨底部连结形成的（图 7.21）。远端指骨间关节是由中节指骨头和远节指骨底部连结形成。这些关节的表面看起来像是榫槽接合，类似于木工用于连接木板的结构。这种关节有助于限制近端指骨间关节和远端指骨间关节的活动，仅可做屈曲和伸展运动。

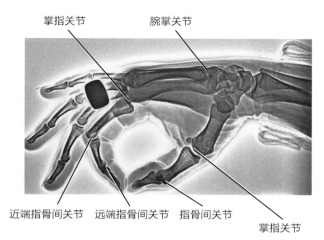

图 7.19 腕关节及手部多个关节形状的侧面图。请注意籽骨位于拇指掌指关节的掌侧（引自 Neumann DA: *Kinesiology of the musculoskeletal system: foundations for physical rehabilitation*, ed 2, St Louis, 2010, Mosby, Fig. 8.27. ）

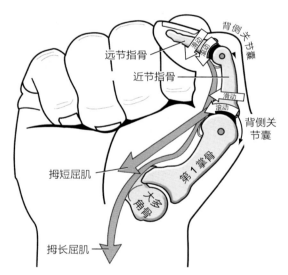

图 7.20 拇指掌指关节和指骨间关节主动屈曲的关节运动。由拇长屈肌和拇短屈肌产生屈曲的力量。这些关节的屈曲和伸展的旋转轴为穿过关节凸面的前后轴（引自 Neumann DA: *Kinesiology of the musculoskeletal system: foundations for physical rehabilitation*, ed 2, St Louis, 2010, Mosby, Fig. 8.28. ）

除了较小以外，环绕掌指关节的韧带也环绕近端指骨间关节和远端指骨间关节。每个指骨间（IP）关节的关节囊均由桡侧和尺侧副韧带及掌板加强。侧副韧带限制了任何向两侧的运动，掌板限制了过伸。此外，手指的纤维鞘容纳了手指外在屈肌腱（图 7.14 中的示指和小指）。

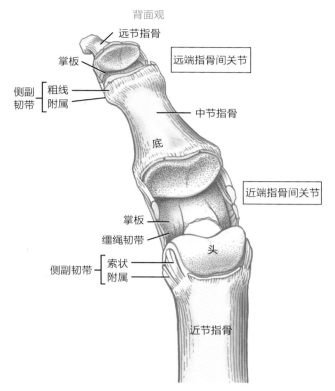

图 7.21 打开近端指间关节和远端指骨间关节，露出关节表面形状的后面观（引自 Neumann DA: *Kinesiology of the musculoskeletal system: foundations for physical rehabilitation*, ed 2, St Louis, 2010, Mosby, Fig. 8.29. ）

运动学

近端指骨间关节可屈曲 100° 左右。远端指骨间关节屈曲至 90°。和掌指关节一样，越靠近尺侧的手指，近端和远端指骨间关节的屈曲范围越大。近端和远端指骨间关节通常可以轻微的过伸。

图 7.16 显示了近端和远端指骨间关节屈曲的运动，这个运动由 2 条指屈肌控制：指浅屈肌和指深屈肌。近端和远端指骨间关节相似的关节结构导致了它们具有相似的滚动和滑动的关节运动学表现。与掌指关节相比，指骨间关节侧副韧带的被动张力在整个活动范围内均保持相对恒定。

拇指

拇指指骨间关节的结构与功能和其余手指的指骨间关节相似。活动也主要在 1 个自由度上进行，可以进行主动屈曲至约 70°（图 7.20）。拇指的指骨间关节

思考
拇指 Z 字形畸形

类风湿关节炎晚期常导致拇指 Z 字形畸形。虽然这种畸形可以以多种形式出现，但腕掌关节屈曲、内收，掌指关节过伸，指骨间关节屈曲的形式相对常见（图 7.22）。

如图 7.22 所示，关节炎晚期进展可导致支持腕掌关节桡侧副韧带退化，最终导致拇指掌指关节向背侧 – 桡侧的脱位。一旦发生这种脱位，拇收肌和拇短屈肌通常会发生痉挛，使掌骨的头和干牢牢地靠向手掌。努力将拇指从掌心向外伸展常会导致掌指关节过伸畸形。掌板受损的组织几乎无法抵抗拇长伸肌和拇短伸肌产生的力。需要注意的是腕掌关节的过伸也增加了这些肌肉的内部力臂，实际也增加了施加在这个关节上的"过伸力量"。由于拇长屈肌腱的牵拉产生被动张力，导致指骨间关节越来越屈曲。

Z 字形畸形的临床干预并不统一，因为 Z 字形坍塌的机制在不同患者之间有所不同。然而，非手术干预通常包括支具固定以维持和促进正常的关节排列、控制炎症及通过患者宣教以减少受累关节的应力。如果保守治疗不能延缓畸形的进展，则可以考虑手术治疗。

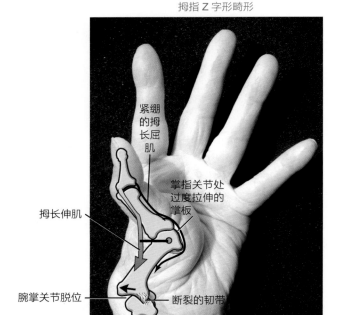

图 7.22　手的掌面观展示了拇指 Z 字形畸形的病理机制。拇指掌指关节基底部向背侧 – 桡侧方向脱位。拇伸肌的主被动张力使得掌指关节过伸。拇长屈肌的被动张力将指骨间关节拉到屈曲状态（引自 Neumann DA: *Kinesiology of the musculoskeletal system: foundations for physical rehabilitation*, ed 2, St Louis, 2010, Mosby, Fig. 8.56.）

可以过伸超过中立位约 20°。这个动作经常在用拇指腹给物体施加压力时发生，如把一个图钉压到墙内。

表 7.1 总结了手部的关节及其允许的动作、运动平面和活动范围。

肌肉和关节的相互作用

手部神经支配

手的高度复杂和协调功能需要为该区域的肌肉、皮肤和关节提供丰富的神经支配。正常的感觉神经支配对保护手免受机械和热损伤至关重要。例如，患有周围神经病变、脊髓损伤和糖尿病控制不良的患者往往四肢感觉减退，容易受到损伤。

桡神经、正中神经和尺神经支配了手的皮肤、关节及肌肉。这些神经的走行将在第 7 章附录的图 2、图 3 和图 4 中说明。

手部肌肉功能

控制手指的肌肉分为两大类：①外在肌；②内在肌（专栏 7.1）。外在肌的近端附着在前臂或者手臂上，远端附着在手内。相反，内在肌的远端、近端均附着在手内。

接下来的各节将介绍手内在肌、外在肌的基本解剖及其功能。然而，要彻底了解手的运动功能，就需要了解外在肌是如何与内在肌协同运作的。这一重要概念将贯穿本章且反复出现。

表 7.1 手部的关节

关节	允许动作	运动平面	关节活动范围（解剖学姿势）	附注
第 2 ~ 5 指腕掌关节	手掌会改变形状以确保可以紧握多种不同形状的物体	可变	可变	第 2 和第 3 腕掌关节最稳定
拇指腕掌关节	屈曲 / 伸展 外展 / 内收 / 对掌	冠状面 矢状面 三平面	伸展 10°~15° 到屈曲 45° 外展 0°~45° 关节全活动范围拇指指尖可碰到小指指尖	手部关节炎最常见的关节
第 2 ~ 5 指掌指关节	屈曲 / 伸展 外展 / 内收	冠状面 矢状面	屈曲 0°~100° 过伸 0°~35° 外展 0°~20°	形成远端横向掌弓顶石；坍塌时会变成扁平手
拇指掌指关节	屈曲 / 伸展	冠状面	屈曲 0°~60°	
第 2 ~ 5 指近端指骨间关节	屈曲 / 伸展	矢状面	屈曲 0°~110°	只有 1 个运动平面
第 2 ~ 5 指远端指骨间关节	屈曲 / 伸展	矢状面	屈曲 0°~90°	只有 1 个运动平面
拇指指骨间关节	屈曲 / 伸展	冠状面	屈曲 0°~70° 过伸 0°~20°	可进行大幅度的过伸

专栏 7.1 手的主要内在肌和外在肌

外在肌
第 2 ~ 5 指的屈肌
- 指浅屈肌
- 指深屈肌
- 拇长屈肌

第 2 ~ 5 指的伸肌
- 指伸肌
- 示指伸肌
- 小指伸肌

拇指的伸肌
- 拇长伸肌
- 拇短伸肌
- 拇长展肌

内在肌
鱼际肌
- 拇短展肌
- 拇短屈肌
- 拇对掌肌

小鱼际肌
- 小指展肌
- 小指屈肌
- 小指对掌肌

拇收肌
- （两个头）

蚓状肌
- 4 条

骨间肌
- 掌侧（4 条）
- 背侧（4 条）

指外在屈肌

解剖学和独立运动

手指的外在屈肌有指浅屈肌、指深屈肌和拇长屈肌（见第 160 和第 161 页图）。这些肌肉主要起自肱骨内上髁和尺骨、桡骨的掌侧面。

这些肌肉的肌腹位于前臂的中深层，通常与腕屈肌的肌腹难以区分。指浅屈肌和指深屈肌各自向手分出 4 根肌腱。

在通过手腕掌侧的腕管后，每根肌腱都止于特定指骨的掌侧面上。指浅屈肌的肌腱止于中节指骨体两侧；指深屈肌的深层肌腱向远端延伸止于远节指骨的底部。基于这些远端止点，指浅屈肌可以使近端指骨间关节独立屈曲；指深屈肌可以使远端指骨间关节独立屈曲。

拇长屈肌向拇指的远节指骨底掌侧发出一条肌腱，从而使得拇指的指骨间关节可以独立屈曲。所有 3 组手指屈肌（指浅屈肌、指深屈肌和拇长屈肌）同时收缩时，使手的所有关节屈曲，来参与类似抓握或握住手提包包带这样的活动。如后文所述，手内在肌同时收缩是产生更精细动作的基础。

指外在屈肌
- 指浅屈肌
- 指深屈肌
- 拇长屈肌

 思考
"辨名明义"识肌肉！

　　很多手部肌肉的名字又长又复杂，但如果你懂拉丁文或希腊文，这些名称就变得相当简单。手部大部分肌肉的名字不是在描述其动作就是在描述其解剖位置。如拇长屈肌（the flexor pollicis longus），从字面上来看可以翻译成"可弯曲拇指的长肌肉"；小指展肌（the abductor digiti minimi）表示"可外展小指的小肌肉"。懂得少数拉丁或希腊文的字根，肌肉的名字可以告诉你很多关于肌肉的位置和动作。

［ 图　谱 ］

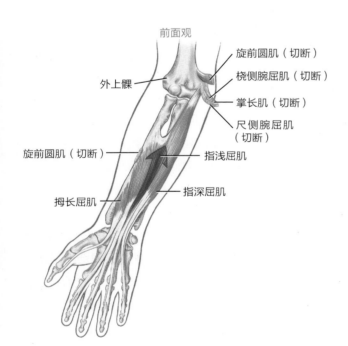

右前臂的前面观，着重展示指浅屈肌。请注意腕屈肌和旋前圆肌的近端切断处（引自 Neumann DA: *Kinesiology of the musculoskeletal system: foundations for physical rehabilitation*, ed 2, St Louis, 2010, Mosby, Fig. 8.32.）

指浅屈肌

近端附着点： 肱骨内上髁和屈肌总腱、尺骨冠突和桡骨——肱二头肌结节外侧。

远端附着点： 4 条肌腱，每条附着在第 2～5 指的中节指骨体两侧。

神经支配： 正中神经。

动作：
- 掌指关节和近端指骨间关节屈曲
- 腕关节屈曲

注释： 指浅屈肌分出 4 条肌腱，每条都指向 1 根手指。有趣的是，每条肌腱都会在它的止点分叉到中节指骨体两侧。这样的分叉会形成通道使得更深层的指深屈肌腱通过并附着到远节指骨底部。

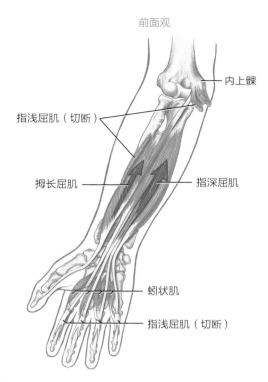

前面观

内上髁

指浅屈肌（切断）

拇长屈肌

指深屈肌

蚓状肌

指浅屈肌（切断）

右前臂的前面观，着重展示指深屈肌和拇长屈肌。蚓状肌附着在指深屈肌腱上，请注意指浅屈肌的近端和远端切断处（引自 Neumann DA: *Kinesiology of the musculoskeletal system: foundations for physical rehabilitation*, ed 2, St Louis, 2010, Mosby, Fig. 8.33. ）

指深屈肌

近端附着点：尺骨前侧和骨间膜。

远端附着点：4 条肌腱，每条附着在第 2~5 指的远节指骨底部。

神经支配：
- 内半部为尺神经
- 外半部为正中神经

动作：
- 掌指关节、近端指骨间关节和远端指骨间关节屈曲
- 腕关节屈曲

注释：因为较深层的指深屈肌腱跨过手指所有的关节，因此在最简单的抓握动作中也会被激活。相比之下，在较复杂或只牵涉近端指骨间关节的动作中，指浅屈肌会更活跃。

拇长屈肌

近端附着点：桡骨的中前段和骨间膜。

远端附着点：拇指节节指骨底部。

神经支配：正中神经。

动作：
- 拇指腕掌关节、掌指关节和指骨间关节屈曲
- 腕关节屈曲

注释：由于拇长屈肌附着在拇指的远节指骨，这条肌肉的功能与指深屈肌相同。

功能考量

屈肌滑车 手指外在屈肌腱在称为纤维鞘的保护性通道中向远端穿过整个手指（图 7.23，小指）。在每根手指纤维鞘内的一束组织带称为屈肌滑车（图 7.23，在环指的标识为 A1~5，C1~3）。这些滑车包绕着屈肌腱，为它们提供养分并保持润滑，滑车的内壁会分泌滑液，以减少肌肉收缩时肌腱彼此滑动产生的摩擦力。若肌腱受伤，肌腱和相邻的手指纤维鞘或是相邻的肌腱之间会发生粘连。经手术修复后，手治疗师常会采用严密监控的运动计划，来促进肌腱的滑动。

通过手外在屈肌腱固定动作实现手指被动屈曲 外在屈肌（即指深屈肌、指浅屈肌和拇长屈肌）在腕关节前侧交汇，腕关节位置的不同会明显改变这些肌肉牵伸的程度。此种现象可通过主动伸展腕关节并观察手指和拇指的被动屈曲情况来得知（图 7.24）。被牵伸的指屈肌因被动张力增加，使得手指自动屈曲。在一个关节上牵伸一条跨多关节肌肉，会造成另一个关节的被动运动，此现象称为腱固定动作（tenodesis action）。当执行牵伸动作时，身体内所有的跨多关节肌肉实际上都会出现一定程度的腱固定动作。重要的是临床人员不要将牵伸肌肉所出现的腱固定动作当成是主动或有意识的动作。因为事实上这些动作是被动的，是由被牵伸肌肉的弹性特质导致的。

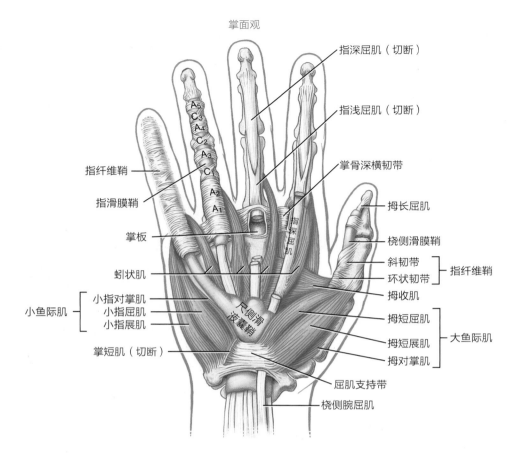

掌面观

指深屈肌（切断）

指浅屈肌（切断）

掌骨深横韧带

拇长屈肌

桡侧滑膜鞘

斜韧带 ⎫
环状韧带 ⎬ 指纤维鞘
　　　　⎭

拇收肌

拇短屈肌 ⎫
拇短展肌 ⎬ 大鱼际肌
拇对掌肌 ⎭

屈肌支持带

桡侧腕屈肌

指纤维鞘

指滑膜鞘

掌板

蚓状肌

小指对掌肌 ⎫
小指屈肌 ⎬ 小鱼际肌
小指展肌 ⎭

掌短肌（切断）

图 7.23　手部多个重要结构的掌面观。请注意小指显示了指纤维鞘和包裹外在屈肌腱的尺侧滑膜鞘。环指的指纤维鞘已经移除，因此露出指滑膜鞘（红）和环形（A₁~₅）及十字形（C₁~₃）的滑车。中指处显示滑车移除后露出指深屈肌和指浅屈肌的远端附着处。示指有一部分指浅屈肌腱被移除，因此露出较深的指深屈肌腱和蚓状肌的附着处；拇指标示出沿着桡侧滑膜鞘的斜韧带和环状韧带及围绕着拇长屈肌的纵向滑膜鞘（引自 Neumann DA: *Kinesiology of the musculoskeletal system: foundations for physical rehabilitation*, ed 2, St Louis, 2010, Mosby, Fig. 8.34. ）

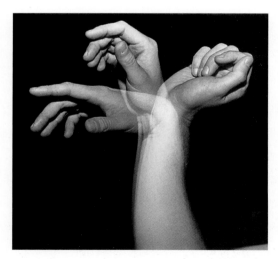

图 7.24　健康人第 2~5 指屈肌的腱固定动作。当腕关节伸展时，拇指和其余手指会由于指外在屈肌的牵伸而自动屈曲。此屈曲动作是被动发生的，不需要任何肌肉收缩（引自 Neumann DA: *Kinesiology of the musculoskeletal system: foundations for physical rehabilitation*, ed 2, St Louis, 2010, Mosby, Fig. 8.37. ）

思考
扳机指

外在伸肌的肌腱和周围滑膜鞘可能会发生炎症，伴随的肿胀限制了滑车内的空间，从而限制了肌腱顺利滑动。肌腱发炎的部位也可能会形成结节，偶尔摸入指纤维鞘狭窄区域内，阻碍手指的运动。在外部力量作用下，肌腱可能会突然啪的一声划过受限的区域，此种情况称为扳机指。保守治疗包括活动调整、支具和可的松注射，在早期可能有效，但在慢性病例中常需要通过手术松解受限区域鞘膜。

第 2 ~ 5 指外在伸肌

第 2 ~ 5 指外在伸肌包括指伸肌、示指伸肌和小指伸肌。这些肌肉基本上起自肱骨外上髁和桡骨及尺骨的背面，这些肌肉的肌腹都在腕伸肌的肌腹附近。

> 第 2 ~ 5 指外在伸肌
> * 指伸肌
> * 示指伸肌
> * 小指伸肌

指伸肌腱、示指伸肌腱和小指伸肌腱，在伸肌支持带内跨过腕关节滑囊腔室（图 7.25）。在伸肌支持带远端，指伸肌的肌腱走行在手指背侧（每根手指各

有 1 条）。顾名思义，示指伸肌的肌腱会走到示指，小指伸肌则是和指伸肌相连结的一条小肌肉。如图 7.25 所示，指伸肌腱与一些连结腱连接，这些细长条状的结缔组织让肌腱固定在掌指关节底部。

指伸肌腱不会像手指外在屈肌那样直接附着到指骨，反而融入一组特别的结缔组织，称为伸肌装置（extensor mechanism）（图 7.25）。结缔组织构成的复合体延伸到每根手指的整个长度。伸肌装置的近端称为背侧腱帽（dorsal hood），其边缘会完全包裹住掌指关节，合并入掌面的掌板。经过中间束和侧束，伸肌装置最终附着在远节指骨的背侧。伸肌装置很重要，因为它是伸肌腱和手指内在肌（如蚓状肌和骨间肌）的远端附着处。要充分及顺利地伸展所有手指的关节，需要手指的伸肌和内在肌共同收缩。

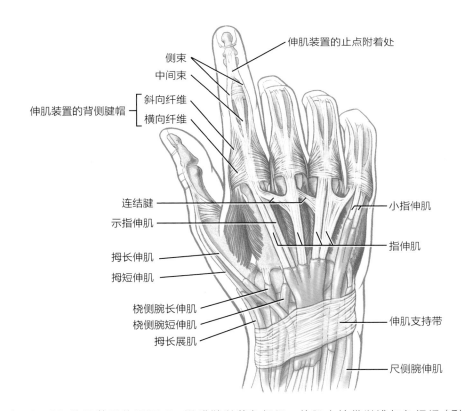

图 7.25 右手肌肉、肌腱和伸肌装置的后面观。滑膜鞘以蓝色标识，伸肌支持带以浅红色标识（引自 Neumann DA: *Kinesiology of the musculoskeletal system: foundations for physical rehabilitation*, ed 2, St Louis, 2010, Mosby, Fig. 8.40.）

临床见解
腱固定动作在四肢瘫患者中的应用

正常来说，手指外在屈肌的腱固定作用可以帮某些患者产生功能性的抓握。举例来说，第 6 颈椎节段以下四肢瘫患者其指屈肌接近或完全瘫痪，但是其腕伸肌却保有良好神经支配。此状况的脊髓损伤患者可以利用腱固定动作来达到许多功能，如握住水杯（图 7.26）。

为了张开手抓住杯子，须先利用重力来屈曲手腕。这样反过来使得拇指和其他手指的部分瘫痪伸肌伸展。这种被动拉伸将拇指和其他手指拉开呈"打开"姿势（图 7.26A 的"紧绷"肌肉）。

握杯子所涉及的腕伸肌主动收缩，在图 7.26B 以红色显示。腕伸肌主动收缩被动牵伸了瘫痪的指屈肌，如指深屈肌。这些屈肌腱的牵伸，产生了足够的被动张力，有效地让手指屈曲去握起杯子。指屈肌的被动张力（被动握力）间接受到腕关节主动伸展角度的影响。腕伸肌瘫痪的患者无法执行腱固定动作来代偿瘫痪后的抓握，在这种情况下往往需要使用腕背伸支具。

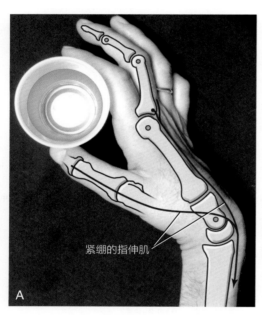

紧绷的指伸肌

紧绷的指深屈肌和拇长屈肌

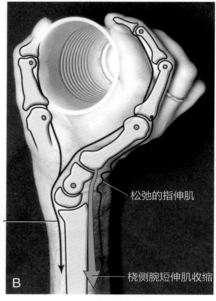

松弛的指伸肌

桡侧腕短伸肌收缩

图 7.26 第 6 颈椎水平以下四肢瘫患者利用腱固定动作握住一水杯。（A）利用重力屈曲腕关节来张开手。（B）借由有完整神经支配的桡侧腕短伸肌（红）让腕关节主动伸展，让瘫痪的指屈肌产生有用的被动张力去握住水杯（引自 Neumann DA: *Kinesiology of the musculoskeletal system: foundations for physical rehabilitation*, ed 2, St Louis, 2010, Mosby, Fig. 8.38.）

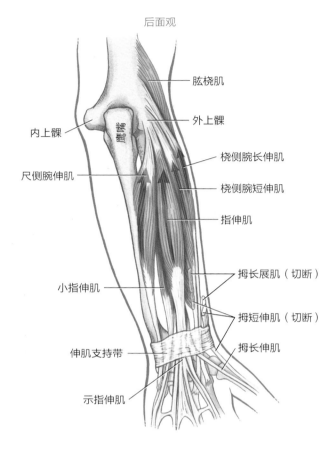

后面观

肱桡肌

内上髁　鹰嘴　外上髁

桡侧腕长伸肌

尺侧腕伸肌

桡侧腕短伸肌

指伸肌

拇长展肌（切断）

小指伸肌

拇短伸肌（切断）

伸肌支持带

拇长伸肌

示指伸肌

右上肢的后面观展示了多条肌肉，包含指伸肌、示指伸肌和小指伸肌（引自 Neumann DA: *Kinesiology of the musculoskeletal system: foundations for physical rehabilitation*, St Louis, 2002, Mosby, Fig. 7.22.）

指伸肌

近端附着点：　肱骨外上髁——伸肌总腱。

远端附着点：　由 4 条肌腱组成，每条延伸至伸肌装置及第 2 ~ 5 指中节和远节指骨底部。

神经支配：　　桡神经。

动作：　　　　手指伸展。

注释：　　　　指伸肌单独收缩让掌指关节过伸，同时需要内在肌（蚓状肌和骨间肌）的收缩使每根手指的关节充分伸展。

示指伸肌

近端附着点：　远端尺骨的背侧面和骨间膜。

远端附着点：　嵌入指伸肌腱。

神经支配：　　桡神经。

动作：　　　　示指伸展。

注释：　　　　通常在示指近端指骨间关节持续完全屈曲、掌指关节强力过度伸展时，可以看见示指伸肌的肌腱。示指伸肌的肌腱位于指伸肌腱的尺侧。

小指伸肌

近端附着点：　指伸肌的肌腹尺侧。

远端附着点：　加入指伸肌的肌腱到小指。

神经支配：　　桡神经。

动作：　　　　小指伸展。

注释：　　　　此肌肉常被认为是指伸肌的第 5 条肌腱。

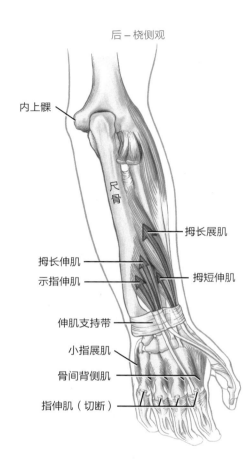

后－桡侧观

内上髁

尺骨

拇长展肌

拇长伸肌

示指伸肌

拇短伸肌

伸肌支持带

小指展肌

骨间背侧肌

指伸肌（切断）

右手背－桡侧观，展示拇长展肌、拇长伸肌和拇短伸肌（引自 Neumann DA: *Kinesiology of the musculoskeletal system: foundations for physical rehabilitation*, ed 2, St Louis, 2010, Mosby, Fig. 8.39.）

拇长伸肌

近端附着点：　尺骨后表面和骨间膜。

远端附着点：　拇指远节指骨的底部背侧。

神经支配：　　桡神经。

动作：　　　　拇指指骨间关节、掌指关节和腕掌关节的伸展。

注释：　　　　唯一能主动伸展拇指指骨间关节的肌肉，是测试桡神经功能最可靠的肌肉。

拇短伸肌

近端附着点：　桡骨后侧和骨间膜。

远端附着点：　拇指近节指骨底部背面。

神经支配：　　桡神经。

动作：　　　　拇指掌指关节和腕掌关节的伸展。

注释：　　　　肌肉通常较小且有多条肌腱。

拇长展肌

近端附着点：　桡骨、尺骨和骨间膜的后表面。

远端附着点：　拇指掌骨底部。

神经支配：　　桡神经。

动作：　　　　拇指腕掌关节的外展及伸展。

注释：　　　　因为肌肉的远端附着，使拇指基底部具有同样有效的外展肌和伸肌。

拇指外在伸肌

拇指外在伸肌有拇长伸肌、拇短伸肌和拇长展肌。这 3 块肌肉的近端附着处都在前臂的背侧，其肌腱在腕关节桡侧处构成"解剖鼻烟窝"（图 7.27）。

> **拇指外在伸肌**
> - 拇长伸肌
> - 拇短伸肌
> - 拇长展肌

拇指伸肌群的 3 条肌腱附着在拇指背面的不同区域。根据附着点，拇长展肌负责外展和伸展腕掌关节，拇短伸肌负责伸展掌指关节，拇长伸肌负责伸展指骨间关节。然而必须意识到，每条肌腱也可以在它们跨过的关节做附属运动。因为这 3 条肌腱都跨过腕关节，都能产生附属运动，最显著的是在腕关节伸展时的桡偏动作。

手内在肌

手部包含 20 块（本书作者认为有 4 块骨间背侧肌——译者注）内在肌，尽管它们体积较小，但对于精确控制手指至关重要。本文将内在肌分为以下 4 组讨论。

1. 鱼际肌
- 拇短展肌
- 拇短屈肌
- 拇对掌肌
2. 小鱼际肌
- 小指屈肌
- 小指展肌
- 小指对掌肌
3. 拇收肌
4. 蚓状肌和骨间肌（指内在肌）

图 7.28 ~ 7.30 展示了这些肌肉。

鱼际肌

鱼际肌的大部分由拇短展肌、拇短屈肌、拇对掌肌构成（图 7.28）。所有 3 块肌肉的近端附着在屈肌支持带和邻近的腕骨上。较短的外展肌和屈肌附着在拇指近节指骨底部，而更深层的对掌肌沿着第 1 掌骨的桡侧边缘附着在掌指关节的近端（图 7.29）。表 7.2 总结了大鱼际每块肌肉的相关附着点、功能及神经支配。

通常大鱼际肌的主要功能是为了便于抓取，将拇指放在不同的对掌姿势（图 7.29）。如前所述，对掌包含了腕掌关节外展、屈曲和内旋 3 个动作，鱼际的每块肌肉都参与了对掌动作。拇指向中指方向内旋的能力是拇指对掌的重要组成部分（表 7.2）。

小鱼际肌

小鱼际肌包括小指屈肌、小指展肌和小指对掌肌组成（图 7.28）。小鱼际肌的整体解剖走行与大鱼际肌相似。这 3 块肌肉的近端附着在屈肌支持带及其邻近腕骨。这些较短的展肌和屈肌的远端附着在小指近节指骨底部。小指对掌肌的远端附着在第 5 掌骨的尺侧边缘，近端附着在掌指关节（图 7.30）。表 7.3 总结了这些肌肉的附着点、动作及神经支配。

小鱼际肌的常见功能就是抬起和弯曲手的尺侧边缘，如用水杯取水。这个动作加深了远端横弓，增加了与手持物体的接触（图 7.29）。当需要时，小指展肌可以伸展小指以更好地控制抓握。

尺神经损伤会使小鱼际肌完全瘫痪。小鱼际肌因为萎缩变得扁平，抬起或杯状抓握时手部尺侧缘明显减小，小指的麻木也会降低手指的灵巧度。

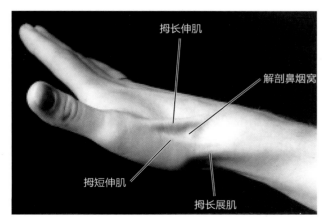

图 7.27　构成"解剖鼻烟窝"的肌肉（引自 Neumann DA: *Kinesiology of the musculoskeletal system: foundations for physical rehabilitation*, St Louis, 2002, Mosby, Fig. 8.49.）

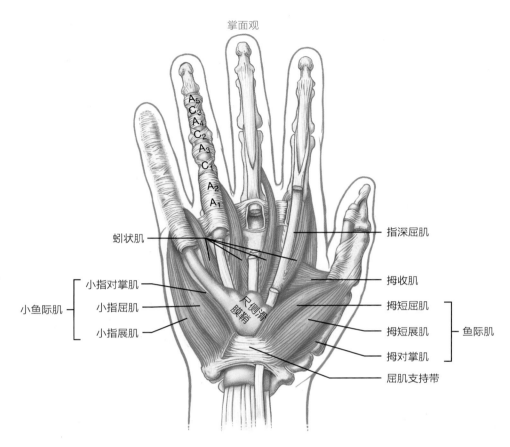

图 7.28　掌手的前面观，显示多块内在肌（红）（引自 Neumann DA: *Kinesiology of the musculoskeletal system: foundations for physical rehabilitation*, ed 2, St Louis, 2010, Mosby, Fig. 8.34.）

	表7.2　鱼际肌 *			
肌肉	**近端附着点**	**远端附着点**	**动作**	**神经支配**
拇短展肌	屈肌支持带和相邻的腕骨	拇指近节指骨底	拇指腕掌关节的外展和屈曲；掌指关节的屈曲	正中神经
拇短屈肌	屈肌支持带和相邻的腕骨	拇指近节指骨底	拇指掌指关节和腕掌关节的屈曲	正中神经
拇对掌肌	屈肌支持带和相邻的腕骨	拇指掌骨骨干桡侧表面	拇指腕掌关节的对掌（内旋）	正中神经

* 未包括拇收肌——译者注。

拇收肌

　　拇收肌是位于拇指虎口深处双头肌（图 7.30 或图 7.28）。此肌肉的近端附着在手部最稳定的骨骼区域：头状骨、第 2 掌骨和第 3 掌骨。横头和斜头在拇指的近节指骨底共同形成远端的附着点。

　　位于鱼际深处的拇收肌不易被触诊到，易被忽视。然而这块肌肉却是拇指的基底部（腕掌关节）最有力的内收肌和屈肌。此肌肉在拇指和示指捏取物体及合闭剪刀动作中非常重要。

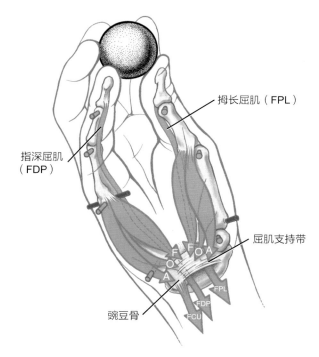

图 7.29　当拇指对掌和小指做握杯动作时，鱼际肌和小鱼际肌的作用。肌肉功能根据其力线与关节旋转轴的相对关系而定。内外轴为灰色；前后轴为红色；其他收缩的肌肉有拇长屈肌和小指的指深屈肌。当小指外展时，尺侧腕屈肌（flexor carpi ulnaris, FCU）起到稳定豌豆骨的作用。A，拇短展肌和小指展肌；F，拇短屈肌和小指屈肌；O，拇对掌肌和小指对掌肌（引自 Neumann DA: *Kinesiology of the musculoskeletal system: foundations for physical rehabilitation*, ed 2, St Louis, 2010, Mosby, Fig. 8.44.）

蚓状肌和骨间肌：第 2 ~ 5 指内在肌

蚓状肌（意为"蚯蚓"）是 4 块起点位于指深屈肌（flexor digitorum profundus, FDP）腱上的细长肌肉，远端不直接附着在骨骼上，而是附着到伸肌装置的外侧束上。蚓状肌的远端附着可以使这些肌肉屈曲掌指关节，伸展近端指骨间关节和远端指骨间关节。此动作是可能的，因为蚓状肌从掌侧进入掌指关节，但从背侧进入近端指骨间关节和远端指骨间关节（图 7.31）。

蚓状肌在掌指关节的屈曲、近端与远端指骨间关节伸展的复合动作中被激活，如手持扑克牌。当手指所有关节都伸展时，这些肌肉也会伴随指伸肌一起活动。

骨间肌是根据其位于掌骨间的位置而命名（图 7.32），有 2 组骨间肌：分为掌侧和背侧。2 组骨间肌都包含 4 块单独的肌肉，起点位于掌骨骨干的内侧或外侧上。骨间背侧肌较大，位置稍偏向背侧，因此形成了手部背面丰满的外形。这 8 块骨间肌均由尺神经支配，在手深部穿行而过（第 7 章附录，图 4）。

骨间肌的主要功能是外展或内收手指。作为一组肌肉，骨间背侧肌使掌指关节处的手指偏离以中指为

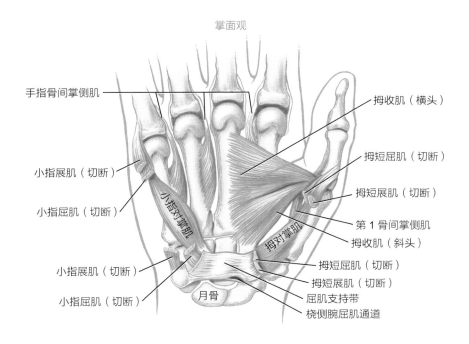

掌面观

手指骨间掌侧肌

小指展肌（切断）

小指屈肌（切断）

小指展肌（切断）

小指屈肌（切断）

小指对掌肌

月骨

拇收肌（横头）

拇短屈肌（切断）

拇短展肌（切断）

第 1 骨间掌侧肌

拇收肌（斜头）

拇对掌肌

拇短屈肌（切断）

拇短展肌（切断）

屈肌支持带

桡侧腕屈肌通道

图 7.30　右手深层肌肉的掌面观。鱼际、小鱼际的展肌和屈肌已经被切除，以暴露下方的拇对掌肌、小指对掌肌及拇收肌（引自 Neumann DA: *Kinesiology of the musculoskeletal system: foundations for physical rehabilitation*, ed 2, St Louis, 2010, Mosby, Fig. 8.43.）

表7.3 小鱼际肌				
肌肉	近端附着点	远端附着点	动作	神经支配
小指屈肌	屈肌支持带和相邻的腕骨	小指近节指骨底	小指屈曲	尺神经
小指展肌	豌豆骨和尺侧腕屈肌腱	小指近节指骨底	小指外展	尺神经
小指对掌肌	屈肌支持带和钩骨的钩部	第5掌骨尺侧	小指对掌	尺神经

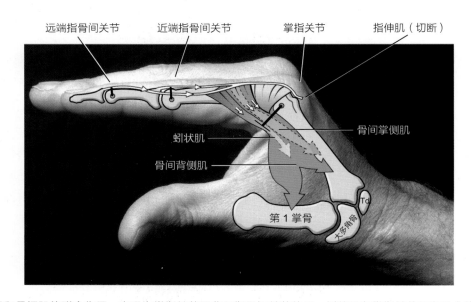

图 7.31 蚓状肌和骨间肌的联合作用，表现为掌指关节屈曲和指骨间关节伸展。蚓状肌在掌指关节具有最大的屈曲力臂。Td，小多角骨（引自 Neumann DA: *Kinesiology of the musculoskeletal system: foundations for physical rehabilitation*, ed 2, St Louis, 2010, Mosby, Fig. 8.48.）

中轴的参考线。需要注意的是中指有 2 块骨间背侧肌：一块使手指桡侧偏移，另一块使手指尺侧偏移。骨间掌侧肌在掌指关节处让手指往中指方向内收（这个特别的术语是用来描述拇指的动作，第 1 骨间掌侧肌理论上使拇指屈曲）。

骨间掌侧肌和背侧肌有一条通过掌指关节掌侧的力线。由于骨间肌部分附着到伸肌装置，它们（如蚓状肌）可使掌指关节屈曲、近端和远端指骨间关节伸展（图 7.31 中的示指的骨间掌侧肌和背侧肌）。

表 7.4 总结了拇收肌、蚓状肌和骨间肌的附着点和动作以及神经支配。

第 2～5 指外在肌和内在肌的相互作用

手指的关节可以执行许多不同的动作组合，其中两种最有用的动作组合：①张开手时的掌指关节、近端和远端指骨间关节同步伸展动作；②抓握手时掌指关节、近端和远端指骨间关节同步屈曲动作。接下来将分别描述这两个重要的动作。

张开手：手指伸展

张开手通常是为了准备抓握，手指的主要伸肌是指伸肌和手指内在肌——具体为蚓状肌和骨间肌。图 7.33A 显示指伸肌施力在伸肌装置上，拉动掌指关节伸展。内在肌对指骨间关节的伸肌装置既有直接的作用，也有间接的影响（图 7.33B 和 C）。直接的作用由伸肌装置中的近端拉力所产生，间接影响则由掌指关节屈曲力矩所产生。此屈曲力矩防止指伸肌过度伸展掌指关节，否则掌指关节会过早地分散其大部分收

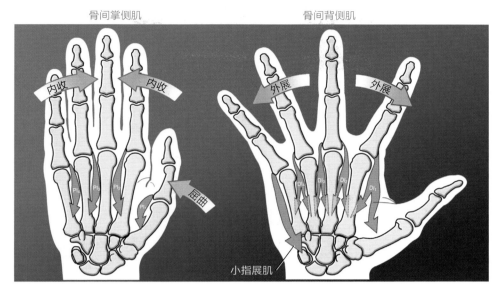

图 7.32　掌指关节骨间掌侧肌（PI$_1$~PI$_4$）和骨间背侧肌（DI$_1$~DI$_4$）冠状面运动的掌面观。图中小指展肌的作用是外展小指（引自 Neumann DA: *Kinesiology of the musculoskeletal system: foundations for physical rehabilitation*, ed 2, St Louis, 2010, Mosby, Fig. 8.49.）

表 7.4	拇收肌、蚓状肌和骨间肌			
肌肉	近端附着点	远端附着点	动作	神经支配
拇收肌	• 斜头：豌豆骨、第 2 和第 3 掌骨底 • 横头：第 3 掌骨掌侧面	拇指近节指骨底（尺侧）	拇指腕掌关节内收屈曲；掌指关节的屈曲	尺神经
蚓状肌	指深屈肌腱	手指伸肌装置的外侧束	第 2 ~ 5 指掌指关节屈曲和近端、远端指间关节伸展	• 内侧 2 条：尺神经 • 外侧 2 条：正中神经
骨间背侧肌	所有掌骨的相邻侧	近节指骨底和侧缘、第 2 ~ 4 指伸肌装置外侧束	第 2 ~ 4 指的掌指关节外展（中指的桡侧和尺侧偏移）	尺神经
骨间掌侧肌	拇指、示指、环指和小指的掌骨	第 1、2、4 和 5 指的近节指骨底和侧缘，加上手指伸肌装置	第 2、第 4 和第 5 指的掌指关节内收（第 1 骨间掌侧肌使拇指轻微屈曲）	尺神经

缩力。只有防止掌指关节过度伸展，指伸肌才能有效地拉紧伸肌装置，使指骨间关节完全伸展。在尺神经损伤的患者中，能够明显观察到此现象（图 7.34）。第 4、第 5 指的蚓状肌和骨间肌（由尺神经支配）没

有收缩，指伸肌收缩使得手指产生特征性的"爪形"：掌指关节过度伸展，指骨间关节维持部分屈曲。"爪形"手由于常见于内在肌的失神经支配，被称为去内在肌姿势（intrinsic-minus posture）。

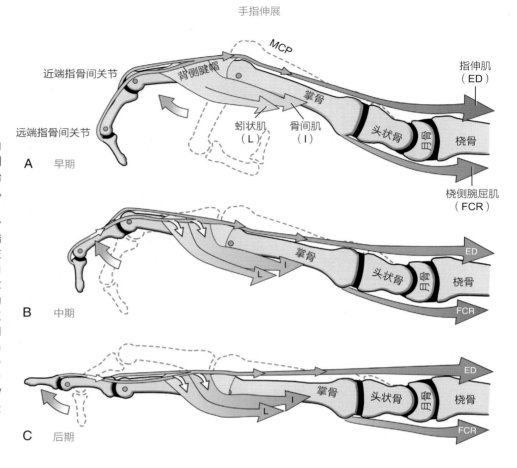

图 7.33 手张开时，手指内在肌和外在肌相互作用的侧面观。虚线轮廓描绘出起始位置：（A）早期：示指伸肌伸展掌指关节 (MCP)；（B）中期：内在肌（蚓状肌和骨间肌）协助指伸肌伸展近端和远端指骨间关节，也会在掌指关节产生一个屈曲的力矩，防止指伸肌过度伸展掌指关节；（C）后期：肌肉动作持续使手指完全伸展（红色的深浅代表肌肉动作的相对强度）（引自 Neumann DA: *Kinesiology of the musculoskeletal system: foundations for physical rehabilitation*, ed 2, St Louis, 2010, Mosby, Fig. 8.51.）

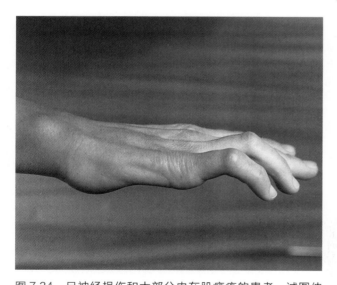

图 7.34 尺神经损伤和大部分内在肌瘫痪的患者，试图伸展手指。内侧（尺侧）手指出现爪形，其掌指关节过伸且手指部分屈曲。请注意小鱼际肌和骨间间隙出现肌肉萎缩现象（引自 Neumann DA: *Kinesiology of the musculoskeletal system: foundations for physical rehabilitation*, ed 2, St Louis, 2010, Mosby, Fig. 8.52A.）

合拢手：手指屈曲

主要肌肉的功能

主导手抓握的肌肉依赖特定关节肌肉产生屈曲的力量。抵抗阻力或相对快速地屈曲手指，需要指深屈肌和指浅屈肌及少量骨间肌收缩（图 7.35）。由 2 条长的指屈肌所产生的力量可以屈曲手指所有的 3 个关节。当小肌肉被反向牵伸时，蚓状肌会在掌指关节产生一个被动的屈曲力矩。

功能考量：手指屈曲时腕伸肌的作用

用力握紧拳头或抓握时，需要腕伸肌相等程度的协同收缩（图 7.35，桡侧腕短伸肌）。当握拳时，可通过触诊前臂背侧验证腕伸肌的收缩。如第 6 章中所说的，腕伸肌的主要功能是防止手指外在肌屈曲时同步出现腕关节屈曲。如果腕伸肌瘫痪，握拳时就会导致腕关节和手指屈曲（一个虚弱且无效的动作）。此种无力可以通过腕关节完全屈曲时用力握拳来体验。

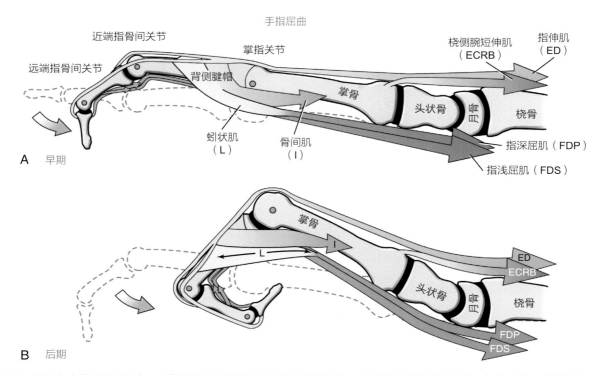

图 7.35　在用力合拢手的过程中，手指内在肌和外在肌相互作用的侧面观。虚线轮廓表示起始位置。（A）早期：指深屈肌、指浅屈肌和骨间肌主动屈曲指骨间关节，显示蚓状肌没有收缩（白色）；（B）后期：在完全屈曲时，肌肉活动基本没有变化。蚓状肌（lumbricales，L）仍保持不收缩，但在两端都受到牵伸；桡侧腕短伸肌（extensor carpi radialis brevis，ECRB）略微伸展腕关节（红色的深浅表示肌肉收缩的相对强度）（引自 Neumann DA: *Kinesiology of the musculoskeletal system: foundations for physical rehabilitation*, ed 2, St Louis, 2010, Mosby, Fig. 8.54.）

手部关节畸形

常见畸形

　　手部关节常见畸形通常是由疾病或外伤破坏了关节周围力量的平衡。这种不平衡通常是因为肌肉瘫痪、肌张力改变（如痉挛）、韧带和其他结缔组织的阻力增加或是结缔组织强度变弱或断裂造成。长期手部姿势不良也可能导致畸形。

　　这里讨论的主要内容是因为慢性和严重的类风湿关节炎——一种慢性滑膜炎（关节内滑膜炎症）所引起的畸形，并最终导致结缔组织强度丧失的疾病。缺少这些组织的正常约束，来自外部环境的接触及肌肉的收缩，最终会破坏关节的机械完整性。在最严重的情况下，关节可能会偏离方向、不稳定，而且经常永久性畸形。对手部畸形的潜在原因的了解通常是物理治疗或外科手术治疗的基础。

　　严重的类风湿关节炎的 3 种常见手部畸形：尺偏畸形、鹅颈畸形和纽扣状畸形（图 7.36）。以下内容只着重说明尺偏畸形的病理机制。

尺偏畸形

　　掌指关节的尺偏畸形包括过度尺偏及近节指骨相对于掌骨头的尺侧平移（滑动）。严重尺偏患者通常会影响到手的外观及功能，特别是捏紧与抓握的动作。

　　为了充分理解尺偏畸形的病理机制，重要的是认识到所有手（健康或非健康）总是受到各种使手指尺偏的因素的影响。可能最重要的因素是手持物体时，持续施加在手指尺骨方向的力，通常还有来自拇指的挤压力。图 7.37A 显示了尺骨方向的力量将示指推向尺侧。随后的掌指关节尺侧偏移也增加了跨过关节背侧指伸肌腱的尺偏或弯曲。这种偏移对肌腱产生了潜在的不稳定"弓弦力"。然而，健康手的伸肌装置和桡侧副韧带维持指伸肌腱在旋转轴附近，从而最大限

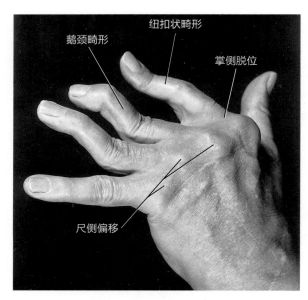

图 7.36　手部由于类风湿关节炎常见的变形，尤以下列状况特别明显：掌指关节掌侧脱位、尺偏畸形、鹅颈畸形和纽扣状畸形（请见更详细的内文说明）(Courtesy Teri Bielefeld, PT, CHT, Zablocki VA Hospital, Milwaukee, Wisconsin.)

度地减少尺偏的力矩。

　　之前的叙述强调健康结缔组织在维持关节稳定方面起到的重要作用。通常在严重的类风湿关节炎案例中，背侧腱帽（伸肌装置中的一部分）的横束可能会撕裂或是受到过度牵伸，使指伸肌腱滑向关节旋转轴的尺侧（图 7.37B）。在这样的姿势下，使指伸肌产生一种会让尺偏加大的力臂，此种情况会引发恶性循环：尺偏越严重，力臂就越大，尺偏变形的力矩也越大。随着时间的推移，脆弱和被过度牵伸的桡侧副韧带会被撕裂，使近节指骨旋转并滑向尺侧，导致关节完全脱位（图 7.37C）。

　　尺偏畸形的治疗通常包括改善关节的对位，并尽可能减少造成关节不稳或畸形的潜在力学因素。常见保守治疗包括支具的使用和教导患者减少作用在掌指关节的变形力。试想，当拧紧瓶盖或拿水壶时，右手

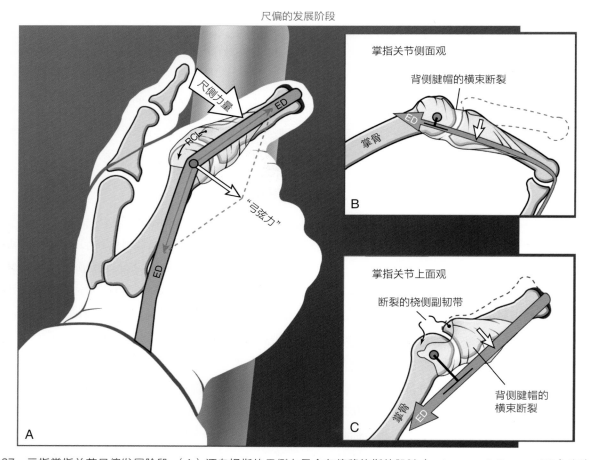

图 7.37　示指掌指关节尺偏发展阶段。（A）源自拇指的尺侧力量会在偏移的指伸肌腱（extensor digitorum, ED）产生一个自然的"弓弦力"。（B）在类风湿关节炎中，背侧腱帽（伸肌装置中的一部分）横束的断裂，使伸肌腱以力臂作用，在掌指关节处增加尺偏的力矩。（C）随着时间的推移，桡侧副韧带（radial collateral ligament, RCL）可能会断裂，造成尺偏畸形（引自 Neumann DA: *Kinesiology of the musculoskeletal system: foundations for physical rehabilitation*, ed 2, St Louis, 2010, Mosby, Fig. 8.59.）

思考
正中神经损伤和肌腱移植后的抓握

正中神经断裂或损伤会引起大鱼际肌 3 块肌肉瘫痪，即拇对掌肌、拇短屈肌和拇短展肌瘫痪。因此，拇指的对掌能力基本消失了。很多功能性的任务，如抓东西、握杯子、拿叉子或勺子，都涉及拇指的对指动作，因此这一肌群功能丧失对个人来说是灾难性的。

为了帮助恢复拇指的功能性对掌，可以进行"对掌成形术"（opponensplasty）的手术。这项手术涉及功能肌肉肌腱的改道（或"转移"），以提供一条可以引起拇指对掌的肌肉力线。虽然，肌腱转移手术有很多种，但一种常见的方法是通过手术将指浅屈肌（通常是环指的肌腱）中的一根肌腱转移到拇指（图 7.38）。为了保持良好的力线，肌腱通常由结缔组织滑车固定在尺侧腕屈肌的远端附着处。注意，只有正中神经损伤在手腕水平时，才考虑采用这种手术。更近端水平的损伤也可能导致指浅屈肌无力，从而使"供体"肌肉无力。

治疗师通常在帮助患者如何使用拇指新肌腱的控制训练中发挥核心作用。这种治疗方法通常需要大量的练习和再训练，因为患者的大脑过去"连线"的是肌肉原有动作，以至于在主动收缩指浅屈肌后会产生环指的屈曲，而不是拇指对掌动作。

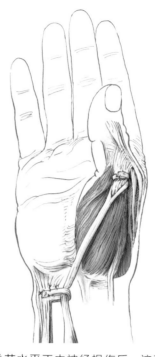

图 7.38　腕关节水平正中神经损伤后，这种相对常见的对掌成形术可以帮助恢复拇指对掌。一条指浅屈肌腱被改道至拇指掌指关节（引自 Neumann DA: *Kinesiology of the musculoskeletal system: foundations for physical rehabilitation*, ed 3, St Louis, 2017, Mosby, Fig. 8.62.）

掌指关节上会承受强大的尺偏力矩，随着时间的推移，此力矩会促进尺侧偏移。一般来说，会教导患者避免紧握或是用力拧钥匙等动作，尤其是在类风湿关节炎急性炎症或疼痛的阶段。

总结

手部的关节分成 3 组：腕掌（CMC）关节、掌指（MCP）关节和指骨间（IP）关节。腕掌关节位于手部最近端，负责调整手掌的曲度，从扁平到有深度的杯状。第 1 和第 5 腕掌关节尤其重要，因为其分别能让拇指与其他手指对掌，并抬高手的尺侧边缘。这些关节的外伤或是疾病，会让手部丧失许多人类特有的抓握姿势。

相对较大的掌指关节形成手指的基底部。掌指关节有 2 个自由度：外展和内收及屈曲和伸展。伸展和外展的动作可以将手的功能性宽度增加到最大，这对抓握有着多变化曲度的物体特别有用。

指骨间关节只能屈曲和伸展，其他平面的动作受限于形成关节的骨性结构及关节周围的结缔组织。指骨间关节屈曲的关节活动范围很大，从拇指指骨间关节 70° 的屈曲到其余手指的近端指骨间关节的 120° 屈曲。这样的动作对于完全握紧拳头、拿手提袋或其他需要手指最大化地与物体紧密接触的动作十分重要。这些关节的充分伸展对于张开手准备抓握同样重要。

手部的 29 条肌肉分成内在肌与外在肌。如前所述，手指（第 2~5 指）的 3 个关节同步伸展需要指伸肌和内在肌（如蚓状肌和骨间肌）的互相协调，更复杂和快速的手指动作要求内在肌和外在肌之间在功能上有更大的相互作用。

关节受限的常见模式

关节：拇指腕掌（carpometacarpal，CMC）关节

关节受限的常见模式

- 组成拇指对掌的任一活动范围不足
  - 外展
  - 屈曲
  - 向内旋转

可能的原因

- 拇收肌紧张
  - 拇收肌
- 拇伸肌紧张
  - 拇长伸肌和拇短伸肌
- CMC 关节囊紧张
- 关节炎、疼痛和不稳定
- 拇屈肌和外展肌的肌力减弱
  - 拇长屈肌和拇短屈肌
  - 拇长展肌和拇短展肌
  - 拇对掌肌
- 正中神经损伤

功能影响

- 抓握减弱
- 无法操纵物体
  - 拿钥匙
  - 开门
  - 抓握水杯

常见的治疗方法

- 牵伸紧张肌肉
- 松解紧张软组织
- 关节松动以延展关节囊
- 强化相关肌肉力量
- 拇指的夹板 / 支具

注释

- 基底关节骨关节炎（basilar joint arthritis）是用来描述拇指 CMC 关节关节炎的专业术语。该疾病通常会存在拇指剧烈疼痛和不稳定。治疗师通常会使用 SPICA（Splinted In Complete Abduction，完全外展位夹板）将拇指固定在外展位置，以减轻疼痛和不稳定。然而拇指的远端指骨间关节仍然可以自由屈曲和伸展，这能够很大地改善患者抓握物体的能力，同时又减轻拇指 CMC 关节的疼痛和功能障碍。

关节：手

关节受限的常见模式

- 掌指关节（metacarpophalangeal，MCP）过度屈曲，伴随 4 根手指（第 2~5 指）的近端和远端指骨间关节伸展

可能的原因

- 手内在肌的紧张。这通常被称为手的"内在加"（intrinsic plus）姿势（见图 7.39）。
  - 蚓状肌
  - 骨间背侧肌和掌侧肌
- 痉挛

功能影响

- 张开手部和操作物体的能力下降
- 执行 ADL 的能力下降

常见的治疗方法

- 牵伸或放松蚓状肌和骨间肌
- 支具

注释

- 手的这种姿势可以在脑性瘫痪或存在其他神经系统疾病的患者身上看到，这些疾病表现出慢性痉挛或手内在肌张力增加。为了牵伸手部固有肌，治疗师通常会将患者手形成爪状姿势，即 MCP 关节过度伸展，PIP 和 DIP 关节屈曲。有趣的是，手的这种爪状姿势被称为手的"内在减"或"外在加"姿势。

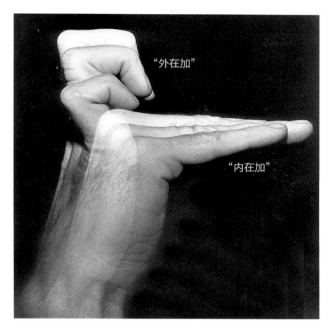

图 7.39　健康手的"外在加"和"内在加"姿势

习题

1. 下列哪一个关节位于手的最近端?

    a. 掌指关节

    b. 近端指骨间关节

    c. 远端指骨间关节

    d. 腕掌关节

2. 下列哪一个关于示指外展的叙述是正确的?

    a. 此动作发生在冠状面上

    b. 此动作为示指远离中指(移向拇指)

    c. 此动作为示指往中指移动

    d. a 和 b

    e. b 和 c

3. 拇指屈曲:

    a. 发生在矢状面

    b. 发生在冠状面

    c. 发生在水平面

    d. 发生在垂直轴

    e. c 和 d

4. 下列哪一个关节可以执行屈曲和外展?

    a. 拇指的腕掌关节

    b. 第 2 ~ 5 指的远端指骨间关节

    c. 第 2 ~ 5 指的掌指关节

    d. a 和 b

    e. a 和 c

5. 拇指碰触其他手指指尖的动作称为:

    a. 外展

    b. 小鱼际肌屈曲

    c. 对掌

    d. 复位

6. 外在伸肌的肌腱:

    a. 都经过掌指关节的内外轴后

    b. 都经过腕关节的内外轴前

    c. 合并入伸肌装置的特别结缔组织之中

    d. a 和 b

    e. a 和 c

7. 下列哪条肌肉不属于小鱼际肌?

    a. 小指屈肌

    b. 小指展肌

    c. 拇指对掌肌

    d. 小指对掌肌

8. 大鱼际肌的基本功能:

    a. 将手掌尺侧缘弯曲起来,让手掌成杯子状

    b. 让拇指可以执行不同程度的对掌动作,以促进抓握

    c. 让拇指伸展及腕关节尺偏

    d. 第 2 ~ 5 指的掌指关节屈曲

9. 下列哪个动作不是蚓状肌的动作?

    a. 屈曲手指的掌指关节

    b. 伸展手指的远端指骨间关节

    c. 屈曲手指的近端指骨间关节

    d. 伸展手指的近端指骨间关节

10. 骨间背侧肌的主要功能:

    a. 外展手指

    b. 内收手指

    c. 屈曲近端和远端指骨间关节

    d. 屈曲远端指骨间关节

11. 尺神经的受损或瘫痪会严重影响小鱼际肌。

    a. 正确

    b. 错误

12. 基底关节骨关节炎指的是拇指腕掌关节炎。

    a. 正确

    b. 错误

13. 正中神经的受损或瘫痪可能会导致无法执行拇指对掌动作。

    a. 正确

    b. 错误

14. 指屈肌失能患者可以通过腕伸肌激活实现腱固定动作。

    a. 正确

    b. 错误

15. 桡神经麻痹主要会使得拇指无法执行对掌的动作。

    a. 正确

    b. 错误

16. 拇指腕掌关节的结构属于铰链关节。

    a. 正确

    b. 错误

17. 手指掌指关节过伸基本上会受到掌板张力的限制。

    a. 正确

    b. 错误

18. 使用剪刀剪东西时，涉及拇收肌参与强力激活，形成按压动作。

    a. 正确

    b. 错误

19. 手外在肌的近端附着位于前臂或手臂，其远端附着则在手内部。

    a. 正确

    b. 错误

20. 蚓状肌和骨间肌不能激活后，指伸肌收缩则会导致爪形手。

    a. 正确

    b. 错误

（夏伟力 译）

拓展阅读

Allison, D. M. (2005). Anatomy of the collateral ligaments of the proximal interphalangeal joint. *Journal of Hand Surgery American, 30*(5), 1026–1031.

Arnet, U., Muzykewicz, D. A., Friden, J., et al. (2013). Intrinsic hand muscle function, part 1: Creating a functional grasp. *Journal of Hand Surgery American, 38*(11), 2093–2099.

Bielefeld, T., & Neumann, D. A. (2005). The unstable metacarpophalangeal joint in rheumatoid arthritis: Anatomy, pathomechanics, and physical rehabilitation considerations. *Journal of Orthopaedic and Sports Physical Therapy, 35*(8), 502–520.

Brand, P. W. (1985). Clinical biomechanics of the hand. St Louis: Mosby.

Brand, P. W. (1988). Biomechanics of tendon transfers. *Hand. Clinic, 4*(2), 137–154.

Cloud, B. A., Youdas, J. W., Hellyer, N. J., et al. (2010). A functional model of the digital extensor mechanism: Demonstrating biomechanics with hair bands. *Anatomical Science Education, 3*(3), 144–147.

Dabbagh, A., MacDermid, J. C., Yong, J., et al. (2020). Diagnosing carpal tunnel syndrome: Diagnostic test accuracy of scales, questionnaires, and hand symptom diagrams-a systematic review. *The Journal of Orthopaedic and Sports Physical Therapy, 50*(11), 622–631.

Dengler, J., Stephens, J. D., Bamberger, H. B., et al. (2020). Mimickers of carpal tunnel syndrome. *JBJS Reviews, 8*(2), e0087.

Dvir, Z. (2000). Biomechanics of muscle. In Z. Dvir (Ed.), *Clinical biomechanics*. Philadelphia: Churchill Livingstone.

Elzinga, K., & Chung, K. C. (2019). Managing swan neck and boutonniere deformities. *Clinics in Plastic Surgery, 46*(3), 329–337.

Flatt, A. E. (1996). Ulnar drift. *Journal of Hand Therapy, 9*(4), 282–292.

Flatt, A. E. (1974). *The care of the rheumatoid hand* (3rd ed.). St Louis: Mosby.

Gupta, S., & Michelsen-Jost, H. (2012). Anatomy and function of the thenar muscles [review]. *Hand Clinical, 28*(1), 1–7.

Haara, M. M., Heliovaara, M., Kroger, H., et al. (2014). Osteoarthritis in the carpometacarpal joint of the thumb. Prevalence and associations with disability and mortality. *Journal of Bone Joint Surgery American, 86-A(7)*, 1452–1457.

Infantolino, B. W., & Challis, J. H. (2010). Architectural properties of the first dorsal interosseous muscle. *Journal of Anatomy, 216*(4), 463–469.

Kapandji, I. A. (1982). *The physiology of the joints* (5th ed.). Edinburgh: Churchill Livingstone.

Kawanishi, Y., Oka, K., Tanaka, H., et al. (2018). In vivo 3-dimensional kinematics of thumb carpometacarpal joint during thumb opposition. *The Journal of Hand Surgery, 43*(2), 182.e1–182.e7.

Kichouh, M., Vanhoenacker, F., Jager, T., et al. (2009). Functional anatomy of the dorsal hood or the hand: Correlation of ultrasound and MR findings with cadaveric dissection. *European Radiology, 19*(8), 1849–1856.

Long, C. (1968). Intrinsic-extrinsic muscle control of the fingers. Electromyographic studies. *Journal of Bone Joint Surgery American, 50*, 973–984.

Long, C., & Brown, T. D. (1964). Electromyographic kinesiology of the hand: Muscles moving the long finger. *Journal of Bone Joint Surgery American, 46*, 1683–1706.

Lunsford, D., Valdes, K., & Hengy, S. (2019). Conservative Management of Trigger Finger: A systematic review. *Journal of Hand Therapy, 32*(2), 212–221.

Momose, T., Nakatsuchi, Y., & Saitoh, S. (1999). Contact area of the trapeziometacarpal joint. *Journal of Hand Surgery American, 24*(3), 491–495.

Morrison, P. E., & Hill, R. V. (2011). And then there were four: Anatomical observations on the pollical palmar interosseous muscle in humans. *Clinical Anatomy, 24*(8), 978–983.

Moriatis Wolf, J., Turkiewicz, A., Atroshi, I., et al. (2014). Prevalence of doctordiagnosed thumb carpometacarpal joint osteoarthritis: An analysis of Swedish health care. *Arthritis Care & Research, 66*(6), 961–965.

Napier, J. R. (1956). The prehensile movements of the human hand. *Journal of Bone Joint Surgery British, 38*, 902–913.

Neumann, D. (2017). *Kinesiology of the musculoskeletal system: Foundations for physical rehabilitation* (3rd ed.). St Louis: Mosby.

Neumann, D. A., & Bielefeld, T. (2003). The carpometacarpal joint of the thumb: Stability, deformity, and therapeutic intervention. *Journal of Orthopaedic and Sports Physical Therapy, 33*(7), 386–399.

Palti, R., & Vigler, M. (2012). Anatomy and function of lumbrical muscles [Review]. *Hand Clinic, 28*(1), 13–17.

Pasquella, J. A., & Levine, P. (2012). Anatomy and function of the hypothenar muscles [review]. *Hand Clinic, 28*(1), 19–25.

Ranney, D., & Wells, R. (1988). Lumbrical muscle function as revealed by a new and physiological approach. *Anatomical Record, 222*, 110–114.

Standring, S. (2016). Gray's anatomy: *The anatomical basis of clinical practice* (41st ed.). Edinburgh: Churchill Livingstone.

Tubiana, R. (1981). *The hand*. Philadelphia: Saunders.

Uygur, M., de Freitas, P. B., & Jaric, S. (2010). Frictional properties of different hand skin areas and grasping techniques. *Ergonomics, 53*(6), 812–817.

Valentin, P. (1981). The interossei and the lumbricals. In R. Tubinia (Ed.), *The hand*. Philadelphia: Saunders.

White, J., Coppola, L., Skomurski, A., et al. (2018). Influence of age and gender on normative passive range of motion values of the carpometacarpal joint of the thumb. *Journal of Hand Therapy, 31*(3), 390–397.

附录

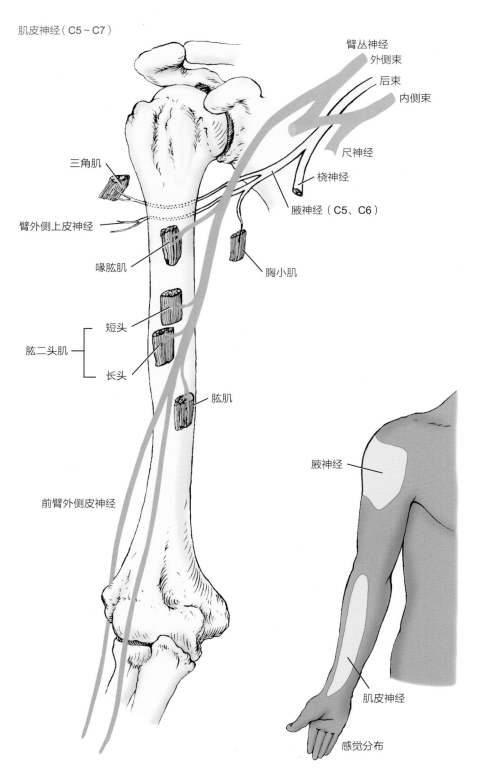

图 1　右肌皮神经支配喙肱肌、肱二头肌和肱肌。感觉分布在右图显示（图片改编自 Waxman S: *Clinical neuroanatomy*, ed 25, New York, 2003, McGraw-Hill.)

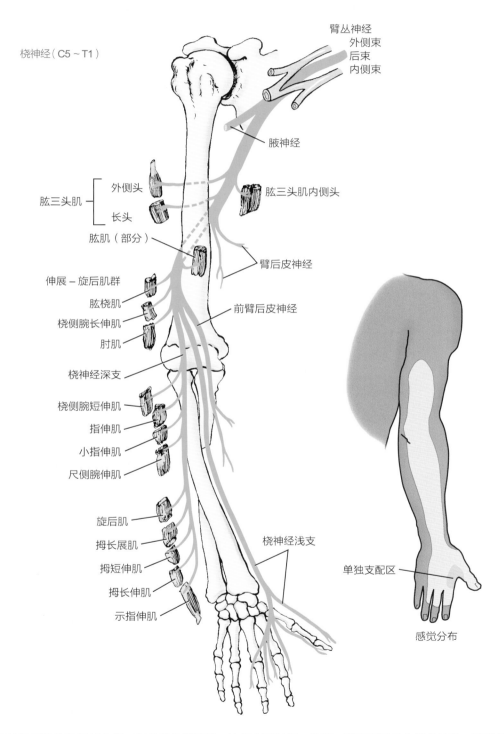

图 2 右侧桡神经环绕肱骨后部走行，在前臂外侧显露。神经支配肘部、前臂、腕和手指的大部分伸肌。感觉分布在右图显示（图片改编自 Waxman S: *Clinical neuroanatomy*, ed 25, New York, 2003, McGraw-Hill.)

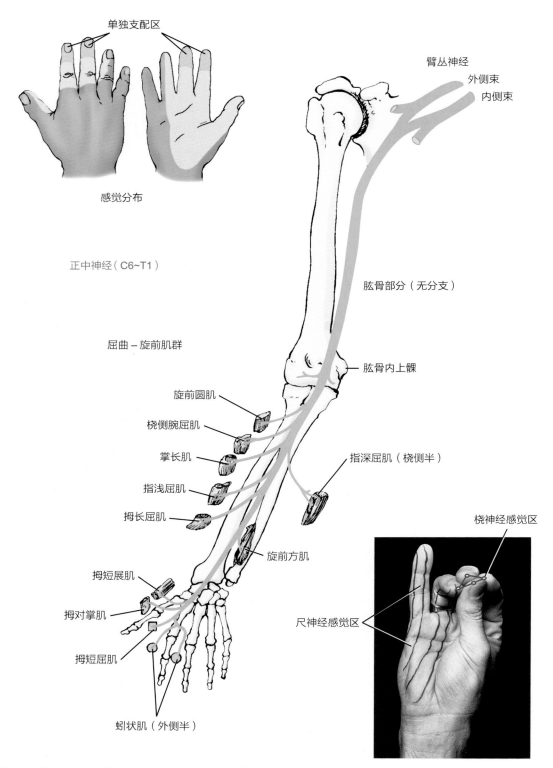

单独支配区

感觉分布

正中神经（C6~T1）

屈曲－旋前肌群

臂丛神经

外侧束

内侧束

肱骨部分（无分支）

肱骨内上髁

旋前圆肌

桡侧腕屈肌

掌长肌

指浅屈肌

拇长屈肌

指深屈肌（桡侧半）

旋前方肌

拇短展肌

拇对掌肌

桡神经感觉区

拇短屈肌

尺神经感觉区

蚓状肌（外侧半）

图 3　右侧正中神经走行支配旋前肌、大部分的腕屈肌、指长屈（外在）肌（除小指和环指的指深屈肌）、拇指大部分内在肌和 2 条桡侧蚓状肌。正中神经的感觉分布覆盖了拇指和第 2~4 指掌侧的大部分。这张图说明了正中神经在"对指感觉"中的重要性（图片改编自 Waxman S: *Clinical neuroanatomy*, ed 25, New York, 2003, McGraw-Hill.）

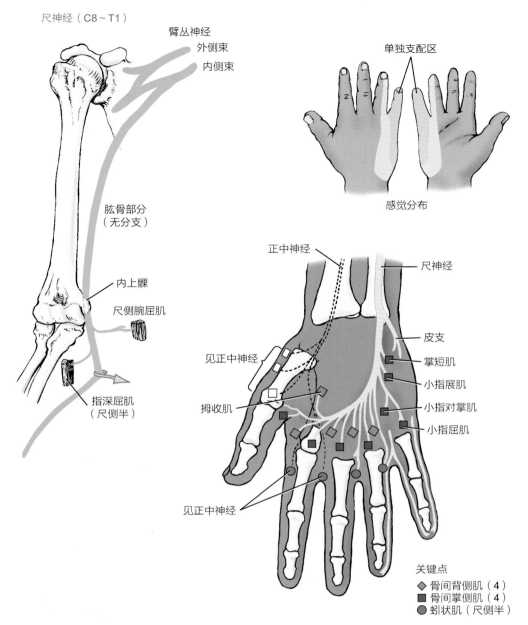

尺神经（C8~T1）

臂丛神经
外侧束
内侧束

肱骨部分
（无分支）

内上髁

尺侧腕屈肌

指深屈肌
（尺侧半）

单独支配区

感觉分布

正中神经

尺神经

皮支

掌短肌

小指展肌

小指对掌肌

小指屈肌

见正中神经

拇收肌

见正中神经

关键点
◆ 骨间背侧肌（4）
■ 骨间掌侧肌（4）
● 蚓状肌（尺侧半）

图 4　右侧尺神经走行支配手的多块内在肌。注意右上角显示的感觉分布（图片改编自 Waxman S: *Clinical neuroanatomy*, ed 25, New York, 2003, McGraw-Hill.)

第 8 章

脊柱的结构与功能

章节大纲

目标

- 识别脊柱的正常曲度，并解释这些曲度如何为脊柱提供稳定。
- 识别脊柱和颅骨的骨骼及其骨性特征。
- 描述脊柱的韧带和软组织，以及椎间盘的重要特征。
- 描述颈椎、胸椎、腰椎和骶椎的独有特征。
- 列举出脊柱头颈和胸腰段屈曲、伸展、侧屈和自转的正常关节活动范围。
- 解释关节突关节的方向如何影响脊柱各个节段的主要活动。
- 描述可缩小和增大椎间孔直径的脊柱活动。
- 描述脊柱屈曲、伸展和侧屈对椎间盘潜在移位的影响。
- 识别脊柱头颈段前后侧肌群的功能。
- 识别脊柱胸腰段前后侧肌群的功能。
- 判断脊柱的节段和整体稳定性。
- 描述安全和不安全的搬抬技术的影响因素。

脊柱由 33 块椎骨组成，分为 5 个节段：颈段、胸段、腰段、骶骨和尾骨。通常有 7 块颈椎、12 块胸椎、5 块腰椎、5 块骶椎和 4 块尾椎。骶椎和尾椎在成年后融合在一起形成单个的骶骨和尾骨。本章主要关注颈段、胸段和腰段的肌动学。这 3 个脊柱节段都可做屈曲、伸展、侧屈和水平面（轴向）旋转。任何特定节段的活动范围很大程度上取决于局部骨骼、肌肉和韧带的形状和功能。2 块椎骨间的活动范围通常只有几度，但是当多块椎骨联合运动时，任何特定节段允许的活动范围都可能非常大。

疾病、外伤或老龄都可能会引起脊柱相关的一系列神经肌肉和肌肉骨骼问题。由于脊柱的脊髓、神经根、骨骼结构及结缔组织间的紧密解剖关系，这些问题可能与疼痛或其他障碍有关。例如，脱出（膨出）的椎间盘可能压迫相邻的神经根，引起疼痛，肌力减弱及反射减少。此外，不良姿势和某些脊柱的运动可能增加与相邻神经组织撞击的可能性。

本章概述了正常姿势和脊柱活动的重要解剖结构及运动学的相互作用，目的是为理解背部和颈部的常见损伤及治疗这些损伤所涉及的康复治疗原则提供坚实的理论基础。

正常曲度

人类的脊柱呈现自然曲度，如图 8.1 所示。这些曲度在力学上相互作用使脊柱处于正常休息姿势或者说是中立位。颈段腰段在矢状面上呈现出自然**前凸**或轻微伸展姿势。相反，胸段和骶尾段呈现出自然**后凸**或轻微屈曲姿势。胸段和骶段的前方凹面为胸腔和盆腔内的重要脏器提供了空间。

脊柱的自然曲度不是固定的，它们是动态可变的，可适应脊柱各种不同的姿势和运动（图 8.2）。例如，伸展运动可增加颈段和腰段的前凸，但是会减少胸段的后凸（图 8.2B）。相反，屈曲运动可减少腰段和颈段的前凸，加大胸段的后凸（图 8.2C）。

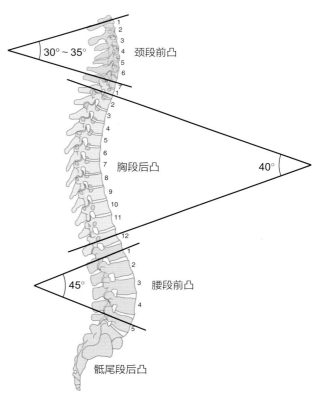

30°～35° 颈段前凸

胸段后凸 40°

45° 腰段前凸

骶尾段后凸

图 8.1 脊柱的正常曲度。该图为每个节段正常休息姿势的曲度（引自 Neumann DA: *Kinesiology of the musculoskeletal system: foundations for physical reha bilitation*, ed 2, St Louis, 2010, Mosby, Fig. 9.39.）

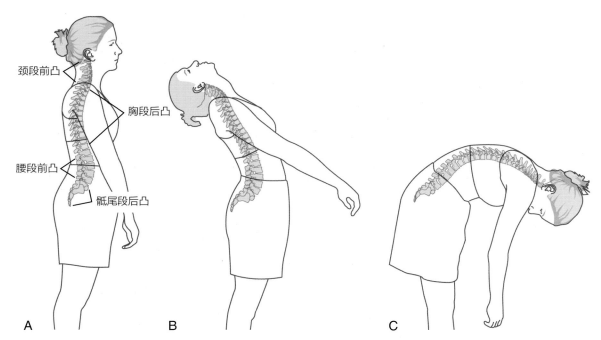

图 8.2　脊柱的正常矢状面弯曲的侧面观。（A）站立时，脊柱中立位。（B）脊柱完全后伸位时，颈段和腰段前凸增加，胸段后凸减少（变直）。（C）脊柱前屈时，颈段和腰段前凸减少，胸段后凸增加（引自 Neumann DA: *Kinesiology of the musculoskeletal system: foundations for physical reha−bilitation*, ed 2, St Louis, 2010, Mosby, Fig. 9.8. ）

颈段前凸

胸段后凸

腰段前凸

骶尾段后凸

A　　　B　　　C

　　脊柱的正常曲度为整个轴向骨骼结构提供了强度和稳定。有趣的是，拥有正常曲度的脊柱可以比笔直的脊柱承受更大的压缩力。当脊柱维持正常曲度时，压缩力可由沿着脊柱凸面被拉伸的结缔组织和肌肉所产生的张力来分担。同样，脊柱曲度的柔韧性使脊柱在承重下轻微弯曲，而不是静态承重。

　　疾病、创伤、先天性韧带松弛或习惯性不良姿势可导致脊柱自然曲度增大（或减少）。这些脊柱自然曲度的变化可能会对局部肌肉和关节产生压力，并减少肺部扩张时的胸腔容积。

重力线

　　尽管存在个体差异，但人体处于理想姿势下，**重力线**会经过颞骨的乳突、第 2 骶椎前方、髋关节稍后方、膝关节和踝关节稍前方（图 8.3）。如图 8.3 所示，重力线刚好经过每个脊柱曲度的凹面。因此，在理想姿势下，重力产生的力矩可帮助脊柱维持弯曲的最佳形态，从而使一个人在肌肉激活程度最小、周围结缔组织压力最小的情况下轻松地站立。这些理想

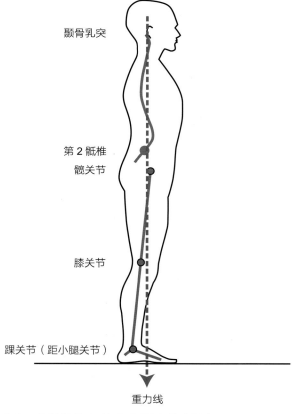

颞骨乳突

第 2 骶椎

髋关节

膝关节

踝关节（距小腿关节）

重力线

图 8.3　理想站姿下的人体重力线（引自 Neumann DA: *Arthrokinesiologic considerations for the aged adult*. In Guccione AA, editor: Geriatric physical therapy, ed 2, Chicago, 2000, Mosby. ）

的生物力学显著降低了维持站立和坐位姿势所需的能量。

很多人因为肌肉紧张或无力、外伤、不良习惯、脂肪分布、疾病或遗传，而表现出姿势不良。图 8.4 展示了 5 种常见的异常或不良姿势。随着时间的推移，这些姿势可显著降低脊柱的稳定性，需要通过代偿策略改变躯干、四肢或全身的正常活动。例如，如图 8.4C 所示的后倾姿势，通常与腰部伸肌的明显紧张和腹部肌肉过度牵伸（也可能肌肉无力）有关。这个姿势会增加椎间盘和腰椎连接处关节的剪切力。治疗背部和颈部疼痛的医生通常将尝试纠正错误的姿势作为康复过程的重要组成部分。

骨骼学

颅骨

颅骨也称为头盖骨，是保护大脑组织的骨性包裹结构。接下来介绍的许多骨性构造是肌肉和韧带的附着点。其他许多没有介绍的颅骨重要构造在图 8.5 和图 8.6 中有所标出。

枕外隆凸（也俗称为"灵光乍现处"）是位于颅骨正后方中间部位可触及的骨性突起，是项韧带和斜方肌上束的附着点。上项线为枕外隆凸向外侧乳突延

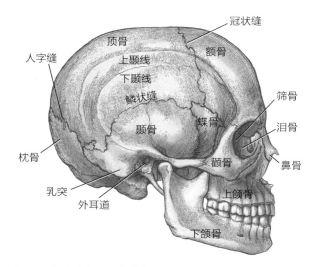

图 8.5　颅骨侧面观（引自 Neumann DA: *Kinesiology of the musculoskeletal system: foundations for physical rehabilitation*, ed 2, St Louis, 2010, Mosby, Fig. 9.2.）

展的骨性边际线。下项线位于上项线下方位置，紧贴颅骨底部。项线是许多肌肉和韧带在颅骨端的附着点。

颅骨底部有一个"大孔"，即为枕骨大孔，是脊髓连接大脑的通道（图 8.6）。突起的枕骨髁从枕骨大孔的前外侧缘凸出。这些凸出的结构与寰椎（第 1 颈椎）形成寰枕关节。在每侧耳后方可触及乳突，是头颈部许多肌肉在颅骨的附着点，最主要的是胸锁乳突肌。

典型椎骨

所有椎骨通常有几个共同的特点，许多都能从胸椎不同平面观中明显看出（图 8.7）。椎体是一个巨大的圆柱形骨骼，是脊柱主要的承重结构。椎间盘是浓稠液体填充的纤维蛋白环，在脊柱中起减震作用。关于椎间盘的特殊解剖结构在下一节介绍。椎间关节是由上下两个椎体及中间的椎间盘连接组成。

每个椎体后方为椎孔（管），它们是脊髓的容腔和保护结构。椎体每侧延伸出连接横突的短且厚的骨性结构叫作椎弓根。椎弓板是一对较薄的平面骨，连接着两侧横突和棘突底部，形成了椎孔的后侧壁。每个椎骨都有一对上关节突和下关节突。椎骨的下关节突同下一椎骨的上关节突形成一对关节突关节，

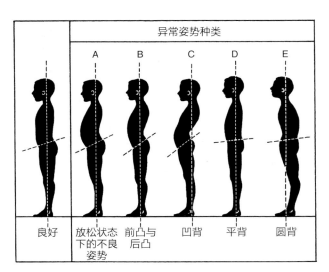

图 8.4　矢状面下常见不良姿势（引自 McMorris RO: *Faulty postures*, Pediatr Clin North Am 8:217, 1961.）

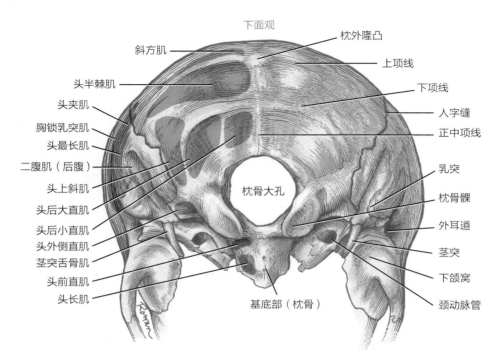

图 8.6　颅骨下面观。肌肉远端附着点以灰色标记，肌肉近端附着点以红色标记（引自 Neumann DA: *Kinesiology of the musculoskeletal system: foundations for physical rehabilitation*, ed 2, St Louis, 2010, Mosby, Fig. 9.3.）

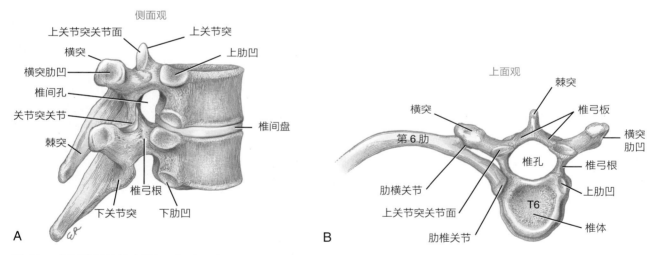

图 8.7　典型椎骨的基本特征。（A）两相邻胸椎的侧面观。（B）第 6 胸椎上面观（引自 Neumann DA: *Kinesiology of the musculoskeletal system: foundations for physical rehabilitation*, ed 2, St Louis, 2010, Mosby, Fig. 9.5.）

也常被称为小关节，它们主要帮助引导椎骨运动的方向。

相邻椎骨间在左右两侧都会形成一个椎间孔，它们是神经根出椎管的通道。由于椎间孔由两块椎骨构成，因此脊柱运动自然会改变其孔径大小。在本章节后面部分将会再次提到这一重要知识点。

椎间盘

椎间盘在脊柱中起到非常重要的吸收、传递压力及剪切力的作用。每个椎间盘主要由 3 部分组成：髓核、纤维环和脊椎终板（图 8.8）。

髓核是位于椎间盘中间的胶状物质，其含水量达

70%～90%，主要起液态减震、吸收、分散和传递相连椎体之间的力的作用。纤维环由 10～20 层同心纤维软骨环组成，主要作用是包裹住髓核。如图 8.9 所示，纤维软骨环以交叉的方式加强环壁。当两块椎体由身体重量或肌肉力形成的压力压缩时，髓核被向外挤出，从而增加纤维环的张力（图 8.10）。这种张力将富有弹性的髓核转变为稳定的承重结构。脊椎终板是连接椎间盘与椎体上、下面的结构，同时也为椎间盘提供营养。

椎骨和椎间盘的特别介绍

椎骨的命名是根据其不同节段在颅－骶方向的排序数字而来。例如，C3 即为颈椎从顶端开始的第 3 块椎骨。T8 是指胸椎从上往下的第 8 块椎骨，L4 则为腰椎的第 4 块椎骨，以此类推。

椎间盘是以连接它的相邻两块椎体位置来描述。例如，L4–L5 椎间盘即为第 4 腰椎和第 5 腰椎之间的椎间盘。C6–C7 椎间盘为第 6 颈椎和第 7 颈椎之间的椎间盘。

脊神经的表述方式同椎骨大致相同。需要注意的是，颈段脊神经从相应的椎体上缘穿出，相反，胸段和腰段的神经根从相应胸椎和腰椎的椎体下缘穿出（见图 8.19）。

不同节段椎骨的比较

尽管所有椎骨具有一些共同的解剖特征，但它们也具有反映特定节段独特功能的特征。接下来这一节，连同表 8.1，强调了脊柱不同节段特有的骨骼学特征。

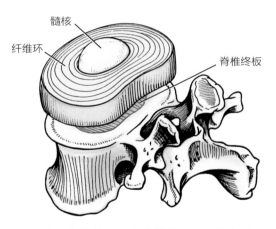

图 8.8　摘除上方椎骨后下方的椎间盘（改编自 Kapandji IA: *The physiology of joints,* vol 3, New York, 1974, Churchill Livingstone.）

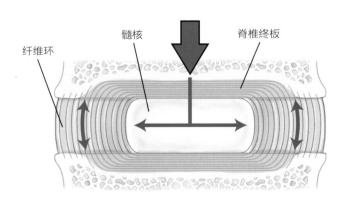

图 8.10　椎间盘的力学传导机制。髓核中的压力传导至纤维环，形成稳定的承重结构（改编自 Bogduk N: *Clinical anatomy of the lumbar spine*, ed 5, New York, 2012, Churchill Livingstone.）

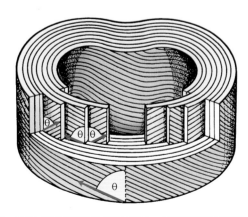

图 8.9　去除髓核的椎间盘示意图，纤维环交叉排列（引自 Bogduk N: *Clinical anatomy of the lumbar spine*, ed 5, New York, 2012, Churchill Livingstone.）

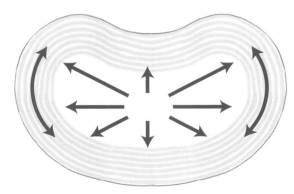

表 8.1　脊柱的骨骼学特征

名称	椎体	上关节面	下关节面	棘突	椎孔	横突	备注
寰椎（C1）	无	凹面，通常面朝上	从平坦至稍凹，通常面朝下方	无，被小的后侧结节取代	呈三角形，颈椎节段最大	颈椎节段最大	有前后弓联合组成的两大侧块
枢椎（C2）	高且垂直伸出的齿突	从平至稍凸，通常面朝上	平且面朝前下方	最大的且有分叉（如，双棘突）	大，呈三角形	形成前后结节	具有大的棘突
C3~C6	宽度大于深度；有钩突	平，面朝后上方	同上	分叉	大，呈三角形	末端具有前后结节	被认为是典型的颈椎
C7	宽度大于深度	同上	过渡至典型胸椎	大且明显，容易被触摸	三角形	厚且突出，可能有一个大的前结节且易形成一个"额外"的肋骨	因棘突巨大，经常被称为"脊椎突起"
T2~T9	宽度和深度相同；有第2~9肋头有肋半关节面	平坦且大部分面朝后方	平且大部分面朝前	长且尖，向下细长	比颈椎圆且小	水平伸出且有结节后，肋骨结节有肋关节面	被认为是典型的胸椎
T1和T10~T12	T1与第1肋间有一个完整的肋间部分半肋凹；T2与第2肋间有部分半肋凹；T10~T12有完整的肋凹	同上	同上	同上	同上	T10~T12 缺乏肋头关节面	因其肋骨附着方式被认为是"非"典型胸椎
L1~L5	宽度大于深度；L5为略微楔形（前面比后面高）	稍微凹陷面，面朝后外至外侧	L1~L4稍凸，面朝外侧至前外；L5平且面朝前和稍向外侧	粗厚的方形	三角形，包含马尾	细长，向外侧突出	上关节突有乳状突起
骶椎	融为一体，第1骶椎椎体最明显	平，面朝后且稍微向内	无	无，有多脊重结节取代	同上	无，由多个横结节取代	
尾椎	4块退化的椎体融合在一起	退化的	退化的	退化的	终止于第1尾椎	退化的	

注：引自 Neumann DA: Kinesiology of the musculoskeletal system: foundations for physical rehabilitation, St Louis, 2002, Mosby, Table 9.4.

颈椎

7 块颈椎是整个椎骨中最小也是最灵活的，其为头颈部提供了较大活动的可能性（图 8.11）。

第 1 颈椎和第 2 颈椎是颈椎中最为独特的节段，又分别被称为寰椎和枢椎。其余颈椎（C3 ~ C7）被认为是典型颈椎，下面将详细介绍。

典型颈椎（C3 ~ C7）

颈椎的横突具有横突孔（图 8.11A），作为椎动脉通向大脑的保护性通道。C3 ~ C7 的小矩形椎体以钩突在后外侧形成连接。钩突与相邻椎体间形成钩椎关节（图 8.12），使得颈椎该部位看起来就像一叠堆积的架子。颈椎的大部分棘突都有双分叉，它们是身体两侧肌肉的附着点。

观察 C3 ~ C7 的关节突（小）关节的朝向，就像斜面屋顶上的瓦，它同水平面和冠状面均成 45° 夹角（图 8.11B）。这种朝向对该部位的运动学具有重要的影响，在本章后面会再次提到这一点。

寰椎（C1）

命名来自传说希腊神阿特拉斯（Atlas），他用背部支撑着世界的重量。第 1 颈椎也被称为寰椎，它的作用是支撑头颅的重量。寰椎主要是由前侧和后侧椎弓连接的两个大的侧块组成（图 8.13）。两个大的凹陷形成的关节面位于两边侧块顶部，用以容纳大的枕骨髁，从而形成寰枕关节。另外的特征还包括大横突，它是颈部最大的横突。

枢椎（C2）

枢椎之名源于其骨头上大的尖状凸起，即齿突（dens），字如其意，其作为头和上颈部之间旋转运动的垂直旋转轴（图 8.13）。枢椎的上关节面相对平坦，同寰椎平坦的下关节面相匹配。这种巧妙的设计构造可使得寰椎能在水平面内绕着枢椎自由旋转，如当头转向左侧或者右侧时。C2 的棘突双分叉，宽大且可触及（图 8.13）。

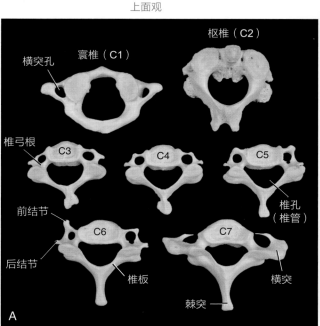

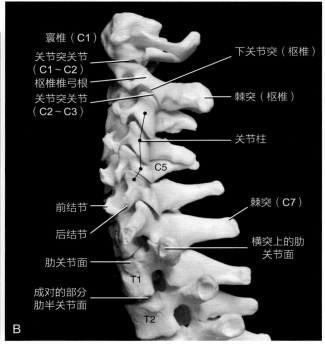

图 8.11 （A）7 块颈椎的上面观；（B）颈椎的侧面观（引自 Neumann DA: *Kinesiology of the musculoskeletal system: foundations for physical rehabilitation*, ed 2, St Louis, 2010, Mosby, Figs. 9.14 and 9.18.）

临床见解
骨赘和椎间盘退化

由于过度磨损、关节炎症或者衰老等因素，一些椎间盘会出现脱水，并丧失其在颈段作为减震器和功能性间隔的作用。图8.12展示了部分颈椎节段。C3-C4之间的椎间盘是健康的，富含水分，具有防止椎体骨对骨的直接压缩的作用。然而，C4-C5之间的椎间盘是几乎变得扁平的退化后的椎间盘。其结果将导致钩突受到骨与骨的压迫，从而形成了骨赘（骨刺）。

骨赘的形成基于沃尔夫定律，即为"压力高的部位骨质累积，压力少的部位骨质将被吸收"。如图8.13，骨赘可能会压迫脊神经根。大部分情况会导致受压迫的神经周围的支配区域疼痛和肌肉无力。

退化的椎间盘也会减少椎间孔的大小，常常也会造成在神经出口处的卡压性疼痛。

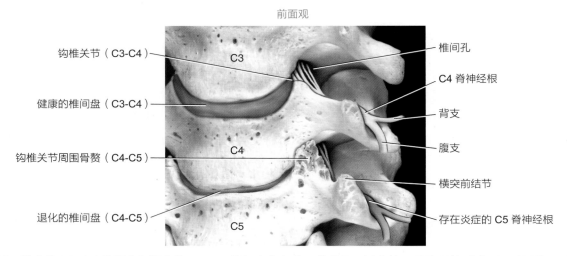

前面观

钩椎关节（C3-C4）
健康的椎间盘（C3-C4）
钩椎关节周围骨赘（C4-C5）
退化的椎间盘（C4-C5）

椎间孔
C4脊神经根
背支
腹支
横突前结节
存在炎症的C5脊神经根

C3
C4
C5

图8.12　健康的C3-C4椎间盘和退化的C4-C5椎间盘的部分颈椎节段。过度挤压导致骨赘形成，同时导致C5脊神经根受压和出现炎症（引自Neumann DA: *Kinesiology of the musculoskeletal system: foundations for physical rehabilitation*, ed 2, St Louis, 2010, Mosby, Fig. 9.16.）

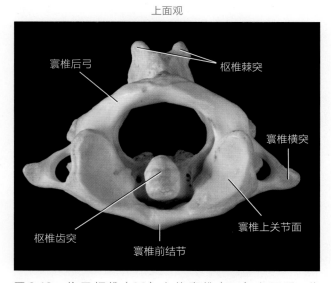

上面观

寰椎后弓
枢椎棘突
寰椎横突
寰椎上关节面
枢椎齿突
寰椎前结节

图8.13　位于枢椎（C2）上的寰椎（C1）上面观，构成寰枢关节（引自Neumann DA: *Kinesiology of the musculoskeletal system: foundations for physical rehabilitation*, ed 2, St Louis, 2010, Mosby, Fig. 9.21.）

胸椎

12个胸椎的特征为它们尖锐、向下突出的棘突和后外侧的巨大横突。椎体和横突都具有大多数胸椎的肋骨面，用于与肋骨的后部连接（图8.14）。大部分的肋骨的前部都直接或者间接同胸骨连接。因此，肋骨、胸椎和胸骨决定了胸腔的容量。此外需要注意的是，胸椎之间的关节突关节排列几乎都在冠状面上。

腰椎

腰椎具有较大和较宽的椎体，其比较适合支撑上部身体的重量（图8.15）。棘突宽大成四边形，通过粗短厚实的椎弓板和椎弓根与椎体连接。上段腰椎节段的关节突关节朝向接近于矢状面，但下段腰椎节段（L4和L5）关节突关节逐渐过渡成朝向冠状面（图8.15）。

骶骨

骶骨是形似三角形的骨骼，是将脊柱的重量转移至骨盆的结构。宽平的骶骨岬部同 L5 之间构成关节，组成腰骶连结部。骶骨的后面或背面较为凸起且粗糙，有许多韧带和肌肉附着。骶管（图 8.16）为马尾神经（由脊髓末端延伸出来的周围神经）提供空间和保护。骶骨背面的 4 对骶后孔是骶神经背支的通道。骶骨骨盆侧或前侧的 4 对骶前孔是脊神经腹支形成的骶丛的通道（图 8.17）。

尾骨

有时候被称为尾椎骨，是由 4 块融合的尾椎骨组成的小三角骨（图 8.17）。尾骨的底部与骶骨下部相连，形成骶尾关节。

侧面观

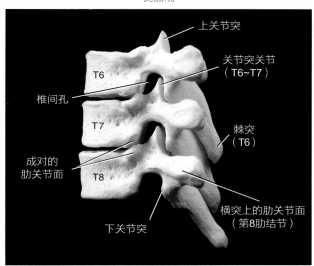

图 8.14　T6～T8 侧面观（引自 Neumann DA: *Kinesiology of the musculoskeletal system: foundations for physical rehabilitation*, ed 2, St Louis, 2010, Mosby, Fig. 9.22.）

上面观

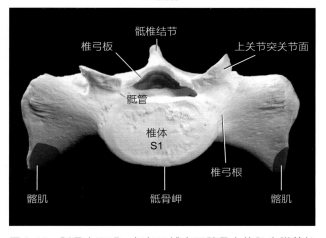

图 8.16　骶骨上面观，红色区域表示髂骨上的肌肉附着处（引自 Neumann DA: *Kinesiology of the musculoskeletal system: foundations for physical rehabilitation*, ed 2, St Louis, 2010, Mosby, Fig. 9.28.）

上面观

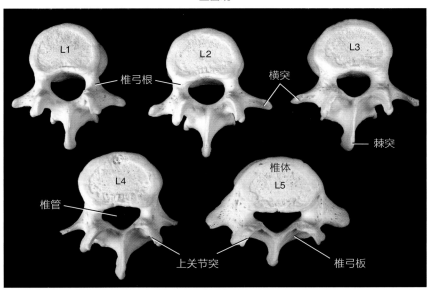

图 8.15　5 块腰椎上面观（引自 Neumann DA: *Kinesiology of the musculoskeletal system: foundations for physical rehabilitation,* ed 2, St Louis, 2010, Mosby, Fig. 9.23.）

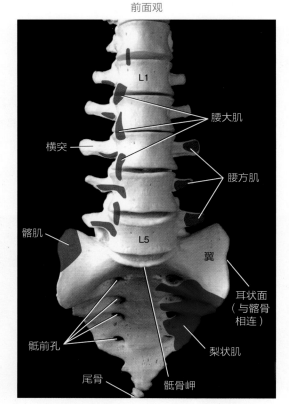

前面观

L1

腰大肌

横突

腰方肌

髂肌

L5

翼

耳状面
（与髂骨
相连）

骶前孔

梨状肌

尾骨

骶骨岬

图 8.17　腰骶节段前面观。红色区域为肌肉的附着区域。上方灰色区域为腰方肌的附着点（引自 Neumann DA: *Kinesiology of the musculoskeletal system: foundations for physical rehabilitation*, ed 2, St Louis, 2010, Mosby, Fig. 9.26.）

脊柱的支持结构

　　与身体的其他关节一样，脊柱的关节由韧带支持，韧带作用有：①防止不必要的或过度的运动；②保护下层结构（图 8.18）。对于脊柱来说，韧带的这两个作用极其重要，因为柔软且脆弱的脊髓需要依靠完整的脊柱保护。表 8.2 中描述了最主要的脊柱支持结构。请注意，脊柱的这些支持韧带与身体中发现的其他韧带相似。如果这些支持韧带长期保持在一个缩短的范围，可能会因此撕裂、脆弱或短缩。正如本章后面将要描述的，肌肉激活产生的力量在稳定和保护脊柱方面也起着重要的作用。

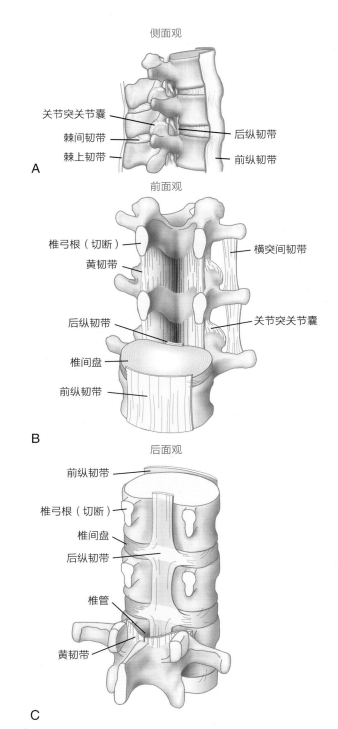

侧面观

关节突关节囊

棘间韧带

棘上韧带

后纵韧带

前纵韧带

A

前面观

椎弓根（切断）

黄韧带

横突间韧带

后纵韧带

关节突关节囊

椎间盘

前纵韧带

B

后面观

前纵韧带

椎弓根（切断）

椎间盘

后纵韧带

椎管

黄韧带

C

图 8.18　稳定脊柱的主要韧带：（A）上 3 节腰椎的侧面观（L1~L3）；（B）L1~L3 椎体的前面观移除 L1 和 L2 椎体。（C）L1~L3 椎体的后面观，通过切断椎弓根去除 L1 和 L2 的后部结构。部分（B 和 C）神经组织已从椎管中取出（引自 Neumann DA: *Kinesiology of the musculoskeletal system: foundations for physical rehabilitation*, ed 2, St Louis, 2010, Mosby, Fig. 9.11.）

表 8.2　脊柱的主要韧带

名称	附着点	功能	备注
黄韧带	在上方个椎弓板的下表面和下方椎弓板的后表面之间	限制前屈	包含高比例的弹性蛋白；位于脊髓后面；腰椎处最厚
棘上韧带和棘间韧带	在相邻的棘突之间从 C7 到骶骨	限制前屈	项韧带是棘上韧带在颈椎和颅部的延伸，为肌肉附着提供中线结构，为头部提供被动支撑
横突间韧带	相邻横突间	限制对侧侧屈	颈椎部纤维较少。在胸椎部，韧带呈圆形，并与局部肌肉交织在一起。在腰椎部，韧带薄且呈膜状
前纵韧带	在枕骨的基底部和包括骶骨在内的所有椎体前表面	增加脊柱的稳定性；限制颈椎和腰椎的后伸或过度的前凸	
后纵韧带	贯穿所有椎体后表面，在枢椎（C2）和骶骨之间	稳定脊柱；限制前屈；强化后纤维环	位于椎管内，在脊髓前面
关节突关节囊	每个关节突关节的边缘	加强和支撑关节突关节	在所有椎间运动的末端变得紧绷

注：引自 Neumann DA: *Kinesiology of the musculoskeletal system: foundations for physical rehabilitation*, St Louis, 2002, Mosby, Table 9.3.

思考
马尾神经

成人脊髓的尾侧通常在 L1 椎体附近终止（图 8.19）。因此，离开的腰骶神经在到达相应的椎间孔之前必须走行很长一段距离。作为一个整体，细长的神经类似于马的尾巴，因此得名 **马尾神经**。腰骶部的严重创伤可能损伤马尾神经，但损伤不到脊髓。马尾由周围神经组成，因此损伤可能导致肌肉麻痹、萎缩、感觉改变和反射减弱（反射减退）。脊柱的创伤发生在马尾水平（在 L1 椎体水平）以上，更容易损伤（实际的）脊髓。脊髓损伤也会引起肌肉麻痹和感觉改变。然而，与周围神经损伤相比，脊髓中枢神经损伤常常导致肌肉痉挛和反射亢进（反射亢进）。

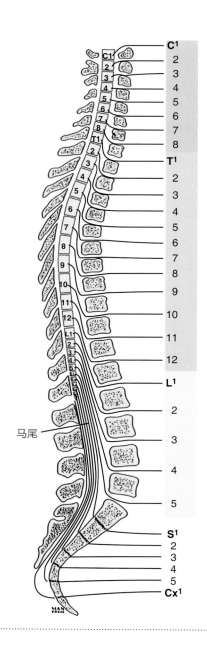

马尾

图 8.19　脊髓和神经根与脊柱的关系。神经根在右边。注意在 L1 椎体水平处是马尾神经开始部分（引自 Neumann DA: *Kinesiology of the musculoskeletal system: foundations for physical rehabilitation*, ed 3, St Louis, 2017, Mosby, Fig. III.1.）

脊柱运动学

　　根据惯例，任何脊柱节段的运动都是由椎体前部某一点的运动方向决定的。例如，向右旋转表示椎骨的前部（椎体）向右旋转。这种旋转方向的定义可能让人产生困惑，因为我们更容易看到（或摸到）的棘突是向左旋转，正好方向相反。因此，在一个平面内的运动与该旋转轴所穿过的椎体相关（图8.20）。

　　基于构造因素，本段对头颈段和胸腰段的运动进行了描述研究。它们每个节段都允许在水平面内进行屈曲和伸展、侧屈和自转（水平面旋转）。如前所述，脊柱节段的运动是单个椎体之间相对较小运动的总和。此外，这些运动主要由关节突关节内表面的空间方向引导。

头颈段

　　头颈段和颈段这两个术语可以交换使用。这两个术语都包含寰枕关节、寰枢关节和 C2 ~ C7 之间的颈椎关节。头颈段是整个脊柱活动范围最大的节段。该节段的各个关节以高度协调的方式发挥作用，促使头部在视觉、听觉、手眼协调和平衡方面都发挥着重要作用。表 8.3 总结了头颈段的平均活动范围。

屈曲和伸展

　　图 8.22 展示了个体头颈完全伸展到 80°。图 8.23展示了头颈部全活动范围前屈 45° ~ 50° 的情况。大约 25% 的矢状面运动是通过寰枕关节和寰枢关节的联合运动来完成的；其余的运动是通过颈椎节段（C2 ~ C7）完成的。

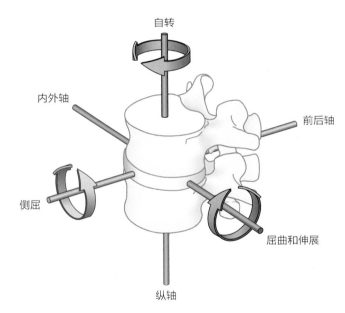

描述中轴骨骼的骨动力学术语

通用术语	运动平面	旋转轴	其他术语
屈曲和伸展	矢状面	内外向	前后弯曲
向左或向右侧屈	冠状面	前后向	向左或向右弯曲
向右或向左自转 *	水平面	垂直向	旋转，扭转

注：* 脊柱的旋转轴一般根据椎体前部一个点的运动方向定义

图 8.20　描述脊柱骨骼动力学的术语（引自 Neumann DA: *Kinesiology of the musculoskeletal system: foundations for physical rehabilitation*, ed 2, St Louis, 2010, Mosby, Fig. 9.30.）

思考

脊柱关节突关节：不同的方向，不同的主要运动

关节突（小）关节是由一个椎体的下关节突和下方椎体的上关节突组成的。关节突关节的空间方向很大程度上决定了脊柱特定节段的运动方向和范围。关节突关节的作用类似于引导火车运动方向的铁轨。

椎体自然地会向骨阻力最小的方向移动，这是由关节突关节表面的特定平面决定的。这个概念有助于理解脊柱的运动学。

图 8.21 为椎骨标本的空间定位（红色表示）。枢椎（C2）的上关节突关节面接近水平面。因此，C1 和 C2（寰枢关节）之间最少受限的运动是在水平面上，头部能够充分地转向左侧或右侧。

C2～C7 的关节突关节面位于水平面和冠状面的中间位置（见图 8.23）。这种排列允许几乎相等和较大幅度的水平面旋转和侧屈。

胸椎的关节突关节面朝向最接近冠状面（见图 8.21 左下角）。这种对齐方式允许充分的侧屈，但又由于肋骨的附着会受到限制。

如图 8.21 所示，上段腰椎的关节突关节面朝向最接近矢状面，这有利于矢状面内的屈伸运动。下段腰椎的关节突关节面向冠状面过渡。这种排列有利于身体侧

屈，有助于适应步行和跑步时自然的"髋关节上下活动"运动。更为重要的是，L5 和 S1 之间的近冠状面排列有助于防止下段腰椎相对于骶骨向前滑动。

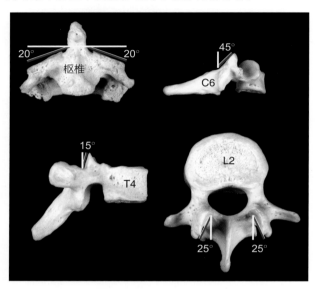

图 8.21　选定的颈椎、胸椎和腰椎上关节突关节面的典型空间方向（引自 Neumann DA: *Kinesiology of the musculoskeletal system: foundations for physical rehabilitation*, ed 2, St Louis, 2010, Mosby, Fig. 9.32.）

> 表 8.3　头颈段关节 3 个运动平面内的大致活动范围 *

关节或节段	屈曲和伸展（矢状面）	自转（水平面）	侧屈（冠状面）
寰枕关节	屈曲：5° 伸展：10° 总共：15°	忽略	约 5°
寰枢关节（复合体）	屈曲：5° 伸展：10° 总共：15°	35°～40°	忽略
颈椎节段（C2～C7）	屈曲：35°～40° 伸展：55°～60° 总共：90°～100°	30°～35°	30°～35°
头颈节段	屈曲：45°～50° 伸展：75°～80° 总共：120°～130°	65°～75°	35°～40°

注：* 仅显示水平面和冠状面一侧的活动范围。数据源于多种资料（见参考文献），同样个体之间存在较大差异（原文此处数据与下文有出入，未修改——译者注）。引自 Neumann DA: *Kinesiology of the musculoskeletal system: foundations for physical rehabilitation*, ed 2, St Louis, 2010, Mosby, Table 9.7.

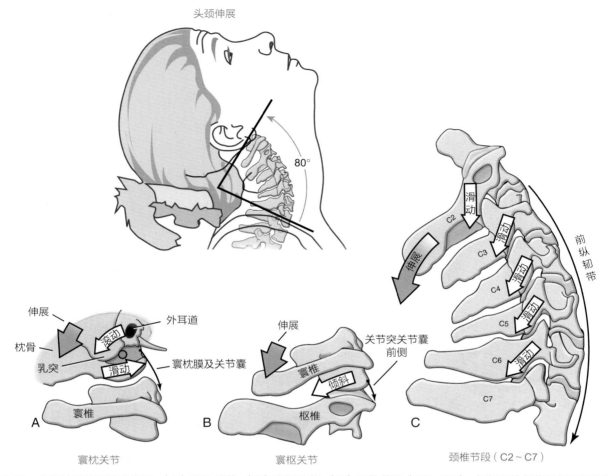

图 8.22 头颈伸展的运动学表现。（A）寰枕关节；（B）寰枢关节；（C）颈椎节段（C2～C7）。细长而拉紧的组织用黑色细箭头表示（引自 Neumann DA: *Kinesiology of the musculoskeletal system: foundations for physical rehabilitation*, ed 2, St Louis, 2010, Mosby, Fig. 9.45.）

寰枕关节设计良好，可以产生屈曲和伸展的动作，这是因为枕髁的凸面可以和相应的寰椎凹面相吻合，就像人坐在摇椅上：枕髁在伸展时会向后滚动（见图 8.22A），屈曲时向前滚动（图 8.23A）。根据第 1 章所述的关节运动规则，滚动和滑动发生在相反的方向。

虽然寰枢关节主要作用是在水平面上的运动，但是也有 10° 的伸展和 5° 的屈曲（见图 8.22B 和 8.23B）。

颈椎节段（C2～C7）的屈曲和伸展是由颈椎关节突关节斜面所产生的运动弧决定的。如前所述，这

些关节面位于水平面和冠状面之间约 45° 的平面内。在伸展过程中，上椎骨的下关节面相对于下椎骨向后和向下滑动（见图 8.22C）。屈曲机制和伸展机制相反（图 8.23C）。

自转

头部和颈部在水平面上的旋转是一个重要的运动，对于视觉和听觉是不可或缺的。如图 8.24 所示，头颈节段向两侧的旋转角度约为 90°，总旋转角度约为 180°。再加上眼球在水平面上 150°～160° 的活动范围，在不旋转躯干的前提下，视野也能接近

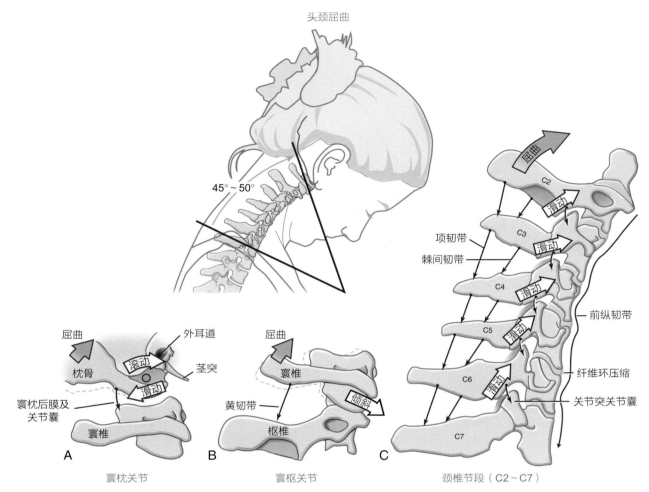

图 8.23 头颈屈曲的运动学表现。（A）寰枕关节；（B）寰枢关节；（C）颈椎节段（C2～C7）。细长而紧绷的组织用黑色细箭头表示；松弛的组织用黑色波浪箭头表示（引自 Neumann DA: *Kinesiology of the musculoskeletal system: foundations for physical rehabilitation*, ed 2, St Louis, 2010, Mosby, Fig. 9.46.）

360°。

寰枢关节负责颅颈节段大约一半的旋转。枢椎的垂直齿突和近水平的枢椎（C2）上平面允许环形寰椎（C1）在左右侧任意方向上自由、安全地旋转约 45°（图 8.24A）。需要注意的是，头部并不是独立于环形寰椎旋转。深部的寰枕关节，抗旋能力强。因此，头部的旋转是寰椎和颅骨作为一个整体相对于枢椎的旋转结果（图 8.24A）。

C2～C7 的旋转主要由关节突关节的倾斜方向引导。这些关节的联合运动允许在两侧方向上旋转约 45°，并且机械上与关节突关节方向相关的轻微侧屈耦合，（图 8.24B）。向右旋转的关节运动如图 8.24B所示。

侧屈

头颈节段允许双侧各约 40° 的侧屈。寰枕关节的侧屈范围很小，双侧均约为 5°（图 8.25A）。大部分的侧屈运动发生在 C2～C7 之间。

C2～C7 之间的关节运动学表现如图 8.25B 所示。再次强调，该运动由关节突关节的 45° 斜面引导。由于关节突关节面的方向性，水平面旋转与侧屈具有机械性耦合。

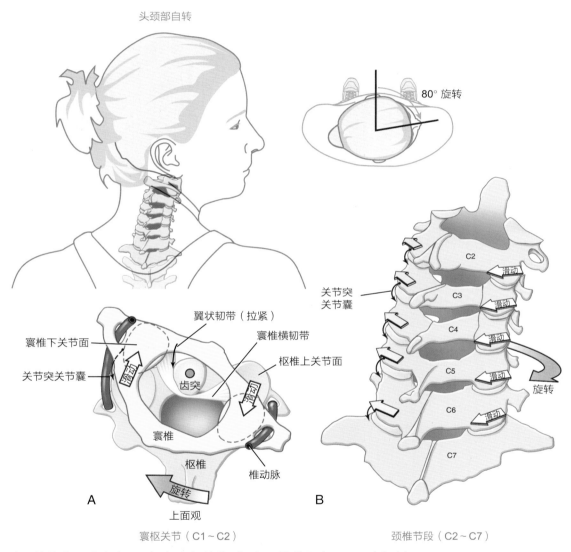

图 8.24　头颈旋转的运动学表现。(A) 寰枢关节;(B) 颈椎节段(C2～C7)(引自 Neumann DA: *Kinesiology of the musculoskeletal system: foundations for physical rehabilitation*, ed 2, St Louis, 2010, Mosby, Fig. 9.48.)

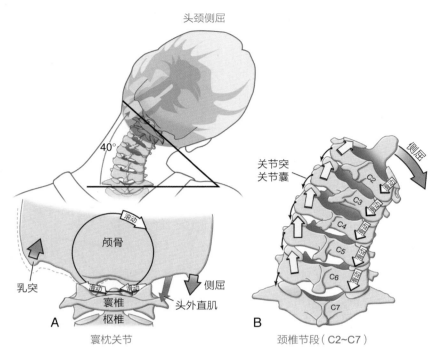

图 8.25 头颈侧屈的运动学表现。（A）寰枕关节；（B）颈椎节段（引自 Neumann DA: *Kinesiology of the musculoskeletal system: foundations for physical rehabilitation*, ed 2, St Louis, 2010, Mosby, Fig. 9.49. ）

 临床见解
屈曲与伸展运动，及其对椎间孔直径的影响

椎间孔保护着来自脊髓的脊神经根。顾名思义，椎间孔是由两个相邻的椎骨形成的。因此，任何一个椎骨的运动或位置都可以改变其椎间孔的形状和大小。

屈曲运动可增加椎间孔的直径，而伸展运动则减小椎间孔的直径（图 8.26）。这在椎间孔狭窄的病例中具有临床意义。例如，椎间孔内的骨赘形成可能导致脊神经根在穿过这个空间时受到压迫，这会产生刺痛、麻木、肌肉无力、反射减弱和放射性疼痛等症状。

椎间孔变窄或骨赘形成的个体可能会出现颈部长期屈曲或"头部前伸"姿势，试图减轻对脊神经根的压力。下颈椎的弯曲位置增加了椎间孔的空间，减小了神经在通过时受卡压的风险。

对于颈神经根压迫的治疗常包括颈部轻微屈曲位牵引，从而减轻缓解受激惹的神经根挤压情况和疼痛症状。

中立位

完全屈曲

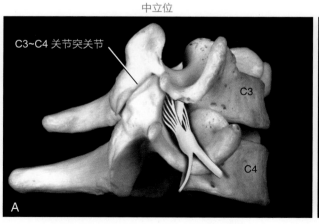
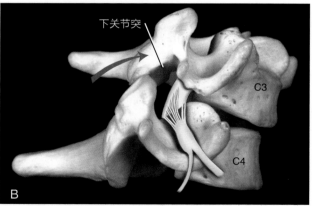

图 8.26 中立位（A）和完全屈曲位（B）椎间孔的比较。屈曲显著增加了椎间孔内的空间，允许更大的空间通过脊神经根（引自 Neumann DA: *Kinesiology of the musculoskeletal system: foundations for physical rehabilitation*, ed 2, St Louis, 2010, Mosby, Fig. 9.50. ）

胸腰段

　　尽管胸椎和腰椎在解剖学上不同，但胸椎和腰椎特定的协同运动，与骨盆和下肢共同使躯干产生较大的活动范围。将一起描述胸段和腰段的运动学表现。表 8.4 和表 8.5 总结了胸腰段的平均活动范围。

表 8.4 胸椎节段在 3 个运动平面内的大致活动范围		
屈曲和伸展 （矢状面）	**自转 （水平面）**	**侧屈 （冠状面）**
屈曲：30°～40° 伸展：20°～25° 总共：50°～65°	30°～35°	25°～30°

注：引自 Neumann DA: *Kinesiology of the musculoskeletal system: foundations for physical rehabilitation*, ed 2, St Louis, 2010, Mosby, Table 9.8.

临床见解

头部前伸姿势：通过主动的下颌后缩治疗不良姿势

　　头部前伸是头颈段最常见的错误姿势之一。通常这种姿势是由于长时间保持头部过于前伸姿势造成的，如阅读放在桌子上的课本。头部的前伸是下段颈椎屈曲和上段颈椎伸展，特别是过伸的结果（图 8.27A）。随着时间的推移，为适应这一区域骨骼结构，上段颈椎的肌肉和韧带将变短（注意图 8.27A 中 C1 和 C2 棘突与颅底的距离）。

　　一种用于治疗头部前伸姿势的技术被称为下颌后缩运动（图 8.27B）。下颌部后缩实际上是头部的回缩。这种运动通过使下段颈椎伸展和上段颈椎较大的屈曲来逆转头部的前伸姿势。有规律地进行下颌的后缩运动来纠正头部前伸姿势，通常会具有良好的效果。

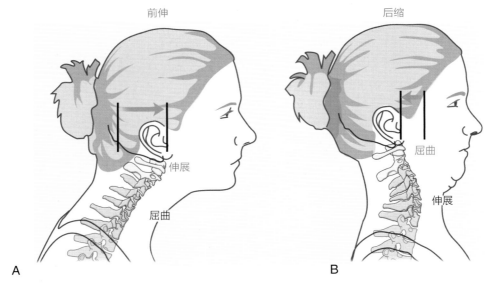

图 8.27 头部的前伸和后缩。（A）前伸时，下段颈椎屈曲同时上段颈椎伸展；（B）相反，在后缩过程中，下段颈椎伸展而上段颈椎屈曲（引自 Neumann DA: *Kinesiology of the musculoskeletal system: foundations for physical rehabilitation*, ed 2, St Louis, 2010, Mosby, Fig. 9.47.）

表 8.5 腰椎节段在 3 个运动平面的大致活动范围

屈曲和伸展（矢状面）	自转（水平面）	侧屈（冠状面）
屈曲：40°~50°	5°~7°	20°
伸展：15°~20°		
总共：55°~70°		

注：引自 Neumann DA: *Kinesiology of the musculoskeletal system: foundations for physical rehabilitation*, ed 2, St Louis, 2010, Mosby, Table 9.9.

屈曲和伸展

胸腰段屈曲如图 8.28 所示。胸椎和腰椎节段的联合运动允许大约 85° 的前屈。难以想象的是腰椎节段只有 5 块椎骨，而约 50° 的前屈发生在这个节段。腰椎节段允许的大幅度屈曲与其关节突关节方向接近矢状面的特点有直接关系。人体需要大量的功能性屈曲动作，如从地板上拾起物体。矛盾的是，这种动作可能又是导致腰椎间盘突出高发的部分原因。

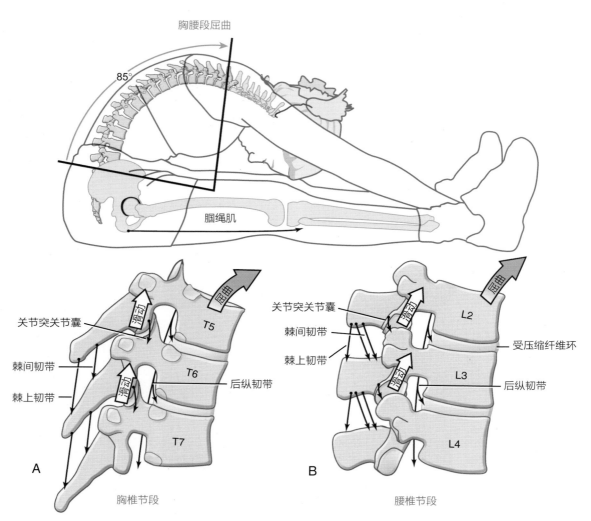

图 8.28 胸腰段的屈曲运动学表现。（A）胸椎节段的运动；（B）腰椎节段的运动（引自 Neumann DA: *Kinesiology of the musculoskeletal system: foundations for physical rehabilitation*, ed 2, St Louis, 2010, Mosby, Fig. 9.52. ）

胸腰段有 35°～40° 的伸展（图 8.29）。上方棘突与下倾棘突的潜在接触，以及前纵韧带的张力限制了胸腰段的伸展（见图 8.29）。

自转

胸腰段在水平面上向两侧的旋转大约 40°，其中大部分旋转发生在胸段（图 8.30）。因为腰段许多关节突关节的关节面接近矢状面方向，因此该节段旋转角度有限，这些关节突关节的关节面阻碍了椎骨的旋转。如图 8.30 所示，向右侧旋转会导致左侧（旋转动作侧对面）的关节面快速碰撞。关节突关节表面的直接压缩非常有限；事实上，两个腰椎之间的平均旋

转角度略大于 1°。腰段的运动学特点确实有利于屈曲，但不利于水平面旋转。不过，腰段有限的旋转角度可以通过胸椎区域的旋转角度补偿。胸腰段旋转由超过 17 个脊椎节段（12 个胸椎和 5 个腰椎）的旋转相加，这使整个节段可向两侧旋转近 40°。然而，与头颈段 80° 的旋转范围相比，胸腰段的旋转范围仍然相对有限。

侧屈

胸腰段的侧屈（或侧弯）通常在两侧方向上限制在 45° 左右（图 8.31）。椎骨间的关节运动学表现如图 8.31 所示。

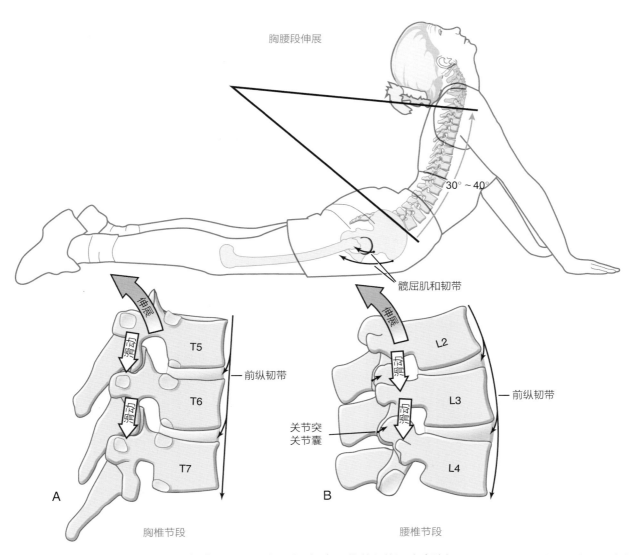

图 8.29　胸腰段伸展的运动学表现。（A）胸椎节段的运动；（B）腰椎节段的运动（引自 Neumann DA: *Kinesiology of the musculoskeletal system: foundations for physical rehabilitation*, ed 2, St Louis, 2010, Mosby, Fig. 9.53.）

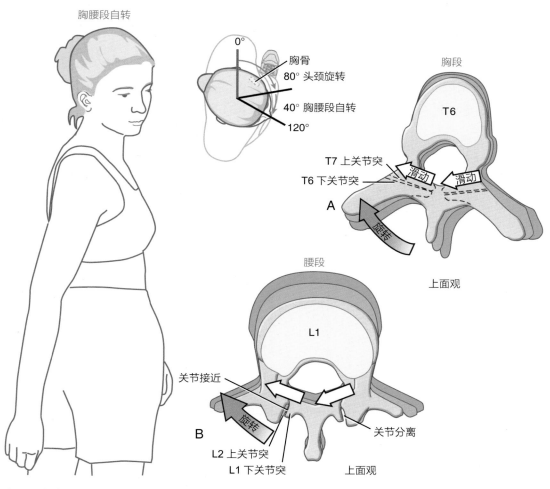

图 8.30 胸腰段自转的运动学表现。（A）胸椎节段的运动；（B）腰椎节段的运动（引自 Neumann DA: *Kinesiology of the musculoskeletal system: foundations for physical rehabilitation*, ed 2, St Louis, 2010, Mosby, Fig. 9.54.）

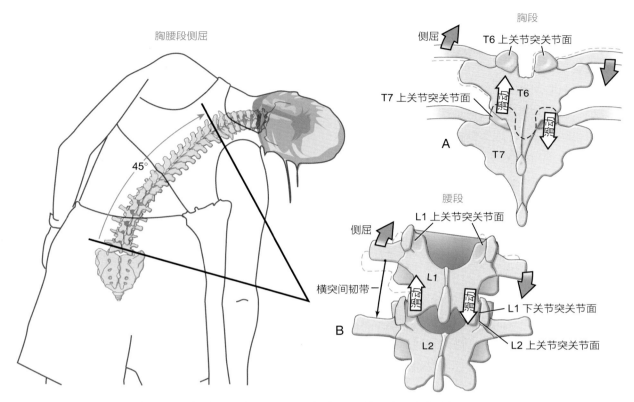

图 8.31 胸腰段侧屈的运动学表现。（A）胸椎节段的运动；（B）腰椎节段的运动（引自 Neumann DA: *Kinesiology of the musculoskeletal system: foundations for physical rehabilitation*, ed 2, St Louis, 2010, Mosby, Fig. 9.55.）

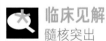 **临床见解**
髓核突出

椎间盘膨出或突出其实质是髓核突出。大部分椎间盘突出的疼痛症状涉及髓核朝着脊髓或神经根的后外侧或后侧迁移。患者通常主诉的放射性疼痛和麻木感是由于椎间盘对神经的压迫所致。

通常有 4 种椎间盘突出类型会导致不同程度的疼痛和损伤（图 8.32）。

- 膨出型：移位的髓核仍保留在纤维环内，但膨出部位对神经组织产生压力。
- 突出型：移位的髓核到达椎间盘的后缘，但仍局限在纤维环的外层环内。
- 脱出型：纤维环破裂，使髓核从椎间盘完全脱出进入硬膜外腔。
- 游离型：部分突出髓核和纤维环碎片游离于硬膜外腔中。

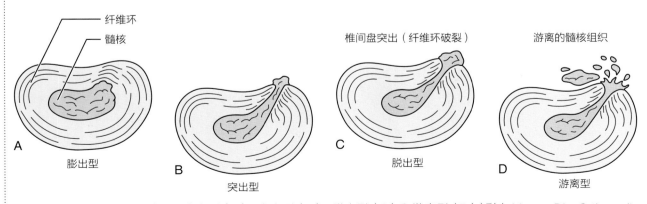

图 8.32 椎间盘 4 种突出类型：膨出型（A）、突出型（B）、脱出型（C）和游离型（D）（引自 Magee DL: *Orthopedic physical assessment*, ed 5, Philadelphia, 2008, Saunders, Fig. 9.8.）

功能考量

椎间盘的潜在移位

任何两个椎骨之间的运动都会导致椎间盘内髓核相对较小的移位或迁移。髓核是椎间盘中心被纤维环包裹着的胶胨状物质。因为髓核主要是流体，所以它具有从相邻椎骨压缩区域移行的趋势（图 8.33）。例如，腰椎的伸展会压缩椎体的后侧，但可以使前侧分离（图 8.33A）。结果前侧压力较小，髓核被向前推移。相反，屈曲时髓核将被向后推移（图 8.33B）。根据普遍规则，椎间盘髓核被推移的方向与脊柱运动的方向相反。

髓核随脊柱运动而出现的少量位移是正常现象。但是，随着时间积累或压力过载，髓核可能会从纤维环的细小破裂的缝隙中渗入，进而发展为髓核突出。**髓核突出**最常发生在腰椎节段，不仅如此，通常表现为向后方突出，即朝着脊髓、马尾神经或神经根的方向突出（图 8.34）。这种突出可能会引起局部背痛，或是疼痛放射至臀部和腿部。

腰椎间盘突出最常见的是向后方移位压迫神经组织。通常突出与不良坐姿或搬抬技巧不当相关。懒散坐姿（腰背伸曲成圆背）减少了腰椎的正常前凸。尤其是若长久维持这种姿势，会增加髓核向后移动的风

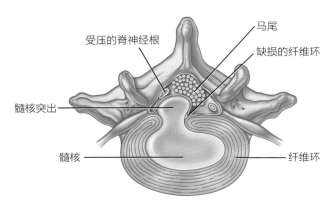

图 8.34　腰椎间盘突出上面观，突出部位挤压着脊神经和马尾神经（引自 Neumann DA：*Kinesiology of the musculoskeletal system: foundations for physical rehabilitation*, ed 2, St Louis, 2010, Mosby, Fig. 9.60, bottom Fig.）

险。随着时间的推移，纤维环的后壁可能因过度拉伸而变弱。当纤维环变弱后，不能限制髓核的后移。髓核向后突出也可能是由一个突然"搬抬"的动作引起。例如，将地面箱子抬起时的躯干前屈。如果弯腰动作是通过腰椎节段过度屈曲而不是髋关节屈曲，更易使髓核受到压力而向后滑动。当搬抬重物时，肌肉力量会使椎间盘进一步压缩而产生更大的压力。图 8.35 展现了许多类型的前屈姿势，以及它们对椎间盘髓核产生的相对增高的压力。值得注意的是，仰卧位

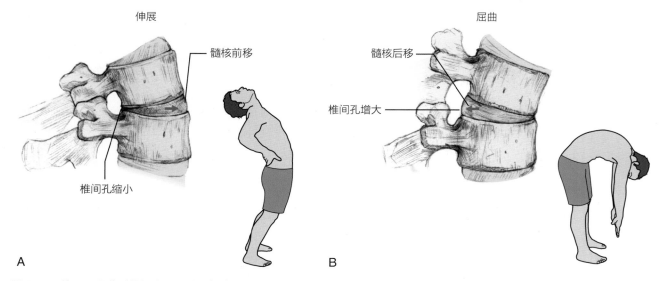

图 8.33　伸展和屈曲对椎间盘的影响。（A）腰椎节段伸展导致髓核向前移动并导致椎间孔缩小；（B）腰椎节段屈曲导致髓核向后移动并导致椎间孔增大

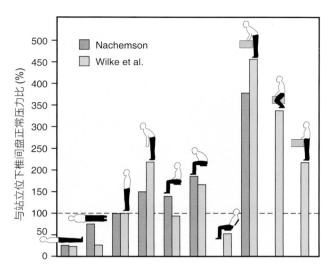

图 8.35 多种不同姿势下椎间盘所受压力比较（改编自 Wilke H-J, Neef P, Caimi M et al: *New in vivo measurements of pressures in the intervertebral discs in daily life, Spine 24:755-762, 1999. See Additional Readings on pp. 231 to 232 for data sources.* ）

时压力最小；这也是急性期椎间盘突出患者常选择的一个相对舒适姿势。

许多用于治疗椎间盘突出患者的治疗技术均是基于腰椎节段的脊柱运动机制。例如，腰椎间盘髓核向后突出的患者通常采取伸展运动给予治疗。基于理论，脊柱伸展运动有助于将髓核向前推回椎间盘中心，远离受挤压的神经组织。但是，对于急性背痛患者，在尝试运动训练或移动时需要格外小心。治疗方法的一个重要方面还包括教育患者采取安全搬抬方式，以及告知其正确坐姿的益处。

骨盆前倾和后倾运动的治疗意义

骨盆前倾是指在保持躯干直立和稳定下，骨盆围绕髋关节向前的短弧旋转。如图 8.36A 所示，骨盆前倾会使腰椎自然地伸展，增加腰椎前凸。相反，**骨盆后倾**是骨盆向后的短弧旋转。骨盆后倾（图 8.36B）会使腰椎节段弯曲，从而减少腰椎前凸。

随后将会提及，一些针对下背痛的物理治疗方法都会合并骨盆的前后倾运动。这些骨盆运动都会产生幅度相对较小的腰椎节段屈曲或伸展。腰椎节段的屈曲和伸展具有许多潜在的生物力学影响（表 8.6）。

具体屈曲或伸展运动的选择是基于具体病理机制及为患者设定的治疗目标而定。

例如，**椎间孔狭窄**（空间变窄）的患者可以选择促进骨盆后倾的治疗进行训练。腰椎节段的屈曲姿势，可以增加椎间孔空间（图 8.36D），进而能缓解因神经根出口受压而导致的疼痛。相反，让椎间盘后突的患者保持骨盆处于更大的前倾位，进而维持或者增加腰椎前凸弧度。这种姿势有助于防止髓核向后移位，从而限制或阻止其对附近神经组织的压迫（图 8.36C）。

腰骶和骶髂关节

腰骶连结

L5 和 S1 之间的关节被称为腰骶连结（lumbosacral joint）（图 8.38）。整个躯干和上半身的重量在这个区域传递到骨盆。L5～S1 联合的前部有一个椎间关节，后部有一对关节突关节。正常情况下，腰骶连结同骶骨角度保持一致，骶骨相对于水平面前倾大约 40°。这种对齐方式称为骶椎水平夹角（sacrohorizontal angle）（图 8.39）。L5～S1 的关节突关节几乎接近于冠状面（见图 8.38），这有助于防止在前屈方向上，下段脊柱相对于骶骨向下滑动平移。腰椎相对于骶骨底的过度前移称为前向脊椎滑脱（anterior spondylolisthesis），由希腊语 spondylo（译为"脊柱"）和 listhesis（译为"滑动"）组成。

骶髂关节

由骶骨关节面同两侧髂骨之间形成的关节称之为骶髂关节。骶髂关节的重要功能是通过楔形的骶骨将身体重力传递到骨盆和下肢。在负重站立位时，下肢向上的反向力通过骶骨，最后传递至脊柱（图 8.40）。在女性中，分娩时骶髂关节会变松弛，从而有助于打开产道。

骶髂关节通常仅容许轻微运动。这个关节的相对刚性提升了骶骨和髂骨之间的稳定性，这也是在行走或跑步时充分传递力的必然要求。骶髂关节由许多厚韧带（图 8.41）和粗糙的关节表面稳定支撑。其动态稳定性主要是通过直接或间接的跨骶髂关节的肌肉提供，如梨状肌、腘绳肌和腹肌。

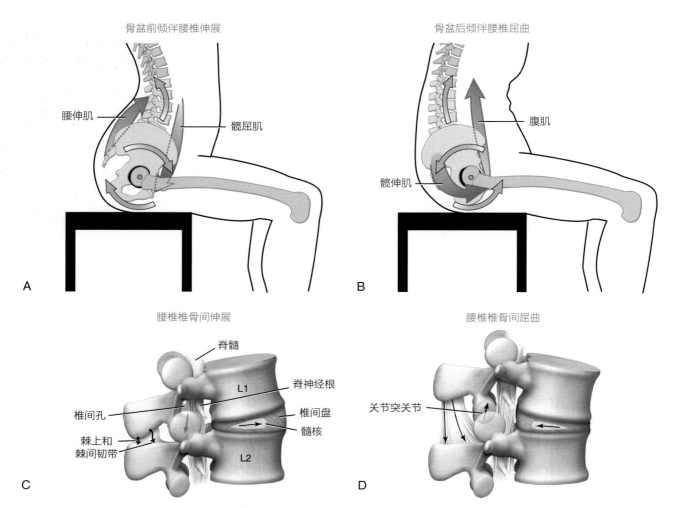

图 8.36　骨盆前、后倾及其对腰椎节段的影响。骨盆前倾会增加腰椎节段前凸（A 和 C）。这种作用使髓核有前移倾向，并减小椎间孔的直径。骨盆后倾可弯曲腰椎节段并减少腰段前凸（B 和 D）。这种作用使髓核有后移倾向，并增加椎间孔的直径（引自 Neumann DA: *Kinesiology of the musculoskeletal system: foundations for physical rehabilitation*, ed 2, St Louis, 2010, Mosby, Fig. 9.63.）

表 8.6	腰椎节段屈曲和伸展的生物力学影响
运动	**生物力学影响**
屈曲	1. 髓核倾向于后移，向神经组织靠近 2. 增加椎间孔的开口大小 3. 将负荷从关节突关节转移到椎间盘 4. 增加后部结缔组织（黄韧带、关节突关节囊、棘间韧带和棘上韧带、后纵韧带）和纤维环后缘的张力 5. 压迫纤维环的前部
伸展	1. 髓核倾向于前移，远离神经组织 2. 减小椎间孔的开口大小 3. 将负荷从椎间盘转移到关节突关节 4. 减少后部结缔组织（同上）和纤维环后缘的张力 5. 拉伸纤维环的前侧

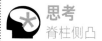

思考
脊柱侧凸

脊柱侧凸（scoliosis）（源自希腊语，意思是"弯曲"）是脊柱的畸形改变，主要特征是胸腰椎节段在冠状面上的异常弯曲（侧凸）。由于脊柱的运动存在机械耦合，因此脊柱侧凸通常也会存在水平面内曲度改变，和很小程度上的矢状面异常曲度。

最常见的脊柱侧凸模式是顶点位于 T7~T9 节段的单个侧向弯曲。其他模式包括腰椎节段的代偿性弯曲改变。例如，图 8.37A 是一名存在胸椎左侧和腰椎右侧侧弯的青春期女孩的后面观。需要注意的是，脊柱侧凸是根据曲线的顶点或凸侧定义的。由于存在结构性（固定性）侧凸，身体前屈时会出现特征性的"肋骨隆起"，这是由于肋骨跟随胸椎发生的不必要的旋转（如图 8.37A 底部图）。

临床医生可通过多种保守方法来治疗脊柱侧凸，包括牵伸缩短（凹面）侧的组织、加强凸侧的肌肉力量、使用支具、进行软组织放松及姿势宣教。病情较严重或保守治疗无法阻止畸形进展时，可能需要手术干预（图 8.37B）。

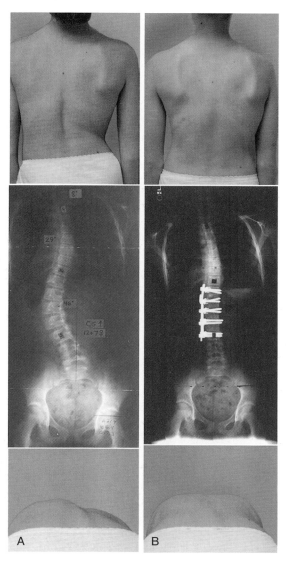

术前　　　　术后

图 8.37　青春期女孩结构性脊柱侧凸的后面观。（A）术前照片和 X 线片显示胸腰椎节段在冠状面上的曲线。注意胸椎曲线的顶点在左侧，导致胸椎向左侧弯。底部的照片为女孩前向弯曲腰部，其左侧显示了特征性的"肋骨隆起"。（B）同一女孩脊柱前路融合术和内固定术后的照片和 X 线片。底部照片中显示"肋骨隆起"得到了纠正（引自 Neumann DA: *Kinesiology of the musculoskeletal system: foundations for physical rehabilitation*, ed 3, St Louis, 2017, Mosby, Fig. 9.76.）

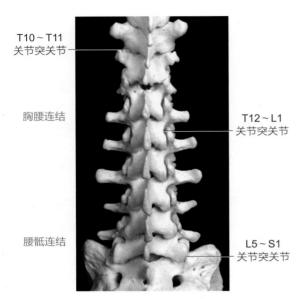

图 8.38 胸腰段后面观，突出腰骶连结处（引自 Neumann DA: *Kinesiology of the musculo skeletal system: foundations for physical rehabilitation*, ed 2, St Louis, 2010, Mosby, Fig. 9.56.）

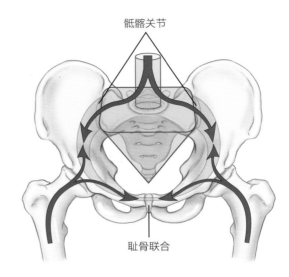

图 8.40 骨盆的前面观，突出显示负荷体重通过骶骨的传递，最终传递到了骨盆环（引自 Kapandji IA: *The physiology of joints*, vol 3, New York, 1974, Churchill Livingstone.）

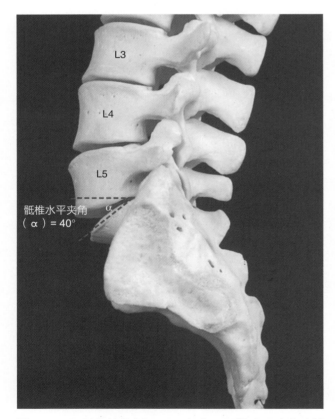

图 8.39 腰骶连结的侧面观，突出了骶椎水平夹角（引自 Neumann DA: *Kinesiology of the musculoskeletal system: foundations for physical rehabilitation*, St Louis, 2002, Mosby, Fig. 9.40. Created with the assistance of Guy Simoneau.）

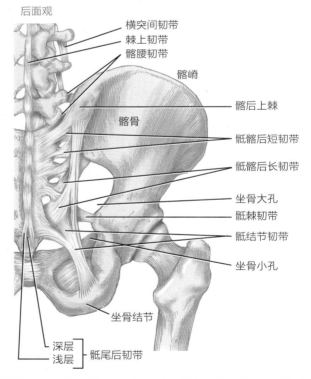

图 8.41 右腰骶连结的后面观，显示增强骶髂关节稳定性的主要韧带（引自 Neumann DA: *Kinesiology of the musculoskeletal system: foundations for physical rehabilitation*, ed 2, St Louis, 2010, Mosby, Fig. 9.71.）

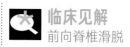

临床见解

前向脊椎滑脱

　　前向脊椎滑脱是一个通用术语，描述的是一个椎骨相对于另一个椎骨的前移。这种位移通常发生在 L5 和 S1 连结处（图 8.42）。这种疾病最常因关节间峡部骨折而导致。即上、下关节突中段部位的椎骨骨折。

　　严重的前向脊椎滑脱可能会损伤经过腰骶连结的马尾神经。

　　对于前向脊椎滑脱患者而言，促进腰椎完全伸展或使腰椎过度前凸的运动均属于绝对禁忌证。（其中包括促进骨盆前倾的运动。）这种运动或姿势不仅增加了骶椎水平夹角，进而增加了 L5 在骶骨底向前滑动的可能性，而且还减小了椎间孔的空间，从而压迫从该区域内穿过的神经。

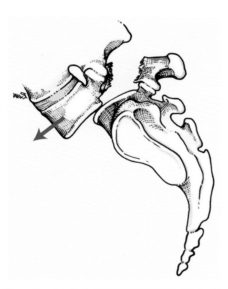

图 8.42　L5~S1 前向脊椎滑脱示意图（引自 Marx J, Hockberger R, Walls R: *Rosen's emergency medicine: concepts and clinical practice*, ed 6, St Louis, 2006, Mosby, Fig. 51.3.）

　　骶髂关节处骶骨运动不是哪个具体的肌肉收缩产生的。其平均旋转角度通常不超过 2°。发生平移活动也不会超过 2 mm。关于骶髂关节运动学的大多数描述都很复杂，超出了本章节的讨论范围。其最基本的术语描述是在矢状面上的短弧形旋转，也称为章动和反章动（图 8.43）。**章动**（nutation），类似于"点头"，表示骶骨相对于每个髂骨向前的旋转。

　　反章动（counternutation）是骶骨相对于每个髂骨向后旋转。这些运动都是通过骶骨前缘的活动来描述的。

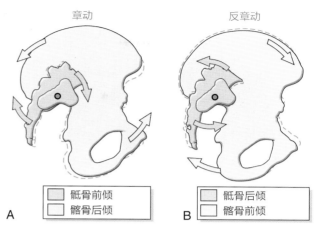

图 8.43　骶髂关节的运动学表现。（A）章动；（B）反章动；（引自 Neumann DA: *Kinesiology of the musculoskeletal system: foun-dations for physical rehabilitation*, ed 2, St Louis, 2010, Mosby, Fig. 9.73.）

　　骶髂关节位于人体压力较集中的区域，即脊柱和骨盆与下肢的连接处。尽管韧带、肌肉和筋膜形成了广泛的连接网络，但骶髂关节仍可能会发生错位，如跌坐到髋关节或尾骨上。这些都可能引起疼痛或明显的代偿姿势。软组织松动、主动训练和物理因子等物理治疗方法，可以帮助恢复正常力线或至少减轻炎症和疼痛。

肌肉和关节的相互作用

头颈和躯干肌肉的神经支配

　　脊神经根一旦离开椎间孔，就会迅速分为腹支或背支（图 8.44）。背支形成短神经，支配颈和躯干后部的大部分肌肉。腹支不仅形成颈丛、臂丛和腰骶丛，还支配躯干和颈部前外侧的大部分肌肉。对于这种组织结构的认识有助于预测头颈或躯干肌肉的神经支配情况。虽然也有例外情况，如位于脊柱后侧的 T6~T12 之间的肌肉组织，大部分都是受 T6~T12 多条脊神经背支支配。此外，跨越同样距离的躯干前侧肌肉组织多由 T6~T12 腹支散发的神经支配（称为肋间神经）。专栏 8.1 描述了多种神经结构的共同功能。

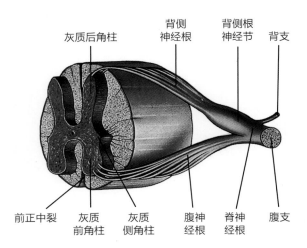

图 8.44　脊髓横截面显示由背（感觉）根和腹（运动）根形成的脊神经。脊神经又分为相对较小的背支和较大的腹支（改编自 Standring S: *Gray's anatomy: the anatomic basis of clinical practice*, ed 40, St Louis, 2009, Elsevier. ）

头颈段肌肉

可以将头颈段的众多肌肉分为两组：前侧和后侧。前侧肌肉使头部或颈部屈曲，而后侧肌肉使头部

> 专栏 8.1　神经结构的共同功能
>
> - 腹神经根：主要包含向肌肉提供运动信号的传出部分。
> - 背神经根：大部分包含传入树突，将感觉信息从周围传递到脊髓。
> - 脊神经：由背神经根和腹神经根组成。
> - 背支：脊神经后分支，支配躯干和头颈段后部的深层肌肉组织。
> - 腹支：脊神经的前分支，支配躯干和头颈段前外侧的肌肉组织；也会分成颈丛、臂丛和腰骶丛神经。

或颈部伸展。在该节段中，几乎每块肌肉都具有使头颈节段或在水平面内侧屈或旋转的功能。

头颈前侧肌肉

浅层肌肉

头颈前侧肌肉的浅层包括胸锁乳突肌及前、中和后斜角肌。这些肌肉比该区域的深层肌肉长得多。除了产生运动之外，这些长而浅的肌肉通常还充当"绳索"，以帮助节段稳定。

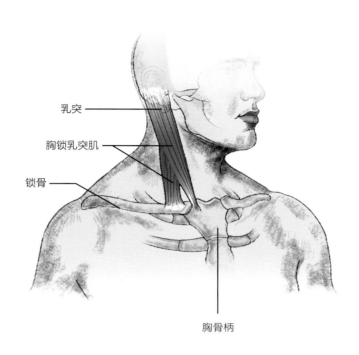

乳突

胸锁乳突肌

锁骨

胸骨柄

胸锁乳突肌

下附着点： ・胸骨端：胸骨柄的上表面
　　　　　　・锁骨端：锁骨内侧 1/3
上附着点： 颞骨的乳突。
神经支配： 副神经（XI脑神经）。
动作： 双侧：
　　　　　・头颈部屈曲
　　　　　・引起上颈段和头部的伸展
　　　　　单侧：
　　　　　・头颈部向对侧旋转
　　　　　・头颈部侧屈

注释： 一侧胸锁乳突肌的过紧会出现斜颈（歪脖子），使头部和颈部处于胸锁乳突肌所有功能动作位：即屈曲、侧屈和向对侧旋转。这种情况通常在幼儿中出现，通常可以通过牵伸和放松周围软组织等保守方法治疗。尽管该肌肉在很大程度上被认为是颈屈肌，但胸锁乳突肌产生的牵伸力线经过C1、C2 和 C3 横向旋转轴的后方时，可以产生颈段伸展的扭力矩。

前面观

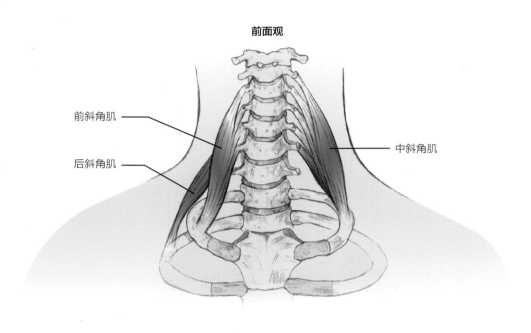

前斜角肌

后斜角肌

中斜角肌

斜角肌

前斜角肌

上附着点：　C3 ~ C7 的横突。

下附着点：　第 1 肋。

中斜角肌

上附着点：　C2 ~ C7 的横突。

下附着点：　第 1 肋。

后斜角肌

上附着点：　C5 ~ C7 的横突。

下附着点：　第 2 肋的外表面。

3 块斜角肌的神经支配：

颈神经腹支（C3 ~ C7）。

3 块斜角肌的动作：

双侧：

- 颈部弯曲（前斜角肌和中斜角肌）
- 通过提升第 1 肋和第 2 肋来帮助吸气

单侧：

- 侧屈

注释：　就像用缆绳支撑大型独立式天线塔一样，斜角肌（总共 6 块）为头颈段提供了相当大的稳定作用。斜角肌与肋骨的连接还可以通过向上拉动肋骨来辅助吸气。患有慢性阻塞性肺疾病的患者可能会因长期过度使用这些肌肉来减轻呼吸困难，斜角肌因而显得明显肥大。

深层肌肉

颈长肌和头长肌在头颈段的前侧（图 8.45）。这些肌肉可屈曲颈部和头部，还可充当头颈段的动态稳定器。

头前直肌和头外侧直肌都是短肌，起自寰椎横突，止于枕骨靠近枕骨大孔位置（见图 8.45 和图 8.47）。这些肌肉仅在寰枕关节起作用。头前直肌是屈肌，头外侧直肌是侧屈肌。这些小肌肉提供的精细控制对于视觉和前庭功能的定位很重要。表 8.7 列举了这 4 块肌肉的解剖附着点。

思考
胸廓出口综合征

胸廓出口综合征的特征是由于臂丛神经或锁骨下动脉受压而导致手或手臂无力、麻木或刺痛。

臂丛神经和锁骨下动脉位于前斜角肌和中斜角肌之间。如果这些肌肉中的任何一块明显绷紧或肥大，神经血管束都有可能被挤压，产生放射状体征和症状，以及脉搏减弱。

头颈后侧肌肉

枕下肌

枕下肌是枕后部 4 对深层的肌肉组成，固定在寰椎、枢椎和枕骨之间（图 8.46）。这些短而相对粗壮的肌肉可以很好地控制寰枢关节和寰枕关节的运动。这样的运动对于头部的视觉、听觉和前庭功能的定位很重要。这些肌肉过紧和触痛通常与"头前伸"姿势相关。表 8.8 列举了枕下肌的解剖学附着点和功能。图 8.47 介绍了头颈段一些肌肉的功能动作。该图显示了头颈段中许多肌肉在颅骨的附着点，并将它们描绘为屈肌或伸肌及左侧屈肌或右侧屈肌，这依据的是它们通过寰枕关节相对于内外旋转轴和前后旋转轴的位置关系。

浅层伸肌

头夹肌和颈夹肌位于斜方肌上束和中束的深处。尽管在解剖上有所不同，但是这些肌肉通常一起工作以使头颈部产生伸展、侧屈、向同侧旋转等动作。这些肌肉及邻近的肩胛提肌如以下图谱所示。

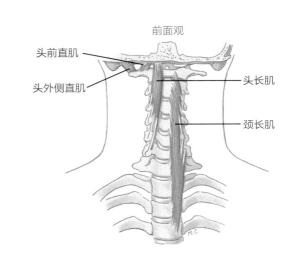

图 8.45 颈部前侧深层肌肉的前面观

表 8.7 头颈前侧深层肌肉				
肌肉	下附着点	上附着点	动作	神经支配
颈长肌	C3 ~ T3 椎体和横突	C1 ~ C6 横突和椎体	颈部屈曲	C2 ~ C8 腹支
头长肌	C3 ~ C6 横突	枕骨大孔前面（枕骨）	双侧：头颈部屈曲	C1 ~ C3 腹支
头前直肌	C1 横突	枕骨髁的前面	头部屈曲（仅寰枕关节）	C1 ~ C2 腹支
头外侧直肌	C1 横突	枕骨髁的前面	单侧：侧屈（仅寰枕关节）	C1 ~ C2 腹支

后面观

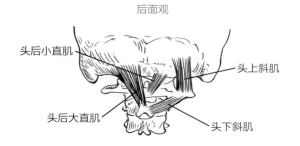

头后小直肌

头上斜肌

头后大直肌

头下斜肌

图 8.46 枕下肌的后面观 [引自 Hamilton, N., Weiman, W., & Luttgens, K. (2012). *Kinesiology: Scientific basis of human motion* (12th ed.). New York: McGraw-Hill.]

下面观

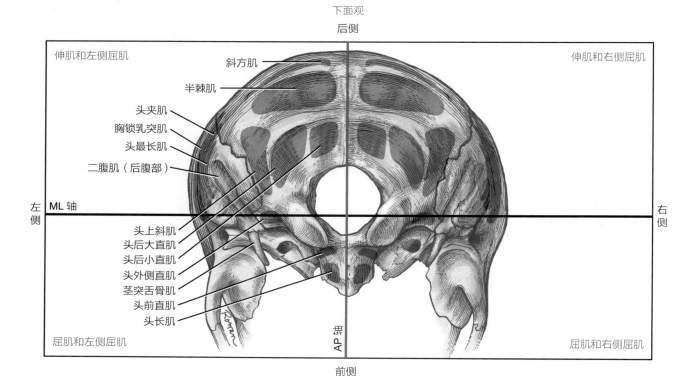

后侧

伸肌和左侧屈肌

斜方肌

半棘肌

头夹肌

胸锁乳突肌

头最长肌

二腹肌（后腹部）

伸肌和右侧屈肌

左侧   ML 轴   右侧

头上斜肌

头后大直肌

头后小直肌

头外侧直肌

茎突舌骨肌

头前直肌

头长肌

屈肌和左侧屈肌

AP 轴

屈肌和右侧屈肌

前侧

图 8.47 颅骨的下面观，描绘了多块头颈肌肉在颅骨附着点。肌肉的动作取决于它们相对于内外轴（黑线）和前后轴（红线）的相对位置关系（引自 Neumann DA: *Kinesiology of the musculoskeletal system: foundations for physical rehabilitation*, ed 3, St Louis, 2017, Mosby, Fig. 10.23. ）

表 8.8　枕下肌

肌肉	下附着点	上附着点	动作（头部及颈部）	神经支配
头后大直肌	C2 棘突	下项线的外侧面	• 双侧：伸展（寰枕和寰枢关节） • 单侧：侧屈（仅寰枕关节）；旋转到同侧（仅寰枢关节）	枕下神经（C1 背支）
头后小直肌	C1 后结节	下项线的内侧	双侧：伸展（仅寰枕联合）	枕下神经（C1 背支）
头上斜肌	C1 横突	在下和上项线之间的外侧面	• 双侧：伸展（仅寰枕关节） • 单侧：侧屈（仅寰枕关节）	枕下神经（C1 背支）
头下斜肌	C2 棘突的顶端	C1 横突的下缘	双侧：伸展（仅适用于寰枢关节） 单侧：旋转到同一侧（仅寰枢关节）	枕下神经（C1 背支）

 思考
与挥鞭伤相关的肌肉损伤

　　车祸常会导致头颈部出现挥鞭样动作，这种挥鞭样动作是由于头颈部在不受控制的被动加速屈曲或伸展，或既有屈曲又有伸展而形成的（图 8.48）。

　　由挥鞭样动作造成的颈部过度伸展而引起的肌肉和软组织拉伤比屈曲的挥鞭样动作更严重。部分原因是因为屈曲时下颌撞击胸部阻挡了颈部进一步屈曲活动（图 8.48B）。头长肌和颈长肌特别容易因挥鞭样动作导致的过度伸展而受伤。

　　临床上，因过度伸展而出现损伤的患者会在颈长肌和头长肌（颈前深处）位置出现明显压痛和保护性痉挛。这些损伤会引起颈椎失稳和耸肩困难。如果没有颈长肌和其他屈肌的稳定作用，斜方肌上束将失去颅骨附着处的稳定性。从而，斜方肌上束也就会失去提升肩带的作用。

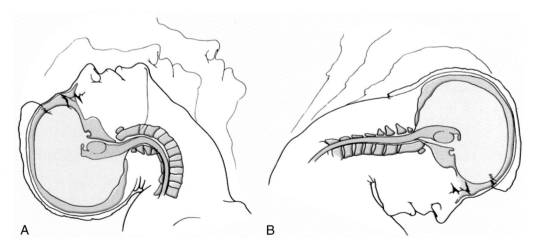

图 8.48　在挥鞭样动作导致的损伤中，颈部伸展（A）引起的活动通常较颈部屈曲（B）更大，导致颈部前侧的结构组织更容易受伤（引自 Porterfield JA, DeRosa C: *Mechanical neck pain: perspectives in functional anatomy*, Philadelphia, 1995, Saunders）

[图　谱]

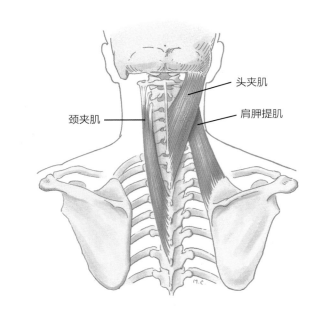

左侧颈夹肌和右侧头夹肌的后面观。以肩胛提肌作为参照（改编自 Luttgens K, Hamilton N: *Kinesiology: Scientific basis of human motion*, ed 9, Madison, Wis, 1997, Brown and Benchmark.）

头夹肌

下附着点： 棘间韧带下半部分和 C7 ~ T3 棘突。
上附着点： 乳突和上项线外侧 1/3 处。
神经支配： 背支（C2 ~ C8）。
动作： 双侧：
 • 伸展头部和颈部
 单侧：
 • 头颈部侧屈
 • 头颈部同侧旋转

颈夹肌

下附着点： T3 ~ T6 的棘突。
上附着点： C1 ~ C3 的横突。
神经支配： 背支（C2 ~ C8）。
动作： 双侧：
 • 伸展颈部
 单侧：
 • 颈部同侧旋转
 • 颈部侧屈
注释： 头夹肌和颈夹肌是薄的带状肌肉，可增强斜方肌上束的（头颈）活动功能。

肩胛提肌

下附着点： 肩胛骨的内侧缘，位于肩胛骨上角和肩胛冈根部之间。
上附着点： C1、C2、C3、C4 的横突。
神经支配： 肩胛背神经，C3、C4 脊神经腹支。
动作： 双侧：
 • 伸展头部和颈部
 单侧：
 • 头颈部同侧侧屈
 • 头颈部同侧旋转
注释： 肩胛提肌单侧收缩可导致肩胛骨抬高，但该肌肉常表现出闭链功能，使上段颈椎向同侧旋转和侧屈。

功能考量：头和颈部运动的微调

对头颈段运动和姿势的最佳控制是我们日常生活中极为重要的功能需求。当需要转身定位和听别人说话时，头部和颈部的充分控制对保证眼和耳的协调一致至关重要。在神经学上，头部和颈部的许多肌肉与大脑的视觉和前庭系统紧密相连。可以通过下面一个小测试来感受一下。凝视前方，直视你身体前方的一个物体，然后在不转动头部的同时快速地向尽可能远的左侧看。尽管试图保持头部不动，但头颈部还是会朝着凝视的方向发生少量旋转。

虽然头颈部可以在 3 个平面内产生较大范围的运动，但多数头颈部深层肌肉的主要功能是微调头和颈部的运动。正如本章前面所提到的，脊柱的运动常常与其他运动机械耦合，具体取决于局部关节突关节的方向。较深层的头颈肌肉（如枕下肌）可有效地控制继发性（通常是非主观性的）动作，而这些动作通常由关节突关节的运动平面决定的。这些深层肌肉的微调作用也十分重要。

🔍 临床见解
伴随长期头部前伸姿势的肌肉失衡情况

头颈段理想的姿势力线涉及周围肌肉的适当"平衡"或长度（图 8.49A）。由于多种原因，包括肌肉紧张和姿势不良（如长时间看电脑屏幕），这个节段的肌肉会出现过度缩短或延长，从而导致肌肉失衡。不管引起一个人头部前伸姿势的因素是什么，这种姿势本身就会对该节段的肌肉造成额外负荷。像肩胛提肌和头半棘肌这样的伸肌可能会出现过度牵伸和疲劳（图 8.49B）。由于试图使头部和眼睛"水平"，枕下肌如头后大直肌可能会发生长时间短缩及疲劳

（图 8.49B）。随着时间的推移，这一区域的肌肉压力会导致局部疼痛和肌肉痉挛或"触发点"。一旦这个姿势－疼痛循环模式开始，它可能会不断持续，最终导致头部疼痛，并蔓延至头皮和颞下颌关节。

对于慢性头部前伸姿势的治疗是让其恢复到一个理想的头颈姿势。这可以通过提高姿势意识，调整符合人体工程学的工作场所，牵伸和强化特定肌肉组织，以及应用针对性的手法治疗技术来实现。

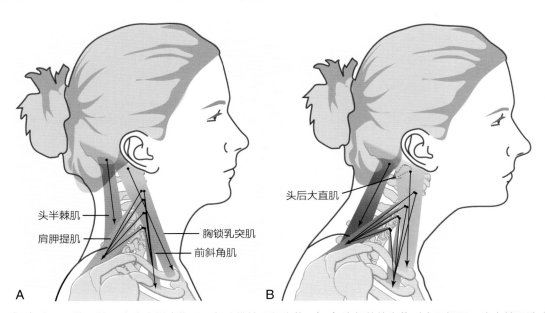

图 8.49 （A）头颈段的 4 块肌肉充当绳索作用，帮助维持理想姿势。（B）头部前伸姿势对肩胛提肌、头半棘肌造成过多压力。头后大直肌（枕下肌）主动积极地确保上头颈段维持伸展位。高度活跃和紧张的肌肉用鲜红色表示（引自 Neumann DA: *Kinesiology of the musculoskeletal system: foundations for physical rehabilitation*, ed 2, St Louis, 2010, Mosby, Fig. 10.31.）

躯干肌肉

躯干前侧和外侧肌肉

躯干前侧和外侧肌肉包括成对的腹直肌、腹外斜肌、腹内斜肌和腹横肌。这些肌肉通常被统称为腹肌，是维持躯干稳定与进行运动的重要组成部分。腹肌一个极其重要的功能是在许多体力活动中维持躯干稳定或核心功能。腹肌的收缩增加了腹内压和胸腔内的压力，有助于实现多种功能，包括在搬抬、咳嗽、排便和分娩过程中稳定腰椎等。

当双侧腹肌收缩时，剑突和耻骨之间的距离减小，表现为胸椎节段屈曲（"卷腹"）或骨盆后倾，或两个动作同时发生。使骨盆后倾是腹肌一个十分重要却又常常被忽视的功能，这个动作需要中和由髋屈肌收缩导致的骨盆过度前倾。因此，临床中在任何髋屈肌剧烈收缩前（如进行直腿抬高），常常都要先促使腹肌激活从而防止产生不必要的腰椎节段前凸。

当单侧收缩时，腹肌能够旋转或侧屈躯干。这些肌肉常常双侧作用来协调产生适合的屈曲、旋转和侧屈的复合运动。例如，上下汽车时需要躯干屈曲、旋转和侧屈动作的结合。

思考
胸腰筋膜

4 块腹肌中的 2 块肌肉直接附着在胸腰筋膜上。该筋膜由附着在所有腰椎棘突、骶椎后侧和髂后上棘结缔组织的延伸部分组成。这些组织紧紧地包裹着以下几块肌肉：竖脊肌、腰方肌和背阔肌。

腹肌的收缩增加了胸腰筋膜的张力，因此胸腰筋膜可以将腹肌收缩的力转化为支撑下背部的力量。人们在搬抬物体时，需要强烈收缩腹肌，在用力前和用力时也需要短暂的憋气。这是一种自然的保护机制。

放松瘫坐时有时可能会过度牵伸胸腰筋膜，该组织硬度的降低会降低腹肌和下背部力的传导效率。这是为什么人们的坐姿如此重要的原因。

[图 谱]

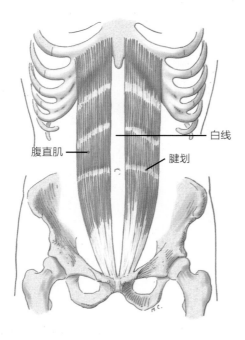

腹直肌
白线
腱划

腹直肌

下附着点： 耻骨嵴。

上附着点： 剑突和 5~7 肋软骨。

神经支配： 肋间神经（T7~T12）。

动作：
- 屈曲躯干
- 骨盆后倾
- 增加腹内压和胸内压

注释： 两块腹直肌被白线分割开来，这个组织（拉丁语的意思为"白色的线"）是一条纵向的致密结缔组织，将左右腹肌连接起来。3 个腱划将腹直肌划分为多个部分，在腹前区可观察到相应纹路。

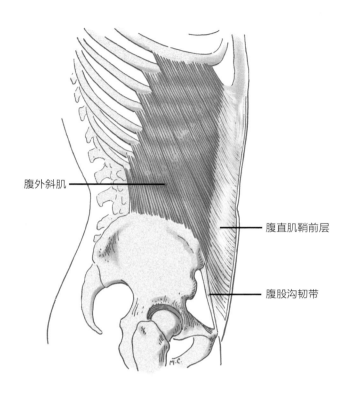

腹外斜肌

外侧附着点： 5 ～ 12 肋外侧。

中线附着点： 髂嵴和白线。

神经支配： 肋间神经（T8 ～ T12）。

动作： 双侧：

- 屈曲躯干
- 骨盆后倾
- 增加腹内压和胸内压

单侧：

- 向对侧旋转躯干
- 侧屈躯干

注释： 腹外斜肌是最大的侧部腹肌。其肌肉的纤维沿下内侧方向走行，类似于将手插入衣袋时手指的方向。腹外斜肌是躯干向对侧（相反侧）旋转的主要肌肉。

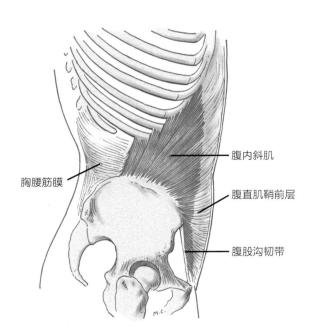

腹内斜肌

外侧附着点： 髂嵴、腹股沟韧带和胸腰筋膜。

中线附着点： 9 ～ 12 肋，白线。

神经支配： 肋间神经（T8 ～ T12）。

动作： 双侧：

- 屈曲躯干
- 骨盆后倾
- 增加腹内压和胸内压
- 增加胸腰筋膜张力

单侧：

- 侧屈躯干
- 使躯干向同侧旋转

注释： 腹内斜肌位于腹外斜肌深部。该肌肉的纤维走向朝上内侧方向（从髂嵴朝向胸骨），几乎垂直于腹外斜肌较深部的肌纤维。是躯干向同侧（相同侧）旋转的主要肌肉。

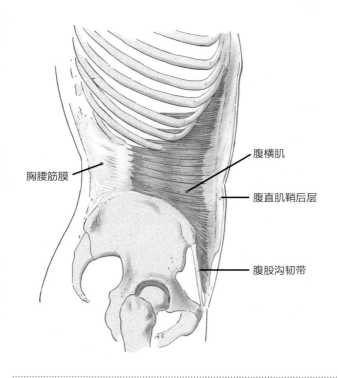

胸腰筋膜

腹横肌

腹直肌鞘后层

腹股沟韧带

腹横肌

外侧附着点： 髂嵴、胸腰筋膜、6～12 肋软骨和腹股沟韧带。

中线附着点： 白线。

神经支配： 肋间神经（T7～T12）。

动作：
- 增加腹内压
- 增加胸腰筋膜张力

注释： 腹横肌是腹肌最深层的肌肉。该肌肉也被称为"束腰肌"，反映了其增加腹内压的主要功能。与腹内斜肌一样，腹横肌收缩会牵拉胸腰筋膜，导致胸腰筋膜张力增加，有利于在搬抬活动中稳定脊柱。

其他功能相关的肌肉：髂腰肌和腰方肌

尽管髂腰肌和腰方肌实际上不属于躯干肌肉，但它们与腰椎的稳定和运动高度相关。

髂腰肌由 2 块肌肉构成：髂肌和腰大肌。它是主要的髋屈肌，同时在躯干和骨盆的其他运动方面也占主导作用，如仰卧起坐，但在该过程中如果没有腹肌收缩，会出现明显的骨盆前倾。髂腰肌的更多细节将在第 9 章中详细介绍，但是其解剖细节会在本章中给予说明，有助于完整分析仰卧起坐动作。

腰方肌从解剖结构上看，被认为是构成腹部后侧壁的肌肉。该肌肉向下附着在髂嵴上，向上附着在第 12 肋和 L1～L4 的横突上。同腹肌不同的是，双侧腰方肌收缩会使腰椎发生伸展。

腰方肌和腰大肌在腰椎的两侧几乎垂直。这些肌肉双侧的强烈收缩给整个脊柱底部，包括 L5～S1 连结部提供非常好的垂直稳定性。

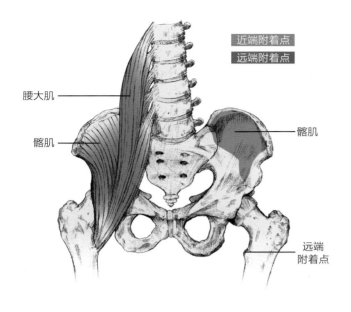

近端附着点
远端附着点

腰大肌

髂肌

远端
附着点

髂腰肌

腰大肌

近端附着点： T12 ~ L5 的横突。

远端附着点： 股骨小转子。

髂肌

近端附着点： 髂窝。

远端附着点： 股骨小转子。

神经支配： 股神经。

动作：
- 屈髋
- 屈曲躯干
- 骨盆前倾

注释： 腹肌收缩引起骨盆后倾，然而髂腰肌收缩引起骨盆前倾，这些肌肉一起激活可以将骨盆稳定在矢状面上。

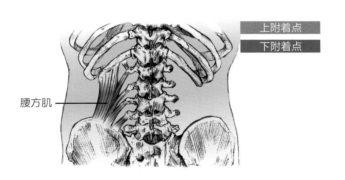

上附着点
下附着点

腰方肌

腰方肌

下附着点： 髂嵴。

上附着点： L1 ~ L4 的横突和第 12 肋。

神经支配： 腹支（T12 ~ L3）。

动作： 双侧：
- 伸展腰椎

单侧：
- 侧屈躯干

注释： 临床上称腰方肌为"提髋肌"，这种描述是根据其能将一侧骨盆提起的作用。髋屈肌弱或无力的患者常进行腰方肌收缩训练来完成一侧骨盆上提，从而帮助他们在向前迈步时完成廓清运动。

功能考量

仰卧起坐的分析

在完成基本的仰卧起坐运动时，需要髂腰肌（以及其他髋屈肌）和腹肌各司其职。尽管在加强腹肌力量训练中常提及仰卧起坐，但它也是许多日常活动中重要的基础动作组成部分，如早上的起床活动。

图 8.50 展示了仰卧起坐的两个阶段：躯干屈曲阶段和髋关节屈曲阶段。在躯干屈曲阶段，腹肌（尤其是腹直肌）被高度激活，使剑突朝着耻骨方向移动，腰椎的前凸生理曲线变平（图 8.50A）。仰卧起坐的初始阶段包括双侧肩胛骨廓清支撑面。尽管腹肌在整个仰卧起坐过程中均保持持续激活，但等到髋屈

躯干屈曲阶段

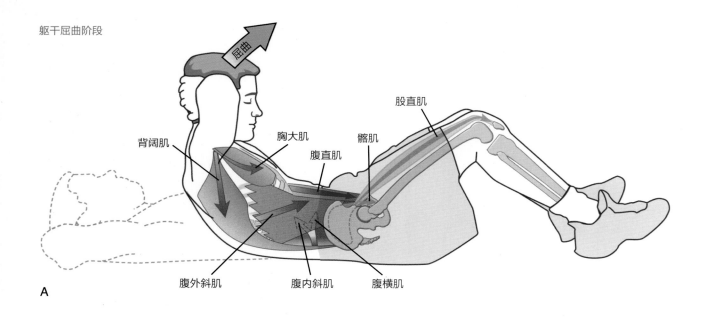

A

髋屈曲阶段

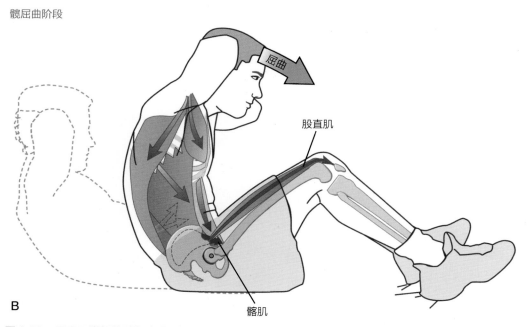

B

图 8.50　展示了常规仰卧起坐典型的激活模式。（A）仰卧起坐躯干屈曲阶段包括腹肌的强烈激活。（B）仰卧起坐髋屈曲阶段包括髋屈肌（和腹肌）的强烈激活（引自 Neumann DA: *Kinesiology of the musculoskeletal system: foundations for physical rehabilitation*, ed 2, St Louis, 2010, Mosby, Fig. 10.22.）

肌群（如髂腰肌和股直肌）被强烈激活时，就被认为是仰卧起坐髋屈曲阶段的开始（图 8.50B）。在这个阶段，髋屈肌向前旋转骨盆和躯干，进一步促使胸廓靠近膝关节。

　　一个腹肌弱的人在做仰卧起坐时通常会采取一种特殊策略，强烈收缩髋屈肌。因此，髋屈肌会立刻代替腹肌开始发挥作用，使骨盆和躯干向前并向上旋转，引起显著的骨盆前倾和腰椎节段前凸。

腹斜肌的协同作用

　　作为一组肌肉，腹肌收缩经常会产生 3 个平面的复合运动。想象一下，像图 8.51 中的人进行对角线仰卧起坐活动。该图展示了左右腹斜肌的协同作用如何控制躯干运动。如图所示，躯干屈曲和左旋受右侧腹外斜肌和左侧腹内斜肌的收缩控制。将这个动作同躯干侧屈比较，如单侧仰卧起坐（从侧卧位到侧屈坐位）就必须激活同侧的腹内斜肌和腹外斜肌。例如，一个人（从左侧卧位）如果想要完成左侧屈，就需要同时激活左侧腹内斜肌和左侧腹外斜肌。如随后所描述的，侧屈和旋转运动也有躯干后侧肌肉的协助。

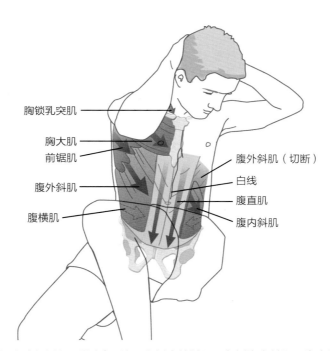

图 8.51　向左侧做对角线仰卧起坐（左侧交叉卷腹），涉及右侧腹外斜肌和左侧腹内斜肌及腹直肌的强烈激活（引自 Neumann DA: *Kinesiology of the musculoskeletal system: foundations for physical rehabilitation*, ed 2, St Louis, 2010, Mosby, Fig. 10.15.）

思考
腹部肌群强化训练

　　在许多功能活动中都需要腹肌强烈的持续激活。因此这些肌肉减弱会影响许多功能，包括整体的静态稳定性、躯干和骨盆的姿势对线和上下肢肌肉所需的近端稳定性。图8.52展示了4种常见的增强腹肌力量的训练方法。

1. 等长收缩：临床上，如果脊柱（中轴骨骼）需要避免产生屈曲活动的情况下，使用"平板"训练运动来激活腹部肌群较为有用，如怀疑患者存在椎间盘突出的情况。维持躯干稳定的要点是需要共同激活腹肌和背伸肌，这种共同激活有助于保护脊柱免受突然或意外的震动运动的影响。

2. 卷腹：卷腹运动通过尝试限制髋屈肌参与，这样可以单独训练腹肌。

3. 传统仰卧起坐：这个运动涉及整个腹肌的激活，但是也需要激活髋屈肌，将骨盆拉向固定的大腿。该运动是以一种功能性的方式来整合髋屈肌和腹肌的力量，但由于腰椎屈曲幅度增加，可能对于许多有背部疾病的患者是一种禁忌活动。

4. 反向仰卧起坐：这种形式的仰卧起坐是将腿和骨盆靠向躯干（而不是将躯干靠近腿）。这种类型的活动同样具有功能性意义，但需要合理的进阶。

#1 等长运动	#2 固定骨盆旋转躯干	#3 躯干和骨盆向固定的腿部移动	#4 固定躯干，骨盆和（或）大腿向躯干移动
图例： 1. 维持"四点跪"姿势时保持躯干稳定，然后进阶至举起一侧手和对侧腿 其他： 2. 当坐在相对不稳定的物体上时保持躯干直立平衡，如坐在较大的充气球上 3. 俯卧撑时保持躯干稳定 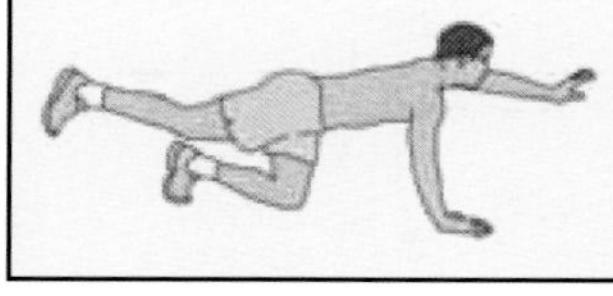	图例： 1. 用或不用脚凳，完成部分仰卧起坐（卷腹） 其他： 2. 同上，但结合躯干的对角线运动或改变身体相对于垂线的位置 3. 侧身卷腹 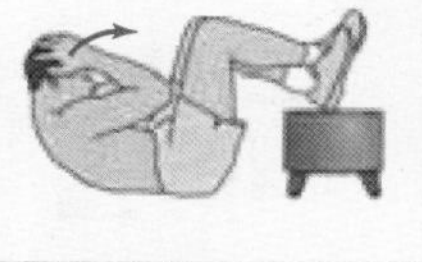	图例： 1. 传统的仰卧起坐 其他： 2. 同上，但结合对角线运动或改变身体相对于垂线的位置 3. 同#1，但是改变手臂的位置和（或）手握重物调整外部力矩 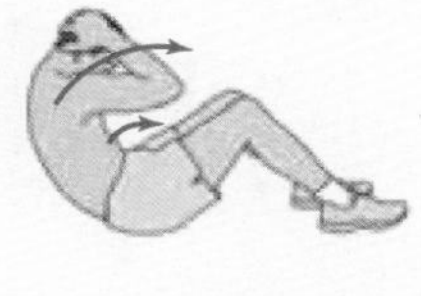	图例： 1. 抗重力或其他抗阻屈髋的方法 其他： 2. 同上，但结合对角线运动 3. 在仰卧或其他相对于垂线的姿势下直腿抬高 4. 仰卧位下骨盆后倾 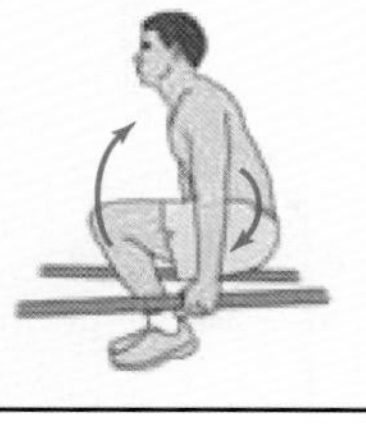

图8.52　腹肌针对性训练的4种方法（引自 Neumann DA: *Kinesiology of the musculoskeletal system: foundations for physical rehabilitation*, ed 2, St Louis, 2010, Mosby, Fig. 10.21.）

躯干后侧肌肉

竖脊肌

　　竖脊肌是大且组织排列复杂的一组肌肉，沿着脊柱棘突两侧大约一手掌宽度区域的垂直分布。该组肌肉具有伸展和稳定整个脊柱和头颈区域的功能。

　　竖脊肌包括3条细的肌肉柱：棘肌、最长肌和髂肋肌（图8.53）。

　　每条肌肉柱根据节段进一步细分为3部分。竖脊肌的下部与宽厚的肌腱有共同的附着点，仅附着在骶骨的表面。这个宽厚的总腱与胸腰筋膜最浅层部分相融合。其解剖附着点和功能列在表8.9中。

后面观

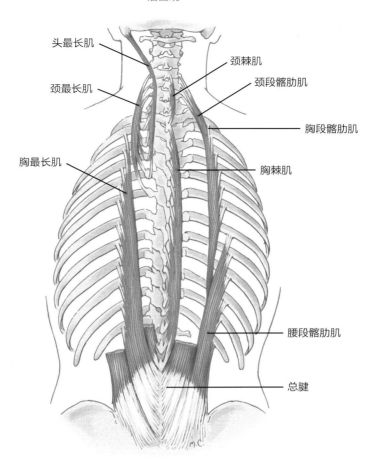

图 8.53　竖脊肌

表 8.9　竖脊肌

肌肉	下附着点	上附着点	动作	神经支配
髂肋肌 　腰段 　胸段 　颈段	• 总腱 • 第 6~12 肋肋角 • 第 3~7 肋肋角	• 第 6~12 肋肋角 • 第 1~6 肋肋角 • C4~C6 横突	• 双侧：伸展 • 单侧：侧屈	相邻脊神经的背支
最长肌 　胸段 　颈段 　头段	• 总腱 • T1~T4 横突 • T1~T5 横突和 C3~C7 邻近的关节突关节	• T1~T12 横突 • C2~C6 横突 • 颞骨乳突	• 双侧：伸展 • 单侧：侧屈	相邻脊神经的背支
棘肌 　胸段 　颈段 　头段	• 总腱 • C7~T1 的项韧带和棘突 • 与头半棘肌融合	• T1~T6 的棘突 • C2~C4 的棘突 • 与头半棘肌融合	• 双侧：伸展	相邻脊神经的背支

图中标注：
头最长肌
颈最长肌
胸最长肌
颈棘肌
颈段髂肋肌
胸段髂肋肌
胸棘肌
腰段髂肋肌
总腱

临床见解
躯干前屈所需的髋部和下背部柔韧性

将躯干向地面弯曲时要求髋部和下背部的肌肉和其他软组织具有足够的柔韧性（图 8.54A），如图 8.54B 中的女性，显示腘绳肌紧绷，限制了其髋关节屈曲（红色圆圈部分）。值得注意的是，因为下背部额外的柔韧性，她的躯干前屈功能性活动只受到较小的限制。相反的情况展示在图 8.54C 中。在这种情况下，下背部较紧（红色圆圈部分），但是其髋关节具有额外的柔韧性（如腘绳肌），同样可以达到一定程度的躯干前屈角度。

这两种前屈代偿机制如图 8.54B 和图 8.54C 所示，都是比较普遍的。在临床中通过仔细观察，临床医生可以分辨出主要受限区域。一个区域的紧张会要求另一区域产生更多活动，这可能会增加与负荷相关的病理损伤。这两种情况同样也强调了学习通过视诊区别特定运动的构成来帮助确定受限区域的重要性。

躯干屈曲过程中腰椎－骨盆节律性变化：运动学分析

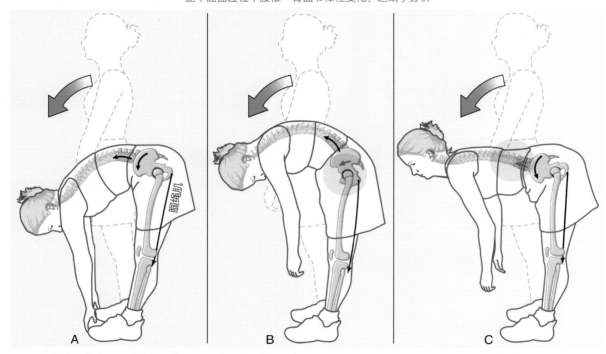

正常的腰椎节段和髋关节屈曲　　　髋关节屈曲受限伴腰椎节段过度屈曲　　　腰椎节段屈曲受限伴髋关节过度屈曲

图 8.54　展示了下背部和髋关节如何配合来完成完整前屈。（A）髋（如腘绳肌）和下背部具有充足的柔韧性来完成全范围屈曲；（B）腘绳肌过紧，腰椎屈曲过度；（C）下背部过紧，腘绳肌柔韧性过度。B 和 C 的圆圈代表过紧的区域（引自 Neumann DA: *Kinesiology of the musculoskeletal system: foundations for physical rehabilitati*, ed 2, St Louis, 2010, Mosby, Fig. 9.61.）

横突棘肌

横突棘肌包括半棘肌、多裂肌和回旋肌（图 8.55 和 8.56）。这些肌肉位于竖脊肌深部，从一个椎体的横突向上跨越多个椎体的棘突斜向走行。横突棘肌的大部分纤维具有相同走向，只在长度和跨越椎节的数量上有差异（表 8.10）。这些肌肉在脊柱腰段和头颈段特别发达，为脊柱的这些区域提供了额外的稳定性。

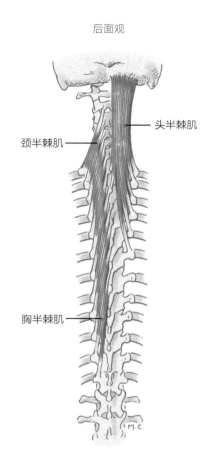

图 8.55 胸半棘肌、颈半棘肌和头半棘肌的后面观［引自 Hamilton, N., Weiman, W., & Luttgens, K. (2012). *Kinesiology: Scientific basis of human motion*(12th ed.). New York: McGraw-Hill.］

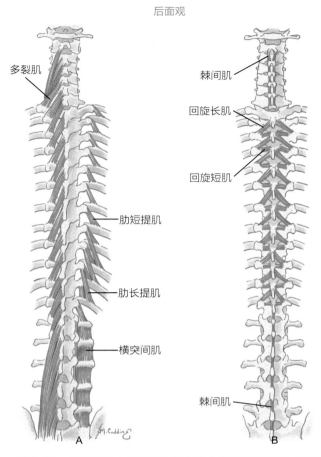

图 8.56 横突棘肌（多裂肌和回旋肌）和短节段肌群（棘间肌和横突间肌）的后面观［引自 Hamilton, N., Weiman, W., & Luttgens, K. (2012). *Kinesiology: Scientific basis of human motion* (12th ed.). New York: McGraw-Hill.］

　　所有的横突棘肌都可伸展脊柱。此外，这些肌肉斜向走行的肌纤维使它们具有有利的牵拉线，从而产生向对侧（相反侧）旋转脊柱的作用。肌肉越横向、越短，产生水平面旋转的可能性就越大。例如，在旋转中多裂肌比半棘肌更有效率。

　　在躯干旋转中，横突棘肌和腹斜肌共同收缩。例如，向左侧旋转主要由右侧腹外斜肌和左侧腹内斜肌驱动，并由右侧横突棘肌进一步加强。

　　表 8.10 展示了横突棘肌群中各肌肉的附着点、功能和神经支配。

短节段肌

　　短节段肌由横突间肌和棘间肌组成（见图 8.56）。横突间肌附着在两个连续的横突上，当单侧激活时，短节段肌协助完成侧屈。棘间肌附着在两个连续的棘突上，这些肌肉可以伸展脊柱。

　　这些肌肉成对、分节的特性使得它们能够控制单个椎间连结处的运动。因此，这些小肌肉为脊柱在矢状面和冠状面上的垂直稳定性，提供了最有效的细微控制。这组肌肉还提供了丰富的感觉反馈，这对下意识的姿势排列控制起到了至关重要的作用。

功能考量

脊柱节段稳定性与总体稳定性对比

　　躯干后侧肌在维持脊柱垂直稳定性中具有重要的作用，但是每组躯干后侧肌肉都以不同的方式为脊柱提供着垂直稳定性。

　　竖脊肌是躯干后侧最表浅的肌肉，垂直分布于椎体的两侧。因为其平行走向，所以竖脊肌通常被称为脊旁肌。每束肌肉（在竖脊肌组内）跨越多个椎节，因此只能对脊柱伸展和侧屈提供总体控制。尽管缺少精准的椎间控制，竖脊肌在许多常见的抗重力活动中仍然是提供伸展力矩的重要来源，不管是维持直立姿势还是将物体从地面抬起。

横突棘肌斜向跨越较少的几个椎节（从几乎垂直到几乎水平）（图 8.57）。这种解剖结构为脊柱排列提供更精细与多方向的控制。

最后，深层节段肌肉仅跨越一节脊椎。但作为一个整体，这些肌肉为脊柱的垂直稳定性提供了最准确的控制。

正确与错误的搬抬

即使搬抬中等大小的物体都能够对身体产生很大的压力和剪切力，最明显的是在脊柱底部。在一些关键的节面，这些力可能会超过腰椎局部肌肉、韧带、关节突关节和椎间盘的结构承受度。搬抬动作是与工作相关的下背部损伤的主要危险因素，因此，物理治疗师（要）经常教育患者使用正确的（以及避免错误的）搬抬技术。

理想状况下，最佳的搬抬策略是通过手臂、腿和躯干的肌肉分担下背部的力（图 8.58）。然而，不正确的搬抬方法则会将大部分的力都直接集中于下背部结构上，这不仅加重了下背部肌肉的负担，还成比例地增加了腰椎与腰骶椎椎间盘及关节突关节的压力。弯腰、弓背等不正确的搬抬姿势会增加肌肉、关节和椎间盘的压力，从而也增加了损伤的风险。有助于安全搬抬的主要因素及相关原因列在表 8.11 中。

表 8.10 横突棘肌				
肌肉	**下端附着点**	**上端附着点**	**功能**	**神经支配**
半棘肌	C4～T12 的横突	• 位于下侧附着点上方 6～8 节的椎体棘突 • 头半棘肌只附着在下项线以上	• 双侧：伸展 • 单侧：旋转到对侧	邻近神经的背支（C1～T12）
多裂肌	• T1～T12 的横突 • L1～L5 的多个关节突 • 骶骨	位于下侧附着点上方 2～4 节的椎体棘突	• 双侧：伸展 • 单侧：旋转到对侧	邻近神经的背支（C4～S3）
回旋肌	所有椎体的横突	位于下侧附着点上方 1～2 节的椎体棘突	• 双侧：伸展 • 单侧：旋转到对侧	邻近神经的背支（C4～L4）

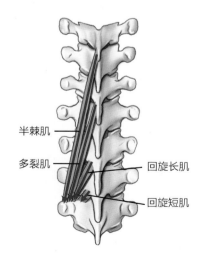

半棘肌

多裂肌

回旋长肌

回旋短肌

肌群	跨越椎间连结的平均数量
半棘肌	6～8
多裂肌	2～4
回旋肌	1～2

图 8.57 左侧横突棘肌的简化图示。需要注意的是正常情况它们是沿脊柱两侧分布，但是为了简化图示，右侧的肌肉未展示（引自 Neumann DA: *Kinesiology of the musculoskeletal system: foundations for physical rehabilitation*, ed 2, St Louis, 2010, Mosby, Fig. 10.11.)

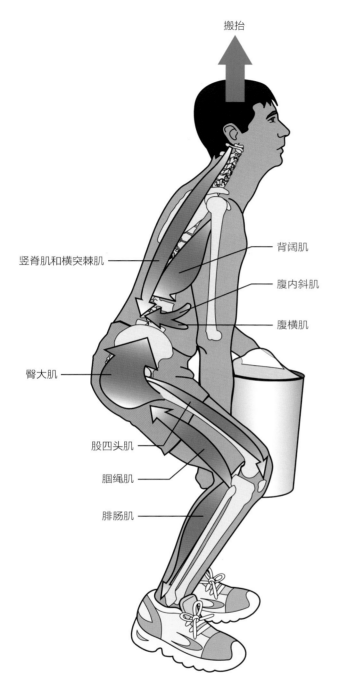

搬抬

竖脊肌和横突棘肌

背阔肌

腹内斜肌

腹横肌

臀大肌

股四头肌

腘绳肌

腓肠肌

图 8.58　展示了当一个正常人在搬抬重物时肌肉的典型激活模式（改编自 Urquhart DM, Hodges PW, Story IH: *Postural activity of the abdominal musclesvaries between regions of these muscles and between body positions*. Gait Posture 22:295,2005. In Neumann DA: *Kinesiology of the musculoskeletal system: foundations for physical rehabilitation*, ed 2, St Louis, 2010, Mosby.)

 思考
如何获得脊柱核心稳定

　　肌肉激活产生的力为脊柱提供了主要的稳定性。尽管韧带和其他结缔组织也为脊柱提供了次要的稳定性，但只有肌肉可以通过力量大小和激活时序进行稳定性调节。腹肌和躯干后侧肌肉作为一个整体为身体核心部位提供了很强的稳定性。核心稳定性训练通常是背部疾病康复训练的组成部分之一。这些训练专注于强化维持脊柱正常曲度的肌肉力量。这种脊柱排列通常被称为**脊柱中立位**，被认为可以将内部和外部力量均匀地分散到整个脊柱的支撑结构中。

　　核心稳定性训练是指强化躯干内外部稳定性肌肉。内部稳定性肌肉主要附着在椎骨间，包括横突棘肌和短节段肌，正如先前提到的，这些肌肉对脊柱精准的节段稳定性控制很重要。外部稳定性肌肉附着在脊柱外侧部位，包括头部、胸骨、肋骨和骨盆。这些肌肉包括腹肌、竖脊肌、腰方肌和腰大肌，它们主要负责在身体整体区域产生较大的支撑力——从脊柱通过并传递到骨盆和下肢，最终到达地面。

　　许多临床医生认为，增强肌力同时训练内外部稳定肌的控制，可以限制导致下背部损伤的潜在不稳力量。核心稳定性训练通常包括在做活动或保持动态姿势稳定时，要确保脊柱处于中立位或腰椎及骨盆最佳位。例如，将脊柱（和躯干作为一个整体）放在理想位置后，患者能够维持诸如站立的静态姿势，以及完成微蹲或弓箭步等动态活动。

表 8.12 提供了利用常规量角器测量颈椎活动范围的参考信息。它包括用于对齐和测量关节活动范围的解剖标志。同时还列举了主动活动范围的预期（正常）值。请注意，出于多种原因，这些参考值可能会存在较大的差异。可以采用多种不同的方式，利用量角器测量腰段活动范围。为了保持一致性，信息未包含在此表中。

表 8.11　有助于安全搬抬技术的考量因素

考量	原因	注释
将外部负荷尽可能地靠近自己的身体	最小化外部负荷的力臂，进而可以降低对背部肌肉力矩和力的需求	搬抬时将负荷重量维持在双膝之间是理想的，但并非总是可行
搬抬时将腰椎尽可能地保持在中立位，避免过度屈曲或伸展。具体的脊柱位置可以根据舒适度和可实施情况进行调整	尽力将腰椎保持在自然前凸位，有助于防止脊柱过度屈伸。腰椎最大屈曲位时强力收缩背部肌肉，可能会对椎间盘造成损伤。相反，腰椎最大伸展位强力收缩背肌则可能会对关节突关节造成损伤	对某些人而言，搬抬时存在轻度至中度的腰椎屈曲或伸展是可以接受的，这取决于搬抬人员的健康情况和经验，以及实际的操作环境。小到中度的屈曲和伸展都具有一些生物力学优势： • 小到中度的屈曲可以增加由后侧韧带系统产生的被动张力，进而可以降低对伸肌的力量需求 • 小到中度的伸展使椎间关节更接近其紧密的位置，因此可以提供局部较强的稳定性
当搬抬时，充分使用髋伸肌和膝伸肌，最大限度地降低对下背肌肉的负荷需求	下背部伸肌产生的巨大拉力会损伤到肌肉本身，以及椎间盘和脊椎终板或关节突关节	• 患有髋或膝关节炎的患者可能无法有效地使用腿部肌肉来帮助下背部肌肉完成动作 • 下蹲后搬抬可以促使腿部肌肉发力，但也会增加身体的总做功
减少搬抬物品的垂直和水平距离	减少负荷移动的距离可以减少搬抬的总做功，因此减少疲劳；也可以减少下背部和下肢的移动距离	可以利用手柄或可升降平台来提供帮助
搬抬时避免身体扭转	施加于椎骨上的扭转力易造成椎间盘损伤	优化工作环境，减少搬抬时的扭转需求
条件允许的情况下，搬抬过程尽可能缓慢平稳	缓慢平稳搬抬会减少肌肉和结缔组织产生的最大峰值力	
搬抬时双腿保持前后稍微分开，适度宽度的支撑面	相对宽的支撑面可以给身体提供较强的稳定性，从而减少了跌倒或滑倒的机会	
如果可以，使用机械装置或他人协助完成搬抬	在搬抬时有协助可以减少对下背部的肌力需要	在许多情况下，使用机械升降装置或两个人协作是明智的选择

注：引自 Neumann DA: *Kinesiology of the musculoskeletal system: foundations for physical rehabilitation*, St Louis, 2002, Mosby, Table 10.15.

表 8.12　颈段的活动范围测量

颈椎	轴心	固定臂	移动臂	正常 AROM
屈曲	耳垂	垂线——与重力线一致	同鼻底部平行	50°
伸展	耳垂	垂线——与重力线一致	同鼻底部平行	60°
旋转	头顶中点	平行于两侧肩峰之间的想象线	与鼻间共线	80°
侧屈	靠近 C3 ~ C4 棘突的"浮动轴"	垂线——与胸椎棘突排列方向一致	头部后侧中线	40° ~ 45°

总结

脊柱涉及许多对人体正常肌动学至关重要的功能。它的半刚性结构直接为整个躯干、头颈部，以及间接地为上肢提供了稳定的轴。此外，从寰椎到骶骨的脊柱为纤弱的脊髓和脊神经提供了主要保护。脊柱上的任何部位发生骨折或脱位都有可能导致脊髓损伤，进而表现为截瘫或四肢瘫。

脊柱顶端的关节和椎骨都比较特殊。寰枕关节、寰枢关节及颈椎内所有关节使头颈部具有大范围的三维活动空间，这对于特殊感觉的最佳空间定向至关重要。事实上，头颈段的关节活动范围大于脊柱其他区域的活动范围。由于姿势不良、颈椎关节炎或脊神经受压，控制头颈段精细运动的高度特化肌肉往往会发生疼痛或炎症反应。

胸腰段有三大主要要求：第一，胸段必须为许多重要的器官提供保护，如心脏和肺；第二，该节段的关节和肌肉必须具备足够的活动性和协调性，从而发挥呼吸的机械腔室作用，包括咳嗽和用力呼气；第三，腹肌、躯干后侧肌肉、髂腰肌和腰方肌必须为躯干和身体提供核心稳定性。核心稳定性训练是建立四肢控制的基础，同时也可为脆弱又高度紧张的腰段和腰骶段提供机械性支撑。

脊柱最下端（或尾侧）有两个重要且相互关联的特殊功能。第一，腰骶连结和骶髂关节必要时将来自身体重量和肌肉激活而形成的巨大力量通过骨盆传递至下肢。这些巨大的力可能会超过该节段的生理承受度，从而导致前向脊椎滑脱或造成骶髂关节部分脱位等损伤。第二，脊柱的尾侧必须与髋关节（骨盆或股骨）形成机械性相互作用，从而最大限度地增加躯干的运动。例如，站立时以手能够触碰到地板，这就需要腰椎节段和骨盆相对于股骨有足够的前屈活动性。任何一个区域受限都会要求另一个区域增加活动性，这也可能会导致髋关节炎或腰椎椎间盘突出和关节突关节炎。

脊柱任何部位的疼痛和活动受限都可能源于多种原因，如肌肉太紧或太弱，韧带撕裂，椎间盘突出，脊神经根受骨赘压迫，关节炎症，又或许是这些病理的结合。不管损伤的实际原因是什么，对于脊柱疼痛和功能障碍，物理治疗通常都是首选的保守治疗方法。不管是对医学诊断的认识，还是掌握众多治疗方法背后的原理，这都需要对解剖学和人体运动学有很好的理解。

关节受限的常见模式

关节：颅颈区
关节受限的常见模式
- 头部过度前伸姿势

可能的原因
- 双侧胸锁乳突肌紧张
- 枕下肌群的紧张
- 颅颈回缩肌或伸肌肌力减弱或疲劳
  - 肩胛提肌
  - 胸髂肋肌
  - 颈最长肌

功能影响
- 支撑头部和颈部的伸肌应力增加
- 该区域"激痛点"增加
- 头痛风险增加
- 颞下颌关节疼痛风险增加

常见的治疗方法
- 强化颅颈区回缩肌肌力
- 收下颌运动
- 枕下肌群软组织松动
- 牵伸枕下肌群和胸锁乳突肌

注释
- 过度的头部牵伸姿势可能是由活动参与引起，如操作电脑的工作或经常看手机，参与这些活动时常存在颈椎底部区域的习惯性屈曲。为了保持近乎水平的视觉凝视，枕骨以下区域（寰枕关节和寰枢关节）则会处于过度伸展位。随着时间的推移，颅颈区域前侧的肌肉会发生短缩，以适应其新的习惯长度。对于头部过度前伸的人来说，收

下颌运动是一项非常有价值的运动。它不仅有助于主动拉伸紧张的枕下肌群，还有助于拉伸颈椎底部的颈屈肌。

关节：胸椎区域

关节受限的常见模式

- 胸椎过度后凸

可能的原因

- 长期不良姿势
- 竖脊肌区域性肌力减弱
  - 腰髂肋肌
  - 胸最长肌
  - 胸段半棘肌
- 胸椎严重骨折
- 骨质疏松症
- 椎间盘脱水
- 与头颈部前伸和圆肩相关
- 导致瘫痪或张力变化的疾病或损伤
  - 脑性瘫痪
  - 脊柱裂
  - 脊髓损伤

功能影响

- 增加对脊柱局部组织的应力或损伤
  - 椎间盘
  - 椎骨
  - 竖脊肌
  - 脊柱后方韧带
- 站立位平衡和稳定性降低
- 身高变低
- 在相邻脊柱区域可能出现过度和疼痛性代偿，例如：
  - 头部前伸

- 圆肩
- 肺容量减少

常见的治疗方法

- 强化胸段伸肌肌力
- 强化髋伸肌肌力
- 牵伸：
  - 躯干屈肌
  - 胸大肌和胸小肌
  - 髋屈肌
- 松解紧张的软组织结构
- 对患者姿势和活动进行宣教，促进紧张肌肉的延展

注释

- 胸椎后凸增加在老年人中比较常见，特别是伴有骨质疏松情况时。轻微的胸椎后凸通常不会引起并发症。然而，如果曲度进一步扩大，可能会出现一些新问题。较大的脊柱后凸对椎体和椎间盘的前部会产生更大的压力，这也给脊柱后侧的肌肉和韧带带来更大的应力。而上述这些结构对于防止不必要的后凸很重要。因此，这可能会导致一个恶性循环，脊柱胸椎部后凸的增加导致预防过度后凸的结构强度下降，形成更大的后凸，从而导致支撑结构的更多不足。解决这个问题的最好方法之一是帮助预防，及早发现胸椎后凸的相对轻微增加问题，可以通过耐心宣教、体位矫正、定期拉伸和强化运动来有效地控制，这些活动有助于防止问题发展。

习题

1. 骨盆前倾会自然伴随：

    a. 腰段前凸增加

    b. 腰段前凸减少

    c. 腹肌强烈激活

    d. 髋屈肌接近最大值的牵拉

2. 椎间盘中间充满胶状物质的部分称为：

    a. 脊椎终板

    b. 髓核

    c. 纤维环

    d. 椎弓根

3. 下列哪个椎体有横突孔？

    a. 颈椎

    b. 胸椎

    c. 腰椎

4. 下列哪个选项被用来称呼第 2 节颈椎？

    a. 马尾

    b. 椎弓根

    c. 寰椎

    d. 枢椎

5. 腰椎节段在哪个平面具有最多的活动：

    a. 冠状面

    b. 矢状面

    c. 水平面

6. 头前伸的姿势通常会导致：

    a. 枕下肌过度拉伸

    b. 枕下肌紧绷式短缩

    c. 枕下区域过度屈曲

7. 腰椎节段的哪个动作会导致椎间盘的髓核后移？

    a. 侧屈

    b. 旋转

    c. 屈曲

    d. 伸展

8. 下列哪个关于脊柱正常生理曲度的陈述是正确的？

    a. 颈段和腰段都是前凸

    b. 胸段和腰段都是后凸

    c. 颈段和骶骨都是后凸

    d. 在脊柱中只有腰段是前凸

9. 下列哪个动作会减小椎间孔的直径？

    a. 屈曲

    b. 伸展

10. 关于脊柱前向椎体滑脱下列哪个描述是正确的？

    a. 颈段屈曲减少

    b. 黄韧带延长

    c. 一个椎体相对于另一个椎体向前滑动或者移位

    d. 腹直肌和前纵韧带同步拉长

11. 腰段前屈涉及：

    a. 前纵韧带的拉长

    b. 椎间孔直径增大

    c. 髓核后移

    d. b 和 c

    e. 以上所有

12. 斜颈通常是由什么引起的：

    a. 竖脊肌腰部过紧

    b. 胸锁乳突肌过紧

    c. 胸段和腰段侧屈过度

    d. 腰方肌无力

13. 以下关于腹外斜肌的陈述哪个是正确的？

    a. 右侧腹外斜肌激活使躯干向左旋转

    b. 右侧腹外斜肌激活使躯干向右旋转

    c. 双侧腹外斜肌激活使骨盆后倾

    d. a 和 c

    e. b 和 c

14. 以下哪块肌肉或肌群可导致骨盆前倾？

    a. 竖脊肌

    b. 髋屈肌

    c. 腹直肌

    d. a 和 b

    e. b 和 c

15. 以下关于脊柱侧凸的陈述哪项是正确的？

    a. 脊柱侧凸主要是胸腰段在冠状面的偏移

    b. 脊柱侧凸是以脊柱曲度的凹侧来命名的

    c. 脊柱侧凸是以脊柱曲度的凸侧来命名的

    d. a 和 b

    e. a 和 c

16. 以下哪块肌肉是横突棘肌的组成部分？

    a. 多裂肌

    b. 腹内斜肌

    c. 髂肋肌

    d. 腹横肌

17. 颈段侧屈发生于：

    a. 冠状面

    b. 矢状面

    c. 水平面

18. 完整的仰卧起坐需要如下哪些肌肉的强烈激活：

    a. 腰方肌和竖脊肌

    b. 髂肋肌和横突棘肌

    c. 髂腰肌和腹直肌

    d. 斜角肌和枕下肌

19. 右侧的腰方肌能够使：

    a. 腰椎向左侧旋转

    b. "提起"骨盆左侧

    c. "提起"骨盆右侧

    d. 躯干向左边侧屈

20. 胸廓出口综合征通常是由哪块肌肉过紧或过度肥大导致：

    a. 髂腰肌

    b. 前斜角肌和中斜角肌

    c. 腹外斜肌

    d. 枕骨大孔

21. 以下哪块肌肉因为其能够增加腹内压的功能而被称为"束腰肌"？

    a. 腰方肌

    b. 竖脊肌

    c. 腹横肌

    d. 头夹肌和颈夹肌

22. 腹肌收缩导致骨盆后倾。

    a. 正确

    b. 错误

23. "齿突"是第1颈椎上的一个骨性突起。

    a. 正确

    b. 错误

24. 胸段侧屈在很大程度上受到胸肋关节的限制。

    a. 正确

    b. 错误

25. 颈椎是所有椎骨中最宽最厚的椎骨

    a. 正确

    b. 错误

26. 腰椎前向滑脱患者会将过度伸展训练作为一种治疗方式。

    a. 正确

    b. 错误

27. 头颈部大约有一半的旋转来自寰枢关节的运动。

    a. 正确

    b. 错误

28. 大部分腰椎关节突（小面）关节的关节面主要位于冠状面。

    a. 正确

    b. 错误

29. 骨盆后倾通常导致腰椎椎间孔直径减小。

    a. 正确

    b. 错误

30. 脊神经通过横突孔穿出脊柱。

    a. 正确

    b. 错误

31. 头颈部通常仅允许向每侧旋转40°。

    a. 正确

    b. 错误

（胡国炳   译）

拓展阅读

Adams, M. A., & Hutton, W. C. (1982). Prolapsed intervertebral disc: A hyperflexion injury: 1981 Volvo Award in Basic Science. *Spine*, *7*(3), 184–191.

Anderst, W. J., Donaldson, W. F., III, Lee, J. Y., et al. (2014). In vivo cervical facet joint capsule deformation during flexion-extension. *Spine*, *39*(8), E514–E520.

Ayturk, U. M., Garcia, J. J., & Puttlitz, C. M. (2010). The micromechanical role of the annulus fibrosus components under physiological loading of the lumbar spine. *Journal of Biomechanical Engineering*, *132*(6), 061007.

Barker, P. J., Hapuarachchi, K. S., Ross, J. A., et al. (2014). Anatomy and biomechanics of gluteus maximus and the thoracolumbar fascia at the sacroiliac joint. *Clinical Anatomy*, *27*(2), 234–240.

Bogduk, N. (1997). *Clinical anatomy of the lumbar spine* (3rd ed.). New York: Churchill Livingstone.

Bogduk, N., & Mercer, S. (2000). Biomechanics of the cervical spine. I:

Normal kinematics. *Clinical Biomechanics*, *15*(9), 633–648.

Brasiliense, L. B., Lazaro, B. C., Reyes, P. M., et al. (2011). Biomechanical contribution of the rib cage to thoracic stability. *Spine*, *36*(26), E1686–E1693.

Cannon, J., Cambridge, E. D. J., & McGill, S. M. (2021). Increased core stability is associated with reduced knee valgus during single-leg landing tasks: Investigating lumbar spine and hip joint rotational stiffness. *Journal of Biomechanics*, *116*, 110240.

Castanharo, R., Duarte, M., & McGill, S. (2014). Corrective sitting strategies: An examination of muscle activity and spine loading. *Journal of Electromyography and Kinesiology*, *24*(1), 114–119.

Damm, P., Reitmaier, S., Hahn, S., et al. (2020). In vivo hip and lumbar spine implant loads during activities in forward bent postures. *Journal of Biomechanics*, *102*, 109517.

De Troyer, A., Estenne, M., Ninane, V., et al. (1990). Transversus abdominis muscle function in humans. *Journal of Applied Physiology*, *68*(3), 1010–1016.

Deering, R. E., Senefeld, J., Pashibin, T., et al. (2018). Fatigability of the lumbopelvic stabilizing muscles in women 8 and 26 weeks postpartum. *Journal of Women's Health Physical Therapy*, *42*(3), 128–138.

Desmoulin, G. T., Pradhan, V., & Milner, T. E. (2020). Mechanical aspects of intervertebral disc injury and implications on biomechanics. *Spine*, *45*(8), E457–E464.

Hartman, J. (2014). Anatomy and clinical significance of the uncinate process and uncovertebral joint: A comprehensive review [Review]. *Clinical Anatomy*, *27*(3), 431–440.

Haughton, V. (2011). The "dehydrated" lumbar intervertebral disk on MR, its anatomy, biochemistry and biomechanics. [Review]. *Neuroradiology*, *53*(Suppl. 4).

Hebert, J. J., Koppenhaver, S. L., Magel, J. S., et al. (2010). The relationship of transversus abdominis and lumbar multifidus activation and prognostic factors for clinical success with a stabilization exercise program: A cross-sectional study. *Archives of Physical Medicine and Rehabilitation*, *91*(1), 78–85.

Hodges, P. W. (2019). Hybrid approach to treatment tailoring for low back pain: A proposed model of care. *The Journal of Orthopaedic and Sports Physical Therapy*, *49*(6), 453–463.

Hodges, P. W., & Danneels, L. (2019). Changes in structure and function of the back muscles in low back pain: Different time points, observations, and mechanisms. *The Journal of Orthopaedic and Sports Physical Therapy*, *49*(6), 464–476.

Holmes, A., Han, Z. H., Dang, G. T., et al. (1996). Changes in cervical canal spinal volume during in vitro flexion-extension. *Spine*, *21*(11), 1313–1319.

Imai, A., Kaneoka, K., Okubo, Y., et al. (2010). Trunk muscle activity during lumbar stabilization exercises on both a stable and unstable surface. *Journal of Orthopaedic & Sports Physical Therapy*, *40*(6), 369–375.

Ishii, T., Mukai, Y., Hosono, N., et al. (2006). Kinematics of the cervical spine in lateral bending: In vivo three-dimensional analysis. *Spine*, *31*(2), 155–160.

Lam, O. T., Strenger, D. M., Chan-Fee, M., et al. (2018). Effectiveness of the Mckenzie method of mechanical diagnosis and therapy for treating low back pain: Literature review with meta-analysis. *The Journal of Orthopaedic and Sports Physical Therapy*, *48*(6), 476–490.

Mahmoud, N. F., Hassan, K. A., Abdelmajeed, S. F., et al. (2019). The relationship between forward head posture and neck pain: A systematic review and meta-analysis. *Current Reviews in Musculoskeletal Medicine*, *12*(4), 562–577.

McGill, S. M. (2000). Biomechanics of the thoracolumbar spine. In Z. Dvir (Ed.), *Clinical biomechanics*. Philadelphia: Churchill Livingstone.

McKenzie, R. A. (1981). *The lumbar spine: Mechanical diagnosis and therapy*. Waikanae, New Zealand: Spinal Publications.

Mueller, J., Mueller, S., Stoll, J., et al. (2014). Trunk extensor and flexor strength capacity in healthy young elite athletes aged 11–15 years. *Journal of Strength and Conditioning Research*, *28*(5), 1328–1334.

Nachemson, A. (1960). Lumbar intradiscal pressure: Experimental studies on post-mortem material. *Acta Orthopaedica Scandinavica. Supplementum*, *43*, 1–104.

Neumann, D. (2017). *Kinesiology of the musculoskeletal system: Foundations for physical rehabilitation* (3rd ed.). St Louis: Elsevier.

Okubo, Y., Kaneoka, K., Imai, A., et al. (2010). Electromyographic analysis of transversus abdominis and lumbar multifidus using wire electrodes during lumbar stabilization exercises. *Journal of Orthopaedic & Sports Physical Therapy*, *40*(11), 743–750.

Olson, K. A. (2015). *Manual physical therapy of the spine* (2nd ed.). St Louis: Elsevier.

Pan, F., Firouzabadi, A., Reitmaier, S., et al. (2018). The shape and mobility of the thoracic spine in asymptomatic adults—A systematic review of in vivo studies. *Journal of Biomechanics*, *78*, 21–35.

Park, R. J., Tsao, H., Cresswell, A. G., et al. (2012). Differential activity of regions of the psoas major and quadratus lumborum during submaximal isometric trunk efforts. *Journal of Orthopaedic Research*, *30*(2), 311.

Reeves, N. P., Cholewicki, J., van Dieën, J. H., et al. (2019). Are stability and instability relevant concepts for back pain? *The Journal of Orthopaedic and Sports Physical Therapy*, *49*(6), 415–424.

Skrzypiec, D. M., Klein, A., Bishop, N. E., et al. (2012). Shear strength of the human lumbar spine. *Clinical Biomechanics*, *27*(7), 646–651.

Standring, S. (2016). *Gray's anatomy: The anatomical basis of clinical practice* (41st ed.). St Louis: Elsevier.

Swinkels, R. A., & Swinkels-Meewisse, I. E. (2014). Normal values for cervical range of motion. *Spine*, *39*(5), 362–367.

Widmer, J., Fornaciari, P., Senteler, M., et al. (2019). Kinematics of the spine under healthy and degenerative conditions: A systematic review. *Annals of Biomedical Engineering*, *47*(7), 1491–1522.

Wilke, H. J., Neef, P., Caimi, M., et al. (1999). New in vivo measurements of pressures in the intervertebral disc in daily life. *Spine*, *24*(8), 755–762.

Xia, Q., Wang, S., Kozanek, M., et al. (2010). In-vivo motion characteristics of lumbar vertebrae in sagittal and transverse planes. *Journal of Biomechanics*, *43*(10), 1905–1909.

第 9 章

髋关节的结构与功能

目的

- 识别髋关节和骨盆的骨骼及骨性特征。
- 描述髋关节的支持结构。
- 列举髋关节屈曲与伸展、外展与内收、内旋与外旋的正常关节活动范围。
- 描述用于产生髋关节不同功能性运动的 3 种运动学策略。
- 描述所有的髋关节运动平面和旋转轴。
- 通过了解髋关节肌肉的近端和远端附着点来说明髋关节肌肉所产生的动作。
- 描述产生骨盆前倾和后倾相关的力偶。
- 解释髋关节屈曲挛缩的生物力学后果。
- 解释髋关节和膝关节的位置如何影响髋关节多关节肌的长度及最终的功能。
- 解释在步行周期中的单支撑期中髋外展肌的功能。
- 描述为何在无力或疼痛的髋关节一侧的对侧使用拐杖效果最佳。

关键术语

颈干角（angle of inclination）	髋内翻（coxa vara）	关节反作用力（joint reaction force）
骨盆前倾（anterior pelvic tilt）	力偶（force-couple）	正常前倾角（normal anteversion）
挛缩（contracture）	沉髋（hip drop）	骨盆后倾（posterior pelvic tilt）
髋外翻（coxa valga）	提髋（hip hiking）	特伦德伦堡征（Trendelenburg sign）

髋关节是由大圆形的股骨头和骨盆髋臼（或称为窝槽）形成的关节。髋关节作为下肢的基础必须在 3 个平面上提供大的活动范围。髋关节运动通常可以发生在：①股骨在相对稳定或者固定的骨盆上转动，如抬起脚放在台阶上时；②骨盆（通常为躯干）在相对稳定或固定的股骨上转动，第二种情况在日常生活活动中更多见，如行走、跑步、从坐到站的转移及从地上抬起物体时。如高尔夫球手单腿支撑弯腰捡起球座，表现为一脚在地上踩实，另一脚悬空且整个骨盆及躯干在股骨头上转动。在这个案例中，整个身体主要的转动点是支撑腿的髋关节。

髋关节有很多解剖学特征，为站立、弯腰、行走及跑步提供稳定性。被关节囊韧带包围的关节深窝为股骨头提供了稳定。许多肌肉能帮助强化稳定性，同时也为很多较大力量需求的功能性活动提供保障。因此，若这些肌肉虚弱会对整个身体功能性活动造成严重的影响。

本章节以建立髋关节功能障碍的最佳治疗方式为出发点，围绕髋关节的结构、运动学及肌肉展开讨论。

骨骼学

骨盆也称为无名骨（拉丁语"nameless"的意思为"未命名"，图 9.1）。左右无名骨皆由以下 3 块骨骼组成：髂骨、坐骨及耻骨，骨盆后侧则由楔形骶骨构成。两块无名骨与骶骨的连接处形成骶髂关节（图 9.2 和 9.3）。

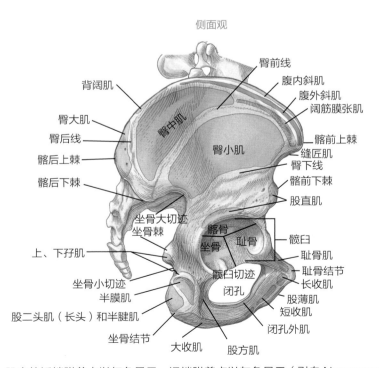

侧面观

图 9.1　右髋骨的侧面观。肌肉的近端附着点以红色显示，远端附着点以灰色显示（引自 Neumann DA: *Kinesiology of the musculoskeletal system: foundations for physical rehabilitation*, ed 2, St Louis, 2010, Mosby, Fig. 12.2.）

髂骨

髂骨是无名骨上方的翼型部分（见图9.1、9.2 和9.3）。髂嵴为髂骨上缘可触摸到的长条形骨边缘。临床医生经常比较两侧髂嵴的高度来判断骨盆的对称性。髂嵴的前端有一个尖端，称为髂前上棘（anterior-superior iliac spine, ASIS）。在髂前上棘的下方，股直肌的近端附着点称为髂前下棘（anterior-inferior iliac spine, AIIS）。髂嵴的后方尖端，称为髂后上棘（posterior-superior iliac spine, PSIS），此处比髂前上棘较圆且容易触诊到。位于每侧髂后上棘表面的小凹窝有助于定位附近的骶髂关节。髂后下棘（posterior-inferior iliac spine, PIIS）为位于髂后上棘下方的小骨突，为坐骨大切迹上端的标志。坐骨大切迹为位于髂后下棘及坐骨棘间的一个半圆形间隙，坐骨神经从此处穿出骨盆。骶棘韧带及骶结节韧带将坐骨大切迹围成坐骨大孔。

髂窝为位于髂骨前表面的一个光滑的凹陷，为髂肌的近端附着处，两侧髂骨的关节面与骶骨相连，形成了骶髂关节。

坐骨

坐骨位于无名骨的后下方（见图9.1～9.3）。坐骨棘为坐骨大切迹下方的骨后方突起。4条腘绳肌中有3条肌肉的近端附着点在坐骨后下方，此处突起称为坐骨结节。坐着时，通常人们就是坐在坐骨结节上。在某些缺少正常感觉和没有能力经常改变坐姿的患者身上，这些突起的结构常是压疮发生的部位。坐骨支为坐骨结节往前延伸的部位，与耻骨下支结合在一起。

耻骨

耻骨主要由2个臂组成，或称为支：①耻骨上支；②耻骨下支。它们在前方联合形成耻骨嵴。两侧无名骨的耻骨嵴连接，被称为耻骨联合。这个不动关节形成了骨盆的前侧环（见图9.2 和9.3）。

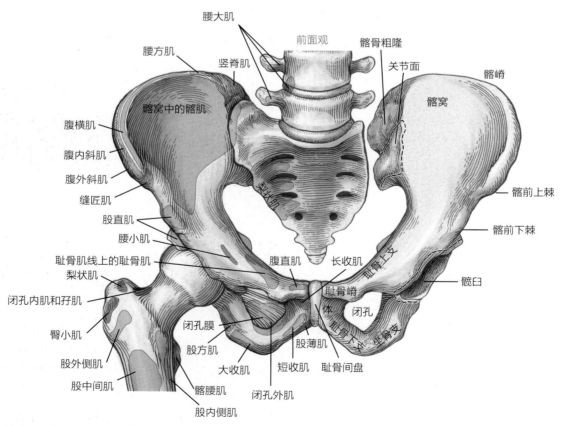

图9.2　骨盆、骶骨及右股骨近端的前面观。肌肉的近端附着点以红色显示，远端附着点以灰色显示。移除左侧一部分骶骨以露出骶髂关节的关节面（引自 Neumann DA: *Kinesiology of the musculoskeletal system: foundations for physical rehabilitation*, ed 2, St Louis, 2010, Mosby, Fig. 12.1.）

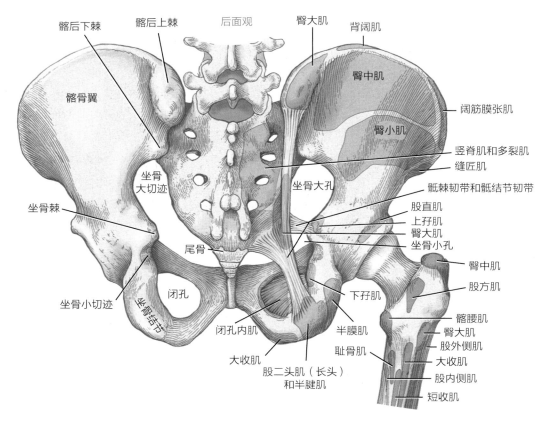

图 9.3　骨盆、骶骨及右侧股骨近端的后面观。肌肉的近端附着点以红色显示，远端附着点以灰色显示（引自 Neumann DA: *Kinesiology of the musculoskeletal system: foundations for physical rehabilitation*, ed 2, St Louis, 2010, Mosby, Fig. 12.3.）

思考
妊娠对关节松弛度的影响

　　在妊娠期间，女性的身体会产生大量的称为松弛素的多肽类激素，此激素可以使骨盆韧带松弛，为分娩做准备，因此，骨盆的骨骼更容易活动，可能产生骨盆骨骼的排列不良，特别是骶髂关节及耻骨联合。物理治疗师常会建议对一些能帮助稳定和支撑骨盆的目标肌肉进行强化训练。

　　耻骨及坐骨所形成的大圆形开口称为闭孔。闭孔有闭孔膜覆盖，是闭孔外肌及闭孔内肌的近端附着点。

髋臼

　　髋臼是深杯状结构，在髋关节处包围着股骨头（图 9.4）。有趣的是，髋臼由骨盆的髂骨体、耻骨体及坐骨连结构成。

　　髋臼呈马蹄状的上关节表面为*月状面*，覆盖着有相当厚度的关节软骨。这是在正常情形下，髋臼接触股骨头的唯一部位，髋臼窝是在髋臼内一处较深的凹陷。正常来说髋臼窝并不会接触到股骨头，因此并没有关节软骨的覆盖。

股骨

　　股骨是身体内最长的骨，在步行过程中，有助于扩大步长（图 9.5 和 9.6）。每块股骨由股骨头、股骨颈及股骨干构成。股骨头里有一小的杯状的凹陷，称为股骨头凹，此处恰巧容纳圆韧带。股骨颈为股骨头与股骨干连接的部位，其上外侧边缘为大转子。

　　大转子是股骨颈与股骨干衔接处向外延伸的可触及的大型骨突。它是许多髋关节肌肉的远端附着点。

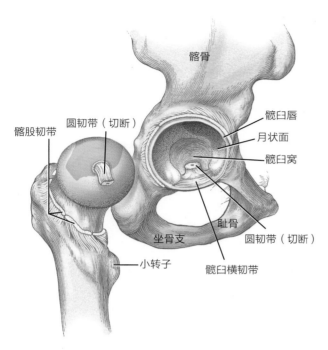

图 9.4　打开的右髋关节显示出髋臼内部构造。最厚的关节软骨部分以蓝色显示（改编自 Neumann DA: *Kinesiology of the musculoskeletal system: foundations for physical rehabilitation*, ed 2, St Louis, 2010, Mosby, Fig. 12.11.）

小转子是股骨后内侧的一处尖锐骨突，是髂腰肌的远端附着点。股骨转子间嵴是连接大小转子后方的桥梁。转子间线是大小转子间前侧连接线。此线也为髋关节前侧关节囊的远端附着点。转子窝为大转子后方内侧的小凹处。很多较短的髋外旋肌附着在转子窝附近或上方。

较远端是粗线（来自拉丁文，意为"粗糙的线"），此线在骨上微微隆起，沿着股骨的后方走行。此骨嵴是很多内收肌的远端附着点及 2 条股四头肌的近端附着点。耻骨肌线是走在小转子到粗线上方的小骨嵴，也是耻骨肌的远端附着点。此粗线的上方外侧部分隆起的臀肌粗隆，为臀大肌的远端附着点。收肌结节是可触诊到的骨上突起的部分，位于膝关节内侧的近端点，也是大收肌的远端附着点。股骨的内外侧髁及内外上髁、髁间窝是与膝关节更相关的重要特征，因此会在下一章讨论。

颈干角

颈干角是股骨颈与股骨干在冠状面上形成的夹角（图 9.7A）。此角度通常约为 125°，使股骨干接近于中线位置，有助于膝关节直接负重。大约 125° 的倾斜角通常可形成髋关节的最佳对位对线，图 9.7A 中，关节的对线以红点显示。

髋关节颈干角角度的变化可能由儿童早期发育的异常或是外伤所致。**髋外翻**指的是颈干角大于 125°（图 9.7C），**髋内翻**指的是颈干角小于 125°（图 9.7B），请注意图 9.7B 和 C 中红点对线的偏移。在很多严重异常变形的个案中，髋关节会变得越来越不稳定且会承受较大的压力。在这些个案中，可能需要借助手术来调整股骨近端与髋臼的对线。如果没有接受矫正治疗，髋关节上异常的高压会造成髋关节的退化、疼痛，甚至出现异常的步态。

 临床见解
压疮与骨骼解剖学的关系

皮肤和浅层组织因长时间被压迫，没有足够的血流供应，常容易发生压疮。髋关节周围的骨性区域如大转子、骶骨及坐骨结节是压疮的好发部位。这些部位骨下方的软组织量较少，因此长时间的压力会限制血流及营养的灌注。并且，当处于坐位及仰卧位时，压力容易过于集中在这些骨性区域。压疮也称为"褥疮"或"卧疮"（来自拉丁语，意为"躺下"）

脊髓损伤患者压疮的发生率很高，因为他们通常缺乏正常的感觉，当身体某区域承受很大压力时无法接收到疼痛信号。物理治疗师利用以下的方式有效预防压疮

的发生。

- 使用适当的减压垫：通常将软垫放在轮椅上，以减少作用在骨突上的直接压力。
- 患者宣教：
  - 适当摆位的重要性（例如，避免长时间躺卧压迫骨突出处）；
  - 定期间隔进行减压操作，以释放压力，如用手将身体撑起；
  - 维持好的卫生习惯，尤其保持易患压疮部位的清洁干燥。

前面观

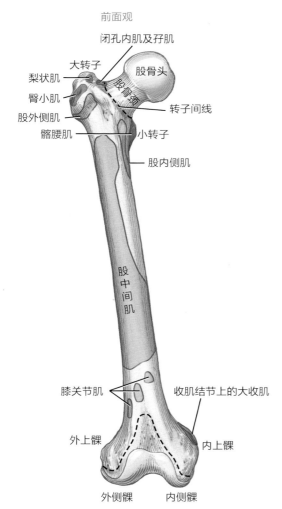

闭孔内肌及孖肌
大转子
股骨头
梨状肌
股骨颈
臀小肌
转子间线
股外侧肌
髂腰肌
小转子
股内侧肌
股中间肌
膝关节肌
收肌结节上的大收肌
外上髁
内上髁
外侧髁
内侧髁

图 9.5 右股骨的前面观。肌肉的近端附着点以红线显示，远端附着点以灰色显示。关节囊附着点则以虚线显示（引自 Neumann DA: *Kinesiology of the musculoskeletal system: foundations for physical rehabilitation*, ed 2, St Louis, 2010, Mosby, Fig. 12.4.）

后面观

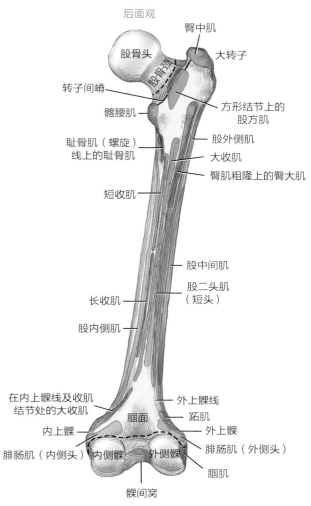

臀中肌
股骨头
大转子
股骨颈
转子间嵴
方形结节上的股方肌
髂腰肌
耻骨肌（螺旋）线上的耻骨肌
股外侧肌
大收肌
臀肌粗隆上的臀大肌
短收肌
股中间肌
股二头肌（短头）
长收肌
股内侧肌
在内上髁线及收肌结节处的大收肌
外上髁线
腘面
跖肌
内上髁
外上髁
腓肠肌（内侧头）
内侧髁
外侧髁
腓肠肌（外侧头）
腘肌
髁间窝

图 9.6 右股骨的后面观。肌肉的近端附着点以红线显示，远端附着点以灰色显示。关节囊附着点则以虚线显示（引自 Neumann DA: *Kinesiology of the musculoskeletal system: foundations for physical rehabilitation*, ed 2, St Louis, 2010, Mosby, Fig. 12.5B.）

颈干角

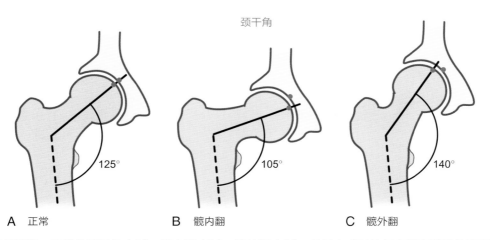

A 正常 125°

B 髋内翻 105°

C 髋外翻 140°

图 9.7 显示股骨近端：正常的颈干角（A），髋内翻（B），髋外翻（C）。各图中成对的红点代表髋关节表面不同的对线位置。A 图为最适当的关节内对位对线（引自 Neumann DA: *Kinesiology of the musculoskeletal system: foundations for physical rehabilitation*, ed 2, St Louis, 2010, Mosby, Fig. 12.7.）

扭转角

正常来说股骨会沿着其长轴自然转动，尽管很难观察到。这个扭转被描述为股骨干与股骨颈间的扭转。将股骨平放在桌面上就可以观察到这种扭转的情形。相对于股骨髁（与桌面平行），正常的股骨颈向上突出约15°。这15°扭转的角度称为**正常前倾角**，如图9.8A所示。与正常前倾角度相似，正常的前倾角是股骨头与髋臼的两个红点越接近则对线越佳，如图9.8A所示。图9.8B为髋关节*过度前倾*。

图9.8C显示了一个髋关节发生*后倾*的例子，此时股骨颈相对股骨干的角度明显的小于15°。为了能够最大程度与髋关节对线，人们可能会在站立和行走时内旋髋部（在过度前倾的情况下）或外旋髋部（在后倾的情况下）。图9.8D展示了髋关节的代偿内旋（或称"内八字"），一般是为了使过度前倾的髋关节

重新对线。临床医生需要了解，不管是发生"内八字"还是"外八字"的人其实都是为了把关节摆在正确的位置上以更好地分散负重带来的压力。

关节学

一般特征

从解剖学的角度来看，髋关节能够在行走及进行较剧烈的活动时抵挡较大且可能会造成关节脱位的力量。在此关节处，广泛的韧带网络可以将股骨头牢牢固定在髋臼深部（稍后描述）。股骨近端有一层厚实的关节软骨、肌肉、完整的髋臼唇及骨松质（海绵状），有助于减轻作用在髋关节上的力量。若由于疾病、损伤或年龄的增长而造成这些保护机制的损坏，可能会使关节结构变得脆弱或退化。

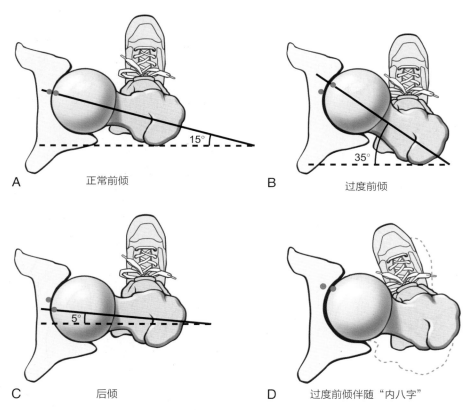

图9.8 通过上面观展示了右髋关节的扭转角。（A）股骨头前15°投影被认为是髋关节的正常前倾的表现；（B）右髋过度前倾；（C）髋关节后倾；（D）过度前倾的髋关节为保持关节一致性会使髋关节内旋（引自 Neumann DA: *Kinesiology of the musculoskeletal system: foundations for physical rehabilitation*, ed 2, St Louis, 2010, Mosby, Fig. 12.8 和 12.9B.）

髋关节内的支持结构

图 9.4 展示了下列的支持结构。

- 髋臼横韧带：跨越髋臼切迹，使髋臼呈杯形。
- 圆韧带：结缔组织构成的管状鞘，由髋臼横韧带走行至股骨头凹形成。闭孔动脉的一条分支穿过圆韧带，为股骨头提供有限的血流供应。
- 髋臼唇：髋臼外围边缘由纤维环或纤维软骨唇包围，此唇加深了凹陷，增加了髋关节的稳定性，将股骨头紧紧固定在髋臼内。唇还具有密封髋关节的作用，因此形成部分真空状态，更增加了此关节的稳定性。
- 关节囊软骨：覆盖在髋臼的月状面上，在髋关节内具有减震的作用。股骨头上方的部位最厚实，此处在步行周期的支撑相中所受的压力最大。

髋关节外的支持结构

髋关节囊外表面由一组厚实且重要的韧带来增加其强韧度：髂股韧带、坐股韧带及耻股韧带。每一条韧带近端附着在髋臼边缘，远端则附着在股骨近端前面的边缘处。下列所述的韧带具有稳定髋关节的重要作用。

- 髂股韧带或称为"Y"形韧带（图 9.9）：为厚实、强健的韧带，其形状类似倒立的 Y 字，是身体内最强健的韧带之一，其远端附着到股骨的转子间线。此韧带限制髋关节过伸。
- 坐股韧带（图 9.10）：螺旋状环绕着股骨颈且附着到大转子的尖端处。此韧带限制髋关节伸展及内旋。
- 耻股韧带（见图 9.9）：远端附着到股骨转子间线的下半部。此韧带限制髋关节外展及伸展。

髋关节伸展功能的重要性

放松站立时的肌肉效率

大多数人可以仅利用髋关节处少量的肌肉能量来长时间站立。这种近乎"不出力"的情况主要利用髋关节韧带的作用及重力线之间的关系。当完全直

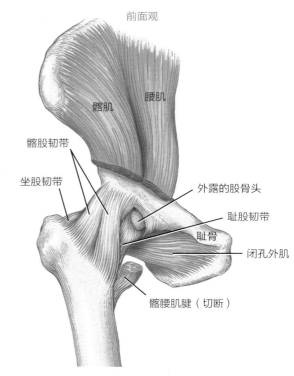

图 9.9　右髋关节的前面观。图中已切除髂腰肌以露出髂股及耻股韧带（引自 Neumann DA: *Kinesiology of the musculoskeletal system: foundations for physical rehabilitation*, ed 2, St Louis, 2010, Mosby, Fig. 12.14.）

前面观

髂肌

腰肌

髂股韧带

坐股韧带

外露的股骨头

耻股韧带

耻骨

闭孔外肌

髂腰肌腱（切断）

思考

被动"栓紧"的组织结构可增加力量

足球运动员射门时，髋关节囊韧带储存的能量可增加其踢球的力量。组织结构被"栓紧"后，可以快速地将髋关节伸展到踢球前的姿势。大韧带被牵张后会产生与拉紧橡皮筋储存能量相似的作用。当开始踢球时，韧带会回缩到原本的长度，为髋屈肌提供额外的力矩来源。有趣的是，被牵伸的肌肉也有类似拉紧的橡皮筋的表现，因此这个踢球前的髋关节后伸动作（或栓紧），让踢球者可以同时获得髋关节前侧韧带及肌肉所产生的回弹力。

立时，重力线稍微落在髋关节的内外轴的后方（图 9.11）。因此，重力提供髋关节被动的伸展力矩，在这种情况下如果没有被抵消，骨盆在股骨上会向后转。然而，因为髋关节的 3 条韧带在伸展时都被拉伸，在髋关节处产生类似橡皮筋的被动屈曲力矩，抵消了重力所产生的伸展力矩。由韧带被牵伸所产生的张力与重力相互作用形成了一种平衡，允许我们使用

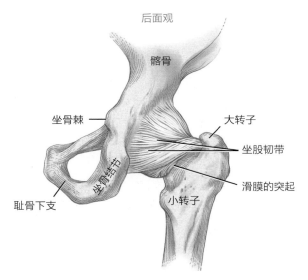

图 9.10   右髋关节的后关节囊及坐股韧带（引自 Neumann DA: *Kinesiology of the musculoskeletal system: foundations for physical rehabilitation*, ed 2, St Louis, 2010, Mosby, Fig. 12.15.）

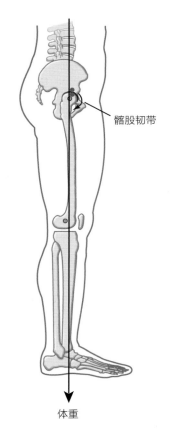

图 9.11   当完全直立时，重力线通常会落在髋关节的内外轴的稍后方，这会在髋关节处形成被动的伸展力矩。此时髋关节的前关节囊及韧带被拉紧，限制髋关节进一步伸展。红点代表髋关节最佳对线（引自 Neumann DA: *An arthritis home study course. The synovial joint :anatomy, function, and dysfunction,* La Crosse, Wis, 1998, Orthopedic Section of the American Physical Therapy Association.）

最少的髋关节肌肉力量来维持站立。事实上此机制有效到可以让下肢瘫痪的患者站立。例如，图 9.12 展示了因腰椎脊髓损伤引起下肢瘫痪的患者，利用拐杖及膝关节与踝关节的支撑站立。将躯干及骨盆相对于髋关节向后倾斜，髋关节处的韧带就会被牵伸，不需要髋关节任何肌肉的作用就可以稳定躯干、髋关节及骨盆。

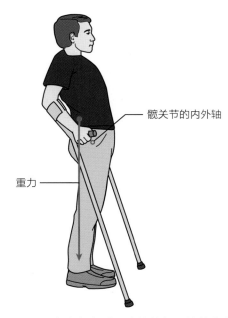

图 9.12   显示瘫痪患者利用膝关节与踝关节的支撑进行站立。将躯干及骨盆相对于髋关节向后倾斜，拉伸髂股韧带等结构，产生被动的屈肌力矩来稳定髋关节及骨盆

 思考
为什么疼痛髋会导致髋关节屈曲挛缩

正常情况下，健康的髋关节囊内压力低于大气压。这个相对较低的压力提供了一个轻微的吸附力，有助于维持髋关节的稳定。然而，当髋关节损伤或发生关节炎等退行性病变时，关节腔内可能会充满积液（肿胀）。这将使囊内压力增加，当关节囊和关节内的其他结构的压力增加时，可能会引起疼痛。

有趣的是，有证据表明，不管髋关节内有多少积液，当髋关节处于部分屈曲位时，腔内压力总是最低的。这可能有助于解释为什么髋关节退行性病变患者在坐、卧、站，甚至行走时更喜欢保持髋关节屈曲。不幸的是，长时间保持髋关节屈曲会导致关节囊韧带和髋屈肌适应性缩短，最终导致髋关节屈曲挛缩。

髋关节屈曲挛缩

由定义上来说，**髋关节屈曲挛缩**指的是因髋关节肌肉或韧带的可延长性下降所导致的被动髋关节伸展受限。不管是轻微或是严重，髋关节屈曲挛缩是活动不佳患者常见的损伤。

最容易出现髋关节屈曲挛缩的患者，通常是长时间维持坐姿或髋关节屈曲姿势的人。瘫痪患者坐轮椅时髋关节常处于屈曲的姿势或在床上长久维持胎儿卧姿。长时间后，其松弛的韧带或肌肉会适应缩短姿势而形成短缩状态。一旦出现短缩或挛缩，髋屈肌群及韧带很难再被拉长，即使积极地进行牵伸。髋关节长期屈曲挛缩会导致髋关节不稳定，且会对身体其他部位和结构产生负面的影响。

当髋关节屈曲挛缩的患者试图直立时，重力线会移动到内外旋转轴的前方（图 9.13）。这会让之前所

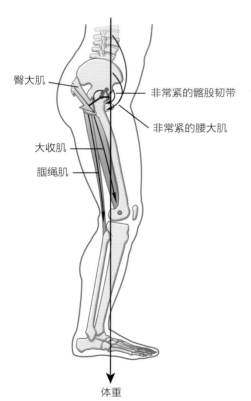

臀大肌

非常紧的髂股韧带

非常紧的腰大肌

大收肌

腘绳肌

体重

图 9.13　髋关节屈曲挛缩患者的侧面观。有以下代偿方式：增加腰椎前突、膝关节屈曲及髋伸肌（臀大肌、大收肌、腘绳肌）收缩。偏移的红点代表髋关节处的排列异常（引自 Neumann DA: *An arthritis home study course. The synovial joint :anatomy, function, and dysfunction,* La Crosse, Wis, 1998, Orthopedic Section of the American Physical Therapy Association. ）

讨论的被动站立机制失去作用，造成髋部和背部伸肌必须持续激活以维持直立姿势。这会使患者更容易变得疲劳而想要坐下。此时髋关节的肌肉及韧带又处于短缩位置，形成了恶性循环。

在中度及重度的髋关节屈曲挛缩案例中，为了要"导正"躯干，脊柱下半部分必须要过度伸展，造成腰段前凸的增加（见图 9.13）。如果情况严重，最后可能会造成下背部伸肌紧绷并增加腰椎关节突关节的磨损。

图 9.13 中为髋关节屈曲姿势会降低身体自然分散髋关节压力的能力。正常站立时，髋关节为伸展位，压力通过厚实的关节软骨被均匀分散。髋关节屈曲挛缩患者站立时，会将身体重量所产生的压力导向髋关节处，但这些解剖部位并非主要用来分散压力的区域（图 9.13 中红点的偏移代表对线的改变）。长时间下来，会产生髋关节异常的磨损，增加骨关节炎的发生率。严重的髋关节屈曲挛缩患者站立时，膝关节常常需要屈曲。此姿势需要股四头肌持续的收缩，增加膝关节屈曲挛缩的可能性。

 临床见解
预防胜过治疗

髋关节屈曲挛缩可能会造成很多有害影响，进而降低身体的功能。如前所述，一旦髋关节屈曲挛缩形成，就很难进行矫正。重要的关注点在于，临床医生应鉴别高危患者，在挛缩发生之前进行预防。

避免髋关节屈曲挛缩常用的技术

- 俯卧：这将髋关节置于中立位或伸展位。如果患者耐受，这方式可以提供关节囊韧带及屈肌长时间低强度的牵伸。
- 髋伸肌肌力训练：包含以下两个重点。
  - 髋关节主动从屈曲位运动至伸展位。
  - 强化将髋关节（缓慢但正确地）向伸展位移动的肌肉力量。
- 患者宣教：定期运动使髋关节离开屈曲位可以大大降低挛缩的发生率，强调以下几点。
  - 在耐受情况下，鼓励站而非坐。
  - 平躺（将床头摇低）。
  - 睡觉时避免将枕头放在膝关节下方。
- 牵伸髋屈肌：通过居家运动项目鼓励定期牵伸。

运动学

髋关节有6种基础动作：①屈曲；②伸展；③外展；④内收；⑤内旋；⑥外旋。由于相对于整个身体髋关节位于中心及枢纽的位置，股骨和骨盆间的运动可以表现为3种不同的运动方式：

- 股骨在骨盆上的运动

股骨在相对固定（不动）的骨盆上转动（例如，当你抬起脚上台阶时）。这是一个开链运动，相对比较容易观察到。

- 骨盆在股骨上的长弧运动

骨盆可以在相对固定的股骨上进行相对较长弧线的旋转。这是髋关节的闭链运动，常用来使躯干在相对稳定的股骨上活动达到最大范围（例如，身体向前或向一侧弯曲，去拾地上的物品，图9.14A）。应注意，为了要让躯干位移到最大范围，腰椎的移动方向需与骨盆相同。

- 骨盆在股骨上的短弧运动

当躯干基本维持固定，骨盆可以在相对较为固定的股骨（或是成对的股骨）上转动。如同之前曾描述过的运动方式，这也被认为是髋关节闭链运动。这种运动方式是在当躯干保持直立时骨盆只进行短弧运动（图9.14B）。为了让躯干维持固定，腰椎必须作出与骨盆移动方向相反的运动。

这类运动方式的一个常见例子是骨盆的前倾或后倾，此运动在第8章中已经描述过。

接下来内容，将介绍髋关节可进行的6种运动。

髋关节屈曲

髋关节屈曲是股骨和骨盆在矢状面上围绕着内外轴旋转的运动。每种涉及屈曲的运动学策略都会使骨盆前侧面及股骨前侧面间的距离减少，如下所示。

- 股骨在骨盆上的运动（开链）

股骨在骨盆上的髋屈曲运动发生于股骨向前移向固定的骨盆：这个运动可以在膝关节（大腿）移向胸部时被观察到（图9.15A）。髋关节屈曲的正常关节活动范围为0°～120°，中立姿势为0°，即髋关节在身体"直立"时的状态。

- 骨盆在股骨上的长弧运动（闭链）

髋部的长弧闭链屈曲运动常在弯腰碰到足趾或是从地上捡起物品时进行（图9.15B）。骨盆绕固定的股骨头向前旋转，腰椎屈曲，使整个身体向前弯曲。

- 骨盆在股骨上的短弧运动（闭链）

身体保持直立，骨盆前倾是髋短弧闭链屈曲运动（图9.15C）。骨盆沿着双侧髋关节的内外轴向前转动或倾斜。如同第8章所介绍的，倾斜意味着通过一个相对较短的运动弧线的运动。此动作可以通过以下动作进行简单理解：坐位或是站立位时，保持躯干及胸部直立，将你的骨盆顶部向前倾斜。如果表现正确，腰部会有较多的伸展动作出现（腰段前凸增加）。因为骨盆是向前倾斜，腰椎必须伸展才能让躯干及胸部保持直立。在此种情形之下，腰椎驱动骨盆在股骨头上转动，且躯干及胸部保持直立。骨盆前倾的关节活动范围约30°，主要由腰椎的伸展范围决定。腰椎及髋关节的重要关联性会在后续的内容中进一步讨论。

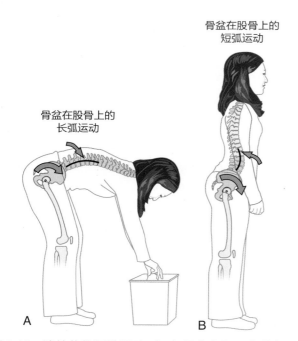

骨盆在股骨上的短弧运动

骨盆在股骨上的长弧运动

A　　　　B

图9.14　髋关节的闭链运动。（A）骨盆在股骨上的长弧运动。请注意躯干及骨盆向相同方向移动。（B）骨盆在股骨上的短弧运动。注意躯干及骨盆向相反方向移动（引自 Neumann DA: *Kinesiology of the musculoskeletal system: foundations for physical rehabilitation*, ed 2, St Louis, 2010, Mosby, Fig. 12.21.）

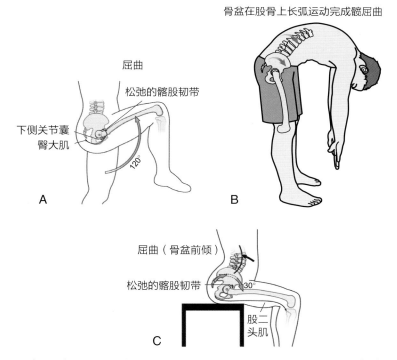

图 9.15 （A）股骨在骨盆上（开链）运动完成右髋屈曲。细黑色箭头代表已受牵伸的组织。（B）骨盆在股骨上的髋长弧屈曲运动。（C）骨盆在股骨上的髋短弧屈曲运动——骨盆前倾。注意 C 图为髋关节屈曲伴随腰椎伸展（改编自 Neumann DA: *Kinesiology of the musculoskeletal system: foundations for physical rehabilitation*, ed 2, St Louis, 2010, Mosby, Fig. 12.23A; 9.8C and 12.25A.）

髋关节伸展

髋关节伸展是股骨和骨盆在矢状面上围绕着内外轴旋转的运动。每一种伸展运动学策略都是减少骨盆后侧面及股骨的后侧面之间的距离，如下所示。

- 股骨在骨盆上的运动（开链）

髋开链伸展运动发生在股骨围绕固定的骨盆向后旋转时（图 9.16A）。这一运动可在个体倒走时下肢向后伸的过程中观察到。髋关节在正常的状况下可以从中立位后伸超过 20°。如图示，此运动通常受限于髋关节前方的韧带及肌肉的张力。

- 骨盆在股骨上的长弧运动（闭链）

骨盆在股骨上的髋伸展运动发生于腰椎及骨盆同时向后运动时。当躯干向后拱起（图 9.16B）或是向前弯腰碰触足趾后回到直立位时，此动作使躯干的位移达到最大。

- 骨盆在股骨上的短弧运动（闭链）

骨盆后倾是髋短弧闭链运动，涉及骨盆围绕静止

的股骨向后旋转，为了躯干保持直立，腰段减少前凸（图 9.16C）。此运动与骨盆前倾描述相反。骨盆后倾时，腰椎必须稍微弯曲（减少腰椎前凸）以维持躯干直立的姿势。

髋关节外展

髋关节外展是股骨和骨盆在冠状面上围绕着前后轴旋转的运动。请注意，不管使用以下哪种外展运动方式，都会拉近髂嵴与大腿外侧之间的距离。

- 股骨在骨盆上的运动（开链）

股骨在骨盆上进行髋外展，使股骨相对固定的骨盆远离中线（图 9.17A）。这个开链运动的正常关节活动范围为 0°~40°。

- 骨盆在股骨上的长弧运动（闭链）

髋长弧外展运动发生于腰椎与骨盆相对固定，股骨在冠状面上向相同的方向移动时。此动作可使躯干的侧向位移最大化，如身体侧屈从一侧提起地上的行李箱。

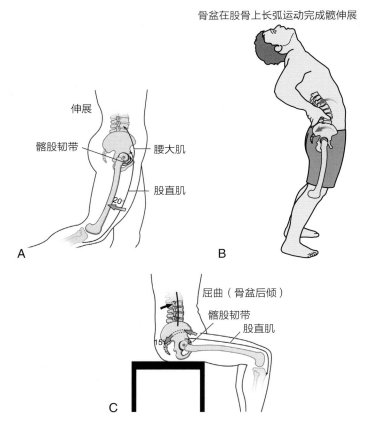

图 9.16　（A）股骨在骨盆上（开链）进行右髋伸展。（B）骨盆在股骨上进行髋长弧伸展。注意躯干伸展达到最大限度的向后弯曲。（C）骨盆在股骨上进行髋短弧伸展——骨盆后倾。细黑色箭头表示已受牵伸的组织（改编自 Neumann DA: *Kinesiology of the musculoskeletal system: foundations for physical rehabilitation*, ed 2, St Louis, 2010, Mosby, Fig. 12.23A; 9.8B 及 12.25A.）

- 骨盆在股骨上的短弧运动（闭链）

　　提髋是维持躯干直立下的髋短弧闭链运动（图 9.17B）。与骨盆的前后倾相似，腰椎的旋转方向与骨盆的运动方向相反，因此躯干仍可维持相对固定及直立。如图 9.17B 所示，提髋会让对侧的骨盆抬高。此闭链运动通常作为一种行走时让"摆动腿"离开地面的代偿模式——一种患者用于下肢需要额外廓清的步行模式，如踝关节或足部无力的患者。

髋关节内收

　　髋关节内收是股骨和骨盆在冠状面上围绕着前后轴旋转的运动。不管使用以下哪一种内收的运动学策略，都会减少骨盆中线与股骨内侧之间的距离。

- 股骨在骨盆上的运动（开链）

　　股骨在骨盆上的髋内收发生于股骨在相对固定的骨盆向中线移动或跨越中线时（图 9.18A）。这个开链运动的正常关节活动范围为 0°～25°。

- 骨盆在股骨上的长弧运动（闭链）

　　骨盆在股骨上的髋内收发生于腰椎与骨盆都在冠状面上远离固定的股骨的运动。这个动作在正常活动中相对较为少见，当支撑侧为右脚，身体向左侧弯曲时可观察到。

- 骨盆在股骨上的短弧运动（闭链）

　　沉髋是骨盆在股骨上的短弧运动，导致对侧的骨盆轻微下降（图 9.18B）。例如，右侧脚为支撑脚，左侧的骨盆下沉，为了保持躯干直立，腰椎必须向右侧弯（同样程度）。此动作可能在髋外展肌无力的患者身上被观察到，这类患者在步行周期的支撑相无法保持骨盆水平。

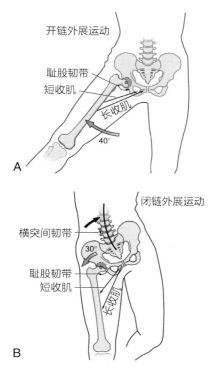

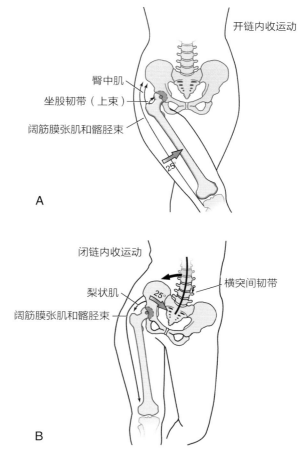

图 9.17 （A）股骨在骨盆上的右髋外展（开链）。（B）骨盆在股骨上的右髋短弧外展（闭链）——髋上提。细黑色箭头代表被牵张的组织（改编自 Neumann DA: *Kinesiology of the musculoskeletal system: foundations for physical rehabilitation*, ed 2, St Louis, 2010, Mosby, Fig. 12.23B and 12.25B. ）

图 9.18 （A）右侧股骨在骨盆上的髋内收（开链）。（B）右侧骨盆在股骨上的髋短弧内收（闭链）——这可能造成左侧"沉髋"。细黑色箭头代表被牵张的组织（改编自 Neumann DA: *Kinesiology of the musculoskeletal system: foundations for physical rehabilitation*, ed 2, St Louis, 2002, Mosby, Fig. 12.23B and 12.25B. ）

髋关节内旋和外旋

　　髋关节的内旋及外旋运动发生在水平面上，沿着垂直轴或纵轴旋转运动。由于其性质的相似性，内旋及外旋的运动学表现将会一起讨论。如同其他的运动一样，可能会有以下 3 种的运动方式。

- 股骨在骨盆上的运动（开链）

　　股骨在骨盆上的髋内旋及外旋可以在个体伸腿时，足和膝向内旋和向外旋时观察到。触诊大转子即可证实这些运动为股骨的转动。内旋的正常关节活动范围为 0°～35°，外旋则为 0°～45°。图 9.19 只显示外旋。

- 骨盆在股骨上的长弧运动（闭链）

　　随着行走中，一侧下肢离开地面，支撑腿髋关节的闭链内旋和外旋运动会相对频繁地发生。此运动允许躯干随着骨盆转动。此转动是骨盆、腰椎及躯干相对于固定的股骨在水平面上向相同的方向发生的转动（图 9.19B）。此种运动的方式可使身体最大幅度

转动，如步行中右脚着地，急速向左转动身体的动作（右髋关节外旋）。

- 骨盆在股骨上的短弧运动（闭链）

　　骨盆在股骨上的髋内旋及外旋发生在躯干保持固定时（图 9.19）。这一运动中骨盆在支撑腿做短弧转动，腰椎则相对于骨盆轻微地向反方向转动。此运动非常细微，很难观察到，但对于骨盆和躯干运动"解耦"很重要。此种运动形态常出现在行走或跑步中，使肩关节保持与前进方向一致。请注意图 9.19 只显示了外旋。

关节运动学

　　髋关节的关节运动学表现，常描述为凸面的股骨

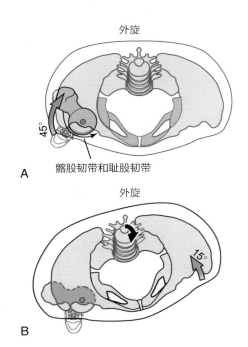

图 9.19 （A）股骨在骨盆上进行右髋外旋（开链）。（B）骨盆在股骨上进行右髋外旋。这是右髋的闭链外旋 [引自 Neumann DA: *Kinesiology of the musculoskeletal system: foundations for physical rehabilitation*, ed 2, St Louis, 2002, Mosby, Fig. 12.23C; 12.47（left）; and 12.25C.]

表 9.1 髋关节运动学的总结			
运动	正常 ROM	旋转轴	平面
屈曲	0° ~ 120°	内外轴	矢状面
伸展	0° ~ 20°	内外轴	矢状面
外展	0° ~ 40°	前后轴	冠状面
内收	0° ~ 25°	前后轴	冠状面
内旋	0° ~ 35°	垂直轴（纵向）	水平面
外旋	0° ~ 45°	垂直轴（纵向）	水平面

头在凹面的骨盆髋臼内的移动。以股骨在骨盆上的运动来看，外展、内收、内旋及外旋的关节运动学表现包含滚动和反向滑动。在髋关节的屈曲及伸展时，股骨头绕着内外轴做旋转运动。

髋关节各运动的正常关节活动范围详列在表 9.1 中。

 临床见解
骨盆倾斜运动来治疗腰部问题

如第 8 章所叙述的，骨盆的前倾与后倾需要髋关节和腰椎同步运动完成。因此，骨盆倾斜运动通常也是下背部康复治疗计划的主要组成部分。

有些人会出现一些自然的姿势不良，如凹背（腰段前凸增加）或平背（腰椎前凸减少）。随着时间推移，这些姿势会增加椎间盘突出、椎间盘损伤、关节突关节压力增加或广义上的下背痛等疾病的发病概率。因此，临床医师经常教授患者骨盆倾斜运动训练可帮助他们减缓腰椎姿势的恶化。根据骨盆的前倾及后倾的视觉反馈可以很好地调整腰椎运动。这些运动的反馈可以协助引导运动计划的进展。

肌肉与关节的相互作用

髋关节肌肉的神经支配

股神经及闭孔神经是腰丛发出的最大的两条神经（图 9.20A）。股神经支配大部分的髋屈肌及所有的膝伸肌。闭孔神经主要支配髋内收肌（图 9.20B）。

坐骨神经由骶丛发出，事实上，它是人体内最大的神经（图 9.21A）。此神经之所以如此大是因为包含两大独立的神经束：胫神经和腓总神经。坐骨神经的胫神经部分支配大部分的腘绳肌及大收肌的伸肌头。坐骨神经的腓总神经部分支配其余的腘绳肌（股二头肌的短头）及踝关节周围的数条肌肉。由骶丛而来的其余神经支配臀肌、阔筋膜张肌及 6 条短的外旋肌中的 5 条。这其中许多肌肉在图 9.21B 中有所展示。表 9.2 中提供了更详细的说明。

髋关节肌肉

髋关节由很多大且有力的肌肉包围着，能产生足够的力量，使下肢可以在多种不同平面上移动或将身体向不同的方向移动。其余相对较小的肌肉可维持髋关节的稳定及调整下肢的动作。虽然这些肌肉会被单独讨论，但实际上下肢的功能是高度依靠这些肌肉组织共同相互作用的。

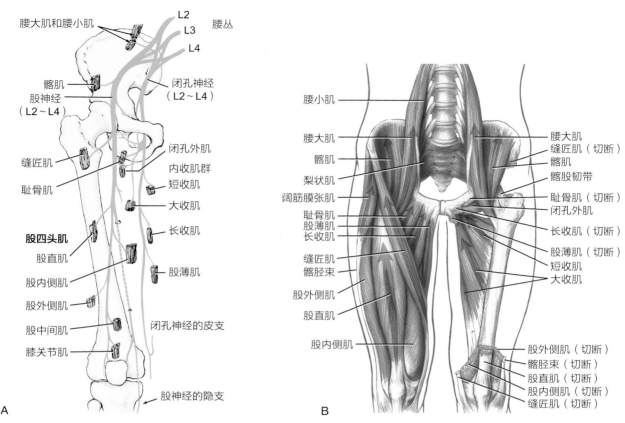

图 9.20 （A）右髋关节的前面观，显示股神经及闭孔神经的通常路径。（B）髋关节前部区域许多肌肉由股神经和闭孔神经支配。展示了身体右侧髋屈肌和内收肌，身体左侧的许多肌肉被切下以暴露短收肌和大收肌（A 引自 Waxman, S. (2000). *Correlative neuroanatomy* (24th ed.). New York: Lange Medical Books/McGraw-Hill；B 引　自 Neumann DA: *Kinesiology of the musculoskeletal system: foundations for physical rehabilitation*, ed 2, St Louis, 2010, Mosby.)

表 9.2	髋关节肌肉的神经支配总结	
神经	支配的肌肉	支配的区域
股神经	股直肌 缝匠肌 股外侧肌 股内侧肌 股中间肌	大腿前侧
闭孔神经	股薄肌 耻骨肌 大收肌（内收肌头） 长收肌 短收肌 闭孔外肌	大腿内侧
坐骨神经（胫侧支）	半膜肌 半腱肌 股二头肌（长头） 大收肌（伸肌头）	大腿后侧
臀上神经	臀中肌 臀小肌 阔筋膜张肌	臀外侧区域
臀下神经	臀大肌	臀后侧区域
支配梨状肌的神经 支配闭孔内肌的神经 支配股方肌的神经	梨状肌 闭孔内肌和上孖肌 股方肌和下孖肌	深层的臀后侧区域

髋屈肌

　　主要的髋屈肌为髂腰肌、股直肌、缝匠肌及阔筋膜张肌。从解剖位置来分析，大部分的内收肌也会让髋关节屈曲，这些肌肉在髋内收肌部分会再详细叙述。所有髋屈肌的拉力线都在髋关节内外轴的前方，因此髋关节的屈肌都能使骨盆前倾。从闭链运动的角度来看，骨盆前倾就是髋关节屈曲。

　　主要髋屈肌

- 髂腰肌
- 股直肌
- 缝匠肌
- 阔筋膜张肌

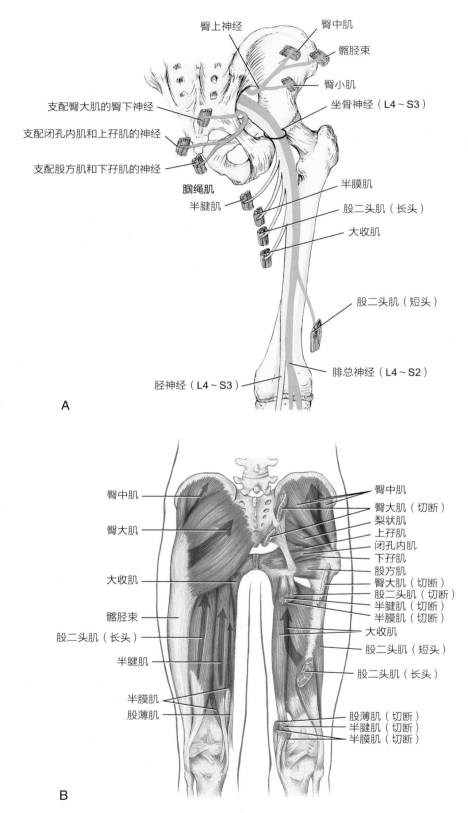

图 9.21 （A）右髋关节的后面观，显示坐骨神经及臀上神经。注意坐骨神经分成胫神经及腓总神经。（B）髋关节肌肉的后面观
（A 引自 Waxman S: *Correlative neuroanatomy*, ed 24, New York, 2000, Lange Medical Books/McGraw-Hill；B 改编
自 Neumann DA: *Kinesiology of the musculoskeletal system: foundations for physical rehabilitation*, ed 2, St Louis,
2010, Mosby.）

思考

髂腰肌：为倾斜而设

　　骨盆前倾的定义是骨盆短弧向前转动，同时躯干维持固定不动。为了让躯干维持固定不动，腰椎必须稍微伸展（或增加腰椎前凸）以使骨盆和躯干运动解耦离。髂腰肌非常适合完成这些任务。当股骨维持固定不动时，髂肌的收缩会让骨盆向前倾斜，其近端附着处（髂窝）被拉向小转子。同时腰大肌也将腰椎的下部向前拉，增加腰椎前凸。

〔 图　谱 〕

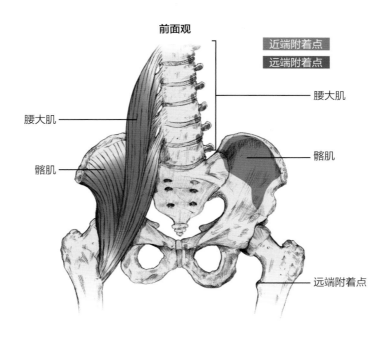

前面观

近端附着点
远端附着点

腰大肌

髂肌

腰大肌

髂肌

远端附着点

髂腰肌

　　髂腰肌包含两条肌肉：腰大肌及髂肌。

腰大肌

近端附着点：　　T12～L5 的横突及椎体外侧，包含椎间盘。

远端附着点：　　股骨小转子。

髂肌

近端附着点：　　髂窝及髂嵴的内缘。

远端附着点：　　股骨小转子。

髂肌和腰大肌
的神经支配：　　股神经。

髂肌和腰大肌
动作（髂腰肌）：　• 髋屈曲

　　　　　　　　　• 骨盆前倾

　　　　　　　　　• 躯干相对于下肢的屈曲

注释：　　　　　髂腰肌是身体内最有力的髋屈肌，因此同样适合将骨盆在股骨上屈曲——不论是短弧或是长弧。髂腰肌的紧张或无力都可能会造成躯干、下背部、骨盆及髋关节严重的功能障碍。

前面观

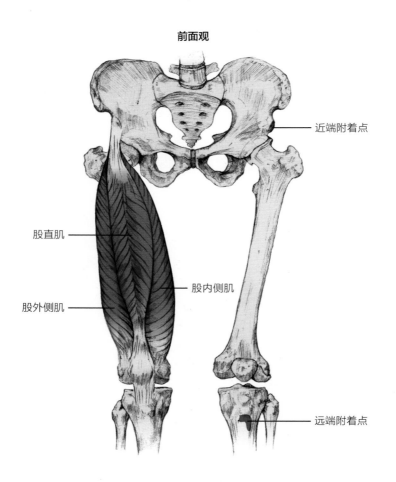

近端附着点

股直肌

股内侧肌

股外侧肌

远端附着点

股直肌

近端附着点： 髂前下棘。
远端附着点： 胫骨粗隆。
神经支配： 股神经。
动作：
- 髋屈曲
- 膝伸展

注释： 股直肌是股四头肌中唯一一条跨越髋关节及膝关节的肌肉。这条双关节肌既是屈曲髋关节的肌肉，也是伸展膝关节的肌肉。因为股直肌跨越 2 个关节，膝关节的位置将影响股直肌在髋关节处的功能，反之亦然。

前面观

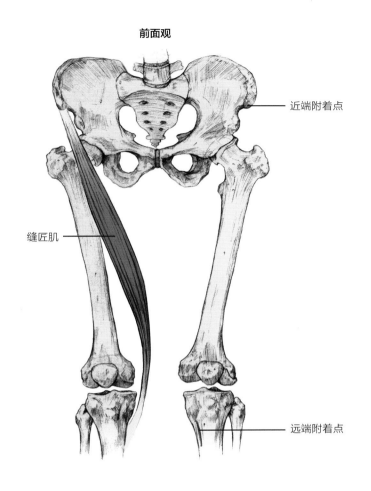

近端附着点

缝匠肌

远端附着点

缝匠肌

近端附着点： 髂前上棘。

远端附着点： 胫骨近端内侧面（经由鹅足肌腱）

（鹅足肌腱形似"鹅脚"，因缝匠肌、
股薄肌及半腱肌合并附着到胫骨的近
端内侧形成三叉外形而命名）。

神经支配： 股神经。

动作：
- 髋屈曲
- 髋外展
- 髋外旋
- 膝屈曲
- 膝内旋

注释：

缝匠肌是身体里最长的肌肉。缝匠肌
斜行穿越大腿前部，跨在髋关节内外
轴的前方及膝关节内外轴的后方，因
此能执行髋屈曲及膝屈曲这两个相反
方向的动作。如果无法记住缝匠肌所
有的功能，可以将一侧足跟沿着对侧
小腿前面向上滑动，腿的运动可展现
缝匠肌的动作，髋屈曲、髋外旋、髋
外展及膝屈曲。

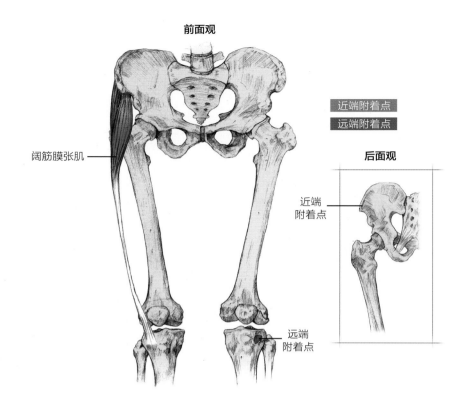

前面观

阔筋膜张肌

近端附着点
远端附着点

后面观

近端
附着点

远端
附着点

阔筋膜张肌

近端附着点： 髂嵴的外表面，在髂前上棘的后方。

远端附着点： 髂胫束的近端 1/3。

神经支配： 臀上神经。

动作：
- 髋屈曲
- 髋外展
- 髋内旋

注释： 髂胫束是一条厚实的结缔组织带，由髂嵴延伸至胫骨外侧髁。阔筋膜张肌的一个功能就是将髂胫束拉紧，以增加髋关节及膝关节外侧的稳定性。

功能考量

骨盆前倾的力偶表现。骨盆主动前倾是由髋屈肌及竖脊肌（下背伸肌）的力偶所产生的运动（图 9.22）。这两个肌群间的相互作用与转动方向盘时手的推拉动作机制相似。竖脊肌将骨盆向上拉，同时髋屈肌将骨盆向下拉。

这些肌肉密切的关联性经常可以在肌肉紧张的患者身上观察到。例如，髋屈肌紧张的患者通常会有下背部肌肉（竖脊肌）紧张，可能会造成站立时的摇摆背现象（胸椎过度后凸伴腰椎前凸）（请见第 8 章，图 8.4）。如第 8 章所述，此姿势会对腰骶区域造成负面影响。纠正这些错误的姿势时，临床医生必须处理紧张的髋屈肌和下背部肌肉。

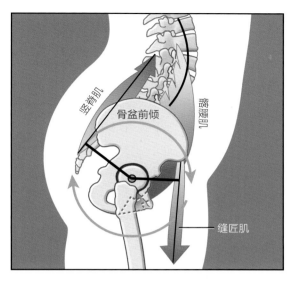

图 9.22　图片显示的是髋屈肌及竖脊肌间的力偶，使骨盆前倾。请注意腰椎前凸也增加了（引自 Neumann DA: *Kinesiology of the musculoskeletal system: foundations for physical rehabilitation*, St Louis, 2002, Mosby, Fig. 12.30.）

 临床见解

通过腰段前凸来代偿紧张的髋屈肌

　　临床医生经常用托马斯（**Thomas**）试验来检查髋屈肌紧张程度。在进行托马斯试验时，患者仰卧，抱住非测试侧的大腿，且膝关节完全屈曲，同时测试腿则向治疗床面放低。如果下肢无法平放在床面上，则认为髋屈肌存在紧张现象（图 9.23A）。

　　请注意非测试（左侧）腿屈曲位置将骨盆稳定在一个正中或是稍微后倾的位置。如果欠缺此稳定的力量，此检查会变得无效，因为测试（右侧）腿可能会借由增加骨盆前倾及腰椎的前凸来让腿平放在床面上，而并非由股骨的实际伸展所致（图 9.23B）。

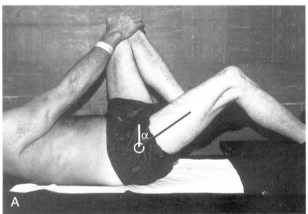

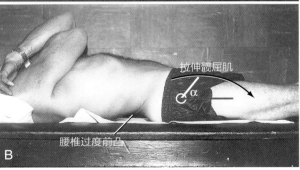

图 9.23 （A）患者在进行托马斯试验时，显示髋屈肌紧张。当骨盆及背部都被固定时，紧张的髋屈肌会让右腿无法平放在床面上。（B）同一患者，若腰椎前凸过度增加，大腿后侧就能平放在床面上，而并非通过髋关节伸展实现的（引自 Neumann DA: *Kinesiology of the musculoskeletal system: foundations for physical rehabilitation*, St Louis, 2002, Mosby, Fig. 9.69.）

腹肌是髋屈肌的近端稳定肌。髋屈肌用于各种日常功能性活动，如在步行、跑步中推进下肢及上台阶时抬起腿。这些髋屈曲动作能有效地执行主要依赖腹肌所提供的稳定力。在直腿抬高过程中对腹直肌作用进行分析也正是这对一观点的应用。图 9.24A 显示两个主要的髋屈肌产生力量以抬高完全伸展的下肢。伸展的下肢对于髋屈肌而言负荷相当大。要顺利执行此动作，髋屈肌必须要产生 10 倍于下肢重量的力。如果腹肌无力，髋关节屈曲时会造成骨盆前倾及腰段过度前凸（图 9.24B）。不稳定的骨盆及腰椎会被拉向股骨前侧，变成骨盆前倾——因为骨盆及腰椎相对下肢更容易移动。为了要避免此现象，腹肌会产生后倾的力量来稳定骨盆（图 9.24A）。如图 9.24B 所示，腰段的前凸增加，同时出现骨盆前倾。因此，腰段过度的前凸往往是临床上腹肌无力的表现。

髋伸肌

主要的髋伸肌为臀大肌和腘绳肌（即股二头肌长头、半腱肌和半膜肌）。大收肌的伸肌头（本章后面再详述）被认为是主要的髋伸肌。有力的髋伸肌可以用来执行身体向上及向前推进的功能性活动，如跳跃、跑步、爬楼梯及从坐姿到站姿转换。如果股骨够稳定，髋伸肌的收缩也可以使骨盆后倾。

主要髋伸肌
- 臀大肌
- 半腱肌
- 半膜肌
- 股二头肌（长头）
- 大收肌（伸肌头）

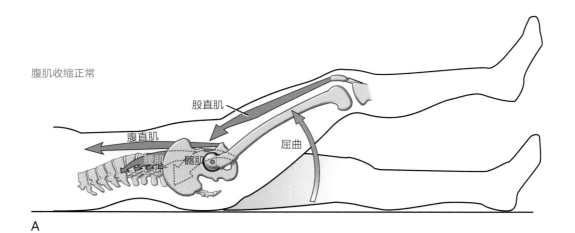

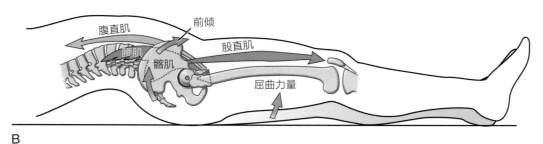

图 9.24　图中显示的是在做单侧直腿抬高时腹肌的稳定作用。（A）如果腹肌肌力正常，可稳定骨盆而不会产生骨盆前倾。（B）如果腹肌活动减弱或无力，执行直腿抬高时，骨盆会前倾。请注意骨盆的前倾伴随着腰椎前凸的增加（引自 Neumann DA: *Kinesiology of the musculoskeletal system: foundations for physical rehabilitation*, St Louis, 2002, Mosby, Fig. 12.31.）

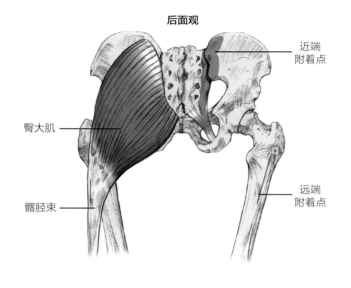

后面观

近端附着点

臀大肌

髂胫束

远端附着点

臀大肌

近端附着点： 髂骨后方、骶骨、尾骨和骶结节韧带及骶髂韧带。

远端附着点： 髂胫束及股骨的臀肌粗隆。

神经支配： 臀下神经。

功能：
- 髋伸展
- 髋外旋
- 骨盆后倾
- 躯干相对于下肢的伸展

注释： 臀大肌是强大的髋伸肌，与产生强力及抗重力的活动相关，如跑步上坡及快速爬陡坡。

临床见解
臀大肌辅助伸膝

　　臀大肌是大家熟知的可以用来伸展髋关节的肌肉。然而此肌肉也可在足部完全接触地面时，提供最后 20° 或 30° 的膝关节伸展。使用近端肌肉群来协助膝关节伸展，对于膝伸肌瘫痪或缺乏真实膝伸肌的假肢来说是相当有用的代偿技术。

　　当膝关节微屈站立时，臀大肌强力收缩能够将股骨向后拉。当足部（或假体）充分接触到地面时，股骨伸展会将其连接的胫骨向后拉，因此即使没有膝伸肌（股四头肌）主动的力量，膝关节还是能伸展（图 9.25）。完全伸展的膝关节可以通过将体重放在膝关节内外轴的前方，将膝关节锁住。能有效利用此技巧的人，就能上楼梯或爬中等的坡度，但通常仍然需要使用扶手。要有效利用肌肉代偿技巧的前提，需要有足够的髋关节伸展活动范围。这在一定程度上解释了为何许多下肢截肢患者的康复训练计划中，强调了髋关节达到完全伸展（避免髋关节屈曲挛缩）是相当重要的。

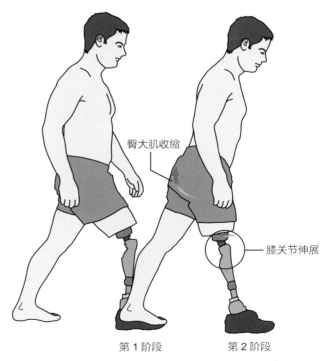

臀大肌收缩

膝关节伸展

第 1 阶段　　　　第 2 阶段

图 9.25　图中此人通过髋伸肌收缩驱动假肢的膝关节伸展

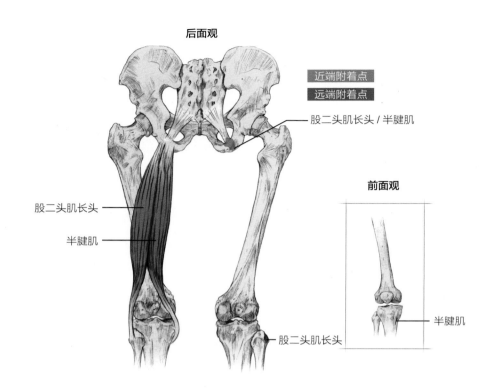

后面观

近端附着点
远端附着点

股二头肌长头 / 半腱肌

股二头肌长头

半腱肌

前面观

半腱肌

股二头肌长头

半腱肌

近端附着点： 坐骨结节。

远端附着点： 胫骨的近端内表面（鹅足肌腱）。

神经支配： 坐骨神经的胫侧支。

动作： • 髋伸展
• 骨盆后倾
• 膝屈曲
• 膝内旋

注释： 此肌肉绳索状的肌腱像很多浅层的组织一样，可以在膝关节的后方内侧触诊到。在膝关节屈曲时给予阻力，能更容易触及此组织。

股二头肌（长头）

近端附着点： 坐骨结节。

远端附着点： 腓骨头。

神经支配： 坐骨神经的胫侧支。

动作： • 髋伸展
• 骨盆后倾
• 膝屈曲
• 膝外旋

注释： 股二头肌是由一个长头及一个短头组成的。股二头肌的长头就是传统意义的腘绳肌，跨过髋关节及膝关节的后方，而短头只跨过膝关节。股二头肌的远端肌腱在膝关节抗阻屈曲时，可以在屈曲的膝关节后方外侧被轻易地触及。

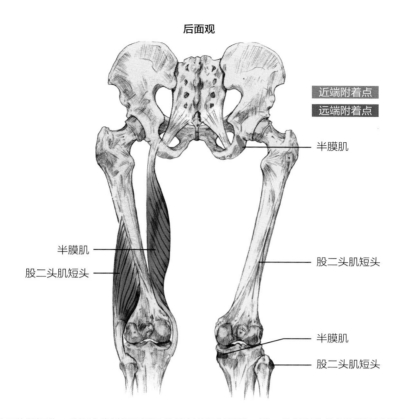

后面观

近端附着点
远端附着点

半膜肌

半膜肌
股二头肌短头

股二头肌短头

半膜肌
股二头肌短头

半膜肌紧邻股二头肌短头。此图中半腱肌和股二头肌长头已被移除。股二头肌短头的解剖学细节详见第 10 章。

半膜肌

近端附着点：坐骨结节。

远端附着点：胫骨内侧髁（后方）。

神经支配：坐骨神经的胫侧支部分。

动作：
- 髋伸展
- 骨盆后倾
- 膝屈曲
- 膝内旋

注释：半膜肌及半腱肌合并称为内侧腘绳肌，半膜肌如同其名，比起半腱肌较为平整且呈膜状。

功能考量

骨盆后倾的力偶表现。骨盆后倾是由腹肌和髋伸肌创造的力偶而产生的运动（图 9.26）。这两个肌群的相互作用可增强对髋关节及骨盆在不同姿势下的控制。

如同第 8 章所述，骨盆后倾减少了腰椎的前凸。因此，强调骨盆后倾的运动训练常用来改善下背痛的

状况。如 L5/S1 脊椎往前滑脱的患者，需要让他 / 她的骨盆维持在后倾的位置，这将最大限度地减少腰椎前凸及伴随的脊柱底部前向剪切力。

强有力的髋伸展　像跑步及跳跃等活动需要较大的髋伸展力矩，通常产生的力矩非常快。在髋关节完全屈曲后，一般会需要这些强大的髋伸展力矩。可能并非巧合，髋屈曲位延长了髋伸肌，使肌肉处于有利

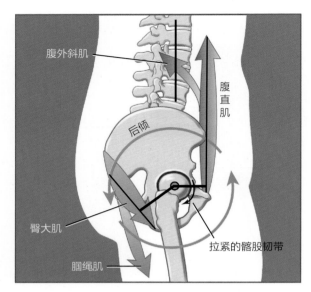

图 9.26　由髋伸肌（臀大肌和腘绳肌）和腹肌产生的力偶，造成骨盆后倾，请注意腰段前凸也随之减少（引自 Neumann DA: *Kinesiology of the musculoskeletal system: foundations for physical rehabilitation*, St Louis, 2002, Mosby, Fig. 12.41.）

于产生较大力量的长度。图 9.27 说明负重攀登陡峭斜坡时，3 条主要髋伸肌的作用。跨过髋关节的腘绳肌及臀大肌皆被拉长，帮助其力量产生能力达到最大化。在髋关节完全屈曲时，大收肌的伸肌头担任了髋伸肌的力臂。

值得注意的是，许多髋内收肌在解剖学姿势上来看有助于髋关节屈曲，当髋关节处于屈曲位置时，它们会转化为髋伸肌。就像汽车上的开关装置一样，髋关节屈曲的位置与髋关节多个肌肉的有效伸展力矩紧密相关。

主要髋外展肌
- 臀中肌
- 臀小肌
- 阔筋膜张肌

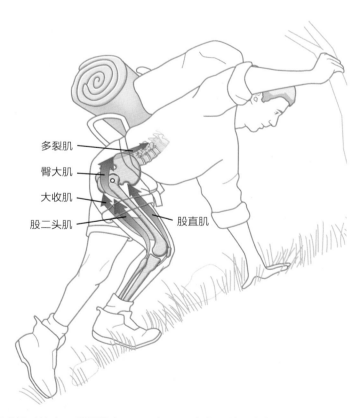

图 9.27　爬山对髋伸肌的要求相对较高，需要臀大肌、腘绳肌及内收肌的强力收缩。下背部伸肌，如多裂肌的激活，在稳定骨盆的过程中也是必需的（引自 Neumann DA: *Kinesiology of the musculoskeletal system: foundations for physical rehabilitation*, St Louis, 2002, Mosby, Fig. 12.43.）

思考

腘绳肌：运动中典型的双关节肌

由于腘绳肌跨过膝关节与髋关节，被认为是多关节肌。这样使得肌肉可以在执行很多功能性活动时，收缩距离很短。如第 3 章所述，让肌肉收缩的次数及量减到最少，可以保持肌肉产生力量的能力。

下面进一步解释坐姿变成站立位时的动作。在坐位时，髋关节及膝关节都呈现屈曲姿势，因此腘绳肌跨过髋关节而被拉长，不过在膝关节处呈现松弛状态（图 9.28A）。在完全站直后，髋关节及膝关节伸展；此姿势下，跨过髋关节的腘绳肌呈现松弛状态，不过跨过膝关节处则呈现拉长状态（图 9.28B）。请注意在这两个姿势中，腘绳肌没有过度的缩短或拉长。腘绳肌具有动态式的调节长度的能力，让这些肌肉可以在非常短的近距离下收缩。此能力让肌肉在整个关节活动范围内，都能维持肌肉收缩的强劲力量。

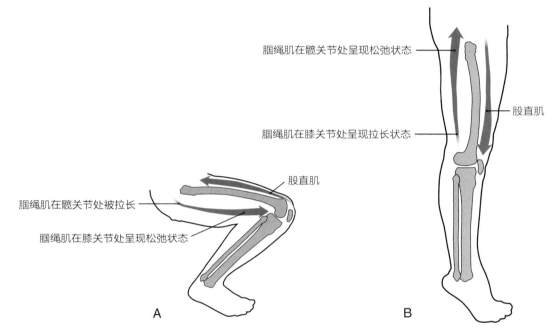

腘绳肌在髋关节处呈现松弛状态

股直肌

腘绳肌在膝关节处呈现拉长状态

股直肌

腘绳肌在髋关节处被拉长

腘绳肌在膝关节处呈现松弛状态

A　　　　　　　　　　　B

图 9.28　从髋关节屈曲和膝关节屈曲姿势改变成髋关节伸展及膝关节伸展姿势时，腘绳肌调节肌肉长度的能力。（A）蹲位时，在髋关节处的腘绳肌被拉长，在膝关节处则呈现松弛状态。（B）站立位时，在髋关节处的腘绳肌呈现松弛状态，在膝关节处则被拉长

髋外展肌

主要的髋外展肌包括臀中肌、臀小肌及阔筋膜张肌；梨状肌、缝匠肌及臀大肌的上纤维束则是次要的髋外展肌。

当骨盆固定时，髋外展肌的收缩会让股骨远离中线。此动作对于这些肌肉的需求相对较低。在执行闭链运动时，对这些肌肉的需求会更高（也更常见），例如，当股骨固定，利用单脚站立在地面上时（单侧支撑）。自己验证一下，只用右腿站立时，右髋外展肌强力的收缩会伴随着左侧骨盆向上抬的情况出现（这些肌肉可以在大转子与髂嵴间被触及）。同样地，左侧骨盆缓慢下降时，右髋外展肌会发生离心收缩。骨盆围绕通过股骨头中心的前后轴运动。

对髋外展肌最常见的需求发生在行走时。例如，在步行周期中，当右腿单侧支撑，左腿向前摆动时，需求会落在右髋外展肌上（图 9.29）。右髋外展肌必须产生足够的力量来避免左侧骨盆下降而影响左腿向前推进。行走时或用单腿站立时，这些肌肉的无力会造成骨盆的不稳定。

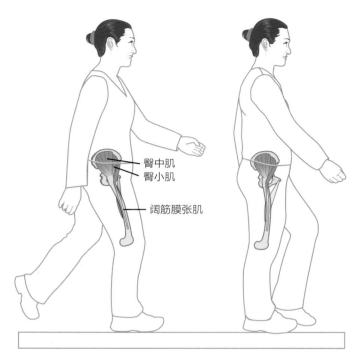

图 9.29　步行周期中支撑相髋外展肌（臀中肌和臀小肌）激活 [引自 Neumann DA: *Kinesiology of the musculoskeletal system: foundations for physical rehabilitation*, ed2, St Louis, 2010, Mosby, Fig. 12.36（center）.]

〔 图　谱 〕

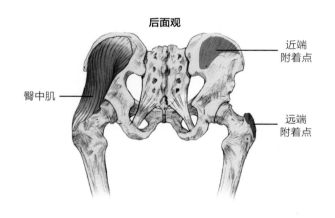

后面观

臀中肌

近端附着点： 髂骨的外表面。

远端附着点： 股骨大转子。

神经支配： 臀上神经。

动作： 髋外展。

附注： 臀中肌是臀外展肌中最大的一块肌肉，约占外展肌横截面积的 60%。臀中肌的主要功能为执行髋关节外展。此肌肉的前束可以协助髋屈曲及内旋，而后束则协助髋伸展及外旋。

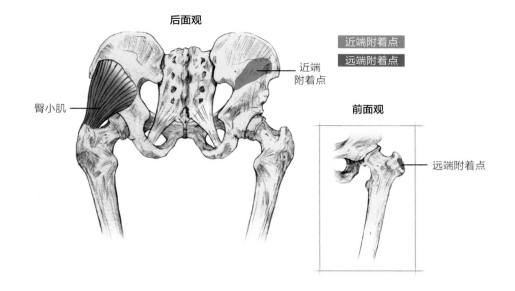

后面观

近端附着点
远端附着点

臀小肌

近端附着点

前面观

远端附着点

臀小肌

近端附着点： 髂骨的外表面，位于臀中肌的下方。

远端附着点： 股骨大转子。

神经支配： 臀上神经。

动作：
- 髋外展
- 髋内旋

注释： 臀小肌与臀中肌的形状相似，只是较小。它位于臀中肌前方较深层处。臀小肌的位置使其有内旋髋关节的能力，且能协助髋关节屈曲（前束）。

思考

大转子如何协助增大扭矩产生

在步行周期中的每一个单支撑期，髋外展肌必须要产生相当大的外展力矩。本书曾提到，肌肉的力矩是肌肉的收缩力与其内部力臂的乘积（见第 1 章）。人体通常会倾向于一种设计，即限制肌肉在执行特定任务时必须产生的力的大小，因为过多的力会对关节有潜在的伤害。要减少执行任务的肌肉的力的大小，一种方法就是增加内部力臂的长度。臀中肌及臀小肌借由附着到股骨的大转子上来增长其内在的力臂。此种附着方式，会明显增加这些肌肉执行外展动作时的内部力臂。单支撑期需要髋关节外展的力矩来维持骨盆水平，力矩的产生可以依赖较长的内部力臂而非较大的肌肉力量。骨科医生在手术时，可以有目的地增加大转子向外突出的长度，来让臀部肌肉在做髋外展动作时的力臂增加。理论上，这样的改变可以减少髋外展肌群无力、疼痛或髋关节不稳定患者对髋外展肌群力量的要求。

功能考量

髋关节外展肌的重要功能：在步行周期中的单支撑期保持骨盆水平。如前所述，在行走时，髋外展肌在冠状面上控制骨盆中起关键作用。在步行中的支撑相（或单支撑期），髋外展肌必须维持骨盆水平，避免对侧下降或过度下降。当髋外展肌稳定骨盆时，它们在髋关节内也产生很大的力。这一事实对治疗髋关节炎或骨盆不稳定或疼痛的人，具有重要的临床意义。

图 9.30 是以生物力学的角度去解释单腿站立时对髋外展肌（及髋关节）的力学要求。图 9.30 为右侧单腿站立时，右髋外展肌（以向下的紫色箭头表示）收缩来维持骨盆水平。这些肌肉在右髋产生骨盆 – 股骨 – 髋外展力矩：髋外展肌肌力（hip abductor force, HAF）的大小乘以肌肉的内部力臂（D）。外展的力矩必须与体重（body weight, BW）乘以其外部力臂（D₁）所产生的使骨盆相对于股骨内收的力矩相平衡。这些反向（请比较虚线圆形与实线圆形）的旋转力矩会互相抵消。一旦这些力矩大小相同，骨盆就会维持水平。换句话说，骨盆在冠状面上可以维持水平。

一旦达到平衡，股骨头及髋臼间产生的压力是体重的好几倍。当单腿站立时，髋外展肌会产生远比体重大得多的髋关节力量。从生物力学的角度来看，因为髋外展肌的内部力臂为体重所作用的外部力臂的一半（请比较 D 与 D₁）。在此种情形下，髋外展肌所产生的力必须是体重的 2 倍才能在冠状面上维持平衡。

单支撑期（单腿站立）髋外展肌的生物力学机制与两人坐在公园里已经平衡的跷跷板上的力学机制相

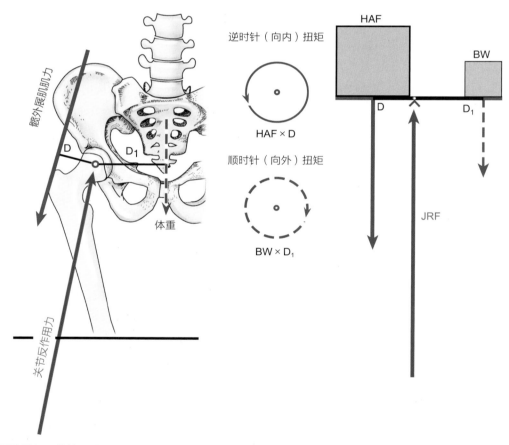

图 9.30　右侧髋外展肌维持骨盆水平的冠状面图。请注意左图显示一个人只用右腿站立。髋外展肌肌力（HAF）必须要较大，因为其产生力矩的内部力臂（D）相对较短，体重（BW）产生的反方向旋转力矩的外部力臂（D₁）则较长。逆时针的（实线圆圈）力矩由髋外展肌肌力（HAF）× 内部力臂（D）产生，顺时针的力矩（虚线圆圈）则由体重（BW）× 外部力臂（D₁）产生。髋外展肌与体重的力量产生关节反作用力（joint reaction forces, JRF），为体重的 3 倍（红色箭头）。髋外展肌的生物力学机制与右图中跷跷板的力学机制相似。跷跷板的支点就是髋关节的旋转轴（引自 Neumann DA: Biomechanical analysis of selected principles of hip joint protection, *Arthritis Car Res* 2:146-155, 1989. 版权来自 American College of Rheumatology. ）[D = 髋外展肌的内部力臂；D₁ = 体重（BW）的外部力臂]

似（请见图 9.30 右边的 D 与 D_1）。要维持跷跷板平衡（如骨盆要维持其水平及平衡），跷跷板长度较短的一侧（代表髋外展肌群）的重量是较长一侧（代表体重）重量的 2 倍。因此，每当单足站立时，髋外展肌群必须产生至少 2 倍于体重的力量来维持平衡。

很多研究指出单侧站立时，髋关节反作用力为体重的 3 倍。总和力量的产生由：①髋外展肌的肌力（体重 2 倍的力）；②自身体重。整个关节反作用力在图 9.30 中以红色箭头显示。

在支撑相中，健康的髋关节可以耐受巨大的力。这些力实际上也协助稳定髋关节，辅助关节软骨吸收营养。在髋关节疼痛或患关节炎的患者身上，这些力可能会加剧关节的症状且产生更严重的炎症。临床医生常使用髋关节保护原则指导患者如何减轻髋关节的这些力。例如，在健侧使用拐杖也是依据髋外展肌的生物力学原则（专栏 9.1）。

临床见解
单腿站立试验（Trendelenburg 征）

有一些临床上的情况与髋外展肌的无力相关。这些情况包括肌肉萎缩症、吉兰 - 巴雷综合征及脊髓灰质炎。髋外展肌也可能因为关节炎、不稳定或接受髋关节的手术而无力。典型髋外展肌无力提示为特伦德伦堡（Trendelenburg）征阳性。Trendelenburg 试验是通过让患者使用患侧腿单腿站立进行的。例如，如果考虑右髋关节肌无力的话，则要求患者将左腿抬起仅利用右腿站立。如果患者的骨盆向非支撑侧下沉，则是阳性症状。

临床医生在观察此试验时必须要注意，因为患者常会向无力的支撑侧腿倾斜其躯干来进行代偿。躯干倾斜向支撑腿时，外部力臂（请见图 9.30 的 D_1）会更靠近（或直接在其上）髋关节的内外轴。这对支撑对侧骨盆的髋外展肌的力量需求会明显降低。当看到步态中出现向无力侧代偿性的偏移时，称为臀中肌跛行或是代偿性 Trendelenburg 步态。

有很多方法可以用来保护病理性髋关节，以防止进一步的退化或发生炎症，例如：
- 在健侧使用拐杖
- 减掉过多的体重
- 缓慢行走
- 矫正错误的姿势，如髋关节屈曲挛缩
- 维持髋关节及下背部相对灵活性
- 避免负重，尤其在健侧单手拿重物，因为负重会对髋外展肌及其下层关节产生较大的外在力矩
- 避免单侧肢体过度弯曲或利用单侧肢体站立

为什么是在健侧使用拐杖呢？ 例如，骨关节炎、骨折、关节假体松动或很多其他的炎症可能会导致髋关节疼痛、不稳定及无力。物理治疗采取的方法通常着重在减缓疼痛或使无力的髋关节避免承受过大的力。一个保护关节简单又有效的方法是在健侧使用拐杖。虽然听起来不符合逻辑，但从生物力学的观点却可以解释此原则。

如同之前所解释的，单腿站立时，髋外展肌必须产生足够大的力量来维持骨盆水平。这些较大的肌肉力量（与体重加起来）会使髋臼压向股骨头。使用拐杖的目的是减少对髋外展肌需求，因此也会减少患病或不稳定的髋关节上的压力。图 9.31 显示右髋关节冠状面的模型，右侧伤腿站立且在左侧使用拐杖。因为地面会反作用于手部向下压的力，通过拐杖产生向上的力。拐杖力量（cane force, CF）的力臂（D_2）非常长，在右髋关节处产生外展的力矩。请注意此力矩（$CF \times D_2$）与右髋外展肌的力矩（$HAF \times D$）相同，会使骨盆向同方向转动。外部力矩（$BW \times D_1$）会被 $CF \times D_2$ 和 $HAF \times D$ 所抵消。在此种情形之下，来自拐杖的力量可以非常有效地代偿必须由右髋关节产生的大部分力矩，因此髋外展肌及髋关节可以使用较小的力量来保持骨盆水平。理论上只要使用体重的 10% 的拐杖力量就可以减少单腿站立所需髋关节力量的 50%。

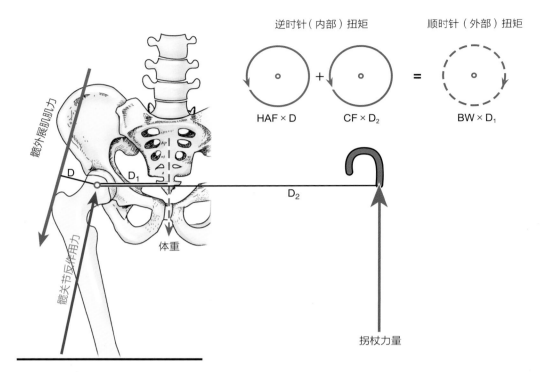

图 9.31 左手使用拐杖以减少右髋关节外展肌的力矩需求的冠状面图。左图仅显示右腿的站立状态。请注意小圆圈的旋转方向，其为拐杖力量产生的力矩（CF×D₂），与髋外展肌所产生的力矩（HAF×D）方向相同。对髋外展肌需求的减少意味着髋关节上的关节反作用力（JRF）降低。D 为髋外展肌的内部力臂，D₁ 为体重（BW）的外部力臂，D₂ 为拐杖力量的外部力臂，HAF 为髋外展肌的力量（引自 Neumann DA: Hip abductor muscle activity in persons with a hip prosthesis while carrying load in one hand, *Phys Ther* 76: 1320−1330, 1996. 版权来自 American Physical Therapy Association.）[D = 髋外展肌的内部力臂；D₁ = 体重（BW）的外部力臂；D₂ = 拐杖力量的外部力臂]

髋内收肌

　　主要的髋内收肌包含耻骨肌、长收肌、股薄肌、短收肌和大收肌。此肌群主要的功能就是产生内收力矩，将下肢推向中线。如之后所述，此内收的力矩可以使耻骨联合更靠近股骨。从解剖学姿势上看，内收肌也被认为是髋屈肌。

主要髋内收肌
・耻骨肌
・长收肌
・股薄肌
・短收肌
・大收肌（两个头）

后面观

近端附着点
近端附着点

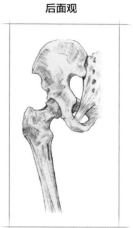

前面观

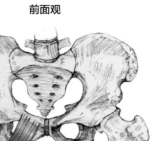

耻骨肌

耻骨肌

近端附着点： 耻骨上支的耻骨线。

远端附着点： 股骨后表面的耻骨肌线。

神经支配： 闭孔神经。

动作： ・髋内收

・髋屈曲

注释： 耻骨肌为短的长方形肌肉。在所有髋
内收肌中，耻骨肌在股骨上的附着点
在最近端。

前面观

近端附着点
远端附着点

长收肌
股薄肌

后面观

长收肌
股薄肌

长收肌

股薄肌

长收肌

近端附着点：　耻骨体的前表面。

远端附着点：　股骨粗线的中间 1/3。

神经支配：　闭孔神经。

动作：
- 髋内收
- 髋屈曲

注释：　最浅层的髋内收肌之一。

股薄肌

近端附着点：　耻骨下支及耻骨体。

远端附着点：　胫骨的近端内侧（鹅足肌腱）。

神经支配：　闭孔神经。

动作：
- 髋内收
- 髋屈曲
- 膝屈曲
- 膝内旋

注释：　股薄肌与细长（graclis）一词相关，意味着"细致修长"。股薄肌的肌腱止点形成鹅足的一部分，为膝关节提供内侧支撑。

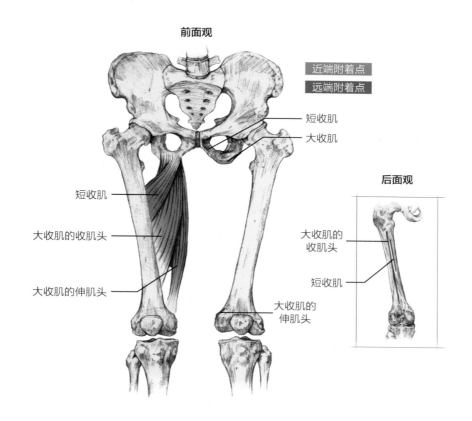

前面观

近端附着点
远端附着点

短收肌
大收肌

后面观

短收肌
大收肌的收肌头
大收肌的伸肌头

大收肌的
收肌头
短收肌
大收肌的
伸肌头

短收肌

近端附着点： 耻骨下支的前表面。

远端附着点： 股骨粗线的近端 1/3。

神经支配： 闭孔神经。

动作：
- 髋内收
- 髋屈曲

注释： 短收肌位于髋内收肌的中间层，在长收肌的深层。

大收肌

伸肌（后）头

近端附着点： 坐骨结节。

远端附着点： 股骨远端的收肌结节。

神经支配： 坐骨神经的胫侧支部分。

动作：
- 髋伸展
- 髋内收

内收肌（前）头

近端附着点： 坐骨支。

远端附着点： 股骨粗线。

神经支配： 闭孔神经。

动作：
- 髋内收
- 髋屈曲

注释： 大收肌有两个分开的头：收肌（前）头及伸肌（后）头。这两块肌肉都是髋关节主要的内收肌。伸肌头与腘绳肌相似，有相同的神经支配（坐骨神经）和可让髋关节伸展的能力及相同的近端附着处。相反地，收肌头与短收肌有相似的神经支配（闭孔神经）和可让髋关节屈曲的能力及相同的近端附着处。

功能考量

髋内收肌在冠状面上的功能。髋内收肌最显著的功能就是内收股骨（如踢足球时，下肢加速跨过身体中线）。当足部固定在地面上时，此肌群可以快速使对侧骨盆下沉。图 9.32 显示两侧的内收肌一起收缩，来完成这些类型的动作。在此图中，右侧多个髋内收肌协调工作，让下肢加速去踢球。左侧髋内收肌主动使骨盆右侧下降，增加此动作的力。

髋内收肌在矢状面上的功能。无论髋关节处于何种位置，大收肌的伸肌头都是强有力的髋伸肌。然而其他髋内收肌可根据髋关节位置不同，作为髋屈肌或髋伸肌。乍一看，一块肌肉具有可执行相反动作的功能似乎是不可能的事。为了解释此现象，图 9.33 展示了快速冲刺时髋内收肌中的长收肌的运动。当髋关节屈曲超过 50° 甚至 60° 时（见图 9.33A），长收肌的拉力线落在髋关节内外轴的后方，使它成为髋伸肌，并有类似大收肌的功能。相反，当髋关节位于伸直位置时（见图 9.33B），长收肌的拉力线落在髋关节内外轴的前方，与股直肌相似。当肌肉改变其相对于旋转轴的位置，髋内收肌在矢状面上的作用也会因此而改变。髋内收肌是髋关节活动中屈曲及伸展力矩的有用来源，如短跑、骑自行车，或深蹲的起降动作。这种由屈肌向伸肌的转变，可以解释为何髋内收肌在跑步时很容易出现肌肉拉伤。

髋外旋肌

髋关节主要的外旋肌为臀大肌、缝匠肌及 6 条短的髋外旋肌：梨状肌、上孖肌、闭孔内肌、下孖肌、闭孔外肌和股方肌（图 9.34）。臀大肌及缝匠肌的解剖学已经在前文讨论过。6 条短的外旋肌的附着点、神经支配及功能动作详列在表 9.3 中。6 条短的外旋肌的功能不以单个而以肌群讨论。

主要髋外旋肌	
• 臀大肌	• 闭孔内肌
• 缝匠肌	• 下孖肌
• 梨状肌	• 闭孔外肌
• 上孖肌	• 股方肌

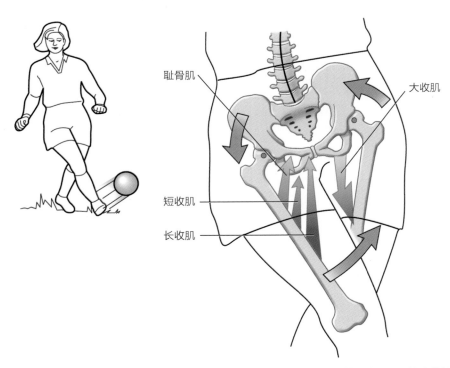

图 9.32　踢足球时，两侧髋内收肌的协作情况。图中显示左侧大收肌主动收缩产生骨盆相对于股骨的内收运动，使右侧骨盆下降。有些右侧髋内收肌也可使股骨相对于骨盆进行内收运动，使右下肢加速向中线移动（引自 Neumann DA: *Kinesiology of the musculoskeletal system: foundations for physical rehabilitation*, St Louis, 2002, Mosby, Fig. 12.35.）

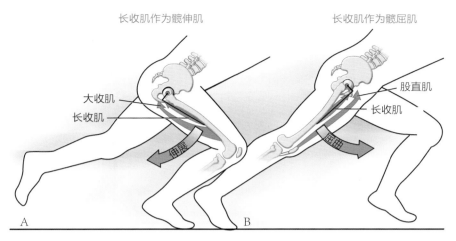

图 9.33　以长收肌为代表的髋内收肌，拥有使髋关节屈曲和伸展的能力。（A）在髋屈曲的姿势下，髋内收肌可以产生髋伸展的力矩。（B）在髋关节伸直的姿势下，髋内收肌可以产生髋屈曲的力矩（引自 Neumann DA: *Kinesiology of the musculoskeletal system: foundations for physical rehabilitation*, ed 2, St Louis, 2010, Mosby, Fig. 12.33.）

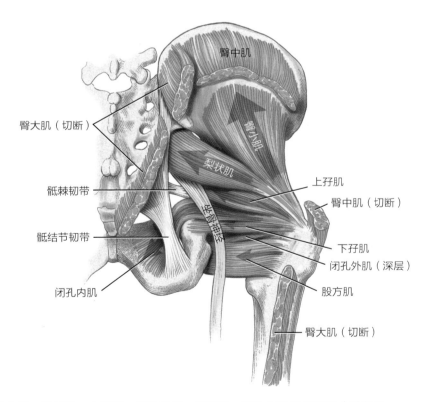

图 9.34　较短的髋外旋肌：梨状肌、上孖肌、闭孔外肌、下孖肌、闭孔内肌及股方肌（引自 Neumann DA: *Kinesiology of the musculoskeletal system: foundations for physical rehabilitation*, ed 2, St Louis, 2010, Mosby.）

表 9.3　6 条短的髋外旋肌的总结

肌肉	近端附着点	远端附着点	动作	神经支配
梨状肌	骶骨的前方	大转子的顶端	外旋	到梨状肌的神经
闭孔内肌	闭孔膜的内侧及周围的骨面	大转子	外旋	到闭孔内肌的神经
闭孔外肌	闭孔膜的外表面及周围的骨面	大转子（在转子窝）	外旋	闭孔神经
上孖肌	坐骨棘的背侧面	大转子，与闭孔内肌的肌腱混合	外旋	到闭孔内肌的神经
下孖肌	坐骨结节	大转子，与闭孔内肌的肌腱混合	外旋	到股方肌的神经
股方肌	坐骨结节的外表面	方形结节	外旋	到股方肌的神经

功能考量：在许多的体育活动中急停动作的驱动

　　如同髋关节的很多肌肉，髋外旋肌的主要功能表现在下肢接触地面时。作为参照点，骨盆在水平面的旋转（相对于固定的股骨）是以骨盆前侧一个点（如耻骨联合）的旋转方向来描述的。举个例子，当右侧股骨牢固固定时，右侧髋外旋肌的收缩会使骨盆转向左侧（此运动称为髋关节闭链外旋）。髋关节闭链外旋通常会发生在跑步急停时（如冲刺中的足球运动员，将其右脚固定住向左侧急停），此动作由右侧髋外旋肌所驱动（图 9.35）。

　　有力的臀大肌可以几近完美地协助其他髋外旋肌来完成此动作。臀大肌既是髋伸肌也是髋外旋肌。当右腿在地面固定时（左腿离地），右侧臀大肌可以快速且有力地使骨盆向左侧旋转。一旦骨盆旋转后，臀大肌会立即做好准备，提供较大的髋关节伸展力矩来让运动员向其他方向加速。

　　6 块髋外旋肌可以协助臀大肌执行这种急停动作。除了在骨盆旋转时提供良好的控制外，短的髋外旋肌还能协助维持髋关节的动态稳定。与肩袖肌群相似，短的髋外旋肌的拉力线趋近水平方向，可以有效地将股骨头稳定地压入髋臼内。

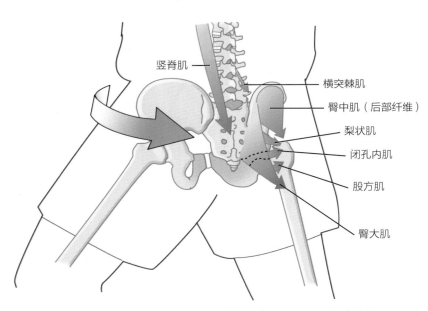

图 9.35　进行左侧急停动作时，显示右侧外旋肌执行骨盆在股骨（闭链）上的外旋运动（引自 Neumann DA: *Kinesiology of the musculoskeletal system: foundations for physical rehabilitation*, ed 2, St Louis, 2010, Mosby, Fig. 12.45.）

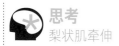
思考
梨状肌牵伸

很多临床医生认为梨状肌紧张、痉挛或炎症会引起骶髂关节过度受压或坐骨神经卡压。这种状况，通常被称为梨状肌综合征，它包含了放射、髋后侧深层的疼痛及邻近梨状肌的疼痛的"触发点"等症状。针对这些症状的典型处理方法包含梨状肌的牵伸。牵伸检查是将髋关节处于一个髋屈曲和外旋的位置（想象一下把你的右小腿拉向左肩）。因为梨状肌执行的主要的动作就是髋外旋，起初看起来把梨状肌摆在外旋位（而不是相反的位置）进行牵伸是不合理的。然而，更进一步的运动学检查将有助于解释为什么这种牵伸方式实际上是有效的。

在解剖学姿势上看，梨状肌（髋外旋肌之一）主要执行的动作是髋外旋。这个动作我们可以利用一个骨骼模型和一根弹力管来模拟这条肌肉牵伸的力线。正如图 9.36A 所示，正常牵伸梨状肌的力线是在垂直旋转轴的后侧，因此当梨状肌收缩时产生髋外旋的动作。然而，在图 9.36B 中显示了髋关节屈曲超过 90° 时牵伸梨状肌的力线。在这个位置下，牵伸的力线移动到了垂直轴的前侧，从而把梨状肌变成了一个髋内旋肌。因此，正确牵伸此肌肉，需要将髋关节摆放在屈曲和外旋的位置。这个概念不仅没有违背牵伸肌肉的原则，反而更确认了有效的肌肉牵伸就是与它的所有动作相反进行。因此，治疗师必须要理解肌肉如果在解剖学姿势以外的位置时，它的动作将会发生变化。

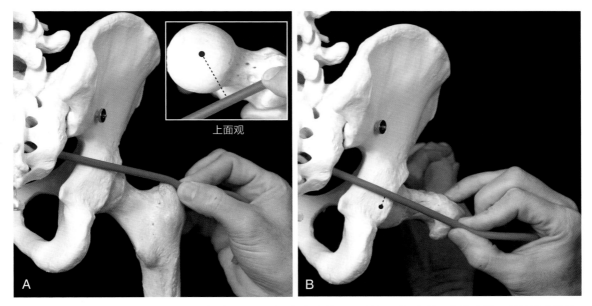

图 9.36　髋关节屈曲时梨状肌的动作变化。（A）在髋关节解剖学姿势下，梨状肌（红色管子）的力线可以外旋髋关节。当从上向下看时，可以看到此肌肉的力线就在垂直轴的后侧，图上的虚线代表的是这个动作的动力臂。（B）当髋关节屈曲时，梨状肌的力线位置会改变到旋转轴的前侧。在这个位置，梨状肌变成了髋关节的内旋肌

髋内旋肌

任何能产生强劲内旋力矩的肌肉，都必须有很大部分的肌纤维在水平面走行。此种走行能够让肌肉的拉力线与股骨的骨干相交形成 90° 角——这是一种可以让肌肉产生力矩的潜能达到最大的位置。此种走行正是髋外旋肌（之前曾讨论过）在骨盆相对于固定股骨的主动对侧旋转中如此有效的原因。然而大部分的髋内旋肌在解剖学姿势上，其肌肉纤维的走行方向则是趋近垂直，因此没有一块单独的髋内旋肌可以产生强力的内旋力矩。内旋扭矩的产生为臀中肌的前部纤维、臀小肌及阔筋膜张肌 3 块肌肉力量的总和。这些肌肉的解剖学内容在前文中已经做过讨论。这些肌肉可以改变行走时下肢前进的方向，且帮助平衡其他也

可以作为外旋肌的屈肌的力量，如缝匠肌。

尽管在髋关节伸展时髋内旋肌几乎与股骨的骨干平行，但在髋关节屈曲时，其肌肉纤维走向则与股骨趋近于 90° 相交。因此，当髋关节由伸展改变为屈曲时，内旋的力矩会增加约 50%。在执行髋关节内旋肌的 MMT 时需谨记此现象。

常见髋关节的关节活动范围测量可以参考表 9.4。它包含了测量关节活动范围的参照点。主动关节活动范围的正常值列在表 9.4 中。请注意，因为诸多原因，髋关节的正常活动范围可能变化较大。

> 主要髋内旋肌
> - 臀中肌（前部纤维）
> - 臀小肌
> - 阔筋膜张肌

 临床见解

髋内旋肌不需要的力量优势

很多脑性瘫痪患者行走时，需要手杖或腋拐的协助。其典型的步态模式被称为蹲伏步态。"蹲伏"主要是指行走时髋关节呈现屈曲及内旋的姿势。

髋伸肌肌力不足及过度有力（通常是痉挛）的髋屈肌，在很大程度上是造成蹲伏步态中髋过度屈曲的原因。有趣的是，髋屈曲角度增加可以改善杠杆效率（之前描述过），因此也能增加髋内旋肌的力量。实际上，主要是髋内旋肌支配着步态的蹲伏。蹲伏步态保守治疗的一种方法为牵伸髋屈肌及训练髋伸肌的肌力。如果成功的话，此方法可以让患者在站立及行走时有较大的髋伸展角度。拥有较大的髋伸展角度（较少的髋屈曲角度），会降低髋内旋肌过度作用。有时必须利用手术来松解一些过度收缩的髋内旋肌及部分内收肌。

> **表 9.4　髋关节活动范围测量值列表**
>
> | 髋关节 | 轴心 | 近端臂 | 远端臂 | 正常 AROM |
> | --- | --- | --- | --- | --- |
> | 屈曲 | 大转子 | 骨盆中线（外侧） | 指向股骨外上髁 | 120° |
> | 伸展 | 大转子 | 骨盆中线（外侧） | 指向股骨外上髁 | 20°～30° |
> | 外展 | ASIS | 指向对侧 ASIS | 股骨中线，指向髌骨 | 40° |
> | 内收 | ASIS | 指向对侧 ASIS | 股骨中线，指向髌骨 | 20° |
> | 内旋 | 髌骨中点 | 垂直于地面（与重力方向平行） | 沿胫骨嵴 | 35°～45° |
> | 外旋 | 髌骨中点 | 垂直于地面（与重力方向平行） | 沿胫骨嵴 | 45° |
>
> 注：AROM，主动关节活动范围；ASIS，髂前上棘。

总结

与身体其他的关节相似，髋关节必须满足稳定性和灵活性的需要。功能性活动如行走、跑步、上台阶及由坐姿变为站姿时，都需要大范围的髋关节活动。同时，髋关节也必须提供所需的稳定性，来支撑负重、重力及肌肉力量从各方向对髋关节形成的冲击。

髋关节通过其骨骼结构、韧带支撑与周围众多肌肉组织来解决稳定性及灵活性问题。

球窝状的关节结构，不仅提供此关节在 3 个平面上的活动，深杯状的髋臼可稳定地容纳股骨头。此外强壮的韧带也能辅助稳定髋关节，再由一些其他肌肉来加强韧带的稳定性。

要完全了解髋关节的功能，必须要先清楚其与腰椎间的关系。腰椎直接连接到骨盆（解剖学上及功能上皆是），经常可以增大骨盆相对于股骨的运动（如弯腰去捡地面上的物体时，需要髋关节及脊柱同步屈曲）。相反地，腰椎运动可能需要代偿特定的骨盆相对于股骨的运动，如骨盆前倾时增加腰椎前凸。

因为髋关节位于身体中间的位置，其功能障碍时可能在向上或向下的运动链上都会产生很多问题。事实上很多下背部或是下肢的问题，其病因都被认为来自髋关节。髋关节的力线及功能正常，常常是治疗下背部及下肢远端功能性障碍的基础。

关节受限的常见模式

关节：髋关节

关节受限的常见模式

- 髋关节伸展减少
- 髋关节屈曲挛缩

可能的原因

- 髋关节屈肌紧张
  - 髂腰肌
  - 股直肌
- 髋关节前侧韧带和髋关节囊紧
- 髋关节后伸肌力减弱
  - 腘绳肌
  - 臀大肌
- 痉挛
  - 下肢屈曲协同模式
- 长时间坐姿

功能影响

- 站立能力下降
- 步行期间髋关节伸展不足导致步长减小和蹬离效果减弱

- 长期骨盆前倾导致腰椎过度前凸
  - 腰背部伸肌紧张

常见的治疗方法

- 牵伸髋屈肌
- 松解受限软组织结构
- 髋关节后前向关节松动
- 牵伸腰背部伸肌
- 教育患者尽量增加髋关节非屈曲姿势时长
  - 俯卧
  - 站立
- 强化髋伸肌肌力
  - 臀桥
- 如果存在长久的前骨盆倾斜，则需强化腹部肌肉力量

注释

- 髋屈肌构成了骨盆前倾力偶的一半。如果这些肌肉变得紧张，即使没有腰背部伸肌的配合，骨盆也可能会向前倾斜。如果这种腰椎过度前凸姿势持续很长时间，腰背部伸肌会发生适应性缩短。知道了这一点，治疗师会尝试牵伸髋屈肌和腰背部伸肌，以帮助患者姿势正常化。

临床见解
骨盆稳定性在股直肌拉伸中的重要性

　　治疗师通常会给予髋关节屈肌紧张的人一些家庭训练方案，其中常包括拉伸股直肌。为了获得最大的益处，向患者提供如何正确拉伸跨双关节肌肉的指导，十分必要。图 9.37A 展示了不恰当的股直肌拉伸。当髋关节伸展时（同时保持膝关节屈曲），股直肌的被动张力将骨盆拉向前倾位（同时增加了脊柱腰部

前凸），如绿色箭头所示。因为骨盆前倾是髋关节屈曲的另一种类型，所以这种情况的牵伸失去了拉伸股直肌的有效性。为了更有效地拉伸股直肌，在髋关节伸展之前，骨盆应该维持后倾位。图 9.37B 显示了如何在髋关节伸展之前，主动收缩腹肌和髋伸肌将骨盆维持在后倾位。

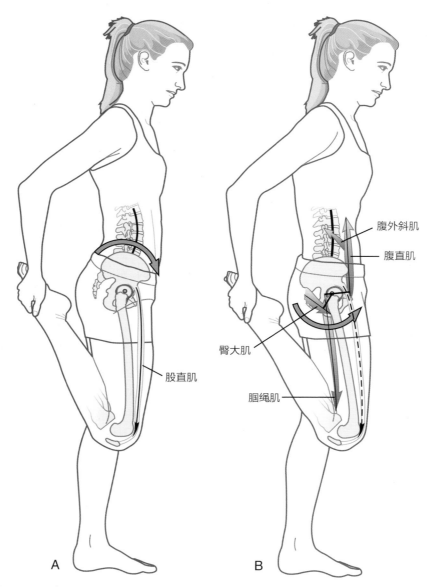

图 9.37　增强股直肌自我拉伸的方法。（A）髋关节伸展和膝关节屈曲，是拉伸股直肌的经典姿势。绿色顺时针箭头表明因股直肌被牵拉产生的张力引起了骨盆被动前倾。（B）髋伸肌和腹肌的主动收缩使骨盆向后倾斜（绿色逆时针箭头），增加了股直肌内的牵拉力（虚线箭头）。黑色线条显示的是激活肌肉的力臂，其起自髋关节的旋转轴心（股骨头处的绿色小圆圈）

习题

1. 半腱肌的两个主要动作：
   a. 髋关节屈曲和膝关节伸展
   b. 髋关节伸展和膝关节伸展
   c. 髋关节伸展和膝关节屈曲
   d. 髋关节屈曲和膝关节屈曲

2. 髋外翻描述：
   a. 骨盆前倾站立时髋部的位置
   b. 骨盆倾斜角明显大于 125°
   c. 骨盆后倾站立时髋部的位置
   d. 骨盆倾斜角明显小于 125°

3. 为了牵伸或最大限度地拉长股直肌，需要将髋关节和膝关节置于：
   a. 髋关节屈曲和膝关节伸展
   b. 髋关节伸展和膝关节屈曲
   c. 髋关节屈曲和膝关节屈曲
   d. 髋关节伸展和膝关节伸展

4. 髂股韧带、坐股韧带及耻股韧带皆限制以下何种动作？
   a. 髋关节伸展
   b. 髋关节屈曲
   c. 髋关节外展
   d. 髋关节内旋

5. 站姿时的髋关节屈曲挛缩可能是因为：
   a. 与腰椎过度前凸姿势相关
   b. 与骨盆后倾相关
   c. 髂股韧带的过度牵伸
   d. a 和 c
   e. b 和 c

6. 以下哪一项为骨盆前倾的最佳解释？
   a. 骨盆相对于股骨的髋关节伸展（短弧），同时躯干仍然保持直立
   b. 骨盆相对于股骨的髋关节屈曲（短弧），同时躯干仍然保持直立
   c. 开链的髋关节伸展
   d. 长弧髋关节屈曲运动，躯干与骨盆向相同方向移动

7. 髋屈曲的正常关节活动范围为？
   a. 0° ~ 90°
   b. 0° ~ 50°
   c. 0° ~ 30°
   d. 0° ~ 120°

8. 以下关于左腿单独站立，右侧骨盆上提的说法哪一项是正确的？
   a. 此动作是由右侧髋外展肌主动收缩引起
   b. 此动作与左侧髋关节的闭链外展运动相关
   c. 此动作涉及左臀中肌的激活
   d. a 和 c
   e. b 和 c

9. 哪一组肌肉主要是由闭孔神经支配的？
   a. 髋伸肌
   b. 髋外展肌
   c. 髋内收肌
   d. 髋外旋肌

10. 以下哪一个动作发生在水平面？
    a. 髋屈曲
    b. 髋内旋
    c. 髋外展
    d. 髋伸展

11. 以下哪一项是主要的髋屈肌？
    a. 髂腰肌
    b. 半腱肌
    c. 梨状肌
    d. 臀大肌

12. 以下哪一项与产生骨盆后倾的力偶相关？
    a. 髂腰肌
    b. 臀大肌
    c. 腹直肌
    d. a 和 b
    e. b 和 c

13. 骨盆前倾与下列哪一项有关？
    a. 臀大肌和竖脊肌的力偶
    b. 腰椎前凸的增加
    c. 腰椎前凸的减少
    d. 腘绳肌的强烈激活

14. 如果腹直肌肌力不足，则抗阻屈髋可能会造成：

    a. 腰椎前凸增加

    b. 腰椎前凸减少

    c. 臀大肌的协同激活

    d. 耻股韧带的断裂

15. 关于骨盆后倾的叙述以下哪一项是正确的？

    a. 与腰椎前凸增加相关

    b. 与髂腰肌及竖脊肌的力偶相关

    c. 与腰椎前凸减少相关

    d. a 和 b

    e. b 和 c

16. 当髋关节屈曲到 90° 时：

    a. 臀大肌呈现松弛状态

    b. 很多内收肌的拉力线将有利于执行髋关节伸展

    c. 髂股韧带变紧

    d. 腰大肌被最大限度地拉长

17. 当只用右腿站立时，维持左侧骨盆高度不下沉的主要肌肉为以下哪一项？

    a. 左侧髋外展肌

    b. 右侧髋外展肌

    c. 左侧髋内收肌

    d. 右侧髋内收肌

18. 如果患者的左侧髋关节有关节炎或疼痛，临床医师可能会建议：

    a. 进行左腿强抗阻训练

    b. 左手使用拐杖

    c. 做深蹲练习

    d. 右手使用拐杖

19. 以下哪一项不是臀大肌所执行的动作？

    a. 髋关节伸展

    b. 髋关节外旋

    c. 骨盆后倾

    d. 髋关节内旋

20. 如果患者的股神经被切断，下列哪些动作将减弱？

    a. 髋关节外旋

    b. 髋关节屈曲

    c. 髋关节伸展

    d. 髋关节内收

21. 下列哪一项描述是正确的？

    a. 髋外旋的正常关节活动范围是 0° ~ 15°

    b. 髋伸展的正常关节活动范围是 0° ~ 90°

    c. 髋外展的正常关节活动范围是 0° ~ 40°

    d. 髋屈曲的正常关节活动范围是 0° ~ 100°

22. 当髂腰肌被牵伸时，必须要先稳定骨盆来避免：

    a. 腰椎不必要的前凸

    b. 腘绳肌不必要的牵伸

    c. 腰椎过度的平坦

    d. 股四头肌的激活

23. 骨盆前倾是髋屈曲的一种形式。

    a. 正确

    b. 错误

24. 放松站立时，重力线（体重）通常会落在髋关节内外轴的前方。

    a. 正确

    b. 错误

25. 骨盆后倾会伴随腰椎前凸的减少。

    a. 正确

    b. 错误

26. 当右侧髋关节炎的患者必须提行李箱等重物时，他应该在右侧提着。

    a. 正确

    b. 错误

27. 髋屈曲和膝屈曲时股直肌会被最大限度拉长。

    a. 正确

    b. 错误

28. 4 块腘绳肌中有 3 块近端附着在坐骨结节上。

    a. 正确

    b. 错误

29. 髋关节是有 2 个自由度的髁状关节。

    a. 正确

    b. 错误

30. 髋关节的外展发生在内外轴上。

    a. 正确

    b. 错误

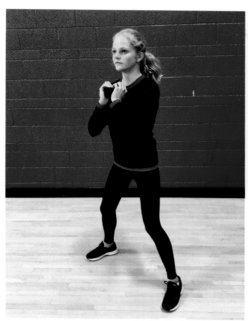 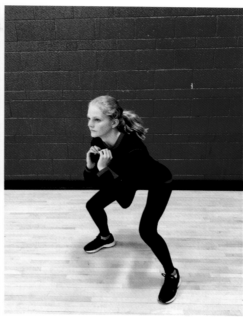

31. Trendelenberg 征阳性时提示髋内收肌无力。

 a. 正确

 b. 错误

　　以下 32～37 题，请根据上图来作答，图中演示者手举哑铃进行下蹲动作。请注意这些问题只针对图中的动作，即从站立位转变为蹲位。

32. 臀大肌在进行离心激活。

 a. 正确

 b. 错误

33. 此运动发生在髋关节的前后轴上。

 a. 正确

 b. 错误

34. 髂腰肌在进行离心收缩。

 a. 正确

 b. 错误

35. 腘绳肌在此动作的终末端被最大限度地拉长。

 a. 正确

 b. 错误

36. 髂股韧带在此动作的终末端变得绷紧（被拉长）。

 a. 正确

 b. 错误

37. 髋关节和膝关节的屈曲程度都有所提高。

 a. 正确

 b. 错误

（张宪　译）

拓展阅读

Barker, P. J., Hapuarachchi, K. S., Ross, J. A., et al. (2014). Anatomy and biomechanics of gluteus maximus and the thoracolumbar fascia at the sacroiliac joint. *Clinical Anatomy*, *27*(2), 234–240.

Bergmann, G., Graichen, F., & Rohlmann, A. (1993). Hip joint loading during walking and running, measured in two patients. *Journal of Biomechanics*, *26*, 969–990.

Blankespoor, M., Ferrell, K., Reuter, A., et al. (2020). Developmental dysplasia of the hip in infants - a review for providers. *South Dakota Medicine: The Journal of the South Dakota State Medical Association*, *73*(5), 223–227.

Bloom, N., & Cornbleet, S. L. (2014). Hip rotator strength in healthy young adults measured in hip flexion and extension by using a hand-held dynamometer. *PM & R*, *6*(12), 1137–1142.

Bohn, M. B., Lund, B., Spoorendonk, K., et al. (2021). Gluteal-related lateral hip pain. *Danish Medical Journal*, *68*(6), 28.

Cadet, E. R., Chan, A. K., Vorys, G. C., et al. (2012). Investigation of the preservation of the fluid seal effect in the repaired, partially resected, and reconstructed acetabular labrum in a cadaveric hip model. *American Journal of Sports Medicine*, *40*(10), 2218–2223.

Cahalan, T. D., Johnson, M. E., Liu, S., et al. (1989). Quantitative measurements of hip strength in different age groups. *Clinical Orthopaedics and Related Research*, *246*, 136–145.

Christopher, Z. K., Hassebrock, J. D., Anastasi, M. B., et al. (2021). Hip flexor injuries in the athlete. *Clinics in Sports Medicine*, *40*(2), 301–310.

Clarke, N. M. (2014). Developmental dysplasia of the hip: Diagnosis and management to 18 months. *Instructional Course Lectures*, *63*,

307–311.

Dewberry, M. J., Bohannon, R. W., Tiberio, D., et al. (2003). Pelvic and femoral contributions to bilateral hip flexion by subjects suspended from a bar. *Clinical Biomechanics (Bristol, Avon)*, *18*, 494–499.

Dostal, W. F., & Andrews, J. G. (1981). A three-dimensional biomechanical model of hip musculature. *Journal of Biomechanics*, *14*, 803–812.

Flack, N. A., Nicholson, H. D., & Woodley, S. J. (2014). The anatomy of the hip abductor muscles. *Clinical Anatomy*, *27*(2), 241–253.

Fuss, F. K., & Bacher, A. (1991). New aspects of the morphology and function of the human hip joint ligaments. *American Journal of Anatomy*, *192*, 1–13.

Gottschall, J. S., Okita, N., & Sheehan, R. C. (2012). Muscle activity patterns of the tensor fascia latae and adductor longus for ramp and stair walking. *Journal of Electromyography & Kinesiology*, *22*(1), 67–73.

Hidaka, E., Aoki, M., Izumi, T., et al. (2014). Ligament strain on the iliofemoral, pubofemoral, and ischiofemoral ligaments in cadaver specimens: Biomechanical measurement and anatomical observation. *Clinical Anatomy*, *27*(7), 1068–1075.

Higgins, B. T., Barlow, D. R., Heagerty, N. E., et al. (2015). Anterior vs. posterior approach for total hip arthroplasty, a systematic review and meta-analysis. *Journal of Arthroplasty*, *30*(3), 419–434.

Hollman, J. H., Hohl, J. M., Kraft, J. L., et al. (2012). Effects of hip extensor fatigue on lower extremity kinematics during a jump-landing task in women: A controlled laboratory study. *Clinical biomechanics*, *27*(9), 903–909.

Howell, M., Rae, F. J., Khan, A., et al. (2021). Iliopsoas pathology after Total hip arthroplasty: A young Person's complication. *Bone & Joint Journal*, *103-B*(2), 305–308.

Krebs, D. E., Elbaum, L., Riley, P. O., et al. (1991). Exercise and gait effects on in vivo hip contact pressures. *Physical Therapy*, *71*, 301–309.

Kurrat, H. J., & Oberlander, W. (1978). The thickness of the cartilage in the hip joint. *Journal of Anatomy*, *126*, 145–155.

Lee, S. P., Souza, R. B., & Powers, C. M. (2012). The influence of hip abductor muscle performance on dynamic postural stability in females with patellofemoral pain. *Gait & Posture*, *36*(3), 425–429.

Malloy, P., Neumann, D., & Kipp, K. (2019). Hip biomechanics during a single-leg squat: Five key differences between people with Femoroacetabular impingement syndrome and those without hip pain. *Journal of Orthopaedic & Sports Physical Therapy*, *49*, 908–916.

Malloy, P., Neumann, D., Leung, A., et al. (2021). Hip joint kinematic covariation during gait before and 1-year after hip arthroscopic surgery for Femoroacetabular impingement syndrome. *Frontiers in Surgery*, *8*, 614329.

Martin, H. D., Hatem, M. A., Kivlan, B. R., et al. (2014). Function of the ligamentum teres in limiting hip rotation: A cadaveric study. *Arthroscopy*, *30*(9), 1085–1091.

Nepple, J. J., Philippon, M. J., Campbell, K. J., et al. (2014). The hip fluid seal—Part II: The effect of an acetabular labral tear, repair, resection, and reconstruction on hip stability to distraction. *Knee Surgery Sports Traumatology Arthroscopy*, *22*(4), 730–736.

Neumann, D. A. (1989). Biomechanical analysis of selected principles of hip joint protection. *Arthritis Care Research*, *2*, 146–155.

Neumann, D. A. (1996). Hip abductor muscle activity in persons with a hip prosthesis while carrying loads in one hand. *Physical Therapy*, *76*, 1320–1330.

Neumann, D. A. (1998). Hip abductor muscle activity as subjects with hip prostheses walk with different methods of using a cane. *Physical Theraphy*, *78*, 490–501.

Neumann, D. A. (1999). An electromyographic study of the hip abductor muscles as subjects with a hip prosthesis walked with different methods of using a cane and carrying a load. *Physical Therapy*, *79*, 1163–1173.

Neumann, D. A. (2010). The actions of hip muscles. *Journal of Orthopaedic and Sports Physical Therapy*, *40*, 82–94.

Neumann, D. A. (2016). The hip. In S. Standring (Ed.), *Gray's anatomy (British edition): The anatomical basis of clinical practice* (41st ed.). St Louis: Elsevier.

Neumann, D. A. (2017). *Kinesiology of the musculoskeletal system: Foundations for physical rehabilitation* (3rd ed.). St Louis: Elsevier.

Neumann, D. A. (2021). A proposed novel action of the psoas minor: Invited commentary 9.2 in pelvic girdle, hip and thigh. In S. Standring (Ed.), *Gray's anatomy (British edition): The anatomical basis of clinical practice* (42th ed.). St Louis: Elsevier.

Neumann, D. A., & Garceau, L. R. (2015). A proposed novel function of the psoas minor revealed through cadaver dissection. *Clinical Anatomy*, *28*, 243–252.

Neumann, D. A., Soderberg, G. L., & Cook, T. M. (1988). Comparison of maximal isometric hip abductor muscle torques between hip sides. *Physical Therapy*, *68*, 496–502.

Pettit, M., Doran, C., Singh, Y., et al. (2021). How does the cam morphology develop in athletes? A systematic review and Meta-analysis. *Osteoarthritis and Cartilage*, *29*(8), 1117–1129.

Philippon, M. J., Devitt, B. M., Campbell, K. J., et al. (2014). Anatomic variance of the iliopsoas tendon. *American Journal Sports Medicine*, *42*, 807–811.

Philippon, M. J., Ejnisman, L., Ellis, H. B., et al. (2012). Outcomes 2 to 5 years following hip arthroscopy for femoroacetabular impingement in the patient aged 11 to 16 years. *Arthroscopy*, *28*(9), 1255–1261.

Philippon, M. J., Pennock, A., & Gaskill, T. R. (2012). Arthroscopic reconstruction of the ligamentum teres: Technique and early outcomes. *Journal of Bone & Joint Surgery—British*, *94*(11), 1494–1498.

Roach, K. E., & Miles, T. P. (1991). Normal hip and knee active range of motion: The relationship to age. *Physical Therapy*, *71*, 656–665.

Semciw, A. I., Green, R. A., Murley, G. S., et al. (2014). Gluteus minimus: An intramuscular EMG investigation of anterior and posterior segments during gait. *Gait & Posture*, *39*(2), 822–826.

Standring, S. (2016). *Gray's anatomy: The anatomical basis of clinical practice* (41st ed.). New York: Churchill Livingstone.

Stearns, K. M., & Powers, C. M. (2014). Improvements in hip muscle performance result in increased use of the hip extensors and abductors during a landing task. *American Journal Sports Medicine*, *42*(3), 602–609.

Wingstrand, H., Wingstrand, A., & Krantz, P. (1990). Intracapsular and atmospheric pressure in the dynamics and stability of the hip: A biomechanical study. *Acta Orthopaedica Scandinavica*, *61*, 231–235.

Zogby, A. M., Bomar, J. D., Johnson, K. P., et al. (2021). Nonoperative Management of Femoroacetabular Impingement in adolescents: Clinical outcomes at a mean of 5 years: A prospective study. *The American Journal of Sports Medicine*, *49*(11), 2960–2967.

膝关节的结构与功能

目标

- 识别膝关节相关骨骼及其主要骨骼特征。
- 描述膝关节的主要支撑结构。
- 描述膝关节的运动平面和旋转轴。
- 指出膝关节肌肉的近端和远端附着点。
- 列出膝关节肌肉的神经支配。
- 阐明膝关节肌肉的主要动作。

- 描述造成髌骨过度侧移的因素。
- 解释髌股关节压力如何随蹲姿深度而出现增减。
- 描述一种与腘绳肌紧张相关的生物力学结果。
- 解释跨多关节的膝关节肌肉主动和被动不足的原理。
- 描述髋关节与膝关节的联合运动如何使腘绳肌和股直肌有效产生力量。

关键术语

压力（compression forces）
膝过度外翻（excessive genu valgum）
伸肌滞后（extensor lag）
膝过伸（genu recurvatum）

膝外翻（genu valgum）
膝内翻（genu varum）
髌骨侧移（lateral tracking of the patella）
鹅足（pes anserinus）

Q 角（Q-angle）
旋锁机制（screw-home mechanism）

膝关节由胫股关节和髌股关节组成。如图 10.1 所示，胫股关节由股骨远端较大的股骨髁和相对平坦的胫骨近端形成。髌股关节由髌骨和股骨远端构成。这两个关节都是膝关节的解剖组成部分。

膝关节的运动发生在 2 个平面上：矢状面上的屈伸和水平面上的内旋、外旋。然而，大多数活动都要求膝关节在 2 个平面上同时发生运动，如跑步和快速转向等。此外，由于膝关节为下肢的中间关节，大多数日常动作，如从坐到站的转移，还需要髋和踝关节同时运动。这种运动学上的相互依赖现象在很多下肢的多关节肌，如腘绳肌、股直肌和腓肠肌中可见。膝关节、髋关节和踝关节在解剖学和运动学上的关系为许多膝关节康复治疗策略提供了基础。

与髋关节不同，构成膝关节的胫股关节缺少深凹的关节窝。因此，从骨性契合度来看，膝关节相对不稳定，需要许多强壮的韧带和肌肉加强膝关节的稳定性，但这也使这些软组织容易受伤。膝关节康复和评估的许多原则需要实施者对这些软组织的解剖学有扎实的认识。这些组织的解剖和功能是本章的一个重要主题。

骨骼学

股骨远端

股骨内、外侧髁（"髁"一词源自希腊语 kondylos，意为"关节"）是股骨远端的较大的圆形突起，与胫骨内、外侧髁形成关节。髁间窝是股骨髁间平滑的圆形区域，与髌骨后表面形成关节（图 10.2）。髁间切迹位于股骨远端的后下侧，分隔内外侧髁。髁间切迹形成了前后交叉韧带走行的通道。股骨内上髁和外上髁（图 10.3）分别是股骨内侧髁和外侧髁上可触及的骨性突起；这些突起是膝关节内、外侧副韧带的附着点。

胫骨近端

胫骨内、外侧髁的表面平滑且略浅，与股骨内、外侧髁形成关节（图 10.4）。胫骨内、外侧髁平坦的上表面常被称为胫骨平台。髁间隆起则是分离胫骨内、外侧髁的骨性突起。该结构还是前、后交叉韧带及内、外侧半月板的附着点。胫骨粗隆是位于胫骨近端前面的骨突，是股四头肌的远端附着点。

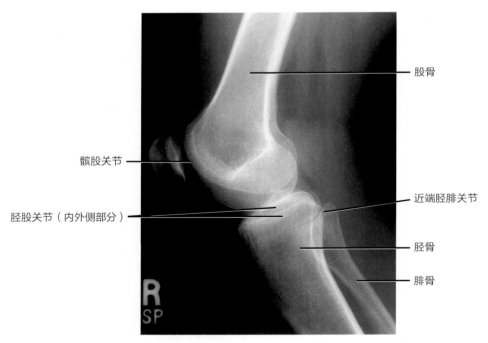

图 10.1　X 线片显示膝关节骨骼和相关关节（引自 Neumann DA: *Kinesiology of the musculoskeletal system: foundations for physical rehabilitation*, ed 2, St Louis, 2010, Mosby, Fig. 13.1.）

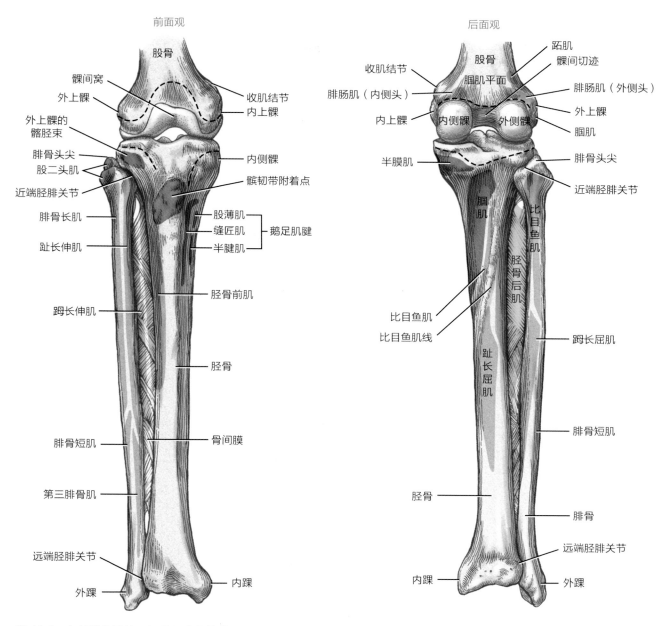

图 10.2 右侧股骨远端、胫骨和腓骨的前面观。肌肉近端附着点以红色表示，远端附着点以灰色表示（引自 Neumann DA: *Kinesiology of the musculoskeletal system: foundations for physical rehabilitation*, ed 2, St Louis, 2010, Mosby, Fig. 13.3A.）

图 10.3 右侧股骨远端、胫骨和腓骨的后面观。肌肉近端附着点以红色表示，远端附着点以灰色表示（引自 Neumann DA: *Kinesiology of the musculoskeletal system: foundations for physical rehabilitation*, ed 2, St Louis, 2010, Mosby, Fig. 13.3B.）

 思考
胫骨粗隆骨软骨病

　　跑步和跳跃等活动需要股四头肌产生较大的伸膝力。这些肌肉产生的力会通过髌腱对胫骨粗隆产生强烈的拉力。在青春期，过大的和过于频繁的股四头肌收缩可能会破坏胫骨未成熟骨的结构完整性。这会导致未成熟骨的骨片从胫骨粗隆上被拉出。这种情况被称为胫骨粗隆骨软骨病（Osgood-Schlatter Disease），常伴有疼痛和胫骨粗隆肿大。

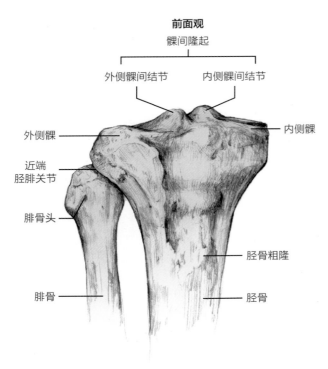

前面观

髁间隆起

外侧髁间结节　　内侧髁间结节

外侧髁

内侧髁

近端
胫腓关节

腓骨头

胫骨粗隆

腓骨

胫骨

图 10.4　胫骨髁、髁间隆起和胫骨粗隆的前面观

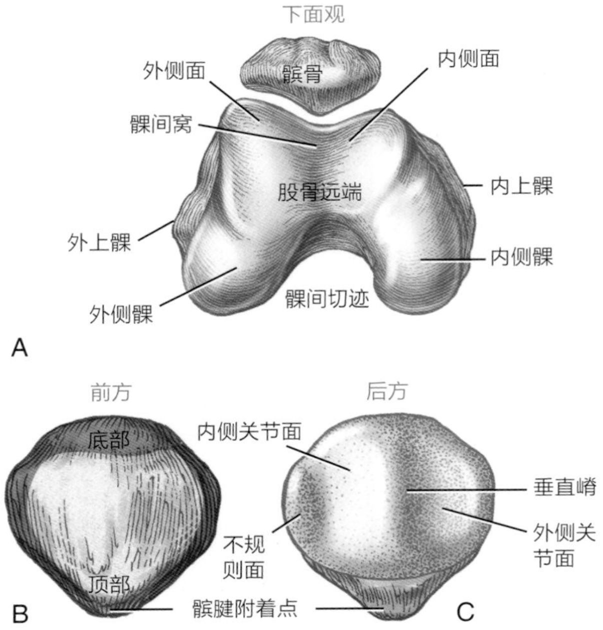

下面观

外侧面　　髌骨　　内侧面

髁间窝

股骨远端

外上髁　　内上髁

外侧髁　　内侧髁

髁间切迹

A

前方　　　　　　后方

底部　　内侧关节面

不规
则面　　　　　　　垂直嵴

顶部　　　　　　　外侧关
节面

髌腱附着点

B　　　　　　　　C

图 10.5　髌骨的 3 个不同视图：（Ａ）下面观，显示髌骨后方和股骨髁间切迹之间的关节面；（Ｂ）髌骨前面观；（Ｃ）髌骨后面观。股四头肌附着点以灰色表示，髌腱近端附着点以红色表示（改编自 Neumann DA: *Kinesiology of the musculoskeletal system: foundations for physical rehabilitation*, ed 2, St Louis, 2010, Mosby, Fig. 13.2 and 13.5.）

腓骨近端

　　腓骨（见图 10.4）是一根细而长的骨，沿着胫骨骨干外侧走行。腓骨头是腓骨的圆形上端，与胫骨的上外侧形成关节，构成了坚固的近端胫腓关节。腓骨头还是外侧副韧带（lateral collateral ligament, LCL）和股二头肌的远端附着点。

髌骨

　　髌骨，又被称为膝盖骨，是嵌入股四头肌腱内的一小块板状骨。因为髌骨位于股四头肌腱内，活动度很大，有异常滑动或半脱位的风险。髌股关节的稳定性，部分来自后方髌骨与股骨髁间窝的契合度（图10.5A）。髌骨的底部，或者说其"上极"，承接了股四头肌腱；顶部，或者说其"下极"，则承接了髌腱的近端（图 10.5B）。髌骨后侧关节面通过其内侧和外侧小面与股骨髁间窝构成关节。髌骨外侧面比内侧面更为陡峭，与股骨髁间窝的形状大致匹配（图 10.5C）。

关节学

一般特征

　　胫股关节和髌股关节都为膝关节的整体运动做出了独特的贡献。以步行为例，胫股关节的运动对于前行的下肢至关重要。胫股关节周围的结缔组织不仅引导了这些运动，还起到了稳定关节、吸收和传递力量的作用。膝关节周围的肌肉组织也是影响关节稳定性和减震的关键因素。

　　髌股关节保护了膝关节内脆弱的结构，同时延长了股四头肌的力臂，从而提高了该肌群产生伸膝力矩的潜力。股四头肌的强力收缩在髌骨和股骨之间产生等比例的巨大**压力**。在设计股四头肌的肌力训练或告知有膝关节疼痛或关节炎的患者如何避免损伤时，需要考虑到这些巨大的压力因素。

思考

髌骨的运动与稳定

髌骨在正常的膝关节运动学中起着重要的作用，负责执行以下任务：

- 传导股四头肌跨膝关节的力量
- 增大股四头肌的杠杆作用（内部力臂）

在正常的髌股关节运动中，当膝关节屈曲时，髌骨向远端滑动，当膝关节伸展时，髌骨向近端滑动（图 10.6A～C）。髌骨向近端和远端滑动时，它必须在股骨髁间窝内保持稳定。髌骨的解剖构造设计很适合这一功能需求。髌骨后方凸面与股骨髁窝的凹面贴合得十分紧密（图 10.6D）。股四头肌的强力收缩会自然地将髌骨向外侧拉。股骨外侧陡峭关节面和髌骨表面的匹配，有助于防止髌骨的外侧半脱位（脱臼）。髁间窝外侧扁平的人更容易发生髌股关节外侧半脱位。

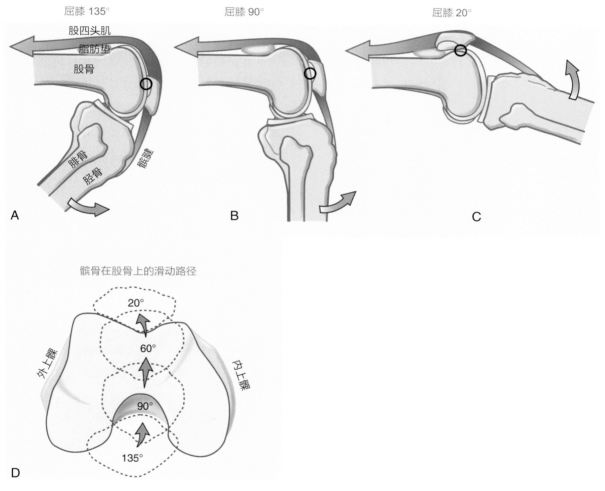

图 10.6　膝关节伸展时髌股关节的运动学表现。注意当髌骨上移路径，膝关节从屈曲 135°（A）到屈曲 90°（B），再到完全伸展前的 20°（C）。（D）显示了膝关节从屈曲 135° 到完全伸展前 20° 时，髌骨的移动路径和接触区域的前面观（引自 Neumann DA: *Kinesiology of the musculoskeletal system: foundations for physical rehabilitation*, ed 2, St Louis, 2010, Mosby, Fig. 3.23A-D.）

正常对齐

如图 10.7A 所示（已在第 9 章中讨论），股骨近端的 125° 颈干角将股骨干向中线引导，以最终在膝关节处与胫骨形成连结。由于在站立时胫骨所处位置基本是垂直的，股骨和胫骨之间的关节通常不会形成直线。如图 10.7A 所示，股骨和胫骨的外侧夹角通常为 170°~175°（股骨相对于胫骨向外侧偏出 15°~20°）。这种力学对线称为正常**膝外翻**。由于膝关节须调整以适应髋关节或踝关节的异常力学对线状况，所以该角度常常会发生变化。外侧夹角小于 170° 被认为是**过度膝外翻**，或被称为 X 形腿（图 10.7B）。大于 180° 的侧角则被称为**膝内翻**，呈现出 O 形腿（图 10.7C）。

支持结构

即使在承受较大的内部或外部压力时，膝关节也要保持稳定。除了肌肉以外，前、后交叉韧带，内、外侧副韧带，关节囊后部和半月板也能提供膝关节的稳定性。以下将描述这些重要结缔组织的结构和基本功能。表 10.1 总结了这些结构的主要功能，并列出了它们的常见损伤机制。

前、后交叉韧带

"交叉"二字描述了前交叉韧带和后交叉韧带在连接胫骨和股骨时交叉形成的字母 X 形（图 10.8）。交叉韧带这种前后走向结构在行走和跑步时，可抵抗巨大的前后向剪切力，以保持膝关节的稳定。因此，前交叉韧带和后交叉韧带是膝关节在矢状面上最重要的稳定装置。

前交叉韧带（anterior cruciate ligament, ACL）经常在足球、橄榄球或滑雪等运动项目中发生损伤，

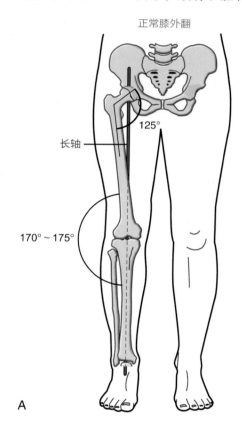

正常膝外翻

长轴

125°

170°~175°

A

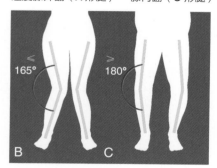

冠状面上的过度偏移

过度膝外翻（X 形腿）　　膝内翻（O 形腿）

< 165°　　> 180°

B　　C

图 10.7　膝关节在冠状面上的偏移。（A）正常膝外翻；（B）过度膝外翻；（C）膝内翻（引自 Neumann DA: *Kinesiology of the musculoskeletal system: foundations for physical rehabilitation*, ed 2, St Louis, 2010, Mosby, Fig. 13.6.）

前、后交叉韧带的主要功能

前交叉韧带

- 从开链运动的角度看，限制胫骨相对固定股骨的前移（图 10.9A）
- 从闭链运动的角度看，限制股骨相对固定胫骨的后移（图 10.9B）

后交叉韧带

- 从开链运动的角度看，限制胫骨相对股骨的后移（图 10.10A）
- 从闭链运动的角度看，限制股骨相对胫骨的前移（图 10.10B）

这是因为这些活动会在膝关节上产生巨大的旋转、侧向和过伸的合并力。后交叉韧带（posterior cruciate ligament, PCL）损伤较少，但可能与 ACL 同时发生断裂。断裂的交叉韧带通常需要手术来修复，一般的手术方法是用另一块肌腱（自体）或尸体取下的（异

体）的肌腱替换撕裂的韧带。无论是何种类型的重建手术，正确的术后康复和对重建韧带的保护方面都需要对 ACL 和 PCL 的解剖结构和功能有充分的了解。

表 10.1 总结了前交叉韧带和后交叉韧带的主要功能，如图 10.9 和 10.10 所示。

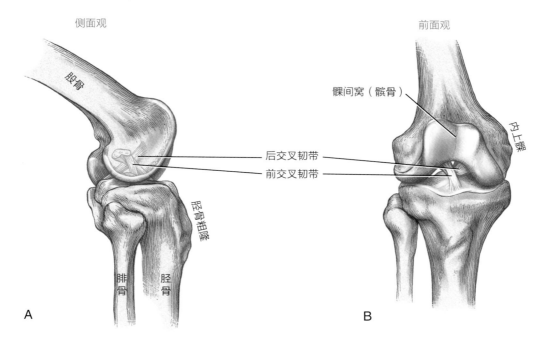

图 10.8 前交叉韧带和后交叉韧带。（A）侧面观；（B）前面观（引自 Neumann DA: *Kinesiology of the musculoskeletal system: foundations for physical rehabilitation*, ed 2, St Louis, 2010, Mosby, Fig. 13.19.）

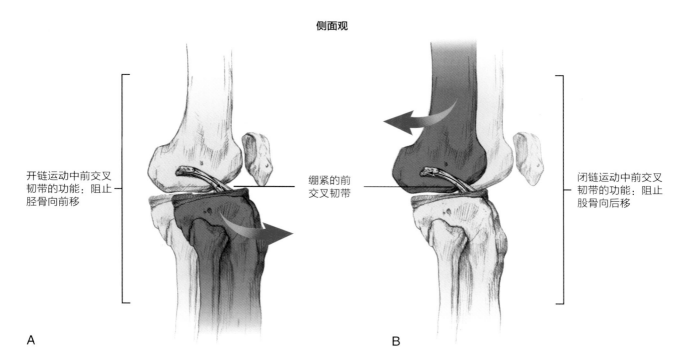

图 10.9 前交叉韧带在矢状面上的主要功能。（A）阻止胫骨相对于股骨前移；（B）阻止股骨相对于胫骨后移

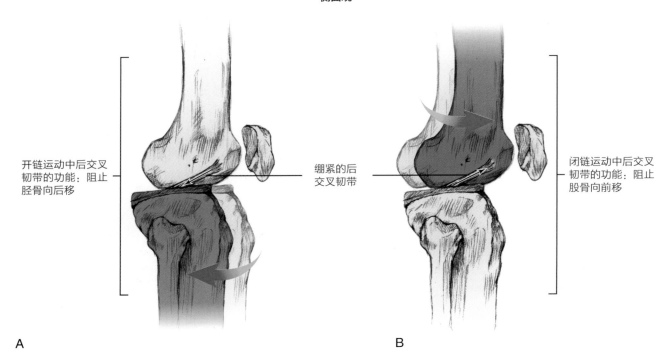

图 10.10 后交叉韧带在矢状面上的主要功能。(A)阻止胫骨相对于股骨后移;(B)阻止股骨相对于胫骨前移

表 10.1 膝关节支持结构的功能与损伤机制		
结构	功能	最常见的损伤机制
前交叉韧带	1. 阻止胫骨相对于固定的股骨前移或阻止股骨相对于固定的胫骨后移 2. 阻止过度伸膝 3. 阻止外翻和内翻变形和水平面上的过度旋转	1. 过伸 2. 在足固定于地面时受到过大的外翻力或内翻力 3. 上述任一机制合并膝关节处承受巨大扭转（旋转）力
后交叉韧带	1. 阻止胫骨相对于固定的股骨后移或股骨相对于固定的胫骨前移 2. 阻止过度屈膝 3. 阻止外翻和内翻变形和水平面上的过度旋转	1. 膝关节过度屈曲 2. "仪表板式损伤（dashboard injuries）"（即胫骨相对于股骨被强力向后推） 3. 严重的过伸（关节后侧出现大的间隙） 4. 在足固定于地面时受到过大的外翻力或内翻力 5. 上述任一机制合并膝关节处承受巨大扭转（旋转）力
内侧副韧带	1. 阻止膝外翻变形 2. 阻止过度伸膝	1. 在足固定于地面时受到过大的外翻力 2. 膝关节严重过伸
外侧副韧带	1. 阻止膝内翻变形 2. 阻止过度伸膝	1. 在足固定于地面时受到过大的内翻力 2. 膝关节严重过伸
关节囊后部	阻止膝关节过度伸展	严重过伸
内侧半月板和外侧半月板	1. 提高胫股关节的整体契合度 2. 分散通过膝关节的挤压力和剪切力	1. 膝关节受到极端的外翻力或内翻力 2. 膝关节极端旋转，尤其受到较大的挤压力时

临床见解
为什么前交叉韧带重建术后要经常避免膝关节主动完全伸展

许多 ACL 的术后康复方案中要求膝关节避免主动或用力从屈曲 40° 到完全伸展。这些限制的基本原理在肌动学上本属自然，因为在上述活动范围内股四头肌收缩会产生前向剪切力，拉动胫骨相对于股骨向前移动（图 10.11）。ACL 的主要功能之一即是抵抗胫骨相对于股骨的前向剪切力。因此，作为一种保护措施，在 ACL 重建术后康复的早期阶段，通常要避免做影响新移植物完整性的运动，如避免较大阻力的末端伸膝运动（开链）。在这段时间里，治疗师会设计促进膝关节周围肌肉共同收缩的伸膝运动，如监督下的短弧浅蹲。如果患者康复进展顺利，后期康复可进行安全、平衡的开链和闭链伸膝运动。治疗师必须随时监测患者是否有 ACL 重建术后并发症，如疼痛加重、肿胀和关节不稳，以及持续的股四头肌萎缩。

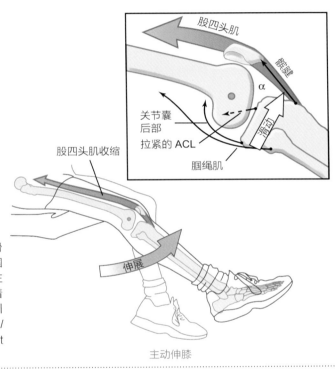

图 10.11　股四头肌收缩伸膝，并使得胫骨相对股骨向前滑动。膝关节伸展也拉长了大部分的 ACL、关节囊后部、腘绳肌、侧副韧带和相邻关节囊（最后两个结构未描述）。注意，在大部分伸膝末端范围内，股四头肌和 ACL 都存在着相互拮抗的关系（髌腱和胫骨之间的止点角用 α 表示）（引自 Neumann DA: *Kinesiology of the musculoskeletal system: foundations forphysical rehabilitation*, ed3, St Louis, 2017, Mosby, Fig. 13.20A.）

内、外侧副韧带

内、外侧副韧带加强了膝关节关节囊的内外侧稳定（图 10.12A）。这些韧带是膝关节冠状面上的主要稳定结构，抵抗产生过度膝内外翻的力量。

宽且平的内侧副韧带（medial collateral ligament, MCL）横跨了膝关节内侧，位于股骨内上髁和胫骨近端内侧之间。MCL 的主要功能是抵抗外翻力（图 10.12B）。MCL 的部分纤维附着在内侧半月板上，因此，MCL 的损伤也可能涉及内侧半月板的损伤。

外侧副韧带（lateral collateral ligament, LCL）是一个圆形条索状韧带，其跨过膝关节外侧，附着于股骨外上髁和腓骨头。LCL 的主要功能是抵抗内翻力（图 10.12C）。

尽管在行走或奔跑时，膝关节在冠状面上受到的压力很小，但快速转向或巨大的外力冲击往往会损伤侧副韧带，尤其是 MCL。例如，橄榄球运动员从侧边被抢断（图 10.13），在其足部与地面紧密接触时，膝关节外侧受到的向内的力会造成强烈的膝外翻——该情况经常会造成 MCL 撕裂。

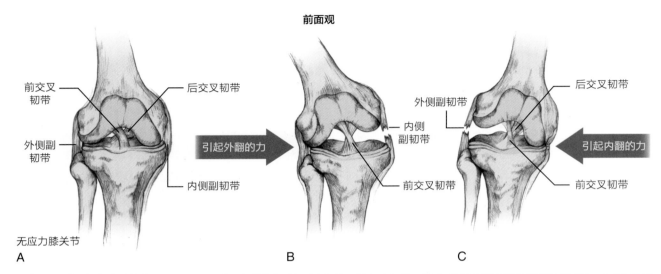

前面观

图 10.12 （A）右膝关节前面观，展示了内、外侧副韧带，以及前、后交叉韧带；（B）引起内侧副韧带断裂的外翻力；（C）引起外侧副韧带断裂的内翻力

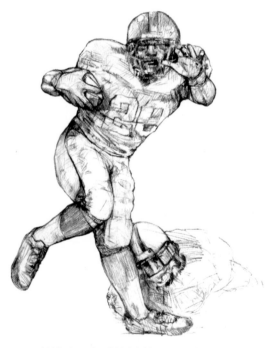

图 10.13 橄榄球运动员被侧边抢断时，膝关节外侧在伸展状态下受到撞击，产生一个巨大的可引起膝关节外翻的力

副韧带的主要功能

- 内侧副韧带：抵抗引起膝外翻的力
- 外侧副韧带：抵抗引起膝内翻的力
- 完全伸膝时两条韧带全部绷紧，以协助膝关节的锁定

 思考
"恐怖三联征"

"恐怖三联征"是指前交叉韧带、内侧副韧带和内侧半月板同时损伤。这种损伤通常发生在足部固定于地面，近乎或处于完全伸展的膝关节遭到巨大的旋转和外翻力时。值得注意的是，此时会形成一股三合一的力量（旋转、外翻和伸展），造成膝关节结构损伤的"恐怖三联征"。

内、外侧半月板

除了提供膝关节主要的内外侧稳定外，侧副韧带还会在完全伸展时变得紧张。因牵张韧带所形成的张力增加现象有助于站立时的伸膝锁定——这一机制可以让股四头肌获得间歇性的休息。然而，韧带张力的增加也会增加受伤的可能性。当膝关节完全伸展时，MCL 处于被牵伸的状态，冲击发生时更加接近其断裂点处。

内、外侧半月板是新月形的纤维软骨盘，其位于胫骨内侧髁和外侧髁的顶部（图 10.14）。这些结构在吸收由肌肉收缩和体重产生的对膝关节的压力上起着重要的作用。步行时，膝关节内的压力通常会达到体重的 2~3 倍。半月板将关节接触面积增加了近 3 倍，并在负重时向外延展，显著降低了膝关节内的压力。同时，杯状的半月板还"加深"了膝关节的关

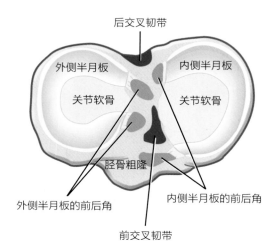

图 10.14　胫骨上面观，显示内外侧半月板的形状（引自 Neumann DA: *Kinesiology of the musculoskeletal system: foundations for physical rehabilitation*, ed 2, St Louis, 2010, Mosby, Fig. 13.11B. ）

节面，可改善关节运动学表现，并进一步稳定关节。

内侧半月板的一部分附着在 MCL 上。因此，MCL 上过大的应力或形变也可能损害内侧半月板。

> 半月板的主要功能
> - 作为膝关节的减震装置，减少摩擦和分散挤压力
> - 增加关节接触面积，以降低关节内的压力
> - 改善关节吻合度
> - 提升正常的关节运动学表现

关节囊后部

膝关节囊后部的主要作用是防止膝过伸。关节囊后部由 2 条主要韧带或增厚的软组织构成：腘弓状韧带和腘斜韧带（图 10.16）。

由于肌力的不平衡，许多肌肉骨骼疾病会引起明显的膝过伸。与肘关节不同，膝关节完全伸展时无骨块作为屏障。在长时间过伸力的作用下，膝关节囊后部可被过度拉伸。膝关节明显过伸称为**膝过伸**，这种情况会使膝关节囊后部和许多其他结构被拉伤。

运动学

胫股关节的骨骼运动学

胫股（膝）关节有 2 个自由度：屈曲和伸展，内

思考
半月板损伤和愈合

半月板的主要作用是吸收和分散由膝关节传递的巨大压力。然而，这些纤维软骨结构容易因股骨髁在胫骨上扭转或"研磨"而受到损伤。一旦受伤，半月板可能无法完全愈合。尤其是内 1/3 的结构，这是由于该区域供血不足（图 10.15）：

- 内 1/3：基本上无血管滋养
- 中 1/3：血供较差
- 外 1/3：血供良好

半月板外 1/3 的损伤可不经手术就能治愈——因为它的血液供应相对良好。

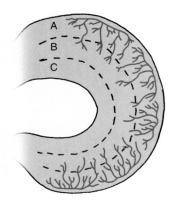

图 10.15　半月板的血供。外区（A）血供良好，中区（B）血供较差，内区（C）血供很少甚至没有（改编自 Shankman G: *Fundamental orthopedic management for the physical therapist assistant*, ed 3, St Louis, 2011, Mosby, Fig. 18.20A. ）

旋和外旋。

屈曲与伸展发生在矢状面上，围绕内外轴进行。活动范围从约 5° 的膝关节过度伸展到 130°～140° 膝关节屈曲。如图 10.17 所示，从开链（胫骨相对于股骨）或闭链（股骨相对于胫骨）的角度看，膝关节的活动范围是相同的。唯一的区别在于哪根是固定骨，哪根是移动骨。

膝关节的内外旋发生在水平面上，围绕着垂直轴（纵轴）旋转。这种运动也称为自转，这里涉及胫骨和股骨之间的旋转（图 10.18）。膝关节屈曲时，可进行 40°～50° 的旋转（表 10.2）；但是，当膝关节完全伸展时，两根骨之间基本上不会发生旋转。

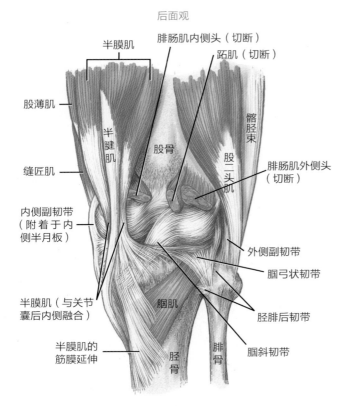

后面观

半膜肌
腓肠肌内侧头（切断）
跖肌（切断）
股薄肌
半腱肌
股骨
髂胫束
缝匠肌
股二头肌
腓肠肌外侧头（切断）
内侧副韧带（附着于内侧半月板）
外侧副韧带
腘弓状韧带
半膜肌（与关节囊后内侧融合）
腘肌
胫腓后韧带
半膜肌的筋膜延伸
腘斜韧带
胫骨
腓骨

图 10.16　右侧膝后面观，显示其后关节囊（包括组成其的腘弓状韧带和腘斜韧带）（改编自 Neumann DA: *Kinesiology of the musculoskeletal system: foundations for physical rehabilitation*, ed 2, St Louis, 2010, Mosby, Fig. 13.9.）

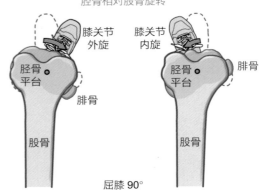

水平面内 / 外（轴向）旋转

胫骨相对股骨旋转

膝关节外旋　膝关节内旋

胫骨平台　腓骨　胫骨平台　腓骨

股骨　股骨

屈膝 90°

图 10.18　右侧膝内 / 外旋（轴向）旋转（引自 Neumann DA: *Kinesiology of the musculoskeletal system: foundations for physical rehabilitation*, ed 2, St Louis, 2010, Mosby, Fig. 13.14A.）

表 10.2　膝关节骨骼运动学

运动	旋转轴	运动平面	正常 ROM
屈曲 伸展	内外轴，穿过股骨髁	矢状面	0°～140° 0°～5° 过伸
内旋 外旋	垂直轴（纵轴）	水平面	0°～15°（屈膝） 0°～30°（屈膝）

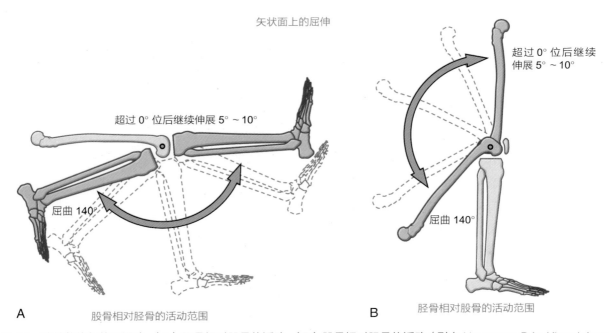

矢状面上的屈伸

超过 0° 位后继续伸展 5°～10°

屈曲 140°

A　股骨相对胫骨的活动范围

超过 0° 位后继续伸展 5°～10°

屈曲 140°

B　胫骨相对股骨的活动范围

图 10.17　膝关节的矢状面运动。（A）胫骨相对股骨的活动；（B）股骨相对胫骨的活动（引自 Neumann DA: *Kinesiology of the musculoskeletal system: foundations for physical rehabilitation*, ed 2, St Louis, 2010, Mosby, Fig. 13.13.）

膝关节的闭链（股骨相对胫骨）自转是一个重要的但往往被忽略的运动。例如，想象在跑步时进行90°的急停动作。当足部和与其连接的胫骨固定在地面上时，旋转的股骨为整个躯干和上半身提供一个水平面上的支点。当股骨相对于固定的胫骨加速或减速时，膝关节的肌肉和韧带需要承受很大的力。这种巨大的负荷，多少可以解释为何在与急速运动相关的急停动作中，膝关节损伤的发生率较高。

思考
前交叉韧带损伤的常见机制

　　前交叉韧带是最常发生完全断裂的膝关节韧带。大约一半的前交叉韧带损伤发生在15～25岁之间，且最常发生在譬如橄榄球、篮球、足球或滑雪等体育运动中。然而，值得注意的是，近70%的运动相关的前交叉韧带损伤，发生在非接触性或最小接触性运动中。大多数非接触性损伤发生在个体跳跃落地或转向时急速减速的时候，如当下肢固定于地面时向左或向右"急停"。有研究明确提出，合并以下3个生物力学因素时，前交叉韧带会处于受伤的高风险中：①当膝关节处于轻度屈曲或完全伸展时股四头肌强烈收缩；②膝关节出现明显的"外翻塌陷"；③膝关节过度外旋

（通常发生在股骨相对于固定的胫骨过度内旋时）。

　　图10.19展示了一名年轻健康女性跳跃落地的瞬间，此种情况下前交叉韧带受伤的风险很高。需要特别注意的是，膝关节极度外翻的姿势结合了股骨相对于胫骨的内旋（膝关节外旋）。有证据表明，髋外展肌和外旋肌的无力（以及同样重要的控制不良）会导致膝关节"外翻塌陷"。因此，与运动员一起进行前交叉韧带预防损伤项目的临床医生，通常会针对髋外展肌和外旋肌施行肌力训练和神经肌肉再教育技术，以帮助运动员对膝关节进行动态控制。

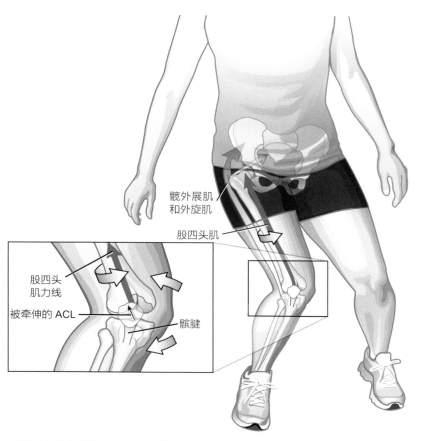

图10.19　图示一名年轻健康女性跳跃落地的瞬间。请注意，由于股骨相对于固定的胫骨过度内旋，导致膝关节过度外翻和外旋。左侧小图展示了前交叉韧带（ACL）和股四头肌力线的张力增加。注意，同样造成ACL过度紧张的生物力学因素会将髌骨推向外侧（引自 Neumann DA: *Kinesiology of the musculoskeletal system: foundations for physical rehabilitation*, ed 2, St Louis, 2010, Mosby, Fig. 13.21. ）

胫股关节的关节运动学

图 10.20 展示了膝关节伸展时伴随着相同方向的滚动和滑动的关节运动学表现。这些关节开链运动是以胫骨髁凹面围绕股骨髁凸面旋转为基础的。然而，对于闭链伸展运动，其关节运动则基于相反方向的滚动和滑动的关节运动模式（图 10.20B）。股骨髁的前向滚动必须伴有后向滑动——否则，股骨（理论上）将会从胫骨平台的前部滚落。尽管图中未展示，但膝关节屈曲的关节运动学表现与膝关节伸展本质上相同，只是运动方向相反。

胫股关节的关节面形状，使其在进行屈曲和伸展时会伴有轻微的自发的旋转运动。当它接近完全伸展时，膝关节会外旋 10°～15°。这种自发性的旋转（以胫骨相对于股骨的位置来定义）有助于锁定膝关节，即所谓的**旋锁机制**。这种旋锁机制会发生在胫骨在股骨上旋转，或股骨在相对于固定的胫骨上旋转的时候。无论哪种情况，这种旋转都有助于将膝关节锁定在伸展位置（见图 10.20）。

髌股关节

髌股关节由髌骨光滑的后表面和股骨髁间窝构成。许多日常活动，如上楼梯或从坐位站起，都需要股四头肌产生强大的主动伸膝力矩。这些大力矩因髌骨而增强，通常在跑步、跳跃或攀爬等运动时快速加速股骨（和整个身体）向上运动。

完整的髌骨为股四头肌创造了一个 2 英寸（约 5cm，1 英寸≈2.5cm）的内部力臂。为了便于讨论，我们假设股四头肌可以产生 250 磅（约 113 kg，1 磅 ≈0.45 kg）的最大力量。通过髌骨提供的力臂，股四头肌的力得以转换为 500 磅·英寸（226 kg × 5 cm）的伸膝力矩。然而，想象一下接受了髌骨切除术后的膝关节（一种切除髌骨的手术），通常是在严重骨折后实施的。在没有髌骨的情况下，股四头肌的内部力臂减少到 1.5 英寸（约 3.8 cm）。在当股四头肌同样能提供 250 磅（113 kg）的力且用力一致时，伸膝力矩减少到了 375 磅·英寸（113 kg × 3.8 cm = 429.4 kg·cm）的水平。根据患者的日常活动需求，最大伸膝力矩的缺失（125 磅·英寸）可能会为其带来非常大的影响。

总的来说，髌骨使股四头肌产生力矩的能力提高了约 25%。换句话说，在接受髌骨切除术后，股四头肌必须额外产生 25% 以上的力量，才能产生和术前一样的伸膝力矩。长此以往，增加肌肉力量可能会导致肌肉疲劳，也可能损害髌股关节或胫股关节。

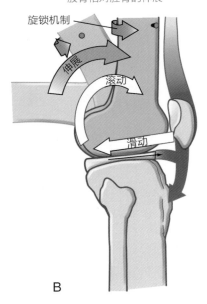

图 10.20　膝关节主动伸展的关节运动学表现。（A）胫骨相对股骨的活动；（B）股骨相对胫骨的活动（引自 Neumann DA: *Kinesiology of the musculoskeletal system: foundations for physical rehabilitation*, ed 2, St Louis, 2010, Mosby, Fig. 13.16.）

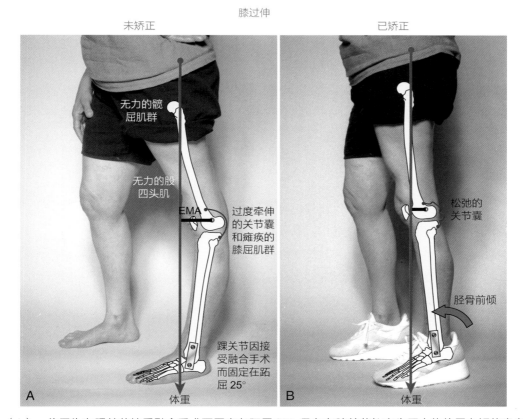

临床见解
改变踝关节的位置进而改变膝关节的生物力学状态

站立时，踝关节的位置有助于确定腿的位置，并最终确定膝关节的位置。这一密切联系的运动学可通过浅蹲姿势进行观察，注意腿部的前向运动（胫骨相对于踝关节）如何引起膝关节屈曲。将下肢（在踝关节处）向后旋转可使膝关节伸展。这些运动关联往往会有重要的临床结果。举例如下。

图 10.21A 所示为一个左侧踝关节融合术后固定于跖屈 25° 位的案例。脊髓灰质炎导致患者左侧踝关节肌肉完全麻痹，因此实施了踝关节融合术，以提高关节稳定性。由此产生的小腿后移（倾斜）使体重重力线移到关节内外旋转轴的前方。这使重力的作用力臂变长［参见图中的外部力臂（EMA）］，从而在膝关节产生一个强大的伸展力矩。经年累月，该伸展力矩导致患者的关节囊后部长期处于过度拉伸状态，进而造成膝关节过伸（见图 10.21A）。为了纠正这种紧张的姿势，治疗者为患者提供了后跟增高鞋，使胫骨向前倾斜（图 10.21B）。在承重时，胫骨和股骨的力学对线变好，膝关节相对笔直。经过矫正，其下肢功能得到了较大的改善，同时也消除了膝关节后部结构的张力。

膝过伸

未矫正   已矫正

无力的髋屈肌群

无力的股四头肌

EMA

过度牵伸的关节囊和瘫痪的膝屈肌群

松弛的关节囊

胫骨前倾

踝关节因接受融合手术而固定在跖屈 25°

A   体重   B   体重

图 10.21 （A）一位因为左踝关节接受融合手术而固定在跖屈 25° 且在左膝关节处产生巨大的伸展力矩的患者。（B）患者穿上后跟增高鞋来减少膝过伸。EMA（external moment arm），外部力臂（引自 Neumann DA: *Kinesiology of the musculoskeletal system: foundations for physical rehabilitation*, ed 2, St Louis, 2010, Mosby, Fig. 13.38.）

肌肉和关节的相互作用

膝关节肌肉的神经支配

膝关节的肌肉由 3 种不同的神经支配（见表 10.3）：①股神经；②坐骨神经；③闭孔神经（见第 9 章，图 9.20 和 9.21）。股神经是股四头肌唯一的神经支配来源，股神经的撕裂或其他损伤可导致膝伸肌的完全瘫痪。坐骨神经有两个分支：①胫神经；②腓总神经。坐骨神经的胫侧部分支配着腘绳肌的大部分：半腱肌、半膜肌和股二头肌长头。坐骨神经的

表 10.3 膝关节肌肉的神经支配

神经支配	肌肉
股神经	股直肌 股内侧肌 股外侧肌 股中间肌 缝匠肌
坐骨神经（胫侧支）	腘绳肌 • 半腱肌 • 半膜肌 • 股二头肌长头
坐骨神经（腓侧支）	股二头肌短头
闭孔神经	股薄肌
胫神经	腓肠肌 腘肌 跖肌

腓侧部分则支配着股二头肌短头。闭孔神经沿大腿内侧走行，支配着股薄肌。

膝关节肌肉

膝关节肌肉可分为两大类：膝伸肌和膝屈肌。虽然这些肌肉都会执行许多独立的运动，但大多数情况下，它们会共同作用，最大限度地控制膝关节的运动。例如，膝伸肌的单独收缩对膝关节旋转的控制较小，但在引导髌骨在股骨髁间窝内的路径（轨迹）方面起着主要作用。相反，膝屈肌的单独收缩对膝关节的屈曲和旋转运动起着主要的控制作用，但对髌骨轨迹影响很小。然而，像从坐位站起这样的常见动作需要同时激活股四头肌和腘绳肌。本章后面将描述这些肌肉的相互作用。

膝伸肌：股四头肌

股四头肌是描述由 4 块膝伸肌所组成的肌群的术语。这组肌群包括股直肌、股外侧肌、股内侧肌和股中间肌。尽管这 4 块肌肉起自股骨或骨盆的不同部位，但它们结合在一起，并作为一个整体通过髌腱附着在胫骨粗隆上。等长收缩时，股四头肌有助于稳定和保护膝关节。离心收缩时，股四头肌可以控制身体的下降速度，如从站缓慢过渡到坐的过程。向心收缩时，股四头肌可以加速膝关节的伸展，这个过程通常与髋关节的伸展一同发生，如跳跃动作。

股四头肌的 4 块肌肉会从不同的拉力线来产生膝伸展（图 10.22）。然而，每一块肌肉都通过髌腱和髌骨传递其各自的力量。如后文所述，股四头肌的任一肌肉产生的力必须相互平衡，髌骨才能自然滑动。髌骨的最佳滑动轨迹是在股骨髁间窝上下移动时，尽可能使髌骨及其相关软骨上的压力越小越好。

膝伸肌（股四头肌）
- 股直肌
- 股外侧肌
- 股内侧肌
- 股中间肌

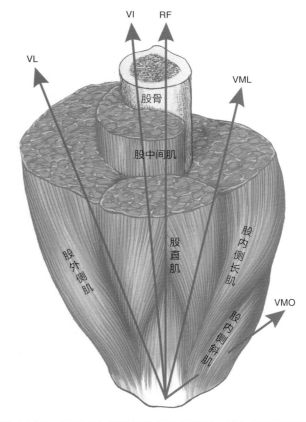

图 10.22 展示了右侧股四头肌的横截面。箭头表示股四头肌各肌肉的大致拉力线：股外侧肌（vastus lateralis, VL）、股中间肌（vastus intermedius, VI）、股直肌（rectus femoris, RF）、股内侧长肌（vastus medialis longus, VML）和股内侧斜肌（vastus medialis obliquus, VMO）。（引自 Neumann DA: *Kinesiology of the musculoskeletal system: foundations for physical rehabilitation*, ed 2, St Louis, 2010, Mosby, Fig. 13.24.）

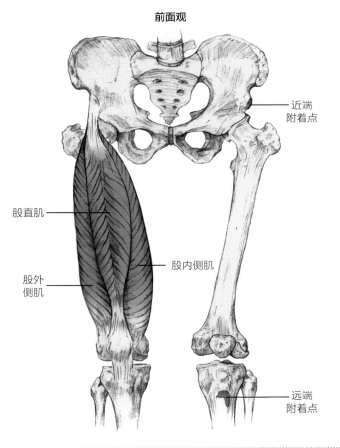

前面观

近端附着点

股直肌

股内侧肌

股外侧肌

远端附着点

股直肌

近端附着点： 髂前下棘。

远端附着点： 胫骨粗隆。

神经支配： 股神经。

动作：
- 膝关节伸展
- 髋关节屈曲

注释： 因为这块肌肉从髋关节和膝关节的前面跨过，所以它同时有着屈髋和伸膝的作用。此长型双羽状肌是腘绳肌唯一真正的拮抗肌——腘绳肌是伸髋和屈膝的肌肉。

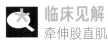

临床见解
牵伸股直肌

如前所述，股直肌收缩可以伸展膝关节和屈曲髋关节。想要最大限度地牵伸该肌肉则需要让它处于与上述的两个动作相反的位置。因此，通过伸髋和屈膝可以牵伸股直肌。

为了最大限度地牵伸股直肌，临床工作者必须密切注意牵伸过程中可能出现的骨盆前倾。例如，图10.23A展示出了骨盆不稳定的情况下牵伸股直肌的情形。在这种情况下，股骨被向后拉，在伸展髋关节的同时，骨盆向前倾斜。骨盆的前倾（本质上是髋关节的屈曲运动）抵消了股直肌的部分牵伸作用。图10.23B中展示了对这一牵伸过程的矫正。图中展示了牵伸者腹肌强烈收缩，以"保持"骨盆处于后倾状态。在骨盆稳定的情况下，股骨的后伸可使股直肌得到更有效的牵伸。

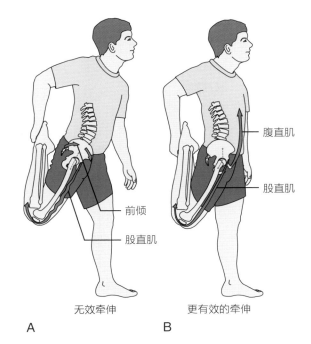

腹直肌

股直肌

前倾

股直肌

无效牵伸

更有效的牵伸

A

B

图 10.23 （A）股直肌的无效牵伸，因为实际发生的髋关节伸展很小。（B）更有效的股直肌牵伸。髋关节后伸时，骨盆由腹直肌来稳定

[图　谱]

前面观

近端附着点
远端附着点

股外侧肌
股内侧肌

股中间肌

股中间肌

股内侧肌

股外侧肌

股直肌（切断）

股四头肌 4 个头的远端附着点

为了便于观察，股外侧肌、股中间肌、股内侧肌，股直肌被切断

股内侧肌

近端附着点：　股骨粗线内侧唇和股骨粗隆间线。
远端附着点：　胫骨粗隆。
神经支配：　股神经。
动作：　膝关节伸展。
附注：　随着肌肉朝着髌骨方向走行，逐渐分成两个不同的纤维群：股内侧长肌（VML）和股内侧斜肌（VMO）（见图 10.22）。股内侧长肌纤维的纵轴与中线成 18° 角，使大部分伸膝力量几乎与股骨平行。然而，股内侧斜肌的纤维则以与中线成 50° ~ 55° 的角度向髌骨靠近。股内侧斜肌斜向的走行对髌骨施加了一个向内的拉力，以抵抗股外侧肌产生的将髌骨向外侧拉的强大力量。理想情况下，这两种力在膝关节上是平衡的，使得髌骨以最佳的轨迹进行运动。

股外侧肌

近端附着点：　股骨粗线外侧唇、粗隆间线和臀肌粗隆外侧区。
远端附着点：　胫骨粗隆。
神经支配：　股神经。
动作：　膝关节伸展。
附注：　股外侧肌是股四头肌中最大的，因此也是力量最强的。其肌力的很大一部分是指向外侧的；这在一定程度上解释了为什么髌骨的异常轨迹或脱位最常发生在外侧。

股中间肌

近端附着点：　股骨干前上 2/3。
远端附着点：　胫骨粗隆。
神经支配：　股神经。
动作：　膝关节伸展。
注释：　股中间肌是股四头肌中位置最深的肌肉，其位于股直肌的深层。

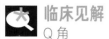

临床见解
Q角

　　Q角描述了股四头肌相对于膝关节整体力线情况。这个角度可以为寻找髌股关节异常运动（或轨迹）的原因提供线索。这个位于冠状面的角可以通过如下方法测量。

- 轴：膝关节中点
- 固定臂：从中点指向髂前上棘
- 活动臂：从中点指向胫骨粗隆

　　Q角（即股四头肌角）通常为 13°～15°（图10.24A），这反映了膝关节的正常膝外翻姿势。Q角的大小影响股四头肌收缩时作用在髌骨上的相对侧向拉力。Q角越大，作用在髌骨上的外侧力则越大。如图 10.24B 所示，股四头肌收缩会在髌骨上产生与股四头肌的强度和膝关节外翻程度成比例的外侧向"弓弦力"。正常情况下，许多因素，如股内侧斜肌指向内侧的拉力和髌骨内侧支持带纤维，都有助于抵消髌骨上自然的外侧向拉力（图 10.24B）。然而，需要理解的是，图 10.24B 中所示的任何一种力都会影响作用在髌骨上的力的整体方向。例如，如果髂胫束或髌骨外侧支持带的纤维变得紧绷，它们将在髌骨上产生更大的外侧向作用力。相反，如果髂胫束或髌骨外侧支持带松弛或撕裂，则外侧向力减小，导致髌骨受到相对的内侧向作用力的影响。

　　有趣的是，女性的 Q 角略大于男性。增大的 Q 角（和其引起的膝外翻）会使得作用在髌骨上的外侧向"弓弦力"相对增大。这可能是女性髌骨外侧脱位及髌股关节疼痛发生率较高的原因。

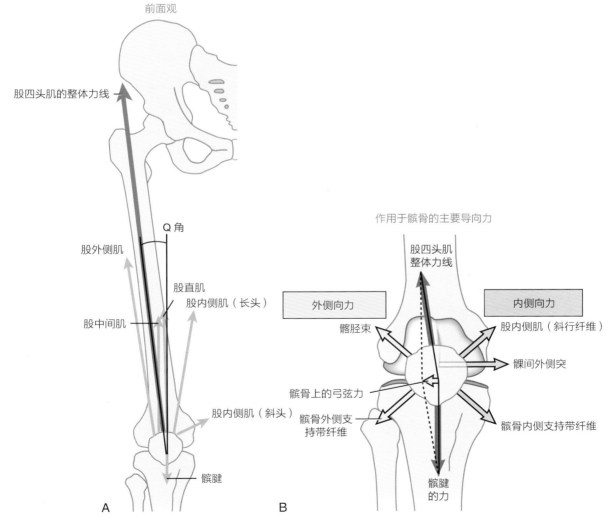

图 10.24 （A）通过 Q 角描述出的股四头肌的整体力线情况。（B）描述作用于髌骨上局部产生的力量（引自 Neumann DA: *Kinesiology of the musculoskeletal system: foundations for physical rehabilitation*, ed 2, St Louis, 2010, Mosby, Fig. 13.29A and 13.30. ）

功能考量

髌骨过度侧移

正常情况下，髌骨在髁间窝内的运动轨迹，没有过度的内外侧偏移。正常的轨迹使髌骨和股骨之间接触面积最大且应力最小。然而，髌骨的轨迹异常是一种比较常见的问题，过度侧移尤为常见。

髌骨过度侧移增加了髌股关节内的压力和摩擦力。这可能导致包括疼痛、炎症和关节退行性变的问题；在严重的情况下，髌骨甚至会向外侧脱位。临床上通常将可能导致髌骨过度外移的因素分为源自膝关节的内在因素或源自膝关节近端或远端的外在因素（专栏10.1）。临床医生了解这些因素有助于确定更有效的治疗策略。

深蹲时髌股关节内压力增加

髌股关节疼痛是膝关节最常见的临床症状之一。此类患者的一个共同特点是髌股关节不能承受过大的压力。通常，临床医生会建议髌股关节疼痛患者避免或限制其下蹲，以减少髌骨后侧受到过度压迫和出现继发磨损。如图10.26A所示，下蹲会使体重的力线处于膝关节内外轴的后方。为了保证下蹲的稳定，股四头肌必须产生强烈的收缩——这会产生一种将髌骨压入股骨髁间的巨大压力。图10.26B展示了同一个人的深蹲表现。如前所述，深蹲动作会使体重的力线远远落在内外轴的后方，相应地，对股四头肌力量需求也显著增大了。伸膝肌力量的增加导致通过髌股关节的压力成比例地大幅度增加（见图10.26B）。这些巨大的压力可能导致髌股关节疼痛和炎症反应增多，特别是膝关节有其他问题存在时（如膝骨关节炎）。

膝屈肌

膝屈肌包括腘绳肌、股薄肌、缝匠肌、腓肠肌、跖肌和腘肌。有趣的是，大多数膝屈肌也会使膝关节内旋或外旋。这一系列重要的动作将在下一节讨论。

临床见解
伸肌滞后

在膝关节手术或受损后，患者常常很难让股四头肌进行最后15°~20°的主动伸膝活动。临床上这种损伤被称为伸肌滞后。这种现象会对下肢功能产生不利的影响。

阻碍膝关节进行完全伸展运动的原因通常是膝关节内的积液（肿胀）。肿胀增加了关节内的压力，这从生理层面上阻碍了膝关节的充分伸展。特别是在伸展过程的终末段时——此时关节内的压力最大。此外，关节内压力的增加会还导致支配股四头肌的神经抑制，进而阻止肌肉的充分激活。因此，设法减轻膝关节的肿胀对膝关节的康复起着重要作用。

膝屈肌
- 半膜肌
- 半腱肌
- 股二头肌（长头和短头）
- 股薄肌和缝匠肌
- 腓肠肌和跖肌
- 腘肌

腘绳肌

半腱肌、半膜肌和股二头肌（长头和短头）构成了腘绳肌（图10.27）。

作为最主要的膝屈肌，腘绳肌覆盖了大腿后部。除了股二头肌的短头外，腘绳肌也会参与髋关节的伸展。因为4块腘绳肌中有3块跨过了髋关节与膝关节，所以髋关节（和膝关节）的位置会显著影响这些肌肉的活动长度。因此，腘绳肌的延伸性和能产生的最大肌力都高度依赖髋关节的位置。该内容在本章后面将再次讨论。尽管之前的章节介绍了腘绳肌的具体解剖结构，表10.4仍为读者提供了一个简短的回顾。

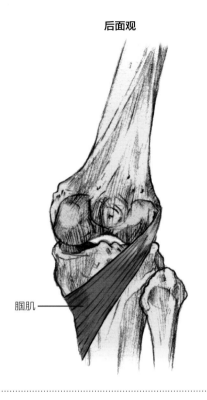

后面观

腘肌————

腘肌

近端附着点： 股骨外侧髁的后部。

远端附着点： 胫骨近端后面。

神经支配： 胫神经。

动作：
- 膝内旋
- 膝屈曲

注释： 基于该肌肉的解锁膝关节的能力，它通常被称为"打开膝关节的钥匙"。

功能考量

女性运动员前交叉韧带（ACL）损伤的风险更高

文献报道在同类同水平运动中，女性运动员 ACL 损伤的风险相比男性运动员至少高出 3 ~ 5 倍（Arendt，1999；Evans，2012；Gwinn，2000；Messina，1999）。和跳跃、落地及剧烈旋转动作有关的足球、篮球和体操等项目，运动员损伤风险更高。

许多研究都在努力探寻 ACL 损伤性别偏差的根本原因，以帮助制订训练计划和有效地减少或预防女性运动员发生此种损伤。尽管许多因素被研究和引用，并被认为是导致 ACL 损伤风险增高的因素，但很难确定各种因素之间的因果关系。

与神经肌肉控制相关的危险因素已受到运动医学界的广泛关注。特别的是，研究人员研究了男女起跳落地方式的具体差异。有几项研究报道称，女性在着陆时，膝外翻角度大于男性（Chappell，2007；Ford，2003；Liederbach，2014）。以这种方式落地会在 ACL 和 MCL 上产生巨大的、有潜在破坏性的拉力。这种膝关节在落地或急停动作中出现的错误姿势，可能是由膝关节肌肉组织的控制或肌力下降，以及髋外展肌和外旋肌的肌力和控制下降造成的。以这种方式起跳并落地的后果已经被讨论过了，如图 10.19 所示。

研究还表明，女性运动员起跳落地时躯干、髋和膝的伸展水平大于男性运动员（屈曲较少）；这通常被称为"更僵硬"的落地（Chappell，2007；Ford，2011）。肌电图（electromyographic, EMG）表明，在这种更为伸展的姿势下，起跳落地会产生"股四头肌主导"的落地模式（Ford，2011；Fox，2014）。股四头肌主导的落地模式是指股四头肌，而不是腘绳肌和臀大肌，以可控的方式，提供身体减速所需的主要力量（图 10.28A）。由于股四头肌的巨大前向拉力并没有被腘绳肌同水平的后向拉力抵消，胫骨可能会被向前拉，进而损伤 ACL。

图 10.28B 描绘了一个首选且通常更安全的落地方式。需要注意的是，运动员落地时躯干、髋和膝的屈曲比图 10.28A 展示的大得多。这种更柔软、更弯曲和更具弹性（giving）的落地方式，也改变了外部力臂的相对长度，使体重的力仅产生一个相对较小

从跳跃中落地

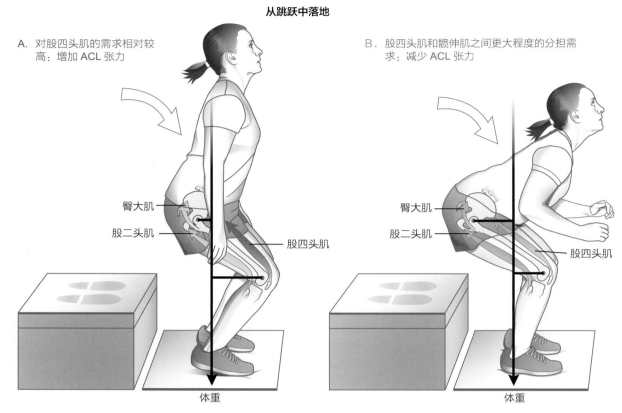

A. 对股四头肌的需求相对较高：增加 ACL 张力

B. 股四头肌和髋伸肌之间更大程度的分担需求：减少 ACL 张力

臀大肌
股二头肌
股四头肌
体重

臀大肌
股二头肌
股四头肌
体重

图 10.28　展示出了跳跃时的两种不同落地模式。（A）显示了更为刚性的垂直落地模式。注意髋关节相对较小的外部力臂和膝关节较大的外部力臂。这需要股四头肌产生很大的伸膝力量。相反，（B）中的落地模式使得髋关节和膝关节外部力臂的相对长度逆转。肌肉的收缩程度由红色的深浅表示；参见（A）中股四头肌不成比例的高度激活。注：股二头肌是整个腘绳肌的代表（引自 Neumann DA: *Kinesiology of the musculoskeletal system: foundations for physical rehabilitation*, ed 3, St Louis, 2017, Mosby, Fig. 13.38. ）

的屈膝力矩和相对较大的屈髋力矩（与图 10.28A 相比）。相应地，髋关节和膝关节会产生较少股四头肌收缩和相对较大的腘绳肌及臀肌的收缩。由于股四头肌和腘绳肌（及臀肌）的力量如此更加平衡，膝关节前向的剪切力和前交叉韧带的损伤则显著减少（Escamilla，2012；Kulas，2012）。

　　许多针对女运动员设计的 ACL 损伤预防项目已被证明可以降低受伤概率（Benjaminse，2015；Gagnier，2013；Mandelbaum，2005；Postma，2013）。尽管这些项目的结果显示出了其前景，但女性运动员的 ACL 损伤率仍然很高。需要更多的研究来更好地了解这些损伤背后的神经肌肉和生物力学机制，以便找到更有效的治疗方案。

股直肌与腘绳肌之间的协同作用

　　下肢的大多数功能性活动都是髋关节屈曲和膝关节屈曲或髋关节伸展和膝关节伸展运动的结合。例如，当你在跳跃或攀爬时，请思考是否有这些运动的参与。这些运动并不是随机发生的，而是为了帮助股直肌和腘绳肌保持最佳长度并产生有效力量而自然发生的。

　　为了进一步解释这些运动，请思考髋关节和膝关节同时伸展的动作，这是跑步过程中自然而然发生的动作（图 10.29）。例如，半腱肌会主动缩短以伸展髋关节；然而，当股四头肌主动收缩伸膝时，此块肌肉会被牵伸；当激活的股直肌伸展膝关节时，股直肌会因髋关节的伸展而受到牵伸。因此，在髋和膝关节协同伸展时，股直肌和半腱肌避免了在髋和膝关节处过度收缩（缩短）。如果发生此情况，肌肉会迅速变为主动不足，无法产生有效的力量。例如，尝试将主动伸髋和屈膝结合起来（图 10.30）。在这个看似不自然的动作中，腘绳肌主动迅速地在髋和膝关节上同

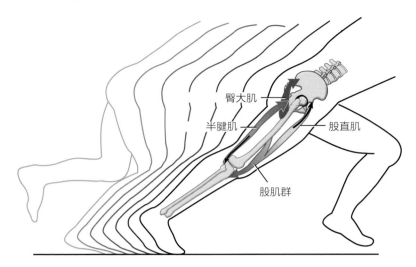

图 10.29　展示了助跑阶段右侧腿肌肉的相互作用。需要注意的是，多关节肌股直肌与半腱肌的关系。髋关节伸展和膝关节伸展的位置会允许每块肌肉从髋关节（半腱肌）或膝关节（股直肌）"借用长度"。黑色箭头表示每块肌肉的"牵伸"区域（引自 Neumann DA: *Kinesiology of the musculoskeletal system: foundations for physical rehabilitation*, ed 2, St Louis, 2010, Mosby, Fig. 13.43.）

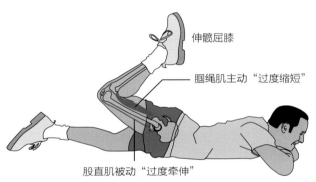

图 10.30　髋关节伸展和膝关节屈曲的联合运动产生了腘绳肌的主动不足和股直肌的被动不足，用细黑线表示（引自 Neumann DA: *Kinesiology of the musculoskeletal system: foundations for physical rehabilitation*, St Louis, 2002, Mosby, Fig. 13.37B.）

时发生过度缩短——这一情况大大降低了它们产生力量的潜力。

此外，股直肌的过度牵伸导致被动不足，从而进一步限制了腘绳肌屈膝和伸髋的能力。表 10.6 列出了通常引起股直肌和腘绳肌产生有效或无效力量的各种运动组合。

膝关节的内旋肌与外旋肌

所有的腘绳肌及股薄肌、腘肌和缝匠肌，都参与控制着膝关节在水平面内的主动旋转。内侧腘绳肌（半腱肌和半膜肌）、股薄肌和缝匠肌参与膝关节内旋，而外侧腘绳肌（股二头肌的两个头）参与膝关节外旋。

有趣的是，当膝关节接近完全伸展时，所有肌群的旋转膝关节能力都变得几乎可以忽略不计，但当膝关节屈曲到 90° 时，它们产生旋转动作的能力则达到了峰值。这强化了一个概念：当肌肉与骨干夹角为 90° 时，可得到最佳的杠杆效应。

膝关节内旋肌群的力量远超过外旋肌的力量。不过考虑到膝关节的内旋肌比外旋肌多得多，这一点也就不足为奇了。这种有利于内旋肌的差异可能反映了膝关节的功能需要，即膝关节加速内旋（通过向心收缩）或膝关节减速外旋（通过离心收缩）。对运动中的"急停"动作进行分析，便更能理解膝关节内旋肌离心收缩的重要性。例如，在向左侧快速急停时，通常先将右脚固定在地面上并发力向左推。如图 10.31A 所示，该运动包含了右侧股骨相对于固定的胫骨的内旋；记住，这实际上是膝关节的外旋（胫骨相对于股骨）。这样的动作会产生外翻力，且可以轻易感觉到。通过离心收缩，内旋肌不仅可以使膝关节外旋肌减速，还能为 MCL 提供动态支撑，进而保护膝关节免受过度外翻带来的损伤（图 10.31B）。

髋关节和膝关节位置	说明
• 有效肌力产生 • 屈髋和屈膝 • 伸髋和伸膝	• 腘绳肌和股直肌能够协同工作，从而保持最佳的长度 – 张力关系 • 同上，腘绳肌和股直肌能够协同工作，从而保持最佳的长度 – 张力关系
• 无效肌力产生 • 屈髋和伸膝 • 伸髋和屈膝	• 跨越 2 个关节的股直肌长度缩短，出现主动不足，产生肌力的能力显著下降 • 跨越 2 个关节的腘绳肌被拉伸，出现被动不足，对此运动产生被动阻力 • 跨越 2 个关节的股直肌被拉伸，出现被动不足，对此运动产生被动阻力 • 跨越 2 个关节的腘绳肌长度缩短，出现主动不足，产生肌力的能力显著下降

表 10.6　促进有效和无效肌力产生的运动组合

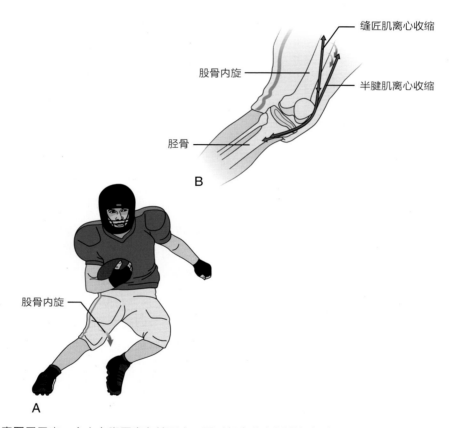

图 10.31 （A）示意图展示出一个人右脚固定在地面上，同时努力往左侧进行急停运动的动作。（B）急停运动中的运动学和肌力图示。注意膝外翻及股骨内旋。缝匠肌与内侧腘绳肌进行离心收缩，这有助于减缓膝外旋（阻抗股骨相对于胫骨的过度内旋）

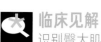

临床见解
识别臀大肌的徒手肌肉测试

　　对治疗师而言，识别出肌群中肌力减弱的肌肉是一种非常重要的临床能力。评估髋伸肌力量时，这种能力是必不可少的。了解这些肌肉的形态和功能后，临床工作者可进行徒手肌肉测试（manual muscle test, MMT），以识别受影响的特定肌肉或肌群。操作方法如下所示。

- 所有髋伸肌的 MMT（图 10.32A）：患者俯卧，在伸膝位下进行最大努力的伸髋运动。治疗师对抗患者的动作，进而对收缩的肌肉给出适当的肌力评分。若治疗师给出的评分很低，只能表明髋伸肌的整体力量下降。

- 臀大肌的 MMT（图 10.32B）：患者俯卧并保持屈膝位，然后进行最大努力的伸髋运动。治疗

师应再次与患者的动作对抗并给出评分。膝关节屈曲和髋关节伸展的位置使得跨髋关节和膝关节的腘绳肌缩短，从而降低肌肉主动产生力量的潜力。这种方法被认为可以将收缩的腘绳肌与臀大肌"分离"。在此项测试中得分较低则提示臀大肌的肌力下降。

- 腘绳肌的 MMT（图 10.32C）：受试者处于俯卧位，膝关节主动屈曲 90°。治疗师用力将患者膝关节拉至伸展位，而受试者则要尽全力与该外力对抗。如果治疗师能够在患者做出最大努力的情况下使其膝关节完全伸展，则应认定患者腘绳肌的肌力很弱。

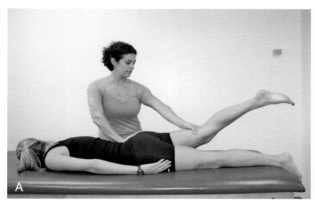

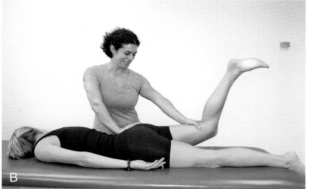

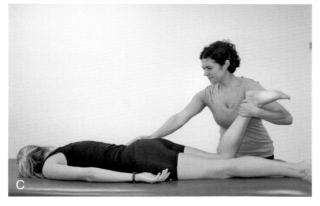

图 10.32　两种不同的髋伸肌 MMT。（A）全部髋伸肌（臀大肌和腘绳肌）的 MMT。（B）分离臀大肌的 MMT。（C）分离腘绳肌的 MMT

膝关节的内旋肌和外旋肌

内旋肌

- 半膜肌
- 半腱肌
- 股薄肌
- 缝匠肌
- 腘肌

外旋肌

- 股二头肌长头
- 股二头肌短头

膝关节活动范围的测量可参考表 10.7。它包括用于调整和测量关节活动范围的解剖学参考，还列出了关节主动活动范围（AROM）的预期（正常）值。请注意，由于多种原因，实际测量值会有较大的个体差异。

表 10.7　膝关节活动范围测量表

膝关节	轴心	近端臂	远端臂	正常 AROM
屈曲	股骨外上髁	股骨中线至大转子	股骨中线至外踝	135° ~ 140°
伸展	股骨外上髁	股骨中线至大转子	股骨中线至外踝	0° ~ 5° 过伸

总结

由于膝关节的骨性结构所能提供的保护性支持较少，其稳定性在很大程度上是由周围的韧带和肌肉组织所维持的。较大的力量和骨性约束的缺失可能是导致膝关节损伤发生率较高的原因。因为膝关节位于髋关节和踝关节之间，所以它会受到许多来自下肢两端的巨大应力。

从治疗的角度来看，膝关节必须被看作是整个下肢功能性单位的一部分。康复训练的方法也应当同时包括膝关节本身和其周围的关节与肌肉。着眼于膝关节本身的治疗包括跨膝关节肌肉的肌力训练和牵伸、护具使用及教育患者如何保护受伤的组织。然而，较谨慎的临床工作者还经常处理髋关节或踝关节的无力或力学对线异常，并将之作为膝关节康复方案的一部分。

关节受限的常见模式

关节：膝关节

关节受限的常见模式

- 膝关节伸展不足
- 膝关节屈曲挛缩

可能的原因

- 膝屈肌紧张
  - 半腱肌
  - 半膜肌
  - 股二头肌长头和短头
  - 腘肌
- 膝关节后侧关节囊紧张
- 髌骨上移活动降低
- 伸膝肌减弱
  - 股四头肌的四块肌肉
- 手术瘢痕
- 痉挛
- 肿胀

功能影响

- 步行时步长缩短
- 步行或站立时产生身体向前屈曲姿势
- 肌肉疲劳
  - 在站立或行走期间，需要维持膝关节伸直的股四头肌及其他肌肉，不能按需求及时激活
- 可能导致屈髋肌和腰背部伸肌紧张

常见的治疗方法

- 牵伸屈膝肌群
- 松解受限软组织结构
- 松动髌骨
- 强化股四头肌肌力
- 减少肿胀

注释

- 作为下肢的"中间"关节，膝关节形变可能导致髋关节和踝关节的变形或代偿。就像双侧膝屈曲变形，但又试图想直立的人，为了保持重心维持在支撑面内，他必须使髋关节向前屈

曲。髋关节屈曲的姿势自然会将胸部朝向地板。为了使前胸不朝向地面站立或行走，通常会选择过度伸展腰背部区域，这势必将增加腰椎小面关节的压力。此外，膝关节屈曲位站立也迫使踝关节处于背伸姿势。假设一个人膝关节长时间都处于屈曲位，髋关节和踝关节周围的肌肉和软组织也将会发生适应性短缩。髋关节屈肌以及腰背部

伸肌可能会变得紧张和受限。踝背伸肌也可能会变得紧张和受限，而踝跖屈肌则可能会表现出过度延展。

这个简单的例子提醒我们，观察运动链上下端的重要性，这样可以帮助判断受限关节近端和远端的潜在限制或代偿。

临床见解
胭绳肌的有效拉伸

慢性膝关节疼痛患者的家庭训练计划常包括胭绳肌的自我拉伸。为了获得最大限度的获益，治疗师有必要提供正确的指导。拉伸胭绳肌的一种常见方法是将膝关节置于伸展位置，并根据个人的灵活性情况，进行不同程度的髋关节屈曲训练（图 10.33 A）。如图 10.33 A 所示，胭绳肌受牵拉的被动张力将坐骨结节向前拉动，增加了骨盆后倾，也减小了腰椎前凸。因为骨盆后倾类似于髋关节伸展，所以会失去一部分髋关节预期的屈曲

范围，并且过伸的有效性也变得有限。为了提高这种拉伸的效果，可以指导患者主动收缩肌肉来稳定骨盆，使骨盆向前倾斜（图 10.33 B）。在该图中，受试者通过主动收缩股直肌和腰背部伸肌（以多裂肌为代表），使骨盆向前倾斜并保持稳定。骨盆保持稳定后，躯干屈曲或前倾将，会增加胭绳肌的拉伸，而腰背部受到保护不发生屈曲。

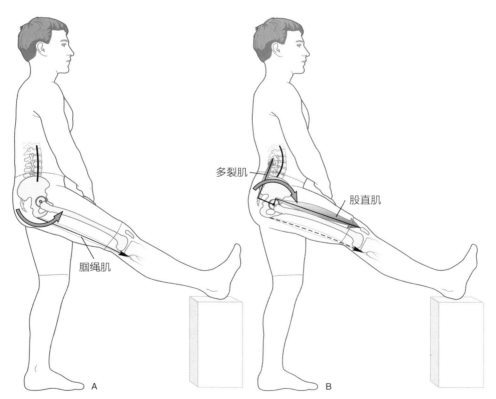

多裂肌

股直肌

胭绳肌

A

B

图 10.33 （A）拉伸胭绳肌的传统起始位置，同时存在髋关节屈曲和膝关节伸展。绿色逆时针箭头表明受牵拉的胭绳肌被动张力会引起骨盆被动后倾。（B）多裂肌和股直肌的主动收缩使骨盆维持于前倾位，如绿色顺时针箭头所示（引自 Neumann, D. A. (2002). *Kinesiology of the musculoskeletal system: foundations for physical rehabilitation*, St Louis: Mosby, Fig. 13.53）

习题

1. 以下哪项描述了前交叉韧带矢状面上的主要功能?

    a. 限制股骨相对于胫骨的后移

    b. 限制股骨相对于胫骨的前移

    c. 限制胫骨相对于股骨的前移

    d. a 和 c

    e. b 和 c

2. 以下哪种结构是股四头肌所有头的远端附着点?

    a. 胫骨平台

    b. 胫骨结节

    c. 鹅足肌腱

    d. 股骨外上髁

3. 如果你注意到某位患者正以一种弓形腿的姿势行走。这提示他存在:

    a. 膝外翻

    b. 膝内翻

    c. 膝过伸

    d. 外侧半月板撕裂

4. 抵抗膝关节处较大的外翻力的主要韧带是:

    a. 内侧副韧带

    b. 后交叉韧带

    c. 外侧副韧带

    d. 腘弓状韧带

5. "恐怖三联征" 指:

    a. 与腘绳肌损伤有关的 3 个主要肌肉

    b. 深蹲时来自 3 个方向的力量

    c. 内侧副韧带、前交叉韧带和内侧半月板同时损伤

    d. 股四头肌、腘绳肌和腓肠肌同时激活

6. 以下哪项最能描述膝关节内侧和外侧半月板的功能?

    a. 吸收髌骨和股骨之间的压力

    b. 吸收和分散胫骨和股骨之间的压力

    c. 防止腘绳肌和股骨上髁之间的摩擦

    d. 显著减少股骨与胫骨的关节接触面积

7. 以下哪项最能描述膝关节的旋锁机制?

    a. 膝关节主动伸展导致髌骨上移

    b. 膝关节被动屈曲导致髌骨下移

    c. 自动旋转，有助于锁定伸展的膝关节

    d. 同时激活内侧和外侧腘绳肌

8. 以下哪一块肌肉受股神经支配?

    a. 股二头肌长头

    b. 半腱肌

    c. 股直肌

    d. a 和 c

    e. b 和 c

9. 下列哪块肌肉能够使髋关节伸展和膝关节屈曲?

    a. 半腱肌

    b. 股二头肌长头

    c. 股二头肌短头

    d. a 和 b

    e. 以上都是

10. 以下哪块肌肉与鹅足肌腱无关?

    a. 缝匠肌

    b. 股直肌

    c. 股薄肌

    d. 半腱肌

11. 以下哪块肌肉不受坐骨神经胫侧支的支配?

    a. 半腱肌

    b. 股二头肌长头

    c. 半膜肌

    d. 股二头肌短头

12. 在膝关节内外轴前侧的肌肉能够:

    a. 屈曲膝关节

    b. 伸展膝关节

    c. 内旋膝关节

    d. 外旋膝关节

13. 以下哪一种说法最能描述膝过伸?

    a. 膝关节表现出胫骨相对于固定的股骨的内旋

    b. 膝关节表现出明显的过度伸展

    c. 膝关节持续表现出 X 形腿或膝外翻

    d. 膝关节持续表现出 O 形腿或膝内翻

14. 以下哪项表述最能描述髌骨的功能?

    a. 防止膝关节过度伸展

    b. 协助内侧腘绳肌将髌骨内旋

    c. 增加股四头肌的内部力臂，增强伸膝力矩

d. 防止膝关节过度屈曲

e. b 和 d

15. 以下哪个因素可能导致髌骨过度侧移？

　　a. 髂胫束或髌骨外侧支持带绷紧

　　b. 踝关节和足过度内旋

　　c. 髋外展肌和髋外旋肌无力

　　d. b 和 c

　　e. 以上都是

16. 对"伸膝滞后"最佳的描述是：

　　a. 股内侧肌和股外侧肌的激活发生在股直肌激活后

　　b. 股四头肌的激活发生在腘绳肌的激活后

　　c. 由于膝关节肿胀无法完成最后几度的伸膝动作

　　d. 膝关节伸展发生在髋关节伸展后

17. 腘绳肌在哪个体位下得到最大限度的拉伸：

　　a. 屈髋和屈膝

　　b. 伸髋和屈膝

　　c. 屈髋和伸膝

　　d. 伸髋和伸膝

18. 对于完全伸膝站立的人，腘绳肌过度紧张最有可能引起：

　　a. 骨盆相对前倾

　　b. 骨盆相对后倾

　　c. 膝内翻

　　d. 膝外翻

19. 在髋关节屈曲和膝关节屈曲相结合的运动中，股直肌能保持强大的肌力，这是因为：

　　a. 股直肌被最大限度地拉长

　　b. 腘绳肌可辅助屈髋

　　c. 股直肌在髋关节上发生缩短，但在膝关节上被拉长，使其得以保持接近最佳的长度以产生力量

　　d. 股内侧肌和股外侧肌可以辅助髋关节屈曲，而单关节的臀大肌可以辅助膝关节屈曲

20. 以下哪块肌肉不是跨多关节的？

　　a. 股外侧肌

　　b. 股内侧肌

c. 股直肌

d. a 和 b

e. 以上均为多关节肌

21. 下列哪种肌肉不是股四头肌的组成部分？

　　a. 半膜肌

　　b. 股中间肌

　　c. 股直肌

　　d. 股外侧肌

　　e. a 和 c

22. 如果股四头肌离心收缩：

　　a. 膝关节开始伸展

　　b. 髋关节开始屈曲

　　c. 膝关节开始屈曲

　　d. 髌骨向上移动

23. Q 角过大可能导致髌骨过度侧移。

　　a. 正确

　　b. 错误

24. 腓肠肌可以进行伸膝动作。

　　a. 正确

　　b. 错误

25. 膝关节主动伸展的过程涉及髌骨的上移。

　　a. 正确

　　b. 错误

26. 腘肌的主要功能之一是协助锁定膝关节。

　　a. 正确

　　b. 错误

27. 深蹲比浅蹲对髌股关节产生的压力更大。

　　a. 正确

　　b. 错误

28. 在进行髋关节屈曲和膝关节伸展联合动作时会造成股直肌主动不足。

　　a. 正确

　　b. 错误

29. 后交叉韧带的主要功能之一是限制胫骨相对于固定的股骨的后移。

　　a. 正确

　　b. 错误

30. 膝关节完全伸展时，内侧和外侧副韧带受伤的风险较小，这是因为它们在膝关节伸展时比较松弛。

    a. 正确

    b. 错误

（尚昀林　译）

参考文献

Arendt, E. A., Agel, J., & Dick, R. (1999). Anterior cruciate ligament injury patterns among collegiate men and women. *Journal of Athletic Training*, 34(2), 86–92.

Benjaminse, A., Gokeler, A., Dowling, A. V., et al. (2015). Optimization of the anterior cruciate ligament injury prevention paradigm: Novel feedback techniques to enhance motor learning and reduce injury risk. *The Journal of Orthopaedic and Sports Physical Therapy*, 45(3), 170–182.

Chappell, J. D., Creighton, R. A., Giuliani, C., et al. (2007). Kinematics and electromyography of landing preparation in vertical stop-jump: Risks for non-contact anterior cruciate ligament injury. *The American Journal of Sports Medicine*, 35, 235–241.

Escamilla, R. F., MacLeod, T. D., Wilk, K. E., et al. (2012). Anterior cruciate ligament strain and tensile forces for weight-bearing and non-weightbearing exercises: A guide to exercise selection [Review]. *The Journal of Orthopaedic and Sports Physical Therapy*, 42(3), 208–220.

Evans, K. N., Kilcoyne, K. G., Dickens, J. F., et al. (2012). Predisposing risk factors for non-contact ACL injuries in military subjects. *Knee Surgery, Sports Traumatology, Arthroscopy*, 20(8), 1554–1559.

Ford, K. R., Myer, G. D., & Hewett, T. E. (2003). Valgus knee motion during landing in high school female and male basketball players. *Medicine and Science in Sports and Exercise*, 35, 1745–1750.

Ford, K. R., Myer, G. D., Schmitt, L. C., et al. (2011). Preferential quadriceps activation in female athletes with incremental increases in landing intensity. *Journal of Applied Biomechanics*, 27(3), 215–222.

Fox, A. S., Bonacci, J., McLean, S. G., et al. (2014). What is normal? Female lower limb kinematic profiles during athletic tasks used to examine anterior cruciate ligament injury risk: A systematic review [review]. *Sports Medicine*, 44(6), 815–832.

Gagnier, J. J., Morgenstern, H., & Chess, L. (2013). Interventions designed to prevent anterior cruciate ligament injuries in adolescents and adults: A systematic review and meta-analysis [review]. *The American Journal of Sports Medicine*, 41(8), 1952–1962.

Gwinn, D. E., Wilckens, J. H., McDevitt, E. R., et al. (2000). The relative incidence of anterior cruciate ligament injury in men and women at the United States naval academy. *The American Journal of Sports Medicine*, 28, 98–102.

Kulas, A. S., Hortobagyi, T., & DeVita, P. (2012). Trunk position modulates anterior cruciate ligament forces and strains during a single-leg squat. *Clinical Biomechanics (Bristol, Avon)*, 27(1), 16–21.

Liederbach, M., Kremenic, I. J., Orishimo, K. F., et al. (2014). Comparison of landing biomechanics between male and female dancers and athletes, part 2: Influence of tafigue and implications for anterior cruciate ligament injury. *The American Journal of Sports Medicine*, 42(5), L1089–L1095.

Mandelbaum, B. R., Silvers, H. J., Watanable, D. S., et al. (2005). Effectiveness of a neuromuscular and proprioceptive training program in preventing anterior cruciate ligament injuries in female athletes; 2-year follow-up. *The American Journal of Sports Medicine*, 33, 1003–1010.

Messina, D. F., Farney, W. C., & DeLee, J. C. (1999). The incidence of injury in Texas high school basketballo. A prospective study among male and female athletes. *The American Journal of Sports Medicine*, 27, 294–299.

Postma, W. F., & West, R. V. (2013). Anterior cruciate ligament injuryprevention programs [review]. *The Journal of Bone and Joint Surgery*, 95(7), 661–669.

拓展阅读

Ardern, C. L., Taylor, N. F., Feller, J. A., et al. (2012). Return-to-sport outcomes at 2 to 7 years after anterior cruciate ligament reconstruction surgery. *The American Journal of Sports Medicine*, 40(1), 41–48.

Baldon Rde, M., Serrã, F. V., Scattone Silva, R., et al. (2014). Effects of functional stabilization training on pain, function, and lower extremity biomechanics in women with patellofemoral pain: A randomized clinical trial. *The Journal of Orthopaedic and Sports Physical Therapy*, 44(4), 240–A800.

Beynnon, B. D., Johnson, R. J., Abate, J. A., et al. (2005). Treatment of anterior cruciate ligament injuries, part 1. *The American Journal of Sports Medicine*, 33(10), 1579–1602.

Beynnon, B. D., Johnson, R. J., Abate, J. A., et al. (2005). Treatment of anterior cruciate ligament injuries, part 2. *The American Journal of Sports Medicine*, 33(11), 1751–1767.

Chen, H. Y., Chien, C. C., Wu, S. K., et al. (2012). Electromechanical delay of the vastus medialis obliquus and vastus lateralis in individuals with patellofemoral pain syndrome. *Journal of Orthopaedic & Sports Physical Therapy*, 42(9), 791–796.

Christoforakis, J., Bull, A. M., Strachan, R. K., et al. (2006). Effects of lateral retinacular release on the lateral stability of the patella. *Knee Surgery, Sports Traumatology, Arthroscopy*, 14(3), 273–277.

Christou, E. A. (2004). Patellar taping increases vastus medialis oblique activity in the presence of patellofemoral pain. *Journal of Electromyography and Kinesiology*, 14(4), 495–504.

Escamilla, R. F., MacLeod, T. D., Wilk, K. E., et al. (2012). Cruciate ligament loading during common knee rehabilitation exercises. [review]. Proceedings of the institution of mechanical engineers part H. *Journal of Engineering in Medicine*, 226(9), 670–680.

Gigante, A., Pasquinelli, F. M., Paladini, P., et al. (2001). The effects of patellar taping on patellofemoral incongruence: A computed tomography study. *The American Journal of Sports Medicine*, 29(1), 88–92.

Giles, L. S., Webster, K. E., McClelland, J. A., et al. (2015). Atrophy of the quadriceps is not isolated to the vastus medialis oblique in individuals with patellofemoral pain. *The Journal of Orthopaedic and Sports Physical Therapy*, 45(8), 613–619.

Hewett, T. E., & Myer, G. D. (2011). The mechanistic connection between the trunk, hip, knee, and anterior cruciate ligament injury. *Exercise & Sport Sciences Reviews*, 39(4), 161–166.

Hewett, T. E., Myer, G. D., & Ford, K. R. (2006). Anterior cruciate ligament injuries in female athletes. Part 1: Mechanisms and risk factors. *The American Journal of Sports Medicine*, 34(2), 299–311.

James, E. W., LaPrade, C. M., & LaPrade, R. F. (2015). Anatomy and biomechanics of the lateral side of the knee and surgical implications [Review]. *Sports Medicine and Arthroscopy Review*, 23(1), 2–9.

Jones, P. A., Herrington, L. C., Munro, A. G., et al. (2014). Is there a relationship between landing, cutting, and pivoting tasks in terms of the characteristics of dynamic valgus? *The American Journal of Sports Medicine*, 42(9), 2095–2102.

Khayambashi, K., Fallah, A., Movahedi, A., et al. (2014). Posterolateral hip muscle strengthening versus quadriceps strengthening for patellofemoral pain: A comparative control trial. *Archives of Physical Medicine & Rehabilitation*, 95(5), 900–907.

Lee, S. P., Souza, R. B., & Powers, C. M. (2012). The influence of hip abductor muscle performance on dynamic postural stability in females with patellofemoral pain. *Gait & Posture*, 36(3), 425–429.

Liu, F., Gadikota, H. R., Kozanek, M., et al. (2011). In vivo length patterns of the medial collateral ligament during the stance phase of gait. *Knee Surgery, Sports Traumatology, Arthroscopy, 19*(5), 719–727.

Neumann, D. (2017). *Kinesiology of the musculoskeletal system: Foundations for physical rehabilitation* (3rd ed.). St Louis: Elsevier.

Powers, C. M. (2003). The influence of altered lower-extremity kinematics on patellofemoral joint dysfunction: A theoretical perspective. *The Journal of Orthopaedic and Sports Physical Therapy, 33*(11), 639–646.

Powers, C. M. (2000). Patellar kinematics. Part I: The influence of vastus muscle activity in subjects with and without patellofemoral pain. *Physical Therapy, 80*(10), 956–964.

Powers, C. M. (2000). Patellar kinematics. Part II: The influence of the depth of the trochlear groove in subjects with and without patellofemoral pain. *Physical Therapy, 80*(10), 965–978.

Powers, C. M., Chen, P. Y., Reischl, S. F., et al. (2002). Comparison of foot pronation and lower extremity rotation in persons with and without patellofemoral pain. *Foot & Ankle International, 23*(7), 634–640.

Powers, C. M., Chen, Y. J., Scher, I., et al. (2006). The influence of patellofemoral joint contact geometry on the modeling of three dimensional patellofemoral joint forces. *Journal of Biomechanics, 39*(15), 2783–2791.

Powers, C. M., Ward, S. R., Fredericson, M., et al. (2003). Patellofemoral kinematics during weight-bearing and non–weight-bearing knee extension in persons with lateral subluxation of the patella: A preliminary study. *The Journal of Orthopaedic and Sports Physical Therapy, 33*(11), 677–685.

Powers, C. M., Ho, K. Y., Chen, Y. J., et al. (2014). Patellofemoral joint stress during weight-bearing and non-weight-bearing quadriceps exercises. *The Journal of Orthopaedic and Sports Physical Therapy, 44*(5), 320–327.

Salsich, G. B., Brechter, J. H., Farwell, D., et al. (2002). The effects of patellar taping on knee kinetics, kinematics, and vastus lateralis muscle activity during stair ambulation in individuals with patellofemoral pain. *The Journal of Orthopaedic and Sports Physical Therapy, 32*, 3–10.

Standring, S. (2016). *Gray's anatomy: The anatomical basis of clinical practice* (41st ed.). New York: Churchill Livingstone.

Stevenson, J. H., Beattie, C. S., Schwartz, J. B., et al. (2015). Assessing the effectiveness of neuromuscular training programs in reducing the incidence of anterior cruciate ligament injuries in female athletes: A systematic review [review]. *The American Journal of Sports Medicine, 43*(2), 482–490.

Stijak, L., Blagojevic, Z., Santrac-Stijak, G., et al. (2011). Predicting ACL rupture in the population actively engaged in sports activities based on anatomical risk factors. *Orthopedics, 34*(6), 431.

Sturnick, D. R., Vacek, P. M., Desarno, M. J., et al. (2015). Combined anatomic factors predicting risk of anterior cruciate ligament injury for males and females. *The American Journal of Sports Medicine,* 43(4), 839–847.

Suzuki, T., Hosseini, A., Li, J. S., et al. (2012). In vivo patellar tracking and patellofemoral cartilage contacts during dynamic stair ascending. *Journal of Biomechanics, 45*(14), 2432–2437.

Taylor, K. A., Terry, M. E., Utturkar, G. M., et al. (2011). Measurement of in vivo anterior cruciate ligament strain during dynamic jump landing. *Journal of Biomechanics, 44*(3), 365–371.

van der Worp, M.P., van der Horst, N.d., W.A. et al. (2012). Iliotibial band syndrome in runners: A systematic review. [review]. . Sports Medicine, 42(11), 969–992.

Voleti, P. B., Tjoumakaris, F. P., Rotmil, G., et al. (2015). Fifty most-cited articles in anterior cruciate ligament research. *Orthopedics, 38*(4), e297–e304.

Wilson, W. T., Deakin, A. H., Payne, A. P., et al. (2012). Comparative analysis of the structural properties of the collateral ligaments of the human knee. *Journal of Orthopaedic & Sports Physical Therapy, 42*(4), 345–351.

Witvrouw, E., Danneels, L., Van, T. D., et al. (2004). Open versus closed kinetic chain exercises in patellofemoral pain: A 5-year prospective randomized study. *The American Journal of Sports Medicine, 32*, 1122–1130.

Willy, R. W., Hoglund, L. T., Barton, C. J., et al. (2019). Patellofemoral pain. *The Journal of Orthopaedic and Sports Physical Therapy, 49*(9). Cpg1–cpg95.

Logerstedt, D. S., Scalzitti, D. A., Bennell, K. L., et al. (2018). Knee pain and mobility impairments: Meniscal and articular cartilage lesions revision 2018. *The Journal of Orthopaedic and Sports Physical Therapy, 48*(2), A1–a50.

Van Rossom, S., Smith, C. R., Thelen, D. G., et al. (2018). Knee joint loading in healthy adults during functional exercises: Implications for rehabilitation guidelines. *The Journal of Orthopaedic and Sports Physical Therapy, 48*(3), 162–173.

Musahl, V., & Karlsson, J. (2019). Anterior cruciate ligament tear. *The New England Journal of Medicine, 380*(24), 2341–2348.

Frobell, R. B., Roos, E. M., Roos, H. P., et al. (2010). A randomized trial of treatment for acute anterior cruciate ligament tears. *The New England Journal of Medicine, 363*(4), 331–342.

Johnson, J. L., Capin, J. J., Arundale, A. J. H., et al. (2020). A secondary injury prevention program may decrease contralateral anterior cruciate ligament injuries in female athletes: 2-year injury rates in the ACLsports randomized controlled trial. *The Journal of Orthopaedic and Sports Physical Therapy, 50*(9), 523–530.

Perriman, A., Leahy, E., & Semciw, A. I. (2018). The effect of open- versus closed-kinetic-chain exercises on anterior tibial laxity, strength, and function following anterior cruciate ligament reconstruction: A systematic review and Meta-analysis. *The Journal of Orthopaedic and Sports Physical Therapy, 48*(7), 552–566.

Wood, A., Boren, M., Dodgen, T., et al. (2020). Muscular architecture of the popliteus muscle and the basic science implications. *The Knee, 27*(2), 308–314.

第 11 章

踝和足的结构与功能

目标

- 识别踝关节和足的主要骨骼与骨骼特征。
- 描述踝和足的结缔组织。
- 描述距小腿关节、距下关节和跗横关节的主要运动。
- 描述距小腿关节的最稳定位置。
- 描述足踝背伸 / 跖屈、内翻 / 外翻及内收 / 外展的运动平面和旋转轴。
- 列举旋前和旋后运动的组成部分。
- 解释内侧纵弓的功能。

- 解释踝关节外侧韧带比内侧韧带损伤多的原因。
- 通过对足踝肌肉近端和远端附着点的了解来判断肌肉功能。
- 列举足踝肌肉的神经支配。
- 解释与提踵有关的主要肌肉的相互作用。
- 描述与背伸肌无力相关的常见异常步态。
- 解释距小腿关节、距下关节和跗横关节如何相互作用，使足在站立和行走时能适应不平坦的地面。

关键术语

踝外展（ankle abduction）
踝内收（ankle adduction）
背侧（dorsal）
背屈（伸）（dorsiflexion）
外翻（eversion）

足下垂（foot drop）
步行周期（gait cycle）
内翻（inversion）
榫眼（mortise）
高弓足（pes cavus）

扁平足（pes planus）
跖侧（plantar）
趾屈（plantar flexion）
旋前（pronation）
支撑相（stance phase）

旋后（supination）
摆动相（swing phase）
小腿三头肌（triceps surae）

踝 和足的骨骼、关节和肌肉协调配合，为下肢远端提供极大的适应性。例如，一个人在山间地头行走时，踝和足的关节必须足够灵活，以适应不同的路面；同时还要对身体的重量和腿部肌肉收缩提供有力的支撑。在许多方面，踝和足的结构都类似于功能性的三维拼图，可以在必要时进行调整以增强灵活性或稳定性。本章概述了构成此三维结构的肌肉和关节。

分为支撑相和摆动相。支撑相是指足部接触地面的时相，而摆动相则是指足部悬空，将下肢推进到下一步的时相。支撑相通常分为 5 个阶段：①足跟触地期；②全足底着地期；③支撑相中期；④足跟离地期；⑤足趾离地期。摆动相通常分为：①摆动相早期；②摆动相中期；③摆动相末期（见图 11.2）。步行周期每个时相的肌动学原理将在第 12 章中详细描述。

术语

描述踝和足的独特结构需要特殊的术语。足的跖侧是指足底，而背侧是指顶部或上方。后足、中足和前足是常用的临床术语，表示足的特定区域（图 11.1）。

步行周期的简要概述

行走时踝和足的重要功能表现被称为步态。行走过程中发生的运动学阶段通常在一个步行周期内描述（图 11.2）。步行周期是描述发生在（行走时）同一侧腿两次连续足跟触地期间的阶段。每个步行周期都可

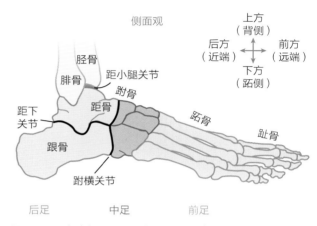

图 11.1 右侧踝和足的侧面观（引自 Neumann DA: *Kinesiology of the musculoskeletal system: foundations for physical rehabilitation*, ed 2, St Louis, 2010, Mosby, Fig. 14.1.）

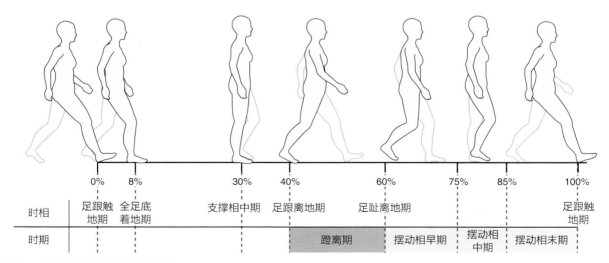

图 11.2 步行周期的传统分期（引自 Neumann DA: *Kinesiology of the musculoskeletal system: foundations for physical rehabilitation*, ed 2, St Louis, 2010, Mosby, Fig. 15.11.）

骨骼学

胫骨和腓骨远端

　　内踝是胫骨远端的骨性内侧突起。外踝则是腓骨远端的外侧突起（图 11.3）。内、外踝都是踝关节副韧带的近端附着点。

　　腓骨切迹是胫骨远端一个小的凹陷部分，与腓骨连接形成远端胫腓关节（见图 11.3）。远端胫腓关节由骨间膜及胫腓前、后韧带维持其稳定性。该关节的主要功能是稳定矩形凹（窝）以容纳距骨，从而形成距小腿关节（踝关节）。

足部骨骼

　　足部的骨骼包括 3 组骨：①跗骨；②跖骨；③趾

骨。图 11.4 显示了这些骨骼的排列方式。下文重点介绍其重要特征。

跗骨

　　跗骨包括距骨、跟骨、足舟骨、骰骨及内侧、中间和外侧楔骨。这些骨的重要特征在表 11.1 和图 11.4 ~ 11.6 进行概述。

踝和足关节学

一般特征

　　踝和足由许多关节组成。为了更有条理的区分，这些关节被分为近端关节和远端关节（表 11.2）。本

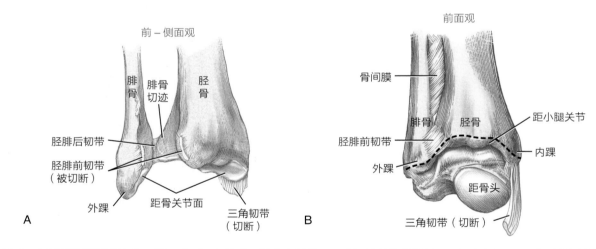

图 11.3　右侧胫腓骨远端的前–侧面观。（A）腓骨已被分离以显示胫腓远端关节的关节面。（B）显示了胫腓远端关节的一些稳定结构（骨间膜和胫腓前韧带）。这种关节形状提供了一个稳定的凹槽结构，该结构与距骨连接，形成了距小腿关节（引自 Neumann DA: *Kinesiology of the musculoskeletal system: foundations for physical rehabilitation*, ed 2, St Louis, 2010, Mosby, Fig. 14.3 和 14.11.）

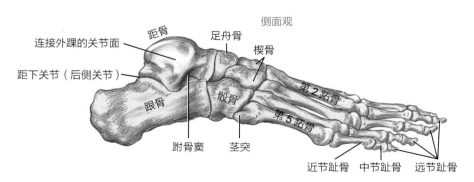

图 11.4　右侧足踝骨骼的侧面观（引自 Neumann DA: *Kinesiology of the musculoskeletal system: foundations for physical rehabilitation*, ed 2, St Louis, 2010, Mosby, Fig. 14.7.）

表 11.1　跗骨

骨骼		重要特征	图片
后足	距骨	滑车：距骨上半部呈穹隆状 跖侧有 3 个小关节面，与跟骨连结 距骨头与足舟骨连结	11.5 11.6
	跟骨	跟骨结节：跟腱的附着点 上方（背侧）的 3 个小关节面与距骨连结 载距突：跟骨的内侧延伸，用于支撑距骨内侧	11.5 11.6
中足	足舟骨	足舟骨粗隆：足舟骨向内侧的突起；跟舟（弹簧）韧带和胫骨后肌的远端附 　着点	11.5 11.6
	内侧、中间和外侧楔骨 骰骨	形成足横弓的内半部分 形成足横弓的外半部分	11.5 11.4 11.5
前足	跖骨	5 块跖骨每块包括： 　底（近端） 　体 　凸出的头（远端）	11.4 11.5
	趾骨	14 块趾骨每块包括： 　凹陷的底 　体 　凸出的头	11.4 11.5

章我们主要讨论近端关节的肌动学，它由距小腿关节、距下关节和跗横关节组成（见图 11.1）。远端关节包括跗跖关节、跖趾关节和趾骨间关节。除此之外还有一些其他较小的关节，本文未涉及。

踝和足运动学

踝和足的运动可能是人体中最复杂的运动。踝和足内存在许多不规则形状的关节，这使得其能够产生本文中未介绍的独特运动。因此，必须使用 2 组术语来全面描述足踝的复杂运动学：基本运动术语和应用运动术语。

基本运动是指在垂直于 3 个经典旋转轴的平面内发生的运动：内外轴、前后轴和垂直轴。然而这些相对熟悉的概念并不能充分描述足踝所有关节的运动。例如，距下关节和跗横关节会产生更复杂的运动，最好用旋前或旋后来描述。随着内容进展，这两个术语的意义会变得更为重要。

基本运动术语

背伸和跖屈

背伸和跖屈发生在矢状面上，围绕内外轴产生运动（图 11.7A）。背伸是指足背（顶部）向胫骨前方移动。相反，跖屈是指足向下踩的运动，或更准确地说，是指足背远离胫骨前方的运动。例如，踝关节跖屈通常发生在脚踩油门时。

内翻和外翻

内翻和外翻发生在冠状面上，围绕前后轴产生运动（图 11.7B）。内翻指足跖面任意点朝向中线的翻转。外翻则是足背面任意点向外或远离中线的翻转。

内收和外展

这些运动发生在水平面上，并围绕垂直轴旋转产生运动（图 11.7C）。内收是指足背面上的任意点在水平面上朝向中线的旋转运动。外展则是反向运动，即足前表面任意点远离中线的旋转运动。

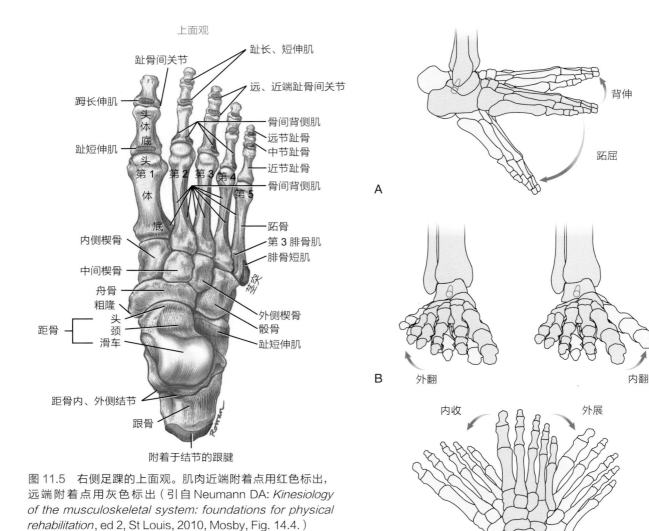

上面观

趾骨间关节
蹞长伸肌
头
体
底
趾短伸肌
头
第 1
体
底

趾长、短伸肌
远、近端趾骨间关节
骨间背侧肌
远节趾骨
中节趾骨
近节趾骨
第 2 第 3 第 4
第 5
骨间背侧肌
跖骨
第 3 腓骨肌
腓骨短肌

内侧楔骨
中间楔骨
舟骨
粗隆
头
颈
滑车
距骨

外侧楔骨
骰骨
趾短伸肌

距骨内、外侧结节
跟骨

附着于结节的跟腱

图 11.5　右侧足踝的上面观。肌肉近端附着点用红色标出，远端附着点用灰色标出（引自 Neumann DA: *Kinesiology of the musculoskeletal system: foundations for physical rehabilitation*, ed 2, St Louis, 2010, Mosby, Fig. 14.4.）

A
背伸
跖屈

B
外翻
内翻

C
内收
外展

图 11.7　根据传统旋转轴定义足踝的基本运动。（A）背伸和跖屈（内外轴）；（B）外翻和内翻（前后轴）；（C）内收和外展（垂直轴）。每个动作的旋转轴均用红色圆柱标出

图 11.6　右侧足踝的内侧面观（引自 Neumann DA: *Kinesiology of the musculoskeletal system: foundations for physical rehabilitation*, ed 2, St Louis, 2010, Mosby, Fig. 14.6.）

内侧面观

颈
距骨滑车
内踝小关节面
距骨头
足舟骨
距骨
内侧结节
内侧楔骨
第 1 跖骨
远节趾骨
中节趾骨
近节趾骨
足舟骨结节
载距突
跟骨
跟骨结节

表 11.2　踝和足关节：关节构成及其重要特征

	关节	关节构成	重要特征	注解
近端关节	距小腿关节	距骨滑车与胫腓骨远端的刚性凹腔构成	• 主要用于背伸和跖屈 • 小腿远端的主要关节可以在步行时将身体向前推进	• 关节就像木匠使用的榫卯结构 • 见图 11.9
	距下关节	距骨的 3 个下关节面与跟骨的上关节面匹配构成	• 主要用于内翻 / 内收和外翻 / 外展的联合弧线运动 • 步行支撑相中，在跟骨（足跟）固定的情况下，此关节允许小腿在冠状面和水平面内产生轻微旋转	有效的距下关节运动要求距骨滑车（圆顶）在榫眼形状的距小腿关节内保持机械稳定
	跗横关节	由 2 个关节构成：距舟关节和跟骰关节	允许所有 3 个平面的运动（如允许单纯的旋前和旋后）	大幅提高了足部整体运动的功能性
远端关节	跗跖关节	3 块楔骨和骰骨的远端表面与 5 块跖骨的底部构成	相对平坦的关节面允许很多适应性运动	第 2 排提供整个足部的纵向稳定性
	跖趾关节	跖骨头凸面与对应趾骨底部凹面构成	允许 2 个自由度的运动：屈曲 – 伸展和外展 – 内收	在步行蹬离阶段，第 1 跖趾关节需要 60° ~ 65° 的过伸
	趾骨间关节	近端趾骨头凸面与远端趾骨基底部凹面构成	仅用于屈曲、伸展	姆趾只有 1 个趾骨间关节，其余 4 趾都有近端、远端 2 个趾骨间关节

应用运动术语

旋前和旋后

这些特殊的应用运动是基于先前描述的基本运动的组合。旋前（图 11.8A）是一种联合运动，包括足踝的外翻、外展和背伸。相反，旋后是足踝的内翻、内收和跖屈的联合运动（图 11.8B）。如图 11.8 所示，这些特殊运动最常发生在距下关节和跗横关节处。这一概念将在本章的后面部分再次强调。

踝和足近端关节

距小腿关节、距下关节和跗横关节是较大且极为重要的关节，它们都属于踝和足的近端关节（图 11.9）。距小腿关节主要在矢状面上产生运动：背伸和跖屈。距下关节则产生倾斜的弧线运动，该运动主要为内翻和内收或外翻和外展的联合运动，分别为旋后和旋前 3 个重要运动组成部分中的 2 个。跗横关节允许倾斜度最大的运动，该运动可以有 3 个运动平面。因此，跗横关节可以产生纯粹的旋前和旋后运动。

距小腿关节

一般特征

距小腿关节，通常称为踝关节，是由距骨滑车与远端胫腓骨凹腔构成的关节。关节的凹腔部分通常称为榫眼，因为它类似于木匠使用的榫卯结构（图 11.10）。

旋前 旋后

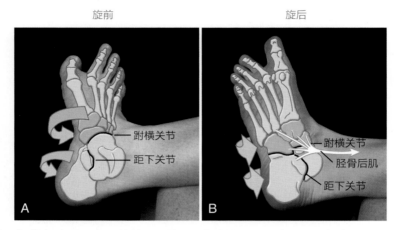

图 11.8 正如上文所述，旋前（A）是踝和足的外翻、外展和背伸的联合运动。旋后（B）是踝和足的内翻、内收和跖屈的联合运动。这些斜向运动主要发生在距下关节和跗横关节（Neumann DA: *Kinesiology of the musculoskeletal system: foundations for physical rehabilitation*, ed 2, St Louis, 2010, Mosby, Fig. 14.26B and D. ）

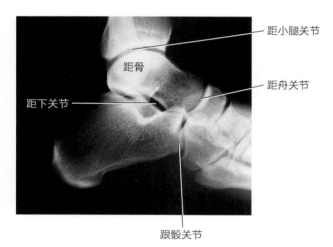

图 11.9 正常人的右侧足踝 X 线片，显示了足踝的近端关节：距小腿关节、距下关节、距舟关节和跟骰关节。距舟关节和跟骰关节共同组成了较大的跗横关节（引自 Neumann DA: *Kinesiology of the musculoskeletal system: foundations for physical rehabilitation*, ed 2, St Louis, 2010, Mosby, Fig. 14.9. ）

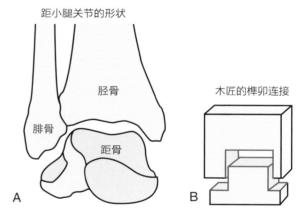

图 11.10 距小腿关节（A）和木匠的榫卯（B）连接相似（引自 Neumann DA: *Kinesiology of the musculoskeletal system: foundations for physical rehabilitation*, ed 2, St Louis, 2010, Mosby, Fig. 14.13. ）

　　此关节的稳定性受几个因素的影响：距骨在矩形榫眼中的紧密贴合度，众多副韧带和肌肉的支持，以及远端胫腓关节的强度。

支持结构

　　以下是距小腿关节的支持结构（表 11.3）：

- 骨间膜（见图 11.3B）

- 胫腓前、后韧带（图 11.11A）
- 三角韧带（图 11.11B）
- 外侧副韧带（见图 11.11A）
  - 距腓前韧带
  - 跟腓韧带
  - 距腓后韧带

表 11.3	距小腿关节的支持结构	
结构	**功能**	**注解**
骨间膜	连接胫骨与腓骨；为远端胫腓关节和距小腿关节提供稳定性	是众多足踝肌肉的近端附着点
胫腓前、后韧带	连接远端胫腓关节，提供关节的稳定性	这些韧带的损伤通常与"高位踝扭伤"有关
三角韧带	限制外翻	三角形韧带，起自内踝。该韧带分为 3 束：胫舟韧带、胫跟韧带和胫距韧带
外侧副韧带	限制内翻	由 3 种不同的韧带组成：距腓前韧带、跟腓韧带和距腓后韧带。最常见的韧带损伤是距腓前韧带，通常由过度内翻和跖屈造成

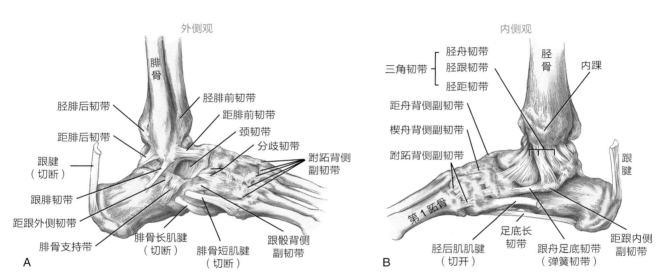

图 11.11　右踝，突出显示：（A）外侧副韧带和远端胫腓韧带；（B）三角韧带（内侧副韧带）（引自 Neumann DA: *Kinesiology of the musculoskeletal system: foundations for physical rehabilitation*, ed 2, St Louis, 2010, Mosby, Fig. 14.15.）

运动学

距小腿关节只有 1 个自由度，即踝关节的背伸和跖屈。矢状面运动对步行时的前向运动至关重要。背伸和跖屈在进行蹲坐运动时也很重要，如坐站转换。值得注意的是，这种类型的运动中，都是胫骨相对于足进行运动。例如，深蹲时足部可以保持不动而产生踝关节背伸的运动。

踝关节背伸的正常活动范围为 0°～20°。当第 5 跖骨和腓骨之间的夹角为 90° 时，足位于 0° 位或中

立位。跖屈的正常活动范围是 0°～50°（图 11.12），活动范围会根据测量类型和测量方法而有很大差异。

踝关节的背伸和跖屈发生在穿过内外踝的内外轴附近（图 11.12A）。这些易辨认的骨性标志使轴变得可视化，帮助人们理解跨过该关节的肌肉的功能。在这条内外轴前方的肌肉负责背伸，而在该旋转轴后方的肌肉负责跖屈。

传统上来讲，距小腿关节的运动学是基于距骨的凸面滑车固定在凹面榫眼中。当足蹬离地面时，滑车

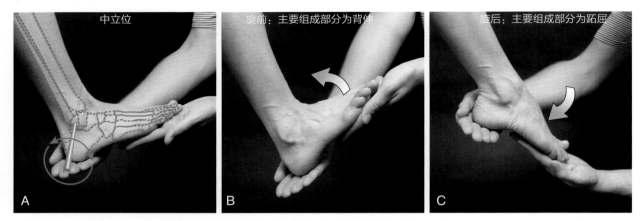

图 11.12 距小腿关节的旋转轴和骨骼运动学。（A）踝中立位；（B）背伸；（C）跖屈（引自 Neumann DA: *Kinesiology of the musculoskeletal system: foundations for physical rehabilitation*, ed 2, St Louis, 2010, Mosby, Fig. 14.17C through E.）

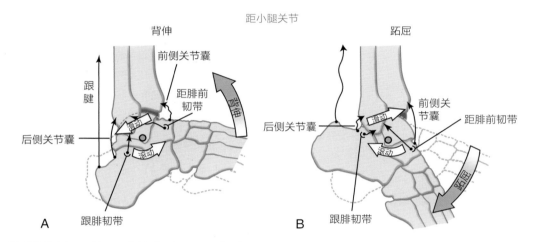

图 11.13 足踝的外侧观，显示了背伸（A）和跖屈（B）时距小腿关节的关节运动学。被拉伸的结构用细长的箭头标出；松弛的结构用波浪箭头标出（引自 Neumann DA: *Kinesiology of the musculoskeletal system: foundations for physical rehabilitation*, ed 2, St Louis, 2010, Mosby, Fig. 14.18.）

的凸面在榫眼中以相反的方向滚动和滑动。图 11.13 突出展示了距小腿关节背伸和跖屈的关节运动。但是我们要意识到，步行时足部大多数时间都处于支撑相，固定于地面。在这种情况下，凹形榫眼在距骨的凸状关节表面上沿相同的方向滚动和滑动。

功能考量：距小腿关节的最稳定和最不稳定的位置

行走时，在支撑相末期，足跟离地之前踝关节背伸达到最大的角度（大约占步行周期的 40%；见图 11.2）。要注意的是，在步行周期阶段中，背伸一词描述的是腿部相对于足的位置。步行周期中的这一

时间点，踝关节是最稳定的，因为此时大多数侧副韧带和所有跖屈肌都处于拉伸的位置（图 11.14A）。当距骨滑车较宽的前部揳入榫眼时，背伸位的踝关节会更加稳定（图 11.14B）。因此，踝关节的封闭位置（close-packed position）即是背伸到最大角度的位置。步行时支撑相末期需要这样良好的稳定性，以便更好地激活跖屈肌为跳跃或快速推离阶段做准备。

距小腿关节的最不稳定位置是完全跖屈。完全跖屈（关节最松弛的位置）使大部分副韧带和所有跖屈肌变得松弛。完全跖屈的姿势也会使榫眼（胫腓骨远端）"松开"距骨。这将使距骨顶部较窄的部分处于

足部远端关节

足部远端关节包括跗跖关节、跖趾关节和趾骨间关节。所有这些关节在步行中都起着重要作用。

跗跖关节

跗跖关节由跖骨底部与 3 块楔骨和骰骨远端表面之间的关节构成（图 11.21）。这些关节在中足和前足之间的连接处，是足趾列的基础关节。除第 1 跗跖关节外，其他关节相对僵硬，允许适度的背伸和跖屈并伴有少量的内翻和外翻。在步行周期支撑相，需要第 1 跗跖关节有轻度的活动。第 2 跗跖关节是所有跗跖关节中最稳定的，主要是因为其基底部被揳入内外侧楔骨之间。

跖趾关节

跖趾关节（metatarsophalangeal, MTP）是由跖骨头的凸面和近节趾骨的凹面构成的关节（见图 11.21）。这些关节的运动与手的掌指关节相似，包括：伸展（背伸）、屈曲（跖屈）及外展和内收。在步行周期的蹬离期，跖趾关节需要 60°~65° 的过度伸展，也就是我们踮起脚尖时跖趾关节的角度。

趾骨间关节

如手指一样，除了𧿹趾只有 1 个趾骨间关节外，其余每个足趾都有 1 个近端趾骨间关节（proximal

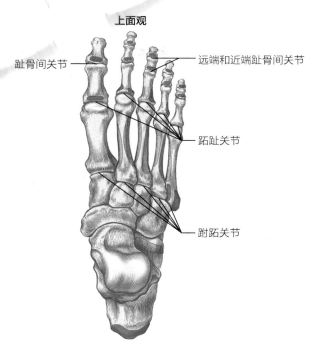

上面观

图 11.21 右足上面观，突出显示了跗跖关节和跖趾关节（引自 Neumann DA: *Kinesiology of the musculoskeletal system: foundations for physical rehabilitation*, ed 2, St Louis, 2010, Mosby, Fig. 14.4.）

interphalangeal, PIP）和 1 个远端趾骨间关节（distal interphalangeal, DIP）（见图 11.21）。这些关节的运动主要限于屈曲和伸展。伸展通常仅限于关节的 0° 位或中立位。

表 11.4 总结了足踝近端和远端关节的重要运动学特征。

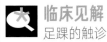

临床见解
足踝的触诊

肌肉骨骼系统的触诊是一项必不可少的临床技能，可让临床医生正确识别特定的关节、骨骼和肌肉。熟练的触诊可以：①提升沟通和文书记录能力；②提高处理特定关键问题的能力，如鉴别哪些韧带或骨骼受伤；③提高手法治疗的疗效。

图 11.22 中的表格罗列了足踝的常规触诊区域、触诊部位，以及为何对这些结构进行触诊的临床考量。图 11.22 和 11.23 展示了一个 23 岁健康男性右足的内、外侧面观，同时也展示了足踝的透视图以帮助识别这些结构。

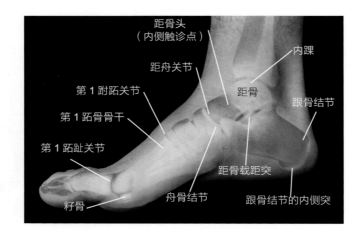

内侧面观

结构	触诊位置	触诊的可能原因

内踝	胫骨内侧最远端	• 评估三角韧带近端附着点的压痛
		• 评估腿部长度
		• 估算距小腿关节的内外轴
		• 为踝管的结构定位提供解剖学参考，如：
		  ○ 胫骨后肌腱
		  ○ 趾长屈肌
		  ○ 胫神经及其末端分支（内、外侧跖神经）

跟骨结节	足底后侧跟区	• 评估跟腱炎 • 检查异常骨骼形成（可能与施加在跟腱上过度的压力有关）
跟骨结节的内侧突	足底内侧跟区	• 评估足底筋膜炎、跟骨骨赘和许多内在肌的近端附着点的炎症
距骨载距突	内踝尖下方 2~3cm 处	• 为定位距下关节内侧面提供解剖学参考 • 评估位于三角韧带胫跟束的远端附着点和"弹簧"韧带的近端附着点的压痛

结构	触诊位置	触诊的可能原因
舟骨结节	一个尖锐的突起，内踝尖部前下方 4cm 处	• 舟骨及旁边的距舟关节和第 1 楔舟关节定位的一般参考 • 评估内侧纵弓的高度 • 评估胫骨后肌腱病变
籽骨	踇趾跖趾关节的足底面（通常很难和跨关节的屈肌腱区分）	• 评估与籽骨炎症或骨折有关的压痛（多见于舞者）
第 1 跖趾关节	背侧或内侧；紧接第 1 跖骨头的远端	• 评估踇外翻（踇趾滑囊炎）或踇僵症（草皮趾）的严重程度
第 1 跖骨体	前足背面或内侧	• 评估力学对线（内翻或外翻）和前足的整体灵活性 • 评估第 1 趾列跖屈，如经常与之相关的高弓足或腓骨长肌的张力增加
跗跖关节	紧接跗骨底	• 评估第 1 跗跖关节的松弛程度和力学对线 • 评估跗跖关节有无脱位（通常是第 2 跗跖关节） • 评估内侧纵弓的高度
距舟关节	紧靠舟骨粗隆后端（略靠前）	• 评估跗横关节内侧部分的灵活性、有无扭伤、压痛 • 检查内侧纵弓稳定性的基础
距骨头	内侧触诊点：约在内踝前侧远端和舟骨节结之间的中间位置	• 评估内侧纵弓的高度

图 11.22　正常踝和足的内侧面观（引自 Neumann DA: *Kinesiology of the musculoskeletal system: foundations for physical rehabilitation*, ed 2, St Louis, 2010, Mosby, Fig. 14.54.）

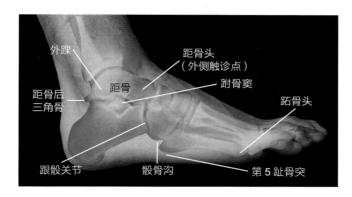

外侧面观

结构	触诊位置	触诊的可能原因
外踝	腓骨外侧最远端	• 估算距小腿关节的内外轴 • 定位腓骨长、短肌腱（及鞘）的参考 • 评估远端胫腓关节的稳定性和力学对线
跗骨窦	轻微的凹陷，在外踝远端前侧。此窦（或管）斜向穿过距下关节	• 评估距腓前韧带的压痛 • 评估位于跗骨窦之间的颈（距跟）韧带损伤造成的肿胀
距骨头	外侧触诊点：紧靠跗骨窦前方	• 结合内侧触诊点，用于确定距下关节的中立位
跖骨头	跖骨远端的跖侧	• 评估跖骨痛的严重性（好发于第 2、第 3 跖骨）
第 5 趾骨突	一个尖锐的突起，位于足外侧的中点	• 评估是否存在撕脱性骨折和腓骨短肌撕裂
骰骨沟	紧接第 5 趾骨突的近端	• 评估腓骨长肌腱的压痛
跟骰关节	第 5 趾骨突近端约 2cm 处	• 评估与骰骨相关的半脱位或其他损伤
距骨后三角骨（较为罕见的副骨，通常位于距骨的后外侧）	外踝和内踝后面，由于大小差异，可能无法触摸到	通常在过度跖屈时，评估踝关节内距骨后三角骨撞击的可能性

图 11.23　正常踝和足的外侧面观（引自 Neumann DA: *Kinesiology of the musculoskeletal system: foundations for physical rehabilitation*, ed 2, St Louis, 2010, Mosby, Fig. 14.55. ）

肌肉和关节的相互作用

　　踝和足的运动受外在肌和内在肌的控制。内在肌近端和远端附着点都在足内，而外在肌近端附着点在小腿或股骨远端，远端附着点在足内。两组肌肉都为下肢远端提供静态控制、动态推力并具有减震的作用。

踝和足肌肉的神经支配

　　小腿的外在肌群分为 3 个间隔：前侧、外侧和后侧。每个间隔由不同的神经支配，但所有神经都来自坐骨神经。横跨大腿后面的坐骨神经较大，其在接近膝关节后侧分叉（分为 2 部分），形成胫神经和腓总神经（图 11.24A）。

关节	主要运动	活动范围	主要运动平面	注释
距小腿关节	背伸 跖屈	0°~20° 0°~60°	矢状面	真正意义上的踝关节
距下关节	内翻/内收和外翻/外展	只在冠状面上有活动度： 内翻：0°~25° 外翻：0°~12°	冠状面和水平面结合	承重时，该关节完成小腿相对于固定的跟骨的非矢状运动
跗横关节	旋前和旋后	3个平面联合运动：难以精确测量	斜向面	完成单纯旋前和旋后运动
跗跖关节	背伸和跖屈（主要发生在第1跗跖关节）	难以测量	矢状面	
跖趾关节	屈曲 伸展 内收和外展	0°~35° 0°~65°（第1跖趾关节0°~85°） 受限	矢状面 水平面	在蹬离期，适当的过伸是很重要的 步行和站立时提高平衡能力
近端、远端趾骨间关节	屈曲、伸展	0°~70°（受限）	矢状面	足趾屈曲有助于增加皮肤与行走表面之间的摩擦力；帮助足部抓地

表 11.4　足踝关节的主要运动、活动范围和主要运动平面

胫神经位于小腿后部向远端延伸，其支配着许多跖屈肌（图 11.24）。腓总神经向外侧走行，围绕在腓骨头周围，并分为腓浅神经和腓深神经（图 11.25A）。腓浅神经支配腓骨长肌、腓骨短肌（图 11.25B）。腓深神经支配所有的踝背伸肌（见图 11.25B）。专栏 11.1 给出了完整的神经支配肌肉的列表。

胫神经在内踝后方分为足底内侧神经和足底外侧神经（见图 11.24A）。这两条神经支配除了趾短伸肌以外足的所有内在肌，趾短伸肌则由腓神经的深支支配。

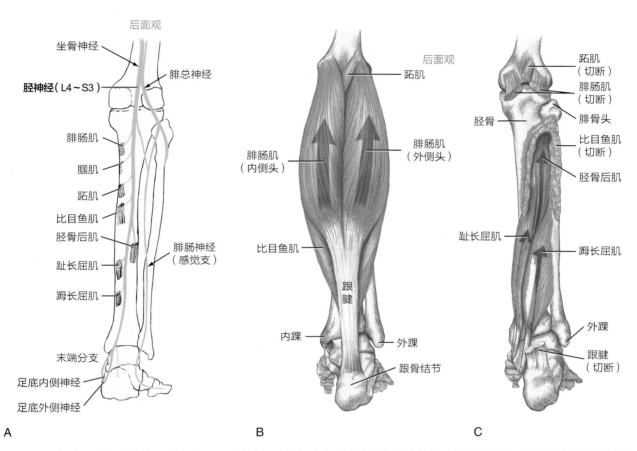

图 11.24 （A）胫神经的走行和神经支配。请注意，胫神经分支形成足底内侧神经和足底外侧神经；（B）右小腿的后面观，展示了胫神经支配的浅层肌肉；（C）右小腿的后面观，展示了胫神经支配的深层肌肉（A 引自 Neumann DA: *Kinesiology of the musculoskeletal system: foundations for physical rehabilitation*, ed 3, St Louis, 2017, Mosby, modified with permission from DeGroot J: *Correlative neuroanatomy*, ed 21, Norwalk, Conn, 1991, Appleton & Lange. B 和 C 引自 Neumann DA: *Kinesiology of the musculoskeletal system: foundations for physical rehabilitation*, ed 2, St Louis, 2010, Mosby, Figs. 14.48 and 14.49.）

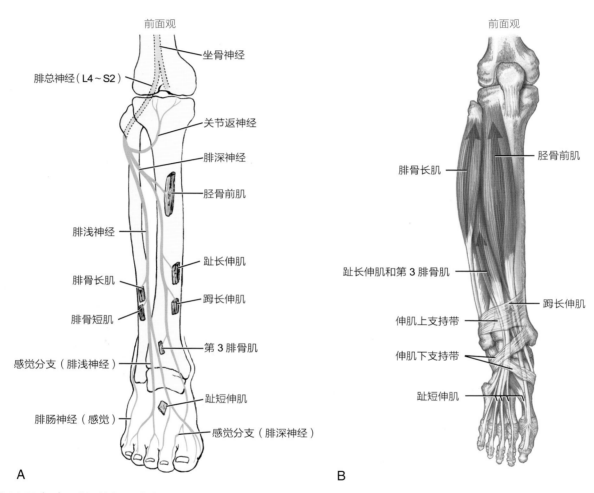

图 11.25（A） 腓深神经和腓浅神经的走行和神经支配。（B）右小腿的前面观，展示了腓深神经和腓浅神经支配的肌肉（A 引 自 Neumann DA: *Kinesiology of the musculoskeletal system: foundations for physical rehabilitation*, ed 3, St Louis, 2017, Mosby, modified with permission from DeGroot J: Correlative neuroanatomy, ed 21, Norwalk, Conn, 1991, Appleton &Lange; B 引 自 Neumann DA: *Kinesiology of the musculoskeletal system: foundations for physical rehabilitation*, ed 3, St Louis, 2017, Mosby, Fig. 14.44. ）

专栏 11.1　踝和足外在肌的神经支配		
胫神经（图 11.24A）	支配小腿后侧间隙肌群（见图 11.24B）。这些肌肉主要产生跖屈或跖屈结合内翻的动作。请注意，此图中看不到深层跖屈肌（最底层的 3 块肌肉）	腓肠肌 比目鱼肌 跖肌 胫骨后肌 趾长屈肌 跛长屈肌
腓深神经（图 11.25A）	支配小腿前侧间隙肌群（见图 11.25B）。这些肌肉主要产生背伸的动作	胫骨前肌 趾长伸肌 跛长伸肌 第 3 腓骨肌
腓浅神经（图 11.25A）	支配小腿外侧间隙的 2 块肌肉。两者都产生跖屈和外翻的动作（见图 11.25B）。	腓骨长肌 腓骨短肌

踝和足外在肌

　　由于外在肌跨过多个关节和旋转轴，因此它们可以在踝关节和足部产生多个动作。这些肌肉产生的动作由其拉力线相对于旋转轴的位置而定。图 11.26 显示了外在肌与距小腿关节和距下关节旋转轴间的关系，说明它们可产生的动作（为简单起见，仅描述跨距下关节的肌肉的内翻和外翻动作）。请注意，图 11.26 中列出的所有肌肉均能产生 2 个动作，表现为距小腿关节的背伸和跖屈，以及距下关节的内翻和外翻。

前侧间隙肌

　　前侧间隙的 4 块肌肉是胫骨前肌、趾长伸肌、跛长伸肌和第 3 腓骨肌。作为同组肌肉，它们起自胫骨近端，紧邻腓骨和骨间膜。4 块肌肉均受腓深神经支配，都是以足背伸作为主要动作之一。

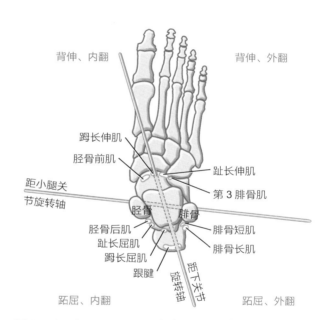

图 11.26　上面观，显示了跨过距小腿关节和距下关节的肌肉产生的多种动作。每块肌肉产生的动作基于其相对于 2 个关节中每个关节的旋转轴的位置而定（引自 Neumann DA: *Kinesiology of the musculoskeletal system: foundations for physical rehabilitation*, ed 3, St Louis, 2017, Mosby, Fig. 14.43.）

前面观

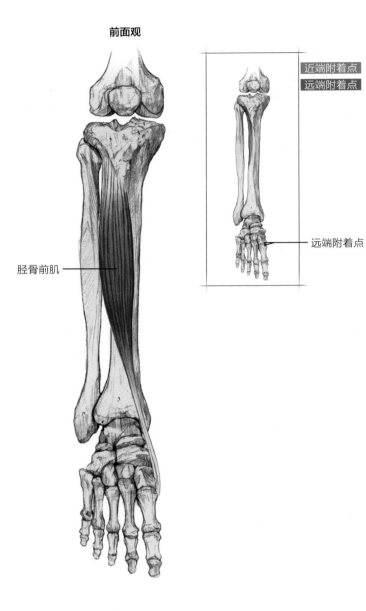

近端附着点
远端附着点

胫骨前肌

远端附着点

胫骨前肌

近端附着点： 胫骨近端 2/3 外侧面及骨间膜。

远端附着点： 内侧楔骨的内侧、跖侧和第 1 跖骨底部。

神经支配： 腓深神经。

动作：
- 背伸
- 内翻

注释： 在做足内翻和背伸动作时，很容易触及该肌肉的肌腱。在步行周期摆动相，该肌肉的麻痹或无力可能导致"足下垂"，这将在后续章节中介绍。

前面观

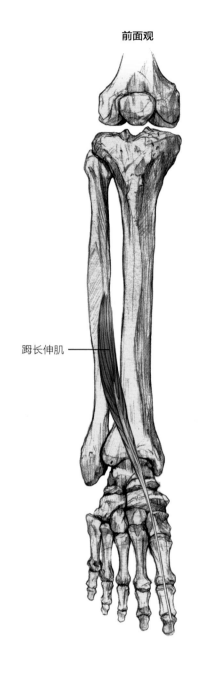

跨长伸肌

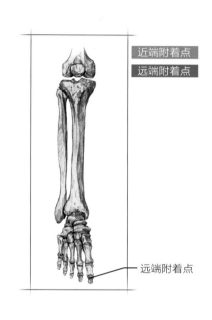

近端附着点
远端附着点

远端附着点

跨长伸肌

近端附着点： 腓骨中段和相邻骨间膜。

远端附着点： 跨趾远节趾骨底部背面。

神经支配： 腓深神经。

动作：
- 跨趾伸展
- 背伸

注释： 因为该肌肉基本上直接在距下关节的前后轴上运动（见图11.26），所以它既不是内翻肌也不是外翻肌。

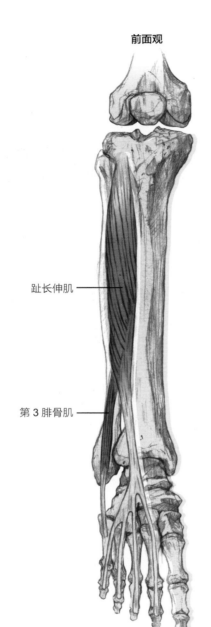

前面观

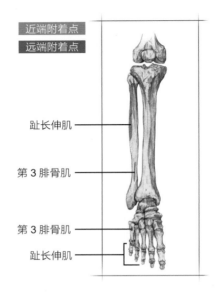

近端附着点
远端附着点

趾长伸肌

第 3 腓骨肌

趾长伸肌

第 3 腓骨肌

第 3 腓骨肌

趾长伸肌

趾长伸肌

近端附着点： 胫骨外侧髁，腓骨近端 2/3 内侧面和相邻骨间膜。

远端附着点： 分为 4 根肌腱，附着在中节趾骨和远节趾骨近端底部背面。

神经支配： 腓深神经。

动作：
- 第 2～5 趾伸展（跖趾关节、近端趾骨间关节、远端趾骨间关节）
- 背伸
- 外翻

注释： 该肌肉的名称清楚地表明了其主要作用。由于该肌肉跨过距小腿（踝）关节内外轴的前侧，因此它也是距小腿关节的背伸肌。胫骨前肌无力的人可以使用趾长伸肌的力代偿踝背伸。该肌肉的紧张、痉挛或过度使用可能会导致第 2～5 趾出现"爪形趾"变形（跖趾关节过伸及近端趾骨间关节和远端趾骨间关节屈曲）。

第 3 腓骨肌

近端附着点： 腓骨远端 1/3 内侧面和相邻骨间膜处。

远端附着点： 第 5 跖骨底部背面。

神经支配： 腓深神经。

动作： • 背伸

      • 外翻

注释： 加强该肌肉力量经常是治疗和预防踝内翻扭伤的要点。由于第 3 腓骨肌既能进行背伸也能进行外翻，因此非常适合抵抗跖屈和内翻运动，而这些运动通常会造成外侧副韧带（尤其是距腓前韧带）损伤。

功能考量

背伸肌无力的临床体征："足下垂"与"足拍击"。 踝背伸在步行周期中具有两个重要功能。在摆动相，背伸肌收缩，脚抬高廓清地面。在支撑相早期（足跟触地期和全足底着地期之间），背伸肌离心收缩，足底缓慢着地。位置表浅的腓深神经损伤可能会导致背伸肌麻痹或瘫痪，该肌肉的无力会妨碍步行。足下垂指在步行周期摆动相，小腿向前迈进时，足下垂处于跖屈状态，为了防止足部在地面上拖曳，通常会表现为跨域步态，使人看起来像跨过一个想象中的障碍物。

如果背伸肌不能在足跟触地期和全足底着地期之间产生足够的离心收缩，前足则会迅速触地。这种情况通常称为足拍击，因为它会产生像是足底快速拍击地板时产生的声音。

通常使用选择性肌力训练来治疗背伸肌无力引起的症状。也可使用矫形器将足保持在相对背伸状态，以防止足跖屈肌群过度缩短和紧绷。

胫痛症候群（外胫夹） 是一种常见的疼痛症状，可能会影响附着在胫骨内侧和后侧的肌肉。尽管有几种术语描述和不同的病变表现与该症状相关，但它通常涉及背伸肌炎症，好发于跑步者。在跑步过程中，当小腿向前迈步时，背伸肌必须从向心收缩转变为离心收缩，使足跟触地后立即足部远端下降。如果背伸肌未经训练，过度使用可能会引起炎症。

在跑步或行走过程中，足部过度旋前可能会使症状恶化，因为背伸肌处于过度牵伸位下会被反复激活。因此，临床医生经常建议使用矫形器支撑足部，使背伸肌充分休息。冰敷、超声波和治疗性贴扎也可用于缓解炎症导致的肌肉组织疼痛。

外侧间隙肌

小腿外侧间隙的 2 块肌肉是腓骨长肌和腓骨短肌。两者都是主要的足部跖屈肌和外翻肌。近年，这些肌肉又被称为腓长肌和腓短肌。

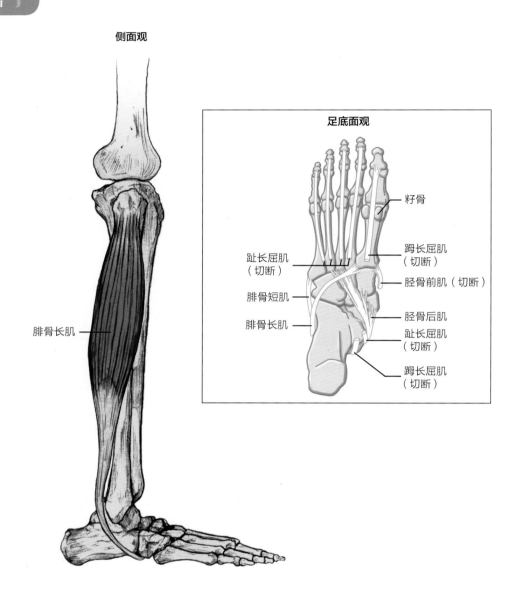

侧面观

腓骨长肌

足底面观

籽骨

趾长屈肌
（切断）

腓骨短肌

腓骨长肌

鉧长屈肌
（切断）

胫骨前肌（切断）

胫骨后肌

趾长屈肌
（切断）

鉧长屈肌
（切断）

腓骨长肌

近端附着点： 胫骨外侧髁，腓骨头和腓骨近端 2/3
外侧面。

远端附着点： 内侧楔骨的外侧面和第 1 跖骨底部足
底侧（见足底面观）。

神经支配： 腓浅神经。

动作： • 外翻
• 跖屈

注释： 腓骨长肌利用外踝和骰骨沟作为生物
力学滑轮，分别产生跖屈和外翻动
作。该滑轮系统对于维持肌肉相对于
关节旋转轴的力线至关重要。注意，
该肌肉的肌腱穿过足底，最终附着到
第 1 跖骨底部。

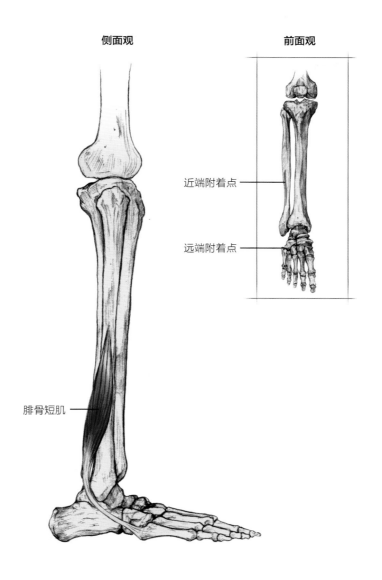

侧面观　　　　　　　前面观

近端附着点

远端附着点

腓骨短肌

腓骨短肌

近端附着点： 腓骨远端 2/3 外侧。

远端附着点： 第 5 跖骨茎突。

神经支配： 腓浅神经。

动作：
- 跖屈
- 外翻

注释： 腓骨短肌腱通常与第 5 跖骨茎突的撕脱性骨折有关。当肌腱和茎突的一部分从跖骨底部被撕开时，就会发生这种情况。这种损伤通常被称为"舞者骨折"，其可能发生在腓骨短肌强烈收缩以试图阻止踝关节和足部过度内翻时。这种严重的踝关节内翻损伤也可能撕裂一些侧副韧带。

功能考量

腓骨长肌和腓骨短肌为足踝部提供了横向稳定性。这种横向稳定性在支撑相末期尤其明显，此时足跟上升准备蹬离。在步行周期的这一节点，所有跖屈肌都在收缩以推动身体向上和向前。如图 11.26 所示，大多数跖屈肌都是足内翻肌。通常情况下，腓骨长肌和腓骨短肌同时收缩并使踝关节达到一种平衡——这是由于两块肌肉既是强大的外翻肌又是跖屈肌。当人们踮脚站立时，内翻肌和外翻肌之间这种重要的力平衡表现得非常明显（图 11.27）。如果腓骨肌无力，足更有可能无法控制而变成内翻状态，导致踝关节外侧扭伤。

后侧间隙肌

后侧间隙肌分为两组：浅层和深层。浅层包括腓肠肌、比目鱼肌（统称为小腿三头肌）和跖肌。深层包括胫骨后肌、趾长屈肌和蹈长屈肌。后侧间隙肌所有肌肉均由胫神经支配，并主要产生跖屈的动作。

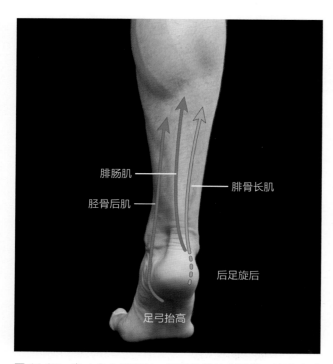

腓肠肌
胫骨后肌
腓骨长肌
后足旋后
足弓抬高

图 11.27　当一个人提踵时，跖屈肌群的力量线。请注意腓骨长肌（绿色）和胫骨后肌（红色）在中足周围形成一个吊带。腓骨长肌在抵消胫骨后肌的内翻动作中起着重要作用（引自 Neumann DA: *Kinesiology of the musculoskeletal system: foundations for physical rehabilitation*, ed 3, St Louis, 2017, Mosby, Fig. 14.47.）

 思考
外踝扭伤

下肢最常见的损伤之一是足踝内翻扭伤，通常伴随外侧韧带损伤（图 11.28）。外侧副韧带比三角韧带（内侧）更容易扭伤，原因有以下 3 个。

尺寸

外侧副韧带相对较薄。内侧副韧带坚固、厚实和宽阔。

内翻偏差

距下关节内翻动作的可动性是外翻的 2 倍。通常都发生在踝内翻时下肢承重如跳跃着地时。这会将身体的大部分重量放在已经被拉伸的外侧韧带上。

支持肌肉系统缺乏快速反应

外侧韧带的扭伤通常是过度内翻的结果。防止过度内翻扭伤的最佳肌肉是腓骨肌。然而，不幸的是，大多数内翻扭伤发生在这些肌肉做出反应之前。因此，加强腓骨肌的力量训练只是治疗慢性踝关节不稳的一个组成部分。其他治疗方法通常包括通过使用平衡板、蹦床或单腿站活动来进行本体感觉训练。动态平衡活动（例如，在不平坦或松软的表面上行走）也可用来帮助训练这些肌肉对足踝快速内翻做出更快的反应。

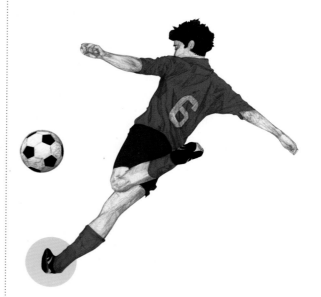

图 11.28　足球运动员的右踝扭伤

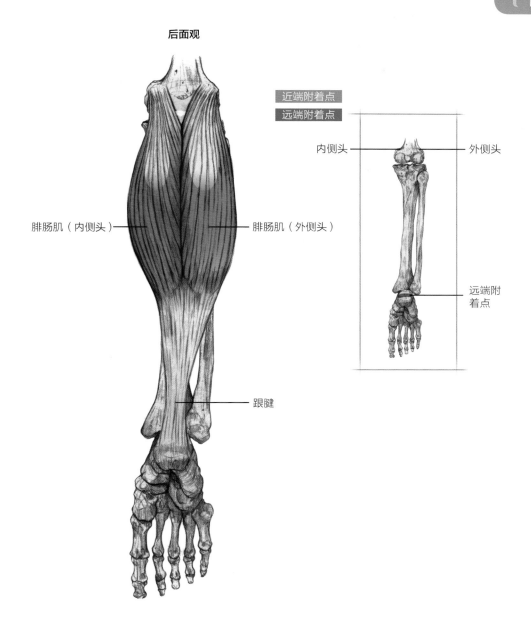

后面观

近端附着点
远端附着点

内侧头　　　　　外侧头

腓肠肌（内侧头）　　　腓肠肌（外侧头）

远端附着点

跟腱

浅层肌肉

腓肠肌

近端附着点：　• 内侧头——股骨内侧髁后部
　　　　　　　• 外侧头——股骨外侧髁后部
远端附着点：　通过跟腱附着在跟骨结节上。
神经支配：　　胫神经。

动作：　　• 跖屈
　　　　　• 屈膝

注释：　　腓肠肌能够产生较大的跖屈力矩，这
　　　　　是因为腓肠肌相对较大的横截面积，
　　　　　再加上跟骨结节提供的较大的内部力
　　　　　臂。在跑步或跳跃时，需要较大的力
　　　　　矩来向上和向前推动身体的重量。

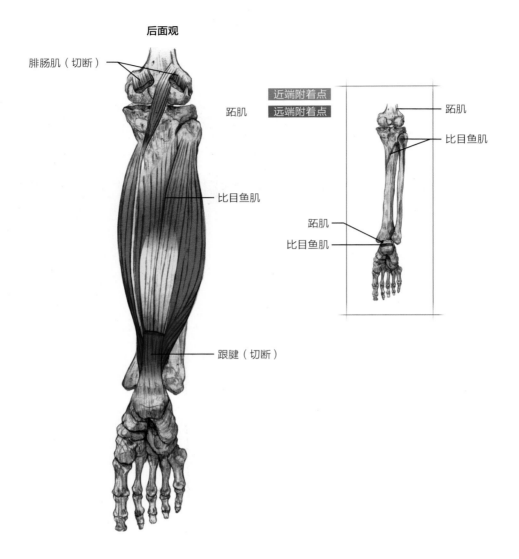

后面观

腓肠肌（切断）

跖肌

比目鱼肌

跟腱（切断）

近端附着点
远端附着点

跖肌

比目鱼肌

跖肌

比目鱼肌

比目鱼肌

近端附着点： 腓骨后面近端 1/3、腓骨头和胫骨后部。

远端附着点： 通过跟腱附着在跟骨结节上。

神经支配： 胫神经。

动作： 跖屈。

注释： 腓肠肌和比目鱼肌通常称为小腿肌群。某些情况下，治疗师需要单独测试其中一块肌肉的力量。了解这两块肌肉附着点的不同可能有助于测试过程。例如，假设治疗师测试主要由比目鱼肌产生的跖屈力量。为此，治疗师可以要求患者在屈膝的情况下发挥最大的跖屈力量。屈膝位可放松双关节腓肠肌，但不会改变单关节比目鱼肌的长度。松弛的腓肠肌进而丧失了在踝关节产生跖屈的能力。因此，可以认为由治疗师测试的跖屈力量主要是由比目鱼肌产生。

跖肌

近端附着点： 股骨外侧髁上线。

远端附着点： 跟腱的内侧止于跟骨结节。

神经支配： 胫神经。

动作：
- 跖屈
- 屈膝

注释： 跖肌较小，为跖屈贡献一小部分力量。

功能考量

比目鱼肌与腓肠肌：形态和功能

比目鱼肌和腓肠肌都是踝关节产生跖屈力矩的主要来源。然而，这些肌肉可具有不同的功能。

比目鱼肌是"纯粹的"跖屈肌，没有屈曲膝关节的功能。该肌肉主要由慢缩型肌纤维组成，这使其成为完成在较长时间内需要相对较低力量活动时（如站立或控制姿势摇摆）的理想选择。而腓肠肌由快缩型肌纤维组成，因此具有更好的能力来执行更需要爆发力的活动，如冲刺和跳跃。有趣的是，这些爆发力活动非常适合踝跖屈合并伸膝状态下发力的腓肠肌。这种运动组合可防止该双关节肌肉过度缩短——当腓肠肌收缩产生跖屈时，它同时通过膝关节伸展而被拉伸，使肌肉产生有效力的能力最大化。

提踵的生物力学

通常要求受试者反复提踵来评估跖屈肌（如腓肠肌）的功能强度。通常情况下，这是一项相对容易的任务，即使是完成单腿提踵。虽然要支撑起整个身体，但却简单得令人有些惊讶。提踵做起来相对容易，很大程度上是由于腓肠肌有较大的力臂。如图 11.29 所示，提踵时，腓肠肌的旋转轴从踝（距小腿）关节转移到跖趾关节。这种转移大大增加了肌肉的力臂（图 11.29B）。同样，由于体重线落在旋转轴和腓肠肌的力线之间，因此肌肉就像操作独轮车一样，使用第二类杠杆系统。由于小腿肌肉可用的内部力臂（参见图 11.29B）比重力可用的外部力臂（见图 11.29C）长 3 倍，因此，体重为 81.5kg 的人只需要 27kg 的跖屈力即可完成提踵。这是一个很大的优势，但要意识到，身体的重心仅可升高肌肉收缩距离的 1/3。

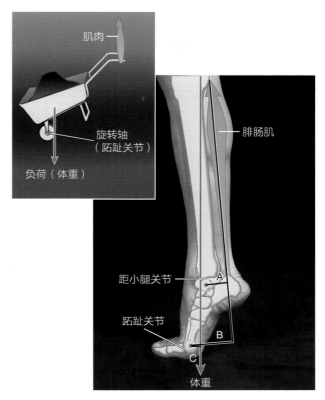

图 11.29　以模型表现提踵的生物力学与独轮车的操作原理之间的相似点。提踵时，旋转轴从距小腿关节［标有（A）的力矩臂］移动到跖趾关节。腓肠肌使用的内部力臂（B）比体重使用的外部力臂（C）长 3 倍（引自 Neumann DA: *Kinesiology of the musculoskeletal system: foundations for physical rehabilitation*, ed 2, St Louis, 2010, Mosby, Fig. 14.52.）

思考
比目鱼肌是次要膝伸肌

　　比目鱼肌作为踝跖屈肌起着重要的作用，但也是重要的膝伸肌和稳定肌。在足底与地面紧密接触的情况下，比目鱼肌收缩产生跖屈闭链运动。该运动向后驱动胫骨的上端（和膝关节），有效地伸展膝关节（图 11.30）。股四头肌无力者可以使用比目鱼肌的这一功能产生膝关节伸展力矩进行代偿。

　　然而在下肢承重时，比目鱼肌过度活跃（痉挛）可能会引起膝关节过伸。这种情况通常发生在脑卒中导致比目鱼肌痉挛的患者中。随着时间的推移，当下肢负重时，该肌肉活动的增加最终可导致膝过伸。

比目鱼肌收缩伸展
膝关节的闭链运动

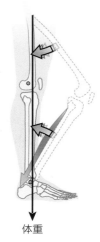

体重

图 11.30　当足底与地面紧密接触时，比目鱼肌收缩使膝关节伸展。请注意，这是踝关节跖屈闭链运动的结果（引自 Neumann DA: *Kinesiology of the musculoskeletal system: foundations for physical rehabilitation*, ed 2, St Louis, 2010, Mosby, Fig. 14.56B.）

 临床见解
选择性牵伸腓肠肌和比目鱼肌

　　腓肠肌和比目鱼肌紧张相对常见，通常被认为是引起多种疼痛症状的因素，包括足底筋膜炎、跟腱炎和胫痛症候群。针对这种症状的保守治疗通常包括腓肠肌和比目鱼肌的牵伸。虽然这两块肌肉都是强大的跖屈肌，但它们需要以不同方式牵伸，以确保两块肌肉都可适当拉长。

　　图 11.31A 展示了一女孩进行右侧腓肠肌牵伸的动作。请注意，在踝关节完全背伸时，保持右膝完全伸展。回想一下，上文提到过腓肠肌跨过膝关节，而比目鱼肌没有！因此，保持膝关节完全伸展很重要，因为它可以使腓肠肌在膝关节和踝关节上都得到牵伸。膝关节的任何屈曲都会降低腓肠肌的牵伸效果。图 11.31B 显示了该女孩主要对右侧比目鱼肌进行牵伸的运动。当她的膝关节处于屈曲位时，腓肠肌处于松弛位，从而将更多的牵伸力集中在比目鱼肌这个单关节肌肉上。

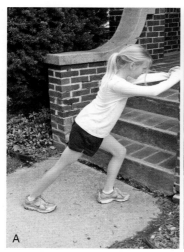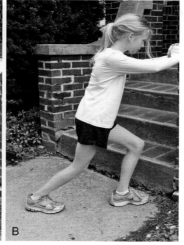

图 11.31　（A）展示对右侧腓肠肌进行自我牵伸。请注意，膝关节已完全伸展。（B）展示对右侧比目鱼肌进行自我牵伸。请注意，膝关节保持在屈曲位

后面观

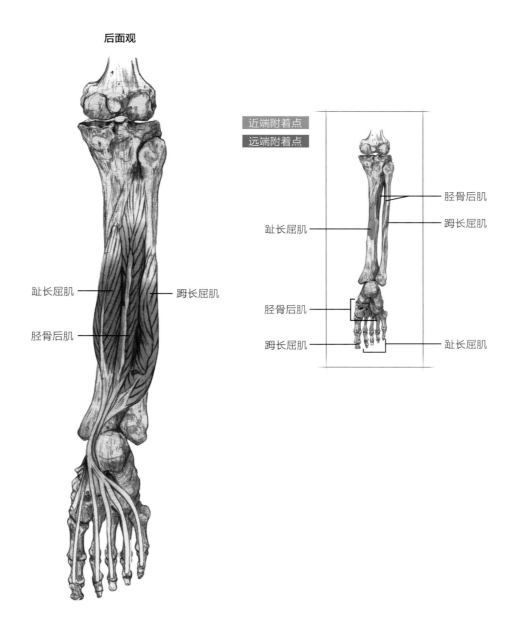

近端附着点
远端附着点

胫骨后肌

姆长屈肌

趾长屈肌

趾长屈肌

姆长屈肌

胫骨后肌

胫骨后肌

姆长屈肌

趾长屈肌

深层肌肉

胫骨后肌

近端附着点： 胫骨、腓骨和骨间膜近端 2/3 后侧。

远端附着点： 除距骨外，每个跗骨都会有附着；还附着在第 2、第 3 和第 4 跖骨底部。最主要的附着点在舟骨粗隆上。

神经支配： 胫神经。

动作： • 跖屈

• 内翻

• 内收

注释： 广泛的远端附着点和胫骨后肌的拉力线使该肌肉成为距下关节最有效的内翻肌和跗横关节的旋后肌。这块肌肉的力量为足的内侧纵弓提供了必要的支撑，胫骨后肌腱撕裂通常会引起创伤性扁平足。

姆长屈肌

近端附着点： 腓骨远端 2/3 后侧。

远端附着点： 姆趾远节趾骨底部的跖侧。

神经支配： 胫神经。

功能： • 趾屈曲

• 跖屈

• 内翻

• 内收

注释： 奔跑或跳跃过程中，在蹬离期的最后，姆长屈肌高度活跃，姆趾处于过伸位。这种力有助于在足趾底面和地面之间产生摩擦。

趾长屈肌

近端附着点： 胫骨中间 1/3 的后表面。

远端附着点： 4 根独立的肌腱附着到 4 块远节趾骨底部。

神经支配： 胫神经。

功能： • 第 2～5 趾屈曲

• 跖屈

• 内翻

• 内收

注释： 趾长屈肌的痉挛或紧张可能导致踝关节跖屈、足内翻和足趾屈曲。

 临床见解
草皮趾

"草皮趾"（Turf Toe）通常描述了由姆趾的跖趾关节创伤性过伸引起的损伤。由于严重的过伸，周围的关节囊可能会撕裂，姆趾的基底部会肿胀和疼痛。顾名思义，这种损伤在经常进行高速急停动作（如足球或橄榄球）的运动员身上很常见。

最初的治疗一般是休息、冰敷和使用抗炎药物。作为保护措施，有草皮趾的人可以在鞋底安装一块刚性板，以防止足趾意外伸展。

功能考量：深层间隙肌在支撑内侧纵弓中的作用

胫骨后肌、姆长屈肌和趾长屈肌构成深层后侧间隙肌。这些肌肉是足的主要内翻肌（或旋后肌）。它们最常做离心收缩，以在步行的支撑相早期拮抗足的外翻（或旋前）。胫骨后肌的此功能尤其重要，若内侧纵弓过度牵伸或无力，可能会过度使用胫骨后肌，最终导致具有疲劳和疼痛表现的过度使用综合征。

足内在肌

通常来说，足内在肌在步行或跑步的蹬离阶段最活跃。这些肌肉整体收缩，使得足内侧纵弓相对升高。该功能有助于在蹬离期跖屈肌收缩时稳定足部。下表和 355～357 页内容涵盖了内在肌的相关解剖学信息。

足背侧

足背侧只有 2 块内在肌，即趾短伸肌（表 11.5）和骨间背侧肌（图 11.32）。趾短伸肌使足趾伸展。骨间背侧肌使第 2、第 3 和第 4 趾外展（以第 2 趾列为参照）。请注意，由于这些肌肉的起点位置较深，因此通常认为它们位于足内在肌的第 4（最深）层内。

足底侧

足底内在肌分为 4 层（图 11.33）。坚韧的足底筋膜覆盖在最外层（表 11.6）。

表 11.5 足背侧				
肌肉	近端附着点	远端附着点	功能	神经支配
趾短伸肌	跟骨的足背侧、外侧，在跟骰关节的近端	4 块独立的肌腱与外在肌的肌腱融合，附着在第 1～4 趾上	内侧 4 趾伸展	腓深神经

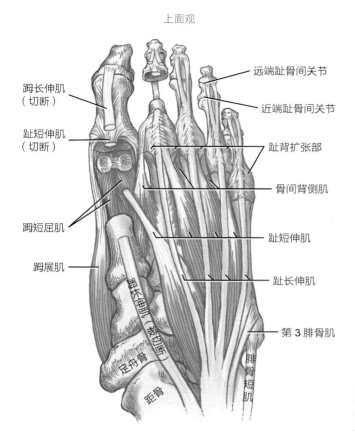

上面观

蹞长伸肌（切断）

趾短伸肌（切断）

蹞短屈肌

蹞展肌

趾长伸肌，被切断

足舟骨

距骨

远端趾骨间关节

近端趾骨间关节

趾背扩张部

骨间背侧肌

趾短伸肌

趾长伸肌

第 3 腓骨肌

腓骨短肌

图 11.32　右前足背面的肌肉和关节。突出展示了趾短伸肌和骨间背侧肌（引自 Neumann DA: *Kinesiology of the musculoskeletal system: foundations for physical rehabilitation*, ed 3, St Louis, 2017, Mosby, Fig. 14.38.）

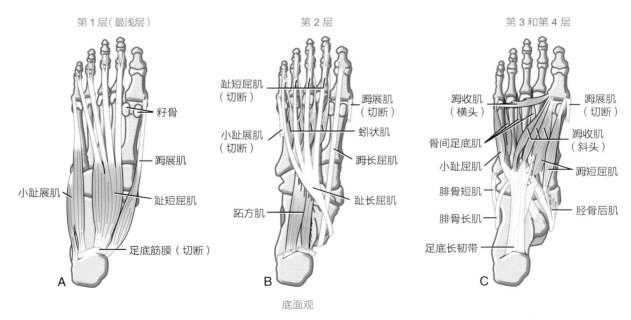

第 1 层（最浅层）

籽骨

蹞展肌

小趾展肌

趾短屈肌

足底筋膜（切断）

A

第 2 层

趾短屈肌（切断）

小趾展肌（切断）

跖方肌

蹞展肌（切断）

蚓状肌

蹞长屈肌

趾长屈肌

B

第 3 和第 4 层

蹞收肌（横头）

骨间足底肌

小趾屈肌

腓骨短肌

腓骨长肌

足底长韧带

蹞展肌（切断）

蹞收肌（斜头）

蹞短屈肌

胫骨后肌

C

底面观

图 11.33　足内在肌分为 4 层：（A）第 1 层（最浅层）；（B）第 2 层；（C）第 3 和第 4 层（最深层）（引自 Neumann DA: *Kinesiology of the musculoskeletal system: foundations for physical rehabilitation*, ed 3, St Louis, 2017, Mosby, Fig. 14.53.）

> 表 11.6 足底侧

第 1 层

第 1 层由趾短屈肌、蹞展肌和小趾展肌组成（图 11.33A）

肌肉	近端附着点	远端附着点	动作	神经支配
趾短屈肌	跟骨结节的跖侧和足底筋膜	通过 4 根肌腱附着在外侧 4 趾的中节趾骨	外侧 4 趾的跖趾关节和近端趾骨间关节的屈曲	足底内侧神经
蹞展肌	屈肌支持带，跟骨内侧突和足底筋膜	蹞趾近端趾骨的内侧	蹞趾外展	足底内侧神经
小趾展肌	跟骨结节的内外侧突和第 5 跖骨底部	小趾的近节趾骨外侧	小趾外展	足底外侧神经

第 2 层

第 2 层由跖方肌和 4 块蚓状肌组成（图 11.33B）

肌肉	近端附着点	远端附着点	动作	神经支配
跖方肌	分为 2 个头附着在跟骨跖侧面上	趾长屈肌腱的外侧缘	稳定趾长屈肌腱，防止它们受力时向内侧移动	足底外侧神经
蚓状肌	趾长屈肌腱上	外侧 4 趾的趾背扩张部	屈曲跖趾关节，同时伸展趾骨间关节	第 2 趾：足底内侧神经 第 3～5 趾：足底外侧神经

第 3 层

第 3 层由蹞收肌、蹞短屈肌和小趾屈肌组成（图 11.33C）

肌肉	近端附着点	远端附着点	动作	神经支配
蹞收肌	斜侧头：第 2～4 跖骨底部的底侧和腓骨长肌腱腱鞘 横头：第 3～5 跖趾关节支持韧带的底侧	2 个头汇合，最后附着在蹞趾近节趾骨底部的外侧	蹞趾跖趾关节屈曲和内收	足底外侧神经
蹞短屈肌	骰骨和外侧楔骨的底侧；部分胫骨后肌腱	2 个头止于蹞趾近节趾骨底部的外侧和内侧（嵌在 2 个小籽骨上）	蹞趾跖趾关节屈曲	足底内侧神经
小趾屈肌	第 5 跖骨底部底侧	小趾的近节趾骨底部外侧	小趾跖趾关节屈曲	足底外侧神经

第4层

第4层由骨间背侧肌和骨间足底肌组成（图11.33C）

续表

肌肉	近端附着点	远端附着点	动作	神经支配
4块骨间背侧肌	第1块：第1、第2跖骨	第1块：第2趾近节趾骨底部内侧	第2~4趾外展	足底外侧神经
	第2块：第2、第3跖骨	第2块：第2趾近节趾骨底部外侧		
	第3块：第3、第4跖骨	第3块：第3趾近节趾骨底部外侧		
	第4块：第4、第5跖骨	第4块：第4趾近节趾骨底部外侧		
3块骨间足底肌	第1块：第3跖骨内侧	第1块：第3趾近节趾骨内侧	足趾内收	足底外侧神经
	第2块：第4跖骨内侧	第2块：第4趾近节趾骨内侧		
	第3块：第5跖骨内侧	第3块：第5趾近节趾骨内侧		

 临床见解

扁平足和足底筋膜炎

　　足底筋膜炎是足底筋膜发生炎症并引发疼痛的疾病。通常当足底筋膜反复受到压力作用，如奔跑或跳跃，会导致这种情况出现。有扁平足的跑步者和运动员患足底筋膜炎的风险会较高。

　　通常在跑步或跳跃时，提踵或从地面蹬离是由跖屈肌的强烈收缩驱动的，包括深层的跖屈肌，如胫骨后肌。腓肠肌和比目鱼肌等肌肉收缩可以上提跟骨，继而抬高身体。在内侧纵弓正常而强壮的情况下，这种肌肉动作会将重量转移到跖骨头上，从而迫使足趾过伸。如图11.34A所示，跖趾关节过伸会在足底筋膜内产生张力（牵伸）（由红色弹簧表示），随后足弓抬高并在纵向上稳定中足和前足。在做蹬离动作时，足内在肌及胫骨后肌的同时收缩通常有助于支撑和抬

高足弓（见图11.34A）。

　　扁平足是由于纵弓支撑不佳或较弱引起的。这可能与许多因素有关，包括胫骨后肌无力、骨解剖结构异常、结缔组织的全身性松弛和足底筋膜过度拉长等。扁平足患者在踮脚尖（提踵）时会发生一些生物力学的变化，这种变化可能加速足底筋膜炎的发展。为了说明这一点，图11.34B展示了一个有扁平足的人试图踮脚尖的情形。请注意，在跖屈肌收缩期间，无力的足弓会因体重产生的压力而塌陷或下降。通常情况下，纵弓的固有强度可以防止这种下降，但是，如图11.34B所示，足底筋膜（红色弹簧）和足内在肌被过度拉伸，从而导致微小的撕裂、炎症，并最终形成足底筋膜炎。

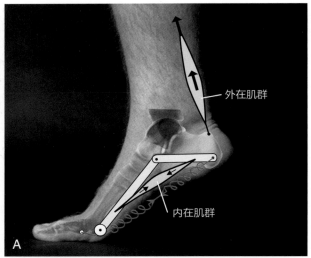

外在肌群

内在肌群

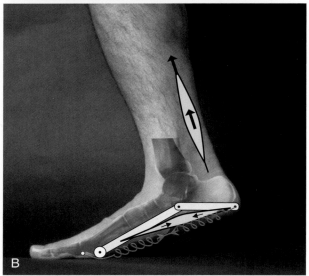

图 11.34 （A）具有正常纵弓的足做提踵的动作。足底筋膜（红色弹簧）中的张力可以帮助抬高纵弓。（B）扁平足的人提踵。纵弓的塌陷导致足底筋膜和足内在肌被过度拉伸，并可能导致足底筋膜炎（引自 Neumann DA: *Kinesiology of the musculoskeletal system: foundations for physical rehabilitation*, ed 2, St Louis, 2010, Mosby, Fig. 14.40.）

表 11.7 是可用于参考踝关节常见活动范围测量的表格。它包括用于对齐和测量关节活动范围的解剖学参考，还列出了关节活动范围的预期（正常）值。

请注意，由于多种原因，实际测量值会有较大的自然差异。

表 11.7 踝关节活动范围测量表

踝	轴心	近端臂	远端臂	正常 AROM
背伸	外踝	小腿中线，指向腓骨头	与第 5 跖骨平行	10° ~ 20°
跖屈	外踝	小腿中线，指向腓骨头	与第 5 跖骨平行	50° ~ 60°
后足（距下关节）内翻	内外踝连线在跟腱的中点上	小腿后侧中线	跟骨后侧中线	10° ~ 15°
后足（距下关节）外翻	内外踝连线在跟腱的中点上	小腿后侧中线	跟骨后侧中线	0° ~ 5°

总结

踝和足的结构使其具有两个主要功能。第一，在支撑相早期，足部必须足够柔韧，以吸收承重时的冲击力，并适应不同地面的情况。这主要是通过结缔组织来完成，包括在足旋前时缓慢降低内侧纵弓的肌肉（内翻肌）。该动作有助于降低体重对足弓产生的压缩力。第二，在支撑相中、末期，使足保持足够坚固，以承受蹬离时肌肉的推力。随着内侧纵弓的抬高，足部稳定性增加，在足内在肌和外在肌的主动控制下出现轻微内翻（旋后）。

踝和足的独特结构和功能主要表现在步行周期支撑相。在此期间，即使将跟骨固定在地面上，足也可以抵消整个下肢的持续旋转和向前的推进力。足踝的功能与整个下肢的运动和功能密切相关，髋、膝甚至背部的功能障碍可能源自足踝或与足踝有关的问题。因此，恢复足踝的最佳功能可能是帮助纠正整个下肢肌肉骨骼问题的必要条件。

关节受限的常见模式

关节：踝关节
关节受限的常见模式
- 背伸受限
- 跖屈挛缩

可能的原因
- 踝跖屈肌紧张
  - 腓肠肌
  - 比目鱼肌
  - 胫骨后肌
  - 趾长屈肌
  - 踇长屈肌
  - 腓骨长肌和腓骨短肌
- 踝背伸肌肌力减弱
- 痉挛
- 腓深神经损伤
- 肿胀

功能影响
- 步态异常；前足着地
- 从坐位到站立位的转移能力下降
- 步行时的蹬离减弱
- 可能导致膝关节过伸（膝反张）

常见的治疗方法
- 牵伸跖屈肌
- 松解受限软组织结构
- 强化踝背伸肌肌力
- 松动距小腿（踝）关节
- 减轻肿胀

注释
- 在闭链运动中，跖屈肌的紧张会导致多种功能障碍问题。当跖屈肌紧张时，足底平放在地面上时，胫骨和腓骨就会被推向后方。踝关节无法在闭链运动中达到中立位置，将阻碍许多正常的功能活动，如行走和坐站转移。为了验证这一点，请尝试在坐站转移过程中不要让足踝处于中立位置，此时你把足底平放在地面上，你会发现坐站转移几乎是一项不可能完成的任务。
- 当治疗挛缩的踝关节跖屈肌时，一定要记住，不总是仅存在腓肠肌紧张。踝关节有 7 块不同的跖屈肌；其中任何一块肌肉存在明显紧张，它都可能限制踝关节背伸。

思考
姆外翻

　　姆外翻畸形，通常被称为姆趾囊肿，其特征是姆趾相对于身体中线进行性向外侧偏移。虽然畸形似乎主要发生于跖趾关节近端，但病理机制通常涉及足部第一趾列的完整力线。如图 11.35 所示，姆外翻通常存在第一跖骨显著偏离第二跖骨。在 X 线片中可以看到，与第二趾列之间存在 20° 的夹角。随着时间的推移，伴随近端趾骨间关节内侧副韧带减弱，近端趾骨间关节会发生外侧半脱位；图 11.35 中跖趾关节处存在 52° 夹角。这种畸形使跖骨头外露，形成了类似肿块的突起，它也被称为"姆趾囊肿"。

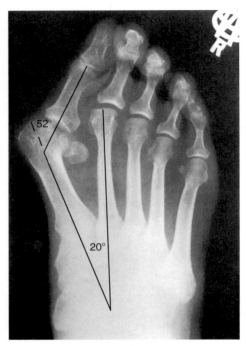

图 11.35　右足 X 线片显示了姆外翻主要特征。第一跖骨明显偏离第二跖骨，近节趾骨明显侧向偏离；在图中可见 52° 的偏移

习题

1. 距小腿关节主要发生哪种运动？
   a. 背伸和跖屈
   b. 内翻和外翻
   c. 内收和外展
   d. 以上都是

2. 距下关节是以下哪两块骨的连结？
   a. 距骨、胫骨和腓骨远端
   b. 距骨和骰骨
   c. 距骨和跟骨
   d. 跟骨和足舟骨

3. 踝足的背伸、外翻和外展的联合运动是哪个动作？
   a. 旋后
   b. 旋前
   c. 过伸
   d. 内翻

4. 纵弓最重要的功能之一是？
   a. 限制足过度旋后
   b. 帮助足部减轻负重

   c. 防止距小腿关节过度跖屈
   d. 防止外侧 4 个跖趾关节过度屈曲

5. 内翻和外翻发生在？
   a. 发生于内外轴上
   b. 发生在前后轴上
   c. 发生在冠状面上
   d. a 和 c
   e. b 和 c

6. 下列哪个关节可以在 3 个平面上允许几乎相等的运动量？
   a. 距小腿关节
   b. 距下关节
   c. 跗横关节
   d. 姆趾的跖趾关节

7. 位于踝关节内外轴后侧的肌肉可以产生以下哪种动作？
   a. 背伸
   b. 跖屈
   c. 内翻

d. 外翻

8. 以下哪个关节通常被形容为"榫卯"连接?

    a. 距下关节

    b. 跗横关节

    c. 近端趾骨间关节

    d. 距小腿关节

9. 下面哪个动作被认为是距小腿关节最稳定的封闭状态?

    a. 完全内收

    b. 完全外展

    c. 完全背伸

    d. 完全跖屈

10. 距下关节主要产生什么动作?

    a. 背伸和跖屈

    b. 内翻和外翻

    c. 外展和内收

    d. a 和 b

    e. b 和 c

11. 位于踝关节前后旋转轴内侧的肌肉会产生以下哪个动作?

    a. 背伸

    b. 跖屈

    c. 内翻

    d. 外翻

12. 以下哪块肌肉位于踝关节内外轴的后侧?

    a. 胫骨前肌

    b. 腓骨短肌

    c. 第 3 腓骨肌

    d. 踇长伸肌

    e. a 和 d

13. 以下哪块肌肉不属于小腿三头肌?

    a. 趾长屈肌

    b. 腓肠肌

    c. 比目鱼肌

    d. a 和 b

    e. a 和 c

14. 扁平足是指?

    a. 背伸肌的麻痹或瘫痪

    b. 内侧纵弓持续性的下降或塌陷

    c. 异常升高后的内侧纵弓

    d. 踇趾跖趾关节外翻畸形

15. 下面哪根神经支配最多的足踝背伸肌?

    a. 胫神经

    b. 腓深神经

    c. 腓浅神经

    d. 足底外侧神经

16. 胫神经损伤最可能导致下列哪个动作无力?

    a. 背伸

    b. 跖屈

    c. 外翻

    d. 第 1~4 趾伸展

17. 足下垂或足掌拍地最有可能是以下哪块肌肉无力造成的?

    a. 胫骨前肌和趾长伸肌

    b. 腓骨长肌、腓骨短肌

    c. 腓肠肌和比目鱼肌

    d. 踇长屈肌和胫骨后肌

18. 下列哪块肌肉既可以跖屈踝关节又可以屈曲膝关节?

    a. 踇长屈肌

    b. 比目鱼肌

    c. 第 3 腓骨肌

    d. 腓肠肌

19. 以下哪项会阻止足踝过度内翻?

    a. 三角韧带

    b. 足踝外侧副韧带

    c. 第 3 腓骨肌激活

    d. a 和 c

    e. b 和 c

20. 当足紧密固定在地面时,以下哪块肌肉可以协助伸膝?

    a. 踇长伸肌

    b. 胫骨前肌

    c. 比目鱼肌

    d. 第 3 腓骨肌

    e. a 和 c

21. 胫骨后肌和腓骨长肌在以下哪个方面是类似的？

    a. 都位于踝关节内外轴的前方

    b. 都产生外翻

    c. 都产生跖屈

    d. 都由胫神经支配

    e. b 和 c

22. 腓肠肌和比目鱼肌都通过跟腱附着在跟骨结节上。

    a. 正确

    b. 错误

23. 腓骨短肌和胫骨后肌受同一条神经支配。

    a. 正确

    b. 错误

24. 距小腿关节在跖屈时比背伸时更稳定。

    a. 正确

    b. 错误

25. 足底筋膜的主要作用之一是支撑内侧纵弓。

    a. 正确

    b. 错误

26. 胫骨前肌可以完成背伸和内翻动作。

    a. 正确

    b. 错误

27. 跇展肌、趾短屈肌和小趾展肌都是足内在肌。

    a. 正确

    b. 错误

28. 胫骨后肌和跇长屈肌由同一条神经支配。

    a. 正确

    b. 错误

29. 腓肠肌在踝背伸和完全膝屈曲时受到最大限度的牵伸。

    a. 正确

    b. 错误

30. 足内、外翻主要发生在距小腿关节。

    a. 正确

    b. 错误

（陈斌　译）

拓展阅读

Anderson, D. E., & Madigan, M. L. (2014). Healthy older adults have insufficient hip range of motion and plantar flexor strength to walk like healthy young adults. *Journal of Biomechanics, 47,* 1104–1109.

Backman, L. J., & Danielson, P. (2011). Low range of ankle dorsiflexion predisposes for patellar tendinopathy in junior elite basketball players: A 1-year prospective study. *American Journal of Sports Medicine, 39*(12), 2626–2633.

Basmajian, J. V., & Stecko, G. (1963). The role of muscles in arch support of the foot. *Journal of Bone Joint Surgery American Volume, 45,* 1184–1190.

Beazell, J. R., Grindstaff, T. L., Sauer, L. D., et al. (2012). Effects of a proximal or distal tibiofibular joint manipulation on ankle range of motion and functional outcomes in individuals with chronic ankle instability. *Journal of Orthopaedic and Sports Physical Therapy, 42*(2), 125–134.

Buchanan, K. R., & Davis, I. (2005). The relationship between forefoot, midfoot, and rearfoot static alignment in pain-free individuals. *Journal of Orthopaedic and Sports Physical Therapy, 35*(9), 559–566.

Campbell, K. J., Michalski, M. P., Wilson, K. J., et al. (2014). The ligament anatomy of the deltoid complex of the ankle: A qualitative and quantitative anatomical study. *Journal of Bone & Joint Surgery American Volume, 96*(8). e62(1–10).

Cavanagh, P. R., Rodgers, M. M., & Iiboshi, A. (1987). Pressure distribution under symptom-free feet during barefoot standing. *Foot & Ankle, 7*(5), 262–276.

Doherty, C., Bleakley, C., Hertel, J., et al. (2015). Dynamic balance deficits 6 months following first-time acute lateral ankle sprain: A laboratory analysis. *The Journal of Orthopaedic and Sports Physical Therapy, 45*(8), 626–633.

Durrant, B., Chockalingam, N., & Hashmi, F. (2011). Posterior tibial tendon dysfunction: A review. [Review]. *Journal of American Podiatric Medical Association, 101*(2), 1761–1786.

Fousekis, K., Tsepis, E., & Vagenas, G. (2012). Intrinsic risk factors of noncontact ankle sprains in soccer: A prospective study on 100 professional players. *American Journal Sports Medicine, 40*(8), 1842–1850.

Gerard, R., Unno-Veith, F., Fasel, J., et al. (2011). The effect of collateral ligament release on ankle dorsiflexion: An anatomical study. *Journal of Foot & Ankle Surgery, 17*(3), 193–196.

Hernandez-Guillen, D., & Blasco, J. M. (2020). A randomized controlled trial assessing the evolution of the weight-bearing ankle dorsiflexion range of motion over 6 sessions of talus mobilizations in older adults. *Physical Therapy, 100*(4), 645–652.

Hoch, M. C., Andreatta, R. D., Mullineaux, D. R., et al. (2012). Two-week joint mobilization intervention improves self-reported function, range of motion, and dynamic balance in those with chronic ankle instability. *Journal of Orthopaedic Research, 30*(11), 1798–1804.

Hubbard, T. J., Hertel, J., & Sherbondy, P. (2006). Fibular position in individuals with self-reported chronic ankle instability. *Journal of Orthopaedic and Sports Physical Therapy, 36*(1), 3–9.

Kelly, L. A., Farris, D. J., Cresswell, A. G., et al. (2019). Intrinsic foot muscles contribute to elastic energy storage and return in the human foot. *Journal of Applied Physiology, 126*(1), 231–238.

Kulig, K., Burnfield, J. M., Reischl, S., et al. (2005). Effect of foot orthoses on tibialis posterior activation in persons with pes planus. *Medical and Science in Sports and Exercise, 37*(1), 24–29.

Mauntel, T. C., Wikstrom, E. A., Roos, K. G., et al. (2017). The epidemiology of high ankle sprains in National Collegiate Athletic Association Sports. *The American Journal of Sports Medicine, 45*(9), 2156–2163.

McPoil, T. G., Knecht, H. G., & Schuit, D. (1988). A survey of foot types in normal females between ages of 18 and 30 years. *Journal of Orthopaedic and Sports Physical Therapy, 9,* 406–409.

McPoil, T. G., Warren, M., Vicenzino, B., et al. (2011). Variations in foot posture and mobility between individuals with patellofemoral pain and those in a control group. *Journal of American Podiatric Medical Association*, *101*(4), 289–296.

Murray, M. P., Guten, G. N., Sepic, S. B., et al. (1978). Function of the triceps surae during gait: Compensatory mechanisms for unilateral loss. *Journal of Bone and Joint Surgery American Volume*, *60*(4), 473–476.

Nery, C., Fonseca, L. F., Goncalves, J. P., et al. (2020). First MTP joint instability - expanding the concept of "turf-toe" injuries. *The Journal of Foot and Ankle Surgery*, *26*(1), 47–53.

Neumann, D. (2017). *Kinesiology of the musculoskeletal system: Foundations for physical rehabilitation* (3rd ed.). St Louis: Elsevier.

Pavan, P. G., Stecco, C., Darwish, S., et al. (2011). Investigation of the mechanical properties of the plantar aponeurosis. *Surgery & Radiology Anatomy*, *33*(10), 905–911.

Piazza, S. J. (2005). Mechanics of the subtalar joint and its function during walking. *Foot and Ankle Clinics*, *10*(3), 425–442.

Postle, K., Pak, D., & Smith, T. O. (2012). Effectiveness of proprioceptive exercises for ankle ligament injury in adults: A systematic literature and meta-analysis. [review]. *Manual Therapy*, *17*(4), 285–291.

Resende, R. A., Deluzio, K. J., Kirkwood, R. N., et al. (2015). Increased unilateral foot pronation affects lower limbs and pelvic biomechanics during walking. *Gait & Posture*, *41*(2), 395–401.

Ridge, S. T., Olsen, M. T., Bruening, D. A., et al. (2019). Walking in minimalist shoes is effective for strengthening foot muscles. *Medicine and Science in Sports and Exercise*, *51*(1), 104–113.

Robb, K. A., Melady, H. D., & Perry, S. D. (2021). Fine-wire electromyography of the transverse head of adductor hallucis during locomotion. *Gait & Posture*, *85*, 7–13.

Ross, M. H., Smith, M. D., Mellor, R., et al. (2021). Clinical tests of tibialis posterior tendinopathy: Are they reliable, and how well are they reflected in structural changes on imaging? *The Journal of Orthopaedic and Sports Physical Therapy*, *51*(5), 253–260.

Standring, S. (2016). *Gray's anatomy: The anatomical basis of clinical practice* (41st ed.). St Louis: Churchill Livingstone.

第 12 章

人类步行的基本原理

[目标

- 描述步行周期的主要阶段。
- 定义人类步态常用的术语。
- 描述足跟触地时肌肉与关节之间的相互作用。
- 描述全足底着地时肌肉与关节之间的相互作用。
- 描述支撑相中期肌肉与关节之间的相互作用。

- 描述在足跟离地和足尖离地时肌肉和关节之间的相互作用。
- 描述在摆动相早、中、末期肌肉与关节之间的相互作用。
- 解释在步行周期支撑相髋外展肌的作用。
- 描述常见的异常步态，包含可能导致异常步态的损伤。

[关键术语

步　态是指一个人走路的方式。通常来说，步行是一个高效的生物力学过程，只需要较少的能量消耗即可完成。尽管这个过程看似自然而又轻松，但行走其实是一个复杂而又高级的运动功能。

正常的步行需要一个健康的身体，尤其是神经和肌肉骨骼系统。这些系统的损伤和异常通常会明显导致行走困难和行走效率降低。没有适当的康复训练，患者的行走方式可能会变得低效且无谓的耗能。患者也可能会在步行时使用代偿策略，导致肌肉紧张或肌肉长期无力。安全行走的能力通常决定了患者从医院或康复机构重返家庭的时间长短。步态分析是物理治疗评估中的一个重要组成部分，因为这是制订最佳治疗方案的先决条件。

步行代表了躯干和下肢正常运动功能的最终表现。本章研究了正常步态的主要肌动学特征，尤其是髋关节、膝关节、踝关节的肌肉激活和活动范围。本章还将讨论异常步态的肌动学，描述几种常见的异常步态，为有效治疗提供相关的病理力学基础。

术语

步态研究使用了一套特定术语。这些术语大多与步行周期内的时相有关。步行周期描述了发生在同一侧肢体两次连续足跟触地期间的所有重要时相（图 12.1）。由于步行的动态性和连续性，步行周期以 0%～100% 之间来细分进行描述（图 12.2）。

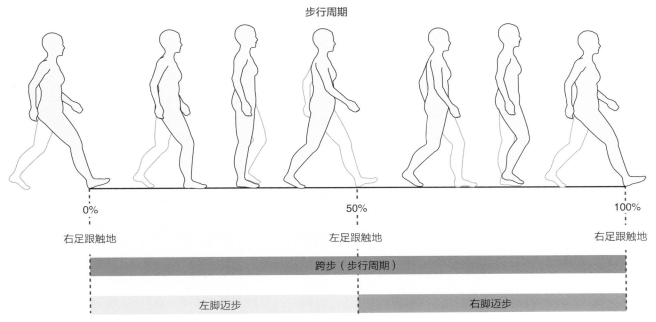

图 12.1　从右足跟触地到再次右足跟触地的步行周期（引自 Neumann DA: *Kinesiology of the musculoskeletal system: foundations for physical rehabilitation*, ed 2, St Louis, 2010, Mosby, Fig. 15.6.）

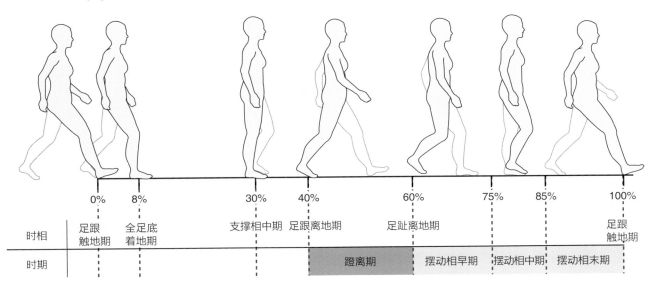

图 12.2　步行周期的传统分期（引自 Neumann DA: *Kinesiology of the musculoskeletal system: foundations for physical rehabilitation*, ed 2, St Louis, 2010, Mosby, Fig. 15.11.）

如图 12.2 所示，在步行周期的前 60%，足保持与地面接触；这就是所谓的支撑相。支撑相被细分为5 个时相。

- **足跟触地期**：下肢接触地面的瞬间（步行周期的 0%）。
- **全足底着地期**：整个足底在地面的时间（步行周期的 8%）。
- **支撑相中期**：身体重量直接通过支撑侧下肢的阶段（步行周期的 30%），力与垂直方向的小腿相吻合。
- **足跟离地期**：足跟离开地面的瞬间（步行周期的 40%）。
- **足趾离地期**：足趾离开地面的瞬间（步行周期的 60%）。

蹬离期被用来描述足跟离地和足尖离地的联合时相，即是指当支撑的足"蹬离"至下一步，通常跨越步行周期的 40% ~ 60%。

在步行周期的最后 40%，肢体在摆动相离开地面。摆动相被细分为 3 个时相（见图 12.2）。

- **摆动相早期**：从足尖离地到摆动相中期的阶段（步行周期的 60% ~ 75%）。
- **摆动相中期**：摆动腿经过支撑腿的阶段（步行周期的 75% ~ 85%），与对侧腿的支撑相中期相对应。
- **摆动相末期**：从摆动相中期到足跟触地的时间（步行周期 85% ~ 100%）。

除了定义步行周期内时相的术语外，下列术语和概念在步态研究中也很有用（图 12.3）。请注意：以下术语是基于一个健康成人以平均速度行走。走得快或慢都会使这些变量显著变化。

- **跨步**：同一侧足连续两次足跟触地之间发生的时相。一个步幅内的所有时相都发生在一个步行周期内。
- **迈步**：左右两侧足连续两次足跟触地之间的时期。
- **步长**：一次单腿迈步的距离，健康成人步长平均距离约为 28in（约 71cm）。
- **步幅**：单步行走的距离（同一侧足的两个连续足跟触地之间的距离）；一般健康的成人步幅约为 56in（约 142cm）。
- **步宽**：双侧连续足跟触地，双足跟中心之间的距离。正常健康成人的步宽约为 3in（约 7.6cm）。
- **步频**：每分钟走的步数，也叫迈步速率。健康成人的步频是平均每分钟 110 步。
- **步速**：行走的速度。正常的行走速度大约是每小时 4.8km；步行速度随着步频、步长或两者的增加而增加。

步行周期详解

步行周期被分为若干特定的时相，如全足底着地期、足趾离地期等。本节描述这些时相特有的肌动学，重点是肌肉激活和关节运动。

虽然正常的步态涉及所有 3 个平面的运动，但接下来的讨论重点是骨盆、髋关节、膝关节和踝（距小腿）关节的矢状面运动。图 12.4 显示了整个步行周期中髋、膝和踝关节的矢状面活动范围。后面章节均可参考这张图。记住，下面讨论的是一个标准成人在平坦路面上以平均速度行走的肌动学。

支撑相

步态的支撑相约占步行周期的前 60%。在下页的方框中列出了支撑相的 5 个组成部分。

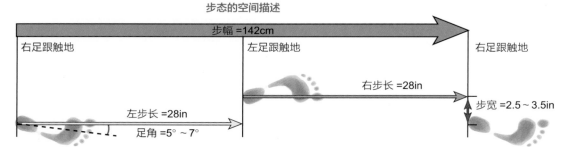

图 12.3　步态的空间描述及其正常值（1in ≈ 2.54cm）（引自 Neumann DA: *Kinesiology of the musculoskeletal system: foundations for physical rehabilitation*, ed 2, St Louis, 2010, Mosby, Fig. 15.7.）

临床见解
步行时髋关节紧张的代偿机制

　　髋关节僵硬或疼痛的人通常会出现髋屈曲或髋伸展范围受限，但许多人仍可以以相对正常的步幅行走。这是如何做到的呢？通常情况下，患者会通过在矢状面产生更多的骨盆运动来弥补髋关节活动范围受限。例如，在足跟触地时，髋关节通常屈曲约30°，而骨盆保持相对中立位（图12.4 A,B）。髋关节屈曲受限的人通过骨盆过度后倾，可以有效地保持正常的步幅（且足跟触地位置正常）。增加骨盆后倾可使髋关节屈曲增加，以达到髋和骨盆的整体"功能性伸展"从而维持步幅。相反地，如果髋后伸受限，通过骨盆前倾可以增加支撑相末期髋和骨盆的整体"功能性伸展"从而达到代偿目的。由于腰椎和骨盆的运动是机械相连的，这些重复、过度的骨盆运动可能会对腰椎结构造成过多的压力和损伤。因此，临床上不仅要能够识别这些代偿机制，而且要采用治疗策略有选择地牵伸髋关节周围的紧张结构，同时提高稳定骨盆结构的肌肉力量和控制能力。

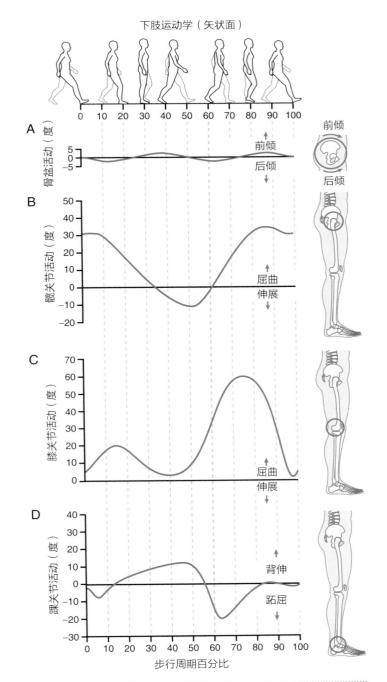

图12.4　在矢状面上，一个步行周期中骨盆（A）、髋关节（B）、膝关节（C）和踝关节（D）的正常活动范围（引自 Neumann DA: *Kinesiology of the musculoskeletal system: foundations for physical rehabilitation*, ed 2, St Louis, 2010, Mosby, Fig. 15.15.）

　　支撑相的 5 个组成部分
- 足跟触地期：步行周期的 0%
- 全足底着地期：步行周期的 8%
- 支撑相中期：步行周期的 30%
- 足跟离地期：步行周期的 40%
- 足趾离地期：步行周期的 60%

足跟触地期（步行周期的 0%）

　　足跟触地标志着步行周期的开始（图 12.5 左图）。当足跟触地或撞击地面时（足跟触地期常指足跟撞击地面时），此时身体的重心处于步行周期的最低点。在足跟触地时，通过等长收缩踝背伸肌肉，使足踝保持在背伸中立位。当足踝向全足底着地期过渡时（下一个动作），踝背伸肌群（如胫骨前肌）离心收缩，使踝关节下降并跖屈。

足跟触地时膝关节轻度屈曲来缓冲承重初期的冲击。股四头肌（膝伸肌）进行离心收缩，使膝关节产生轻度屈曲，防止当重量转移到支撑侧时，膝关节突然屈曲。

髋关节屈曲约 30°。随着负重增加，髋伸肌等长收缩，以防止躯干向前成"折刀样"（见图 12.5 左图）。

全足底着地期（步行周期的 8%）

全足底着地期被定义为整个足底与地面接触的时间（见图 12.5）。此时期通常被称为承重反应期（loadingresponse phase）。在此期间，下肢继续承担越来越多的体重，同时下肢的肌肉和关节协助减震。当一侧足刚放平，另一侧腿就开始离开地面，进入摆动相早期。

在全足底着地阶段，踝关节迅速增加 5°～10° 的跖屈。这种运动是通过踝背伸肌的离心收缩来控制的。全足底着地后，随着小腿在足上方向前移动，踝关节立即开始转向背伸运动。由于承重时跟骨是固定的轴心，在支撑相，当小腿在固定足上移动时，踝关节会出现背伸。

膝关节继续屈曲约 15°，作为减震弹簧。膝伸肌则继续离心收缩，随着髋伸肌从等长收缩转向轻微向心收缩，将引导髋关节向伸展方向运动（图 12.5 右图）。

支撑相中期（步行周期的 30%）

支撑相中期发生在小腿接近垂直的位置（图 12.6 左图）。一侧单腿支撑，另一侧腿自由向前摆动。髋和膝关节接近伸直，踝关节背伸角度继续增加。

在支撑相中期，踝关节接近 5° 的背伸。在此期间，踝背伸肌不收缩，而跖屈肌离心收缩，控制小腿向前（即踝背伸时）推进的速度，膝关节几乎完全伸展。因为重力线正好落在膝关节内外轴的前方，所以膝关节被机械锁定为伸展状态。因此，此时股四头肌通常不需要太多的活动。髋关节接近 0° 伸展位。当

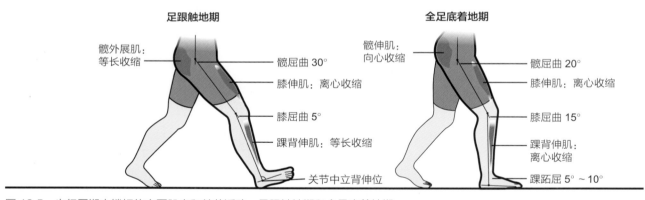

图 12.5 步行周期支撑相的主要肌肉和关节活动：足跟触地期和全足底着地期

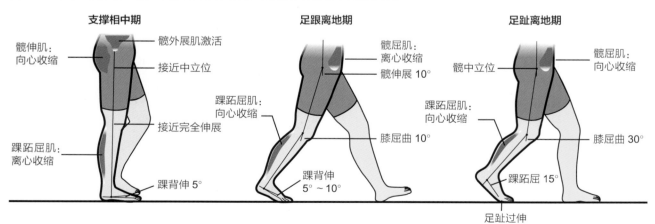

图 12.6 步行周期支撑相的主要肌肉和关节动作：支撑相中期、足跟离地期和足趾离地期

身体向前推进时，髋伸肌如臀大肌轻微收缩，以帮助稳定髋关节。在水平面上慢速行走时髋伸肌收缩程度是最低的，但随着行走速度和坡度的增加收缩程度也会显著增加。

在支撑相中期，支撑腿处于单腿支撑状态，另一侧腿则自由地向下一步摆动。因此，支撑腿的髋外展肌（如臀中肌）收缩以维持冠状面上髋关节的稳定，防止骨盆的另一侧过度下降（见图 12.6 左图）。

足跟离地期（步行周期的 40%）

足跟离地期发生在支撑相中期之后，此时小腿和踝关节开始"蹬离"以推动身体向上和向前运动（图

思考
单支撑期和双支撑期之间的过渡：步行的"平衡艺术"

在既定的支撑相，身体会经历 2 段双支撑期和 1 段单支撑期。

在双支撑期，两侧足都与地面接触。这个阶段发生在支撑相的前 10% 和后 10%（图 12.7）。在这些步行过程中，人体的重心处于最低点。较低的重心加上双腿支撑，为整个身体提供了最大的稳定性——有助于重量在肢体之间的转移。

相反地，单支撑期在每个支撑相都发生 1 次，大约是步行周期的 10%～50% 之间（见图 12.7）。在支撑相中期（单腿支撑期中点），身体仅由一侧腿支撑，同时其重心距离地面最高。如同试图在高大的独轮车上保持平衡一样，重心高、支撑少这两个因素会降低整个身体的稳定性。

幸运的是，这种不稳定和相对不平衡的时期是短暂的，因为在支撑相中期后不到半秒内，对侧足触地，重新恢复了身体的平衡和稳定性。

尽管对于健康个体而言，行走的过程几乎是自发的，但是涉及神经系统的障碍（如偏瘫、共济失调、感觉缺失或痉挛）会严重妨碍步行。通过观察神经系统疾病患者的步态，可以很好地验证正常步行所必须经历的众多复杂过程。

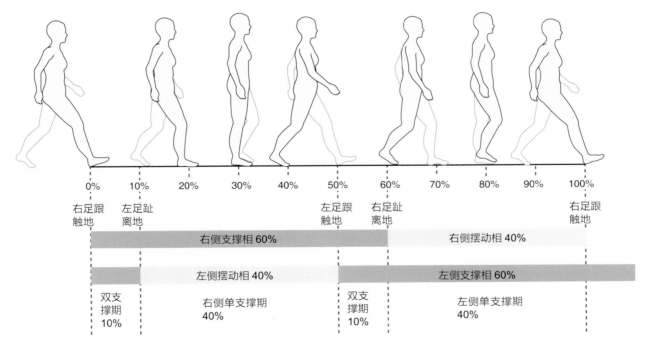

图 12.7　步行周期中单支撑期与双支撑期比较（引自 Neumann DA: *Kinesiology of the musculoskeletal system: foundations for physical rehabilitation*, ed 2, St Louis, 2010, Mosby, Fig. 15.10.）

12.6 中间图）。顾名思义，当足跟与地面分离时就进入了足跟离地期。

在足跟开始离地时，踝关节继续背伸约 10°。这个动作牵伸了跟腱，为小腿肌肉施加推力做准备。当足跟开始离地时，跖屈肌从离心收缩（控制小腿向前运动）转变成向心收缩。这种向心收缩形成跖屈以推进或蹬离。

足跟离地后，伸直的膝关节准备开始屈曲，这通常由腘绳肌的短暂强烈收缩驱动。髋关节继续伸展到大约 10°。髋屈肌群的离心收缩，尤其是髂腰肌，有助于控制髋伸展的速度和角度（见图 12.6 中间图）。此时髋关节的韧带或屈肌群的紧张会减小髋伸展的角度，从而缩减步长。

足趾离地期（步行周期的 60%）

足趾离地是步态支撑相的最后一个动作（图 12.6 右图）。在此时相发生的动作是为完成蹬离并开始摆动相早期。足趾离地期即为脚趾离开地面。对侧腿进入全足底着地期，并开始承接大部分的体重。

在足趾离地期，跖趾关节明显过伸。通过跖屈肌群的向心收缩，踝关节继续跖屈（至大约 15°）。蹬离的肌肉力量通常是由跖屈肌群和髋伸肌群共同提供。低速平地步行时腓肠肌和比目鱼肌通常收缩程度很低，但随着坡度和速度的增加，腓肠肌和比目鱼肌收缩程度显著增加。

在足趾离地期，膝关节屈曲 30°。在足趾离地期的最后阶段，由于髋屈肌群向心收缩，略微伸展的髋

关节开始屈曲（见图 12.6）。

摆动相

步行周期的摆动相可分为摆动相早期、摆动相中期和摆动相末期。从根本上说，摆动相是将腿向前推进至下一步（图 12.8）。

摆动相的 3 个时期
- 摆动相早期：步行周期的 60%～75%
- 摆动相中期：步行周期的 75%～85%
- 摆动相末期：步行周期的 85%～100%

摆动相早期（步行周期的 60%～75%）

在摆动相早期，腿开始加速向前。原本跖屈的踝关节通过背伸肌向心收缩而开始背伸。踝背伸时脚向前移动才能完成足廓清。膝关节继续屈曲，这一运动很大程度上由髋关节屈曲间接驱动。髋屈肌继续收缩，将原本伸展的大腿向前拉动（图 12.8 左图）。

摆动相中期（步行周期的 75%～85%）

摆动相中期时对侧腿处于支撑相中期，完全支撑身体的重量。通过踝背伸肌的等长收缩使踝关节保持中立位背伸状态（图 12.8 中间图）。

在摆动相中期，膝关节屈曲 45°～55°，这有助于缩短下肢的功能长度以方便前移。通过髋屈肌向心收缩，髋关节屈曲约 30°。

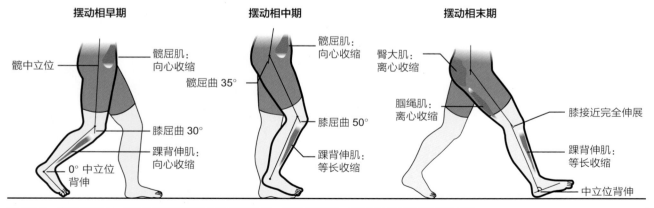

图 12.8　步行周期中，摆动相的主要肌肉和关节动作：摆动相早期、摆动相中期和摆动相末期

摆动相末期（步行周期的 85% ~ 100%）

在摆动相末期，为了准备足跟触地，肢体开始减速（图 12.8 右图）。在摆动相末期的最后阶段，腿处于身体前方。踝背伸肌继续等长收缩，将踝关节保持在中立位背伸状态并为足跟触地做准备。

膝关节已从摆动相中期的屈曲位置运动至几乎完全伸展，而腘绳肌离心收缩以减缓膝关节快速的伸展趋势。在足跟着地前无法激活腘绳肌的人很容易受伤，因为膝关节在足跟撞击地面时很可能会"啪"的一声骤然强力伸展。

髋屈肌使髋关节屈曲近 35°，但在摆动相末期其不再收缩。髋伸肌离心收缩，以减缓大腿向前运动的趋势（见图 12.8 右图）。

思考
步行周期中的起伏

在正常步态中，身体上下左右摆动。这些自然发生的运动是有目的的。图 12.9A 说明了行走时身体质心的自然垂直位移。步行周期中身体质心的最低时期在足跟触地之后，因为重量已转移到支撑腿上。屈髋屈膝作为降低质心运动的特征，形成一种减震机制。如果没有这种机制，随着时间的流逝，初始承重时的冲击可能会对下肢和脊柱造成伤害。

步行周期质心的最高时期发生在支撑相中期。这时支撑腿完全直立，可以使摆动腿得到最大的廓清空间。

除了上下起伏，正常的步态还包括质心自然地产生双侧横向位移。横向位移虽然相对幅度较小，但可以有效地将身体的重心转移到支撑腿上。如图 12.9B 所示，最大的横向位移发生在支撑相中期，即对侧腿完全处于摆动相。

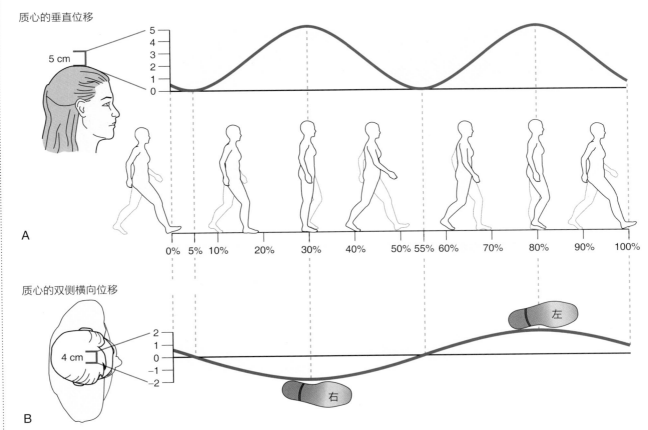

图 12.9　步行周期中质心的平均位移。（A）质心的垂直位移；（B）质心的双侧横向位移（引自 Neumann DA: *Kinesiology of the musculoskeletal system: foundations for physical rehabilitation*, ed 2, St Louis, 2010, Mosby, Fig. 15.13.）

步行周期矢状面的肌动学总结

足最初触地时，髋关节、膝关节和踝（距小腿）关节运动会功能性的拉长下肢，其目的是使步幅最大化。 足跟触地后不久，通过对膝关节屈曲和踝关节跖屈的有效控制，来帮助吸收足最初触地时的冲击力。这样有助于平稳过渡至完全承重状态。 然后，髋关节和膝关节伸展，支撑身体重心达到临界高度，使对侧小腿前移并离开地面。在摆动相的前半部分，下肢的所有关节开始屈曲，功能性缩短下肢。 在摆动相末期，前行的下肢会降速，以准备下一次足跟着地。

步行周期冠状面的肌动学总结

在步行的单支撑期，髋外展肌使髋关节稳定在冠状面。当一侧腿进入支撑相中期时，另一侧腿处于摆动相——不与地面接触。通常，支撑腿的髋外展肌收缩保持骨盆水平，从而使摆动的腿向前迈进下一步。如果支撑腿的髋外展肌不能有效收缩，对侧骨盆可能会在重力的作用下过度下降。这种异常反应被称为特伦德伦堡（Trendelenburg）征，强烈提示髋外展肌肌力不足。

膝关节在冠状面的稳定主要通过骨的形状及内、外侧副韧带的张力。韧带损伤可能会失去这种自然稳定性。例如，内侧副韧带撕裂可能导致膝外翻，从而改变正常的步态力学。有趣的是，膝关节的不稳定也可能由髋或足的损伤引起。例如，如果髋外展肌肌力不足和（或）足过度旋前，或两者都有，则可能在支撑相造成膝过度外翻。长此以往，这种张力可能会过度牵拉内侧副韧带。

当一个人步行时，距下关节和跗横关节决定了大部分足在冠状面的运动。这些关节有助于将足从支撑相早期的柔韧缓冲平台转变为支撑相末期的较硬支撑平台。距下关节的肌动学提供了洞察这种转变的角度。最初的足跟着地后，距下关节外翻（旋前）使足内侧纵弓降低，这使足处于更柔韧的位置，这是支撑相早期减震机制的重要组成部分。在支撑相中后期，距下关节内翻（旋后），这将复位足内侧纵弓的高度。这将足的骨骼排列到最稳定的位置，形成用于蹬离地面的刚性杠杆。

步行周期水平面的肌动学总结

当个体在步行过程中，下肢的水平面运动很轻微并且难以测量。然而水平面运动非常重要。运动主要是下肢两端的运动控制：近端由髋关节控制，远端由距骨下关节和跗横骨关节控制。本部分将主要关注步行周期中髋关节的水平面旋转。

在行走过程中，髋在水平面内围绕垂直轴进行内外旋。当骨盆绕相对固定的股骨旋转时会发生这种情况，如从上面观察到的骨盆旋转（相对于股骨）（图12.10）。在右侧下肢全足底着地期，左侧下肢进入摆动相早期时，右髋关节处于外旋状态（图 12.10A）。随着步行周期的继续，骨盆围绕右下肢旋转（右髋关节的闭链内旋），使双髋都处于相对中立的位置（图12.10B）。图 12.10C 显示了步态中接近足跟离地期的右腿。右髋继续向内旋转，使骨盆的左侧再向前移动12°。从上面观察，步行从根本上可以看作是骨盆"摆动侧"不断向前旋转的过程。由于躯干在行走过程中保持相对静止，因此腰椎必须轻微旋转（沿相反方向），以使旋转的骨盆与胸廓分离。当腰椎融合或非常疼痛的人行走时，腰椎的这种细微但重要的运动功能显得尤为需要。在这种情况下，胸廓必须紧跟骨盆的旋转角度。值得注意的是，这种步态模式看上去似乎是躯干旋转过多，而实际上这是由于腰椎缺乏旋转而导致的。

临床见解

步态简易临床测量

许多先进的技术可用于测量步态的空间和时间。同样，较简单的测量也可以产生有价值的信息。例如，可以使用秒表和已知距离来测量步行速度。可以通过穿鞋或赤足在铺在地板上的纸上踩出的墨水痕迹来测量步长和步宽。

临床上，这些测量可用于帮助记录进展或发现目前的功能限制。以下列举了一些用于测量步态的正常平均值。

步态的正常值

- 步行速度：3 英里 / 小时（约 4.8km/h）
- 步速：110 步 / 分（1.87 步 / 秒）
- 步长：28 英（约 71cm）

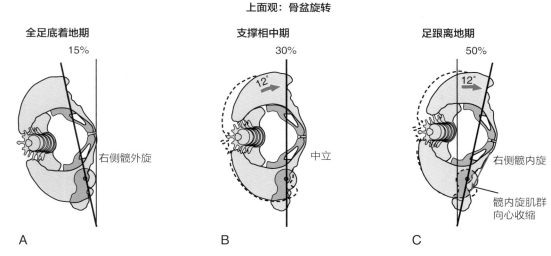

上面观：骨盆旋转

全足底着地期 15% 支撑相中期 30% 足跟离地期 50%

右侧髋外旋
12°
中立
12°
右侧髋内旋
髋内旋肌群
向心收缩

A B C

图 12.10 上面观显示了在全足底着地期（A）、支撑相中期（B）和右足跟离地期（C）骨盆的水平面旋转。步行周期的这些时间点与左腿摆动相早期、中期和末期一致。骨盆左侧逐渐向前旋转有助于左下肢的前进（引自 Neumann DA: *Kinesiology of the musculoskeletal system: foundations for physical rehabilitation*, ed 2, St Louis, 2010, Mosby, Fig. 12.36.）

异常步态

正常步行需要参与的肌肉和关节有足够的力量和活动范围。此外，还需要充分的感觉反馈（本体感觉）和平衡来协调整个身体的运动和姿势。在受伤或出现病理情况之后，步行可能变得困难，甚至无法步行。但幸运的是，人体具有出色的适应能力。患者通常会在潜意识中使用一些生物力学代偿来为基本步态提供必要的力量和活动范围。患者通常会表现出非常典型的异常步态，这是使用了代偿机制或存在损伤的结果。以下部分描述了几种常见异常步态的运动机制。

 思考

为什么患者步行时很费力？

步行时的能量消耗通常是由每千克体重移动每米消耗的能量来测量。临床上，可以通过测量耗氧量来间接测量能量消耗。步行通常是一种相当有效的运动。当身体从一侧向另一侧转移重量时，我们的身体通过控制动量和优化（限制）质心偏移来节省能量。

受伤、疾病甚至单个关节僵硬都可能迫使患者采取步行代偿策略，但能耗更多。这可以解释为什么许多人（受伤后）短距离行走会出现疲劳感加重。

表 12.1 显示了有各种常见疾病的人的能量消耗增加的百分比。

表 12.1	与特定问题相关的步行的能量增耗
情况	**能耗增加（%）***
单侧踝关节固定（Ralston, 1965; Waters, 1988）	3～6
单侧膝关节固定在完全伸展位下（Kerrigan, 1995; Lewek, 2012; Waters, 1982）	23～33
单侧膝关节 45° 屈曲固定（Ralston, 1965）	37
单侧髋关节固定，关节固定术（Waters, 1988）	32
单侧经胫骨截肢，使用假肢行走（Fisher, 1978）	20～38
单侧经股骨截肢，使用假肢行走（Fisher, 1978）	20～60
脑血管意外后，中-重度后遗症（Corcoran, 1970）	55

注：* 是基于正常步态的能量消耗的百分比（引自 Neumann DA: *Kinesiology of the musculoskeletal system: foundations for physical rehabilitation*, ed 3, St Louis, 2017, Mosby.）

〔图　谱〕

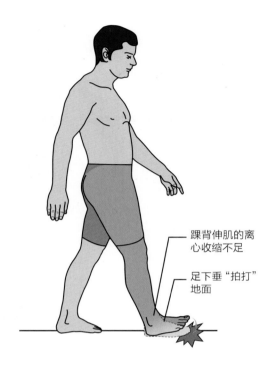

踝背伸肌的离
心收缩不足

足下垂"拍打"
地面

足掌拍地步态

损伤：　　　踝背伸肌肌力不足；可能会伴随
　　　　　　腓深神经损伤，远端神经病变或
　　　　　　偏瘫。

异常描述：　当足跟触地时，足掌快速下落变成
　　　　　　跖屈，前足触地并产生拍打声。

异常原因：　踝背伸肌无力缓慢控制踝跖屈。

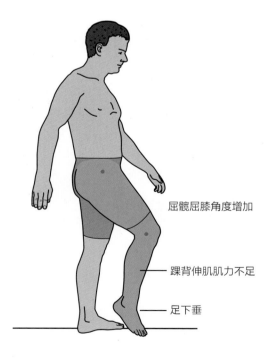

屈髋屈膝角度增加

踝背伸肌肌力不足

足下垂

跨阈步态

损伤：　　　踝背伸肌明显肌力不足，导致足
　　　　　　下垂。

异常描述：　似乎正在跨过想象中的障碍（因此
　　　　　　称为"跨阈"）。

异常原因：　要使足部离开地面，必须过度屈髋
　　　　　　屈膝以使腿向前。

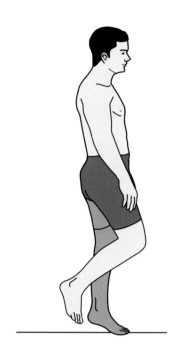

跳跃步态

损伤： 任何下肢的损伤都可能会降低前进时下肢长度的功能性缩短能力（如无法屈髋或屈膝）。

异常描述： 支撑腿需要提踵（图中的左腿），才能使对侧前移腿完成廓清。

异常原因： 支撑腿提踵会为对侧（长）腿摆动时增加额外的空间，以完成廓清。

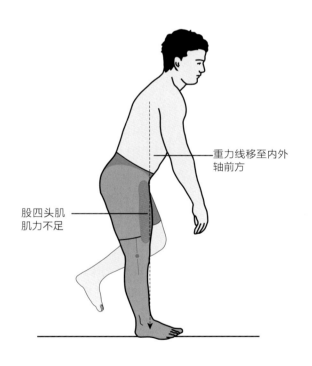

重力线移至内外轴前方

股四头肌肌力不足

股四头肌步态

损伤： 股四头肌肌力较弱或避免激活。

异常描述： 整个支撑相，膝关节保持完全伸展且躯干过度前倾。

异常原因： 躯干前倾使重力线移向膝关节内外轴的前方。这个运动将膝关节机械锁定在伸展状态，从而减少股四头肌的激活需求。

注释： 这种步态异常可能会加重膝关节后囊的压力，可能导致膝反张。

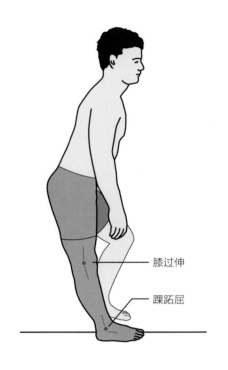

膝过伸

踝跖屈

膝反张步态

损伤（两种情况）：

- 股四头肌长期麻痹，膝关节后囊过度拉伸，可能还包括膝屈肌麻痹
- 严重的跖屈挛缩

异常描述： 支撑相膝关节过伸。

异常原因：
- 膝关节后囊过度拉伸或膝屈肌麻痹，无法限制膝伸展
- 踝跖屈挛缩时，小腿相对于踝关节向后偏移。这种姿势使膝过伸，最终过度拉伸膝关节后囊

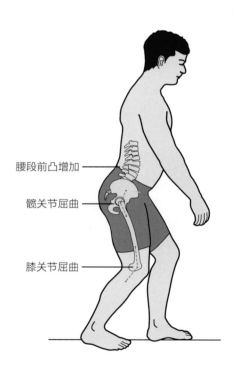

腰段前凸增加

髋关节屈曲

膝关节屈曲

髋或膝关节屈曲挛缩步态

损伤： 髋或膝关节屈曲挛缩。

- 可能与多种病理情况相关，如髋屈肌和膝屈肌痉挛或紧张，髋伸肌无力、疼痛或因关节炎引起的关节活动受限

异常描述： 支撑相屈髋屈膝。

异常原因： 软组织紧张，通常会使髋和膝无法完全伸展。

注释： 这种异常通常与腰段前凸增加和步幅减小有关。当描述脑性瘫痪患者的行走模式时，这种步态异常通常被称为"蹲伏步态"。在这种情况下，髋屈曲挛缩通常与髋内收肌和内旋肌紧张有关。

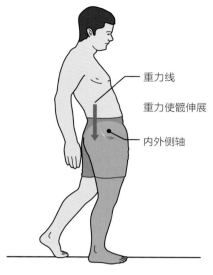

重力线

重力使髋伸展

内外侧轴

臀大肌步态

损伤：　　　髋伸肌肌力不足，如臀大肌。

　　　　　　• 脊髓灰质炎

异常描述：　支撑相早期躯干向后倾斜。

异常原因：　在支撑相，躯干向后倾斜，使身体的重力线向髋后移动，从而减少对髋伸肌的需求。

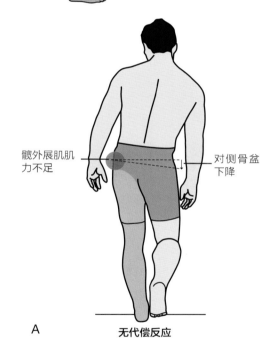

髋外展肌肌力不足

对侧骨盆下降

A　　**无代偿反应**

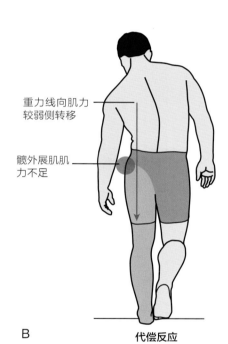

重力线向肌力较弱侧转移

髋外展肌肌力不足

B　　**代偿反应**

臀中肌（Trendelenburg）步态

损伤：　　　髋外展肌肌力不足。

　　　　　　• 可能继发于吉兰 - 巴雷综合征，肌营养不良、脊髓灰质炎、髋部疼痛、髋关节炎、肥胖症或任何会降低髋外展肌肌力的病变。

异常描述（两种形式）：

　　　　　　• 无代偿反应。在单支撑期，骨盆向髋外展肌肌力不足的对侧倾斜（A）

　　　　　　• 代偿反应。在单支撑期，躯干和骨盆向髋外展肌无力侧倾斜（B）

异常原因：　• 无代偿反应。支撑（左）腿的髋外展肌无法产生足够的力量来保持骨盆水平，因此，骨盆（通常是躯干）失控地偏向另一侧（右侧）。这也被称为 Trendelenburg 征阳性（A）

　　　　　　• 代偿反应。刻意使骨盆和躯干向髋外展肌肌力不足的一侧（左侧）倾斜。这种代偿使重力线向左移动，更靠近支撑侧髋的旋转轴。因此，减少了对髋外部力矩的需求，从而降低对较弱的髋外展肌的需求（B）

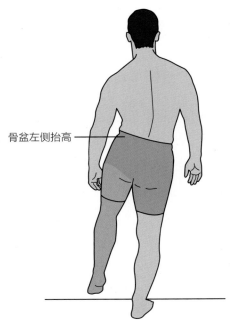

骨盆左侧抬高

提髋步态

损伤：	无法功能性缩短摆动腿，如髋屈肌的肌力不足。
异常描述：	摆动腿一侧的骨盆过度抬高。
异常原因：	抬高骨盆，为前进的腿提供额外的空间。
注释：	此代偿机制通常与其他代偿（出于类似原因）一起出现，如画圈和跳跃步态。

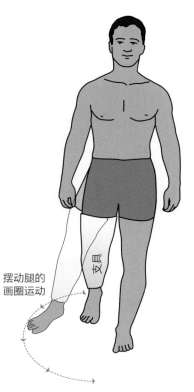

摆动腿的
画圈运动

支具

画圈步态

损伤：	无法功能性缩短摆动腿，如主动或被动屈髋或屈膝减少，或使用"直腿"的护膝支具。
异常描述：	摆动时腿以画半圆弧形式前进。
异常原因：	画圈以形成额外的空间，以帮助功能性延长腿的前进。
注释：	此代偿机制可能需要髋外展肌额外用力，以帮助推进摆动腿向前。

总结

　　要了解步行的运动机制，需要对整个下肢的肌肉和关节相互作用有深入了解。这种了解是物理治疗和评估的重要组成部分。成功的"步态训练"通常可以提高一个人的步行速度、安全性，同时节约能耗。这些变量通常决定了个人的最终功能独立水平。

习题

1. 步行周期中全足底着地期的一部分通常与双支撑期重合。

   a. 正确　　　b. 错误

2. 关于步行周期中足跟触地期，以下哪一项是不正确的？

   a. 足跟触地期发生在步行周期的开始（0%）

   b. 足跟触地时，踝关节通常保持跖屈约 20°

   c. 足跟触地时，膝关节微屈以帮助吸收最初承重的冲击

   d. 足跟触地时，髋伸肌激活，以防止躯干出现"折刀样"向前

3. 下列哪些被认为是步行周期支撑相的组成部分？

   a. 足跟离地期

   b. 摆动相中期

   c. 全足底着地期

   d. a 和 c

   e. 上述所有

4. 在步行周期的以下哪个时段处于单支撑期？

   a. 足跟触地期

   b. 全足底着地期

   c. 支撑相中期

   d. a 和 b

   e. 上述所有

5. 下列哪个时相属于步行周期的支撑相中期？

   a. 全足底着地期

   b. 足跟离地期

   c. 足趾离地期

   d. 摆动相早期

6. 以下哪项对摆动相末期的描述最贴切？

   a. 跖屈肌强力向心收缩使足向前

   b. 髋和膝都处于完全伸展位

   c. 腘绳肌的离心收缩以减缓伸膝

   d. 所有髋伸肌向心收缩

7. 以下哪一项对股四头肌无力引起的步态异常的描述最贴切？

   a. 在整个支撑相膝关节完全伸展，躯干向前倾

斜，使重力线保持在膝的内外侧轴之前

   b. 在支撑相，通过提踵使摆动腿离地

   c. 在摆动相髋关节过度伸展

   d. 在支撑相膝关节和髋关节过度屈曲

8. 以下哪一项被认为是健康成人的平均步行速度？

   a. 每小时 4.8km

   b. 每小时 8km

   c. 每小时 9.7km

   d. 每小时 1.6km

9. 佩戴支具步行的人最可能有以下哪种异常步态或代偿机制，以保持膝关节伸展？

   a. 无代偿的臀中肌步态

   b. 跨阈步态

   c. 画圈步态

   d. a 和 b

   e. 上述所有

10. 在步行周期的以下哪个阶段，人体的重心处于最高点？

    a. 足跟触地期

    b. 摆动相早期

    c. 支撑相中期

    d. 全足底着地期

11. 以下哪一项对跳跃步态的描述最贴切？

    a. 步行周期支撑相膝过伸

    b. 步行周期支撑相屈髋屈膝

    c. 支撑腿提踵以便为摆动腿增加额外的空间以完成廓清

    d. 支撑腿对侧骨盆下降过多

12. 髋屈肌向心收缩最可能发生在以下哪一阶段：

    a. 支撑相中期

    b. 摆动相早期

    c. 全足底着地期

    d. 摆动相末期

13. 摆动相末期腘绳肌离心收缩以使前移的腿速度减慢。

    a. 正确　　　　　　b. 错误

14. 双支撑期被认为是步行周期中最不稳定的部分。

    a. 正确　　　　　　b. 错误

15. 在支撑相早期时，距下关节和跗横关节相互配合将足转变成柔韧的平台。这种减震机制是向完全承重过渡过程中的重要组成部分。

　　a. 正确　　　　　　b. 错误

16. 右侧髋关节屈曲挛缩可能会伴有同侧（右）腿屈膝。

　　a. 正确　　　　　　b. 错误

17. 在摆动相中期，踝关节背伸肌等长收缩，以防止过度跖屈。

　　a. 正确　　　　　　b. 错误

18. 支撑相构成步行周期的前 60％。

　　a. 正确　　　　　　b. 错误

19. 如果步行时左髋外展肌肌力不足表现出代偿反应，那么很可能会将躯干向左倾斜。

　　a. 正确　　　　　　b. 错误

20. 拍击步态是一种异常步态，最可能是由以下哪种损伤引起的？

　　a. 腘绳肌挛缩或紧张

　　b. 股四头肌肌力不足

　　c. 踝背伸肌肌力不足

　　d. 髋外展肌肌力不足

（陈斌　译）

参考文献

Corcoran, P. J., Jebsen, R. H., Brengelmann, G. L., et al. (1970). Effects of plastic and metal leg braces on speed and energy cost of hemiparetic ambulation. *Archives of Physical Medicine and Rehabilitation*, 51, 69.

Fisher, S. V., & Gullickson, G. (1978). Energy cost of ambulation in health and disability: A literature review. *Archives of Physical Medicine and Rehabilitation*, 59, 124.

Kerrigan, D. C., Viramontes, B. E., Corcoran, P. J., et al. (1995). Measured versus predicted vertical displacement of the sacrum during gait as a tool to measure biomechanical gait performance. *American Journal of Physical Medicine & Rehabilitation*, 74, 3.

Lewek, M. D., Osborn, A. J., & Wutzke, C. J. (2012). The influence of mechanically and physiologic ally imposed stiff-knee gait patterns on the energy cost of walking. *Archives of Physical Medicine and Rehabilitation*, 93, 12–128.

Waters, R. L., Barnes, G., Husserel, T., et al. (1988). Comparable energy expenditure after arthrodesis of the hip and ankle. *Journal of Bone and Joint Surgery (American)*, 70, 1032.

Waters, R. L., Campbell, J., Thomas, L., et al. (1982). Energy costs of walking in lower-extremity plaster casts. *Journal of Bone and Joint Surgery (American)*, 64, 896.

拓展阅读

Abbas, G., & Diss, C. (2011). Patellar tracking during the gait cycle. *Journal of Orthopaedic Surgery*, 19(3), 288–291.

Beaulieu, M. L., Lamontagne, M., & Beaule, P. E. (2010). Lower limb biomechanics during gait do not return to normal following total hip arthroplasty. *Gait & Posture*, 32(2), 269–273.

Bergmann, G., Graichen, F., & Rohlmann, A. (1993). Hip joint loading during walking and running, measured in two patients. *Journal of Biomechanics*, 26(8), 969–990.

Biewener, A. A., Farley, C. T., Roberts, T. J., et al. (2004). Muscle mechanical advantage of human walking and running: Implications for energy cost. *Journal of Applied Physiology*, 97(6), 2266–2274.

Boyer, K. A., Andriacchi, T. P., & Beaupre, G. S. (2012). The role of physical activity in changes in walking mechanics with age. *Gait & Posture*, 36(1), 149–153.

Cimolin, V., & Galli, M. (2014). Summary measures for clinical gait analysis: A literature review. *Gait & Posture*, 39, 1005–1010.

DeMers, M. S., Pal, S., & Delp, S. L. (2014). Changes in tibiofemoral forces due to variations during walking. *Journal of Orthopaedic Research*, 32, 769–776.

Dubbeldam, R., Buurke, J. H., Simons, C., et al. (2010). The effects of walking speed on forefoot, hindfoot and ankle joint motion. *Clinical Biomechanics*, 25(8), 796–801.

Gottschall, J. S., & Kram, R. (2005). Ground reaction forces during downhill and uphill running. *Journal of Biomechanics*, 38(3), 445–452.

Leung, J., Smith, R., Harvey, L. A., et al. (2014). The impact of simulated ankle plantarflexion contracture on the knee joint during stance phase of gait: A within-subject study. *Clinical Biomechanics (Bristol, Avon)*, 29, 423–428.

Mann, R. A., Moran, G. T., & Dougherty, S. E. (1986). Comparative electromyography of the lower extremity in jogging, running, and sprinting. *American Journal of Sports Medicine*, 14(6), 501–510.

Murley, G. S., Menz, H. B., & Landorf, K. B. (2014). Electromyographic patterns of tibialis posterior and related muscles when walking at different speeds. *Gait & Posture*, 39, 1080–1085.

Neumann, D. (2017). *Kinesiology of the musculoskeletal system: Foundations for physical rehabilitation* (3rd ed.). St Louis: Elsevier. O'Connor, K. M., & Hamill, J. (2004). The role of selected extrinsic foot muscles during running. *Clinical Biomechanics (Bristol, Avon)*, 19(1), 71–77.

Roos, P. E., Barton, N., & van Deursen, R. W. (2012). Patellofemoral joint compression forces in backward and forward running. *Journal of Biomechanics*, 45(9), 1656–1660.

Salbach, N. M., O'Brien, K. K., Brooks, D., et al. (2015). Reference values for standardized tests of walking speed and distance: A systematic review. *Gait & Posture*, 41, 341–360.

Schache, A. G., Blanch, P., Rath, D., et al. (2002). Three-dimensional angular kinematics of the lumbar spine and pelvis during running. *Human Movement Science*, 21(2), 273–293.

Semciw, A. I., Green, R. A., Murley, G. S., et al. (2014). Gluteus minimus: An intramuscular EMG investigation of anterior and posterior segments during gait. *Gait & Posture*, 39, 822–826.

Stackhouse, C. L., Davis, I. M., & Hamill, J. (2004). Orthotic intervention in forefoot and rearfoot strike running patterns. *Clinical Biomechanics (Bristol, Avon)*, 19(1), 64–70.

Steele, K. M., Demers, M. S., Schwartz, M. H., et al. (2012). Compressive tibiofemoral force during crouch gait. *Gait & Posture*, 35(4), 556–560.

Terrier, P., & Reynard, F. (2015). Effect of age on the variability and stability of gait: A cross-sectional treadmill study in healthy individuals between 20 and 69 years of age. *Gait & Posture*, 41, 170–174.

Wesseling, M., de Groote, F., Meyer, C., et al. (2015). Gait alterations to effectively reduce hip contact forces. *Journal of Orthopaedic Research*, 33, 1094–1102.

第 13 章

咀嚼与通气的肌动学原理

目标

- 识别颞下颌关节的骨骼及其骨性特征。
- 描述支撑颞下颌关节的关节囊和韧带。
- 识别颞下颌关节的运动。
- 描述张口时肌肉与关节的相互作用。
- 描述闭口时肌肉与关节的相互作用。
- 通过了解肌肉起止点，解释颞下颌关节主要肌肉的运动。
- 解释吸气和呼气过程中的玻意耳定律（Boyle's law）。
- 平静呼气和用力呼气的机制对比。
- 列举主要的吸气肌。
- 列举主要的呼气肌。
- 描述用力吸气时肌肉的相互作用。
- 描述用力呼气时肌肉的相互作用。
- 解释慢性阻塞性肺疾病患者经常会使用辅助呼气肌的原因。

关键术语

玻意耳定律（Boyle's law）
慢性阻塞性肺疾病
  （chronic obstructive
  pulmonary disease）

下降（depression）
上提（elevation）
呼气（expiration）
用力呼气（forced expiration）

用力吸气（forced inhalation）
吸气（inspiration）
侧移（lateral excursion）
咀嚼（mastication）

前伸（protraction）
平静呼气（quiet expiration）
后缩（retraction）
通气（ventilation）

颞下颌关节

咀嚼是用牙齿咀嚼、撕裂和磨碎食物的过程。这个过程涉及了咀嚼肌、牙齿、舌和一对颞下颌关节之间的相互作用。颞下颌关节（temporomandibular joint，TMJ），是由下颌骨髁突和颞骨下颌窝组成。每个下颌都有一对颞下颌关节，每一对颞下颌关节在下颌运动时都能在耳的正前方触及。任何下颌运动，如咀嚼、言语和吞咽，都需要颞下颌关节参与。这个经常使用的关节受到丰富的感觉神经支配，若出现病理性改变或创伤，可能会使患者非常痛苦和虚弱。颞下颌关节引起的疼痛通常会牵涉其他区域，而被认为是头疼或颈痛。本章将着重介绍颞下颌关节的相关解剖学和运动机制，作为理解和治疗该关节各种疾病的基础。

骨骼学及相关结构

下颌骨、颞骨、上颌骨、颧骨、蝶骨和舌骨都与颞下颌关节的结构和功能有关。尽管本部分仅强调了这些骨骼最重要的特征，但图 13.1 中也包含了这些骨骼的其他解剖学特征，以供参考。

下颌骨

下颌骨或称下腭骨，是面颅骨中最大的骨骼（图 13.2）。具有较高活动性的下颌骨通过肌肉、韧带和颞下颌关节囊悬吊在头颅骨上。许多重要的骨性标志如下所述。

下颌骨体是下颌骨的水平部分，其上有 16 颗成人下牙的牙槽（见图 13.2）。下颌支则从下颌骨体垂直伸出。两侧的下颌角为咬肌和翼内肌提供附着点。下颌骨的髁突是自下颌支升起的骨形凸出。每个髁突都与颞骨下的下颌窝连接，形成颞下颌关节（见图 13.1）。冠突是从下颌支升起的较薄的三角形骨突。下颌切迹则在冠突和下颌骨的髁突之间逐渐延伸（见图 13.2）。

颞骨

颞骨下颌窝与下颌骨髁突相连，形成颞下颌关节。下颌窝前部以其关节隆起为特征（图 13.3）。下颌窝后方即外耳道，即耳的对外开口。颞骨的颧突向前突出，形成了颧弓的后半部分（见图 13.3）。颧弓由颞骨的颧突和颧骨的颞突结合而成（见图 13.1）。颧弓是咬肌的近端附着点。颞窝是颅骨侧面的一个轻微凹陷区域，其由 5 块不同的颅骨结合而成（见图 13.1）。

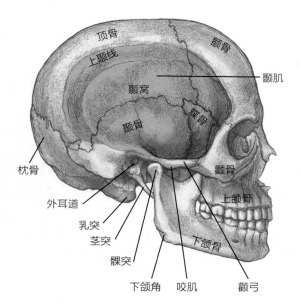

图 13.1　颅骨侧面观。重点标注与颞下颌关节相关的骨性标志。颞肌和咬肌的近端附着点为红色（引自 Neumann DA: *Kinesiology of the musculoskeletal system: foundations for physical rehabilitation,* ed 2, St Louis, 2010, Mosby, Fig. 11.1.）

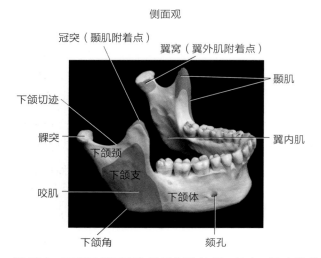

图 13.2　下颌骨侧面观的重要骨骼特征。其中，肌肉附着点显示为灰色（引自 Neumann DA: *Kinesiology of the musculoskeletal system: foundations for physical rehabilitation,* ed 2, St Louis, 2010, Mosby, Fig. 11.2.）

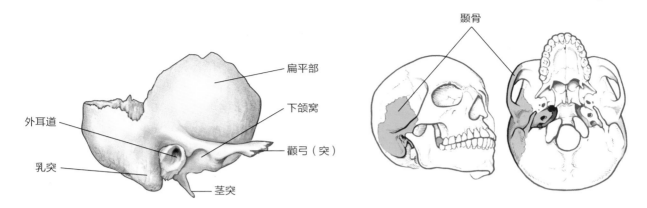

图 13.3 右侧颞骨（引自 Neumann DA: *Kinesiology of the musculoskeletal system: foundations for physical rehabilitation*, ed 2, St Louis, 2010, Mosby, Fig. 4.12B；改编自 Thibodeau GA. Patton KT: *Anatomy and physiology*, ed7, St Louis. 2010, Mosby.）

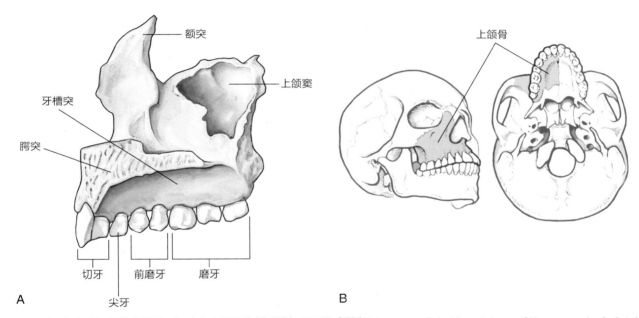

图 13.4 （A）右上颌骨的内侧观。（B）右上颌骨的侧面观与下面观（引自 Neumann DA: *Kinesiology of the musculoskeletal system: foundations for physical rehabilitation,* ed 2, St Louis, 2010, Mosby, Fig 4.15A；改编自 Thibodeau GA. Patton KT: *Anatomy and physiology,* ed7, St Louis. 2010, Mosby.）

上颌骨

左、右侧上颌骨联合形成一个上颌骨或上腭。上颌骨与面部相邻的骨骼牢固融合，包括蝶骨、鼻骨和颧骨。上颌骨的下部有上排牙齿的牙槽（图 13.4）。

颧骨

颧骨形成面颊区和眼的外侧眼眶（图 13.5）。如前所述，颧骨的颞部形成了颧弓的前半部分（见图 13.1）。

蝶骨

蝶骨（图 13.6）是一块部位较深且走行贯穿整个颅骨的骨。其较大的翼位于颅骨的两侧，并处于颞骨的前方。向下突出的则是翼突内侧板和翼突外侧板（见图 13.6）。翼突外侧板为翼内肌和翼外肌的近端附着点。

舌骨

舌骨位于喉的底部，第 3 颈椎的前方。舌骨是非常灵活的一块骨，是许多涉及舌移动、吞咽和张开下颌动作的肌肉的附着点（见图 13.11）。

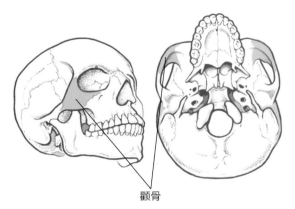

图 13.5　颅骨的侧面观和下面观，其中右颧骨被突出标出（引自 Muscolino JE: *Kinesiology: the skeletal system and muscle function.* ed 2, St Louis, 2011, Mosby, Fig. 4.15C；改编自 Thibodeau GA. Patton KT: *Anatomy and physiology,* ed7, St Louis. 2010, Mosby.）

支持结构

支持结构包括以下部分。

- **关节盘：** 颞下颌关节盘位于下颌骨髁突和颞骨下颌窝之间（图 13.7A）。这个突出的结构由致密的纤维结缔组织组成。关节盘为颞下颌关节提供了关节稳定性，减少关节内的接触压力，并有助于安全引导髁突跨过颞骨粗糙的关节结节。
- **关节囊：** 颞下颌关节周围有一层纤维囊。囊外侧增厚的部分被称为颞下颌关节外侧韧带。关节囊和外侧韧带在咀嚼运动中为颞下颌关节提供稳定性（图 13.7B）。

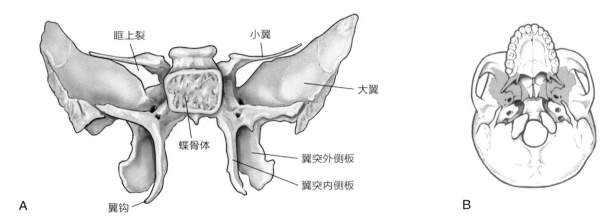

图 13.6（A）从颅骨取出的蝶骨的后面观——注意翼突外侧板和翼突内侧板。（B）颅骨的下面观，并标出了蝶骨（引自 Neumann DA: *Kinesiology of the musculoskeletal system: foundations for physical rehabilitation,* ed 2, St Louis, 2010, Mosby, Fig. 4.13C；改编自 Thibodeau GA. Patton KT: *Anatomy and physiology,* ed7, St Louis. 2010, Mosby.）

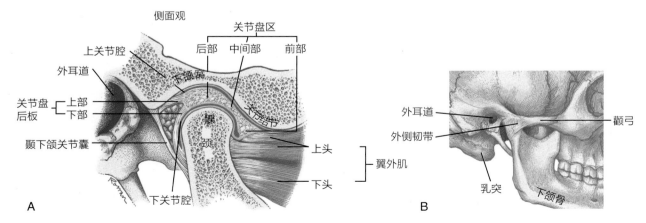

图 13.7（A）右颞下颌关节的矢状面截面图，突出表现了关节盘。（B）颅骨侧面观，图中展示了关节囊的外侧：颞下颌关节的外侧韧带（引自 Neumann DA: *Kinesiology of the musculoskeletal system: foundations for physical rehabilitation*, ed 2, St Louis, 2010, Mosby, Fig. 11.10 和 11.11A.）

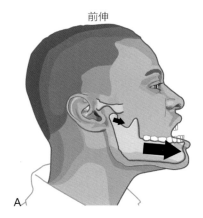
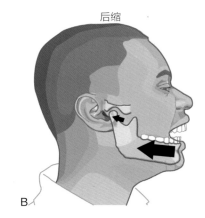

图 13.8　下颌骨的前伸（A）和后缩（B）（引自 Neumann DA: *Kinesiology of the musculoskeletal system: foundations for physical rehabilitation*, ed 2, St Louis, 2010, Mosby, Fig. 11.13.）

运动学

颞下颌关节的主要运动是前伸和后缩、侧移、下降和上提。所有这些运动在咀嚼中都起着至关重要的作用。

前伸和后缩

前伸，又称为前突，描述了下颌骨的向前平移（图 13.8A）。正如我们所讲，前伸是张口运动的一个重要组成部分。

后缩，也称为回撤，与前伸相反。这种运动产生下颌骨向后平移——闭口运动的重要组成部分（图 13.8B）。

侧移

侧移发生在下颌骨左右平移（图 13.9）。这个运动是为了磨碎牙齿间的食物。

下降和上提

下颌骨下降使口张开（图 13.10），而上提则使口闭合。这两种运动在进食、打哈欠和说话等过程中都起着最基础的作用。成人张口平均可达 5cm 多。将 3 根手指节（近端指骨间关节）并列放入口中是常用检查张口活动度的方法。

如图 13.10A 所示，下颌骨的充分下降——张口运动，需要下颌骨髁突相对于下颌窝的最大限度前移（前伸）。正常情况下，关节盘和下颌骨髁突一同向前平移，这有助于正确引导其运动（图 13.10B）。当

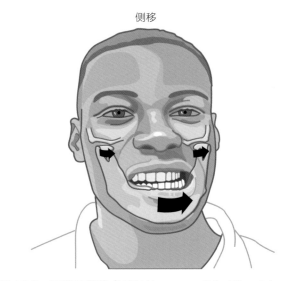

图 13.9　下颌骨侧移（引自 Neumann DA: *Kinesiology of the musculoskeletal system: foundations for physical rehabilitation*, ed 2, St Louis, 2010, Mosby, Fig. 11.14A.）

下颌骨在闭口状态下上提并后缩（回撤）时，关节盘则被"复位"回到关节中。在张开和闭合口腔时，关节盘对于最大限度地减小下颌骨髁突和颞骨关节结节之间的接触应力至关重要。

关节与肌肉的相互作用

颞下颌关节肌肉

主要肌肉

颞下颌关节的主要肌肉是咬肌、颞肌、翼内肌和翼外肌。当口张开和闭合时，这些肌肉以一种相对复杂的方式协同工作。在后文中将对这些肌肉的工作方式进行更详细的解释（见图 13.12）。

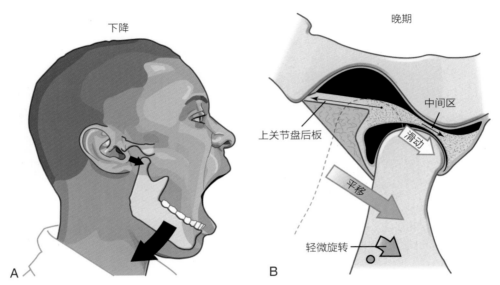

图 13.10 （A）下颌骨下降。（B）颞下颌关节特写，显示下颌骨下降晚期发生的关节运动学表现（引自 Neumann DA: *Kinesiology of the musculoskeletal system: foundations for physical rehabilitation*, ed 2, St Louis, 2010, Mosby, Fig. 11.15A and 11.16B.）

[**图 谱**]

咬肌

近端附着点： 颧弓。

远端附着点： 下颌骨外表面，位于下颌角和冠突之间。

神经支配： 脑神经 V（下颌神经分支）。

动作：
- 双侧：上提下颌骨（闭口）
- 单侧：侧移（向同侧）

注释： 咬肌是一块粗壮有力的肌肉。在咬合动作中，很容易在下颌角上方被触及。双侧咬肌的收缩使下颌骨上提，使牙齿合拢进行咀嚼。咬肌的主要功能是在磨牙之间产生巨大的压力，以便有效地磨碎和压碎食物。

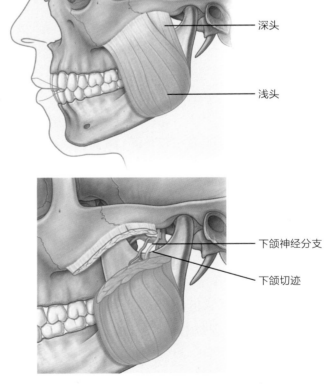

（引自 Drake RL, Vogl W, Mitchell AWM: *Gray's anatomy for students*, ed 2, St Louis, 2010, Churchill Livingstone.）

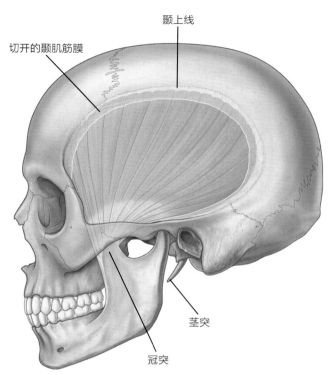

（引自 Drake RL, Vogl W, Mitchell AWM: *Gray's anatomy for students*, ed 2, St Louis, 2010, Churchill Livingstone.）

颞肌

近端附着点：	颞窝。
远端附着点：	冠突和下颌支前缘。
神经支配：	脑神经 V（下颌神经分支）。
动作：	双侧

双侧

- 下颌骨上提（闭口）
- 下颌骨后缩（后纤维束）

单侧

- 侧移（向同侧）

注释：　颞肌是一块扇形的肌肉，其填充了颞窝的大部分凹陷部分。颞肌在颧弓和颅骨外侧间隙向远端走行时逐渐变窄成一条较宽的肌腱。颞肌有助于完成闭合口腔运动的两个基本要素：下颌骨的上提和后缩。

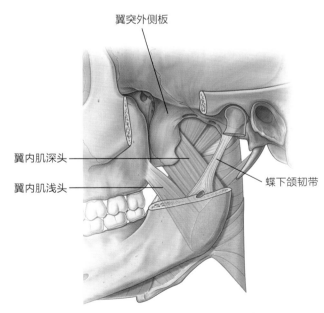

（引自 Drake RL, Vogl W, Mitchell AWM: *Gray's anatomy for students*, ed 2, St Louis, 2010, Churchill Livingstone.）

翼内肌

近端附着点：	翼突外侧板内侧面。
远端附着点：	下颌角和下颌支内表面。
神经支配：	脑神经 V（下颌神经分支）。
功能：	双侧

双侧

- 下颌上提（闭口）

单侧

- 侧移（向对侧）

注释：　翼内肌和咬肌围绕下颌角形成一个吊索结构。这个吊索为两块肌肉提供了一个类似且安全的牵引线——这对于咬合运动至关重要。在健康成人中，这些肌肉的双侧同步收缩可以产生平均约 45kg 的咬合力。

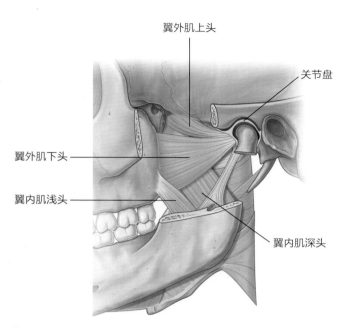

翼外肌上头

关节盘

翼外肌下头

翼内肌浅头

翼内肌深头

（引自 Drake RL, Vogl W, Mitchell AWM: *Gray's anatomy for students*, ed 2, St Louis, 2010, Churchill Livingstone.）

翼外肌

近端附着点： ·上头：蝶骨大翼
· 下头：翼突外侧板外侧面

远端附着点： 下颌骨髁突附近；上头也附着在颞下颌关节盘上。

神经支配： 脑神经 V（下颌神经分支）。

动作： 双侧

· 下颌骨下降（张口运动；仅下头参与）

· 下颌骨前伸

单侧

· 侧移（向对侧）

注释： 翼外肌的两个头有助于下颌骨的前伸和侧移。翼外肌下头在打开下颌这一关节运动中至关重要（下文将进一步介绍）。下头可以向前和向下拉动下颌骨（及关节盘），从而使下颌摆动打开并向前平移。这两种运动都是张口运动所必需的。翼外肌下头是打开下颌的主要肌肉。有趣的是，翼外肌上头在用力闭口动作中高度活跃。

次要肌肉

舌骨上肌和舌骨下肌是咀嚼动作的次要肌肉（图 13.11）。这两组肌肉都与下颌骨下降以及后续的张口动作、舌的运动、吞咽动作和言语运动有关。舌骨下肌群能稳定舌骨，使舌骨上肌有一个稳固的基础，以协助下颌骨的下降。

舌骨上肌包括二腹肌、颏舌骨肌、下颌舌骨肌和茎突舌骨肌。表 13.1 列出了这些肌肉的附着点和功能。舌骨下肌包括肩胛舌骨肌、胸骨舌骨肌、胸骨甲状肌和甲状舌骨肌。表 13.2 列出了这些肌肉的附着

 临床见解
颞下颌关节紊乱

颞下颌关节紊乱（temporomandibular disorders, TMD）是一个广泛而模糊的术语，它定义了许多涉及咀嚼系统的临床问题。TMD 通常与关节、关节盘及周围肌肉组织的功能障碍有关。与涉及关节盘的病理情况相比，肌肉功能异常通常对保守治疗有较好的反应。除了运动时的疼痛，TMD 的症状和体征还包括关节的咔嗒声、爆裂声或关节绞锁，咬合力减弱，紧张性头痛，张口受限等问题。

常见的 TMD 保守治疗方法如下：

· 运动和姿势矫正

· 生物反馈/放松疗法

· 冷疗或热疗

· 患者宣教

· 关节松动

· 超声波疗法

· 行为矫正

· 口腔内辅具（夹板）

表 13.1 舌骨上肌

肌肉	上附着点	下附着点	功能
二腹肌	前腹部：下颌骨体的内表面 后腹部：乳突	舌骨	下降下颌骨
颏舌骨肌	下颌骨体内侧面中线	舌骨	下降下颌骨
下颌舌骨肌	下颌骨体内侧面	舌骨	下降下颌骨
茎突舌骨肌	颞骨茎突	舌骨	下降下颌骨

表 13.2 舌骨下肌

肌肉	下附着点	上附着点	功能
肩胛舌骨肌	肩胛骨上缘，肩胛切迹附近	舌骨	稳定舌骨
胸骨舌骨肌	胸骨柄和锁骨内侧	舌骨	稳定舌骨
胸骨甲状肌	胸骨柄	甲状软骨	稳定舌骨 *
甲状舌骨肌	甲状软骨	舌骨	稳定舌骨

注：* 胸骨甲状肌的稳定作用通过对甲状软骨的稳定作用间接达成。

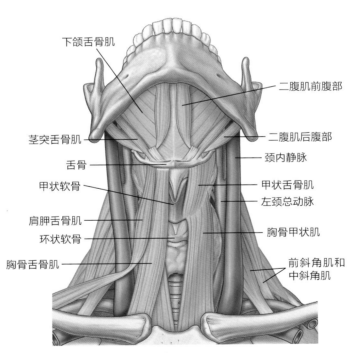

图 13.11 附着在舌骨的舌骨上肌（红色）和舌骨下肌（引自 Drake RL, Vogl W, Mitchell AWM: *Gray's anatomy for students*, ed 2, St Louis, 2010, Churchill Livingstone.）

张口

闭口

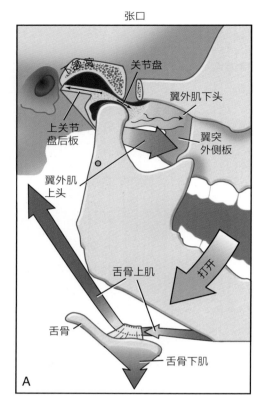

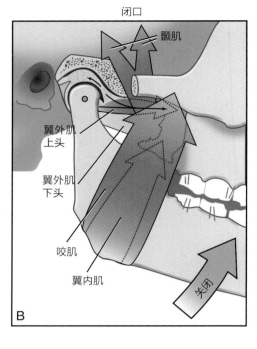

图 13.12 张口动作（A）和闭口动作（B）中肌肉和关节的相互作用（引自 Neumann DA: *Kinesiology of the musculoskeletal system: foundations for physical rehabilitation,* ed 2, St Louis, 2010, Mosby, Fig. 11.22.）

点和功能。

功能考量

张口动作总结 大幅度的张口动作主要是通过翼外肌下头的收缩完成。舌骨上肌和重力均有助于完成此动作。如图 13.12A 所示，张口动作涉及了下颌骨的下降及下颌骨髁突的向前移动（前伸）。翼外肌（下头）控制运动的前移部分，舌骨上肌负责产生下颌骨的下降。

闭口动作总结 咬合或咀嚼时，用力闭口的动作需要咬肌、翼内肌和颞肌的强大力量的参与。如图 13.12B 所示，闭口动作涉及下颌骨的上提和后缩。翼外肌上头在闭口动作时活动水平较高——这有助于引导关节内关节盘的复位。只有翼外肌上头肌腱与关节盘有牢固的附着关系。

在口开合过程中，关节盘的位置对动作的流畅性具有重要的作用。外侧韧带和翼外肌（上头）会引导关节盘的运动，以确保颞下颌关节保持最佳对齐。关

节盘和颞下颌关节之间的不同步或不对称运动通常会导致疼痛和咔嗒声。在更极端的情况下，甚至可能会导致下颌骨的绞锁。

侧移动作总结 侧移是咀嚼动作的主要组成部分之一。侧移动作使食物得以在牙齿之间被磨碎。这个动作主要涉及咀嚼的 4 块肌肉的相互作用。例如，向左侧移主要激活左侧颞肌和咬肌，以及激活右侧的翼内肌和翼外肌（图 13.14）。

总结

对于功能正常的颞下颌关节而言，言语、吞咽和咀嚼是必不可少的功能。许多骨科的损伤或功能障碍都会影响颞下颌关节，并对人的功能水平产生深远的影响。了解颞下颌关节解剖和肌动学的临床工作者可以更熟练地制订治疗计划和修改运动计划，以帮助治疗颞下颌关节紊乱病。

思考

头部姿势异常与颞下颌关节紊乱

由于在舌骨上具有共同附着点，舌骨上肌和舌骨下肌协同工作以协助下颌骨自然下降。舌骨下肌稳定了舌骨上肌，使舌骨上肌可以有效地拉开下颌。那么头部和颈部的异常姿势会如何改变这些肌肉的整体肌力，从而增加颞下颌关节的压力呢？如图 13.13 所示，头部前伸姿势通常还包括上胸椎和下颈椎的轻微屈曲。这种姿势会牵拉舌骨下肌，如肩胛舌骨肌和胸骨舌骨肌，这些肌群反过来将舌骨向后向下拉。这个力随后通过舌骨上肌群传递到下颌骨之上，并对其产生后下方向的拉力。

随着时间的推移，下颌骨窝内的下颌骨髁突持续向后的压力会过度压缩关节盘，进而引起疼痛和炎症。有些人可能还会经历翼外肌的疼痛性痉挛，这可能是一种自然的保护机制，通过向前拉动下颌骨来减轻颞下颌关节的负荷。然而，这种肌肉的慢性痉挛可能会过度牵伸下颌骨而使关节盘错位，从而导致下颌在张口和闭口动作中发出不正常的咔嗒声。如果关节盘仍然保持"脱位"，下颌的任何运动都会在关节盘上产生巨大的损伤性应力，疼痛的病理力学机制持续存在。

该区域解剖结构和肌动学的密切联系会提醒临床医务人员：在治疗颞下颌关节紊乱或功能障碍时，要考虑到头、颈部及肩胛胸区的姿势。

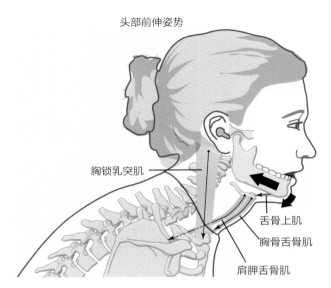

图 13.13　头部过度前伸会产生被动的张力，可能在下颌骨上产生不必要的后下方向的拉力（引自 Neumann DA: *Kinesiology of the musculoskeletal system: foundations for physical rehabilitation,* ed 2, St Louis, 2010, Mosby, Fig. 11.32.）

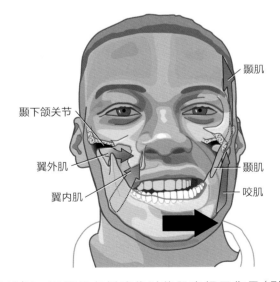

图 13.14　下颌骨左侧移位时的肌肉相互作用（引自 Neumann DA: *Kinesiology of the musculoskeletal system: foundations for physical rehabilitation,* ed 2, St Louis, 2010, Mosby, Fig. 11.18.）

通气

通气是指空气通过肺部吸入和呼出的机械过程。通气力学基于中轴骨骼肌肉和关节之间的相互作用而发生。本节简要介绍通气的肌动学知识。

通气让氧气与二氧化碳在肺部及血液间交换。此过程最终驱动肌肉发挥生理功能，从而活动及稳定身体关节。

根据通气的相对程度可以将其描述为平静呼吸和用力呼吸。在健康人群中，平静呼吸发生在相对需要久坐的活动中，这些活动的代谢需求较低。相反，用力呼吸发生在需要快速大量换气的剧烈活动期间，如在剧烈运动或存在某些呼吸系统疾病时。

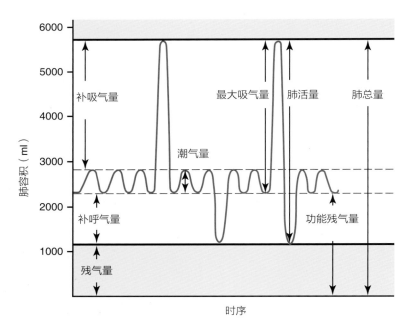

图 13.15　正常成人的肺容量和肺容积（引自 Guyton AC，Hall JE: *Textbook of medicsl physiology.* Ed 10, Philadelphia, 2000, Saunders.）

肺容积

图 13.15 显示了正常成人的肺容量和肺容积。如图所示，正常成人肺总量约为 5.5L，然而大部分容量在正常的呼吸过程中并不使用。潮气量是指在每个换气周期中进出肺部的气体量。静息时，成人的潮气量约为 0.5L（或仅占肺总量的 10%）。补吸气量是用力吸气时可吸入肺部的气体量（高于潮气量）。补呼气量是指用力呼气时可从肺部排出的气体量（超过潮气量）。肺活量则是可以进出肺部的气体总量。

吸气与呼气

通气被描述为由两个主要部分组成：吸气和呼气。吸气是把空气吸入肺部的过程，而呼气是把空气呼出肺部的过程。吸气和呼气背后的大部分物理原理都是基于玻意耳定律，气体的体积和其压力成反比。例如，增大充满气体（如空气）的容器的容积会使容器内的压力降低（这种关系被认为是成反比的，因为随着一个变量的增加，另一个变量会自动降低）。这种降低的压力会产生一种虹吸效应，使空气进入容器。人体呼吸的机制也类似，在吸气时，胸腔扩张，膈肌穹隆下降。这两个因素增加了胸腔容积，进而又降低了肺（胸膜间隙）内的压力。如图 13.16A 所示，该力学原理类似于使用注射器将空气或液体吸入其腔内的过程。当注射器的柱塞被拉出时，空气或液体就会被吸入腔室内。同样，当胸腔在吸气过程中发生扩张时，胸腔内压力下降，进而将空气经气管吸入肺内（图 13.16B）。

呼气则是将空气从肺部呼出到环境中的过程。为了将空气从肺中排出，胸腔和封闭的肺将会压缩，从而增加肺内的压力，这会迫使空气向外流出。平静呼气通常是一个被动的过程，并不依赖于肌肉的收缩。胸内容积的减少是由肺部、胸部和吸气肌等结缔组织的自然弹性回缩力引起的，这类似于空气从松开的（充气的）气球中流出的过程。然而，用力呼气涉及诸如腹肌等呼气肌的主动收缩（图 13.17）。这个过程通常发生在咳嗽、打喷嚏或需要快速呼气时，如吹灭蜡烛等。

通气过程中的肌肉活动

吸气肌

吸气的主要肌肉是膈肌、斜角肌和肋间肌。这些肌肉被认为是主要的吸气肌，因为它们在所有强度下的呼吸中都是活跃的。

思考
吸进与呼出过程

吸气是一个主动过程，许多肌肉都参与其中。为了降低肺内的压力，胸腔容积必须得到增加。这通常以3种方式发生：①肋骨的上提；②胸骨的上提和向前扩张；③膈肌收缩并引起胸廓在垂直方向上的扩展。因此，任何有助于其中一个或多个动作的肌肉都被认为是吸气肌的一部分。

如前所述，平静呼气主要是一个被动过程，但用力呼气则需要肌肉力量来帮助收缩胸腔，从而进一步减少胸腔容积。因此，任何有助于肋骨的回缩，胸骨下压和回拉或减小胸廓在垂直方向上的直径的肌肉都被认为是主动呼气肌。

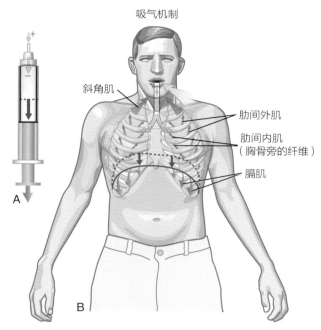

图 13.16　吸气时的肌肉作用机制。类似玻意耳定律：（A）向外拉动柱塞会增加注射器管内的体积，并向内吸入空气；（B）吸气的主要肌肉收缩会增加胸腔容积并将空气吸入肺部（引自 Neumann DA: *Kinesiology of the musculoskeletal system: foundations for physical rehabilitation,* ed 2, St Louis, 2010, Mosby, Fig. 11.24. ）

[图　谱]

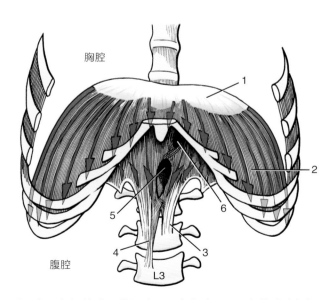

膈肌在吸气初始阶段的运动。1. 中心腱；2. 肌纤维（肋部）；3. 左膈脚；4. 右膈脚；5. 主动脉开口；6. 食管开口（引自 Neumann DA: *Kinesiology of the musculoskeletal system: foundations for physical rehabilitation,* ed 2, St Louis, 2010, Mosby, Fig. 11.27. ）

膈肌

下方附着点： ·肋骨部：第6~12肋的肋软骨内表面和邻近的骨质区域
·胸骨部分：剑突后侧
·腰椎部分：通过左、右膈脚两个肌腱附着于L1~L3的椎体

上方附着点： 靠近膈肌穹顶的中心腱。

神经支配： 膈神经（C3~C5）。

动作： 主要吸气肌。

注释： 膈肌是最重要、最有效率的吸气肌，其完成70%~80%的吸气工作。这种效率反映了肌肉向3个方向扩张胸腔容积的能力：上下、左右和前后方向。

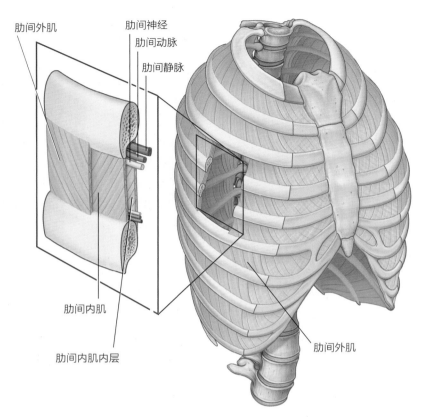

肺间外肌 肋间神经
肋间动脉
肋间静脉

肋间内肌

肋间内肌内层

肋间外肌

胸廓的骨性结构，并突出显示了肋间内肌、肋间外肌（引自 Drake RL, Vogl W, Mitchell AWM: *Gray's anatomy for students,* ed 2, St Louis, 2010, Churchill Livingstone.）

肋间外肌

附着点：	每侧 11 块；每一块肌肉都从肋骨的下缘发起，止于下方肋骨的上缘。
神经支配：	肋间神经（T2 ~ T12）。
动作：	通过上提肋骨从而扩大胸腔来辅助吸气。
注释：	肋间外肌可以通过上提肋骨来扩大胸腔。注意这些肌肉呈斜向走行，类似于（腹）外斜肌。

肋间内肌

附着点：	每侧 11 块；每一块肌肉都起自肋骨的上缘，止于上方肋骨的下缘。注意，这些肌肉处于肋间外肌的深层，纤维的走向与肋间外肌几乎垂直，类似于（腹）内斜肌。
神经支配：	肋间神经（T2 ~ T12）。
动作：	通过下降肋骨来帮助用力呼气。
注释：	肋间内肌虽然通常被描述为用力呼气的肌肉，但在吸气时同样收缩。虽然肋间内肌、肋间外肌的确切作用尚不清楚，但人们一致认为，两组肌肉有助于稳定肋间隙，从而防止在吸气时胸壁被吸入（拉入）胸腔内。

斜角肌

前、中、后斜角肌都附着在颈椎和上两肋之间（见第 216 页"斜角肌"相关图示）。在颈椎稳定时，这些肌肉双侧收缩可以通过上提上方肋骨来辅助吸气动作。尽管斜角肌在每一个吸气周期内都与膈肌一起激活，但这些肌肉的肥大通常提示呼吸困难——这通常是呼吸障碍的表现。

 临床见解
膈肌：吸气的"主力"

膈肌是最重要的吸气肌。如图 13.17 所示，膈肌是构成胸腔底部的圆顶形肌肉。膈肌的收缩将穹隆向下拉，进而迅速增加胸腔容积。与其他吸气肌不同，膈肌的收缩通过扩大胸腔的高度、宽度和深度来显著增加胸腔的容积。

发生在 C3/C4 水平或以上的脊髓损伤将会导致膈肌部分或完全瘫痪（回想一下，膈肌由膈神经支配，膈神经则由 C3～C5 神经根构成）。如果没有人工通气，膈肌麻痹患者很可能死亡。为了生存，这些人必须配备一台呼吸机进行机械通气。这种机器通过将一定控制量的空气推入肺部来辅助吸气，通常是通过直接插入气管的管道（经气管切开）。为了防止感染，该类患者需要接受仔细的医疗护理。这些患者的康复包括教育其照护者如何有效地操作呼吸机，适当地应对通气不足，以及预防感染和上呼吸道分泌物的积聚。

用力呼气肌

如前所述，平静呼气通常是一个被动过程，其主要由胸部、肺部的弹性回缩和膈肌的放松来驱动。在用力呼气时，如咳嗽或跑步后的剧烈呼气时——则需要主动收缩肌肉以迅速减少胸腔容积（见图 13.17）来加速呼气。用力呼气的肌肉包括了 4 块腹肌，有时还包括了肋间内肌。

 临床见解
慢性阻塞性肺疾病

慢性阻塞性肺疾病（chronic obstructive pulmonary diseases, COPD）有 3 个典型的症状：①慢性支气管炎；②肺气肿；③哮喘。这种疾病通常与多年吸烟史有关。COPD 的症状包括慢性炎症和细支气管的阻塞，慢性的咳嗽，气道内分泌物增多，以及肺泡壁过度扩张和破坏。COPD 的一个严重并发症包括肺内的自然弹性回缩力的丧失和细支气管的塌陷。这会导致在平静或用力呼气结束后，大量的空气仍然滞留在肺中。这种并发症被称为肺气肿，这通常会使 COPD 患者出现桶状胸。

COPD 患者通常依靠辅助呼吸肌来帮助主要吸气肌。即使在休息时，其也会觉得呼气十分劳累。这种情况下，诸如胸锁乳突肌和胸小肌等辅助吸气肌会经常收缩以上提肋骨和胸骨从而辅助吸气活动。

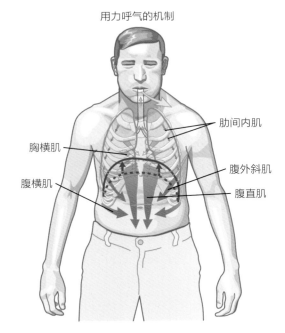

图 13.17　用力呼气时的肌肉相互作用。腹肌和肋间内肌的收缩显示为红色。胸横肌（未在文中描述）也能够将空气排出肺部。膈肌的被动回缩力由一对标粗的黑色垂直箭头表示（引自 Neumann DA: *Kinesiology of the musculoskeletal system: foundations for physical rehabilitation*, ed 2, St Louis, 2010, Mosby, Fig. 11.30.）

腹肌包括腹直肌、腹内斜肌、腹外斜肌和腹横肌（请参见第 222～224 页中与这 4 块主要肌肉相关的图示）。这 4 块肌肉通过屈曲躯干并使肋骨下降进而帮助用力呼气动作。同样，这些肌肉还会压迫腹壁和腹腔内容物，从而增加腹腔内压力。这会使得放松的膈肌被向上推动，从而减少胸腔容积并迫使空气排出肺部。

功能考量：用力呼气期间的腹肌控制

用力呼气主要由腹肌驱动。充分控制这些肌肉对诸如咳嗽和呕吐反射的适当反应等生理功能十分重要，这两个功能对于人体的健康和安全至关重要。咳嗽或咳痰是清除肺部分泌物的自然方法，这会减少感染的可能性。腹部的强力收缩也可用来清除滞留在气管中的物体（如食物呛入气管时）。

腹肌肌力不足或瘫痪的人必须要学习其他咳嗽方法，或者让其他人徒手辅助其进行咳嗽。例如，想象一个 T4 水平脊髓完全损伤患者，其下肢和腹肌处于完全瘫痪的状态。临床人员必须注意向患者和照护者传授有效气道廓清的重要性及徒手辅助咳嗽技术。

总结

通气过程中，大量的肌肉和关节间都会发生相互作用。许多不同的肌肉的活动都可对胸腔容积的变化产生相似的影响，从而进行吸气和呼气。这种复置装置提供了一个适应性强、响应迅速的系统——考虑到呼吸活动的复杂性和对相关肌肉的持续要求，这种系统是必需的。

习题

1. 以下哪个术语最能描述下颌的向前平移？
   a. 侧移
   b. 上提
   c. 前伸
   d. 后缩

2. 以下哪块骨骼参与构成上颌？
   a. 下颌骨
   b. 上颌骨
   c. 蝶骨
   d. 颞骨

3. 下列哪块肌肉主要参与张口运动？
   a. 颞肌
   b. 咬肌
   c. 翼内肌
   d. 翼外肌（下头）
   e. a 和 b

4. 张大口需要 _____ 下颌骨髁突。
   a. 前伸
   b. 后缩
   c. 小幅度活动
   d. 侧移

5. 右翼内肌和左翼外肌的激活将导致 _____。
   a. 下颌骨向右侧移
   b. 下颌骨向左侧移
   c. 同时激活舌骨下肌
   d. 舌骨向胸骨下降 2.5～5cm

6. 以下哪一块肌肉的近端附着在颧弓上？
   a. 翼内肌
   b. 翼外肌
   c. 咬肌
   d. 颞肌

7. 以下哪一块骨骼参与构成下颌？
   a. 蝶骨
   b. 下颌骨
   c. 上颌骨
   d. 颧骨

8. 在最大用力吸气和最大用力呼气时，可进出肺的空气总量称为 _____。
   a. 潮气量
   b. 肺活量
   c. 补呼气量
   d. 补吸气量

9. 以下哪项被认为是最重要的吸气动力来源？
   a. 肋间内肌
   b. 膈肌
   c. 斜角肌

d. 肋间外肌

10. 慢性阻塞性肺疾病（COPD）患者常出现桶状胸，这是因为：

    a. 在平静或用力呼气结束时，空气滞留在肺部

    b. 腹斜肌明显肥大

    c. 胸腔内钙沉积过多

    d. 膈肌麻痹

11. 根据玻意耳定律，随着系统体积的增加：

    a. 系统内的压力成比例地增加

    b. 系统内的压力成比例地减小

    c. 系统内的压力保持不变

12. 斜角肌能够通过 _____ 辅助吸气运动：

    a. 通过下降上肋骨和胸骨上部

    b. 通过上提上肋骨和胸骨

    c. 通过下降肋骨和胸骨下部

    d. 通过降低胸腔底部

13. 以下哪项陈述是正确的？

    a. 平静呼气主要是由肋骨和周围结缔组织的弹性回缩力驱动的

    b. 用力呼气包括腹部肌肉的主动收缩

    c. 任何增加胸腔容积的肌肉都可以被认为是吸气肌

    d. a 和 b

    e. 以上都是

14. 呼气是胸腔容积减少的结果。

    a. 正确

    b. 错误

15. 颞肌主要参与下颌骨的下降。

    a. 正确

    b. 错误

16. 膈肌的收缩通过扩大胸腔的上下、左右和前后直径来显著增加胸腔的容积。

    a. 正确

    b. 错误

17. 在每个换气周期中进出肺的空气量称为潮气量。

    a. 正确

    b. 错误

18. 后缩一词描述了下颌骨的前移。

a. 正确

b. 错误

19. 咬肌、翼内肌和颞肌都参与了闭口运动。

    a. 正确

    b. 错误

20. 胸容积的减少会使得空气被吸入肺部。

    a. 正确

    b. 错误

（尚昀林 译）

拓展阅读

Ahmed, S., Daniel Martin, A., & Smith, B. K. (2019). Inspiratory muscle training in patients with prolonged mechanical ventilation: Narrative review. *Cardiopulmonary Physical Therapy Journal*, *30*(1), 44–50.

Armijo-Olivo, S., Pitance, L., Singh, V., et al. (2016). Effectiveness of manual therapy and therapeutic exercise for temporomandibular disorders: Systematic review and meta-analysis. *Physical Therapy*, *96*(1), 9–25.

Armijo-Olivo, S., Silvestre, R. A., Fuentes, J. P., et al. (2012). Patients with temporomandibular disorders have increased fatigability of the cervical extensor muscles. *The Clinical Journal of Pain*, *28*(1), 55–64.

Baba, K., Haketa, T., Sasaki, Y., et al. (2005). Association between masseter muscle activity levels recorded during sleep and signs and symptoms of temporomandibular disorders in healthy young adults. *The Journal of Oral & Facial Pain and Headache*, *9*(3), 226–231.

Bhutada, M. K. (2004). Functions of the lateral pterygoid muscle. *Annals of the Royal Australasian College of Dental Surgeons*, *17*, 68–69.

Brown, S. H., Ward, S. R., Cook, M. S., et al. (2011). Architectural analysis of human abdominal wall muscles: Implications for mechanical function. *Spine*, *36*(5), 355–362.

Cala, S. J., Kenyon, C. M., Lee, A., et al. (1998). Respiratory ultrasonography of human parasternal intercostal muscle in vivo. *Ultrasound in Medicine & Biology*, *24*(3), 313–326.

Campbell, E. J. (1955). The role of the scalene and sternomastoid muscles in breathing in normal subjects: An electromyographic study. *Journal of Anatomy*, *89*(3), 378–386.

Chandu, A., Suvinen, T. I., Reade, P. C., et al. (2005). Electromyographic activity of frontalis and sternocleidomastoid muscles in patients with temporomandibular disorders. *Journal of Oral Rehabilitation*, *32*(8), 571–576.

Chaves, T. C., Grossi, D. B., de Oliveira, A. S., et al. (2005). Correlation between signs of temporomandibular (TMD) and cervical spine (CSD) disorders in asthmatic children. *Journal of Clinical Pediatric Dentistry*, *29*(4), 287–292.

Christo, J. E., Bennett, S., Wilkinson, T. M., et al. (2005). Discal attachments of the human temporomandibular joint. *Australian Dental Journal*, *50*(3), 152–160.

De Troyer, A. (2002). Relationship between neural drive and mechanical effect in the respiratory system. *Advances in Experimental Medicine and Biology*, *508*, 507–514.

De Troyer, A., & Estenne, M. (1984). Coordination between rib cage muscles and diaphragm during quiet breathing in humans. *Journal of Applied Physiology: Respiratory, Environmental and Exercise Physiology*, *57*(3), 899–906.

De Troyer, A., & Estenne, M. (1988). Functional anatomy of the respiratory muscles. *Clinics in Chest Medicine, 9*(2), 175–193.

De Troyer, A., Gorman, R. B., & Gandevia, S. C. (2003). Distribution of inspiratory drive to the external intercostal muscles in humans. *The Journal of Physiology (London), 546*(Pt 3), 943–954.

De Troyer, A., Kelly, S., & Zin, W. A. (1983). Mechanical action of the intercostal muscles on the ribs. *Science, 220*(4592), 87–88.

DiMarco, A. F., Romaniuk, J. R., & Supinski, G. S. (1990). Action of the intercostal muscles on the rib cage. *Respiration Physiology, 82*(3), 295–306.

Dos Reis, I. M. M., Ohara, D. G., Januário, L. B., et al. (2019). Surface electromyography in inspiratory muscles in adults and elderly individuals: A systematic review. *Journal of Electromyography and Kinesiology, 44*, 139–155.

Estenne, M., Yernault, J. C., & De Troyer, A. (1985). Rib cage and diaphragmabdomen compliance in humans: Effects of age and posture. *Journal of Applied Physiology, 59*(6), 1842–1848.

Fregosi, R. F., Bailey, E. F., & Fuller, D. D. (2011). Respiratory muscles and motoneurons. *Respiratory Physiology & Neurobiology, 179*(1), 1–2.

Goldman, J. M., Rose, L. S., Williams, S. J., et al. (1986). Effect of abdominal binders on breathing in tetraplegic patients. *Thorax, 41*(12), 940–945.

Goodheart, G. (1983). Applied kinesiology in dysfunction of the temporomandibular joint. *Dental Clinics of North America, 27*(3), 613–630.

Haggman-Henrikson, B., Rezvani, M., & List, T. (2014). Prevalence of whiplash trauma in TMD patients: A systematic review. *Journal of Oral Rehabilitation, 41*, 59–68.

Hamaoui, A., Hudson, A. L., Laviolette, L., et al. (2014). Postural disturbances resulting from unilateral and bilateral diaphragm contractions: A phrenic nerve stimulation study. *Journal of Applied Physiology, 117*(8), 825–883.

Han, J. N., Gayan-Ramirez, G., Dekhuijzen, R., et al. (1993). Respiratory function of the rib cage muscles. *The European Respiratory Journal, 6*(5), 722–728.

Harrison, A. L., Thorp, J. N., & Ritzline, P. D. (2014). A proposed diagnostic classification of patients with temporomandibular disorders: Implications for physical therapists. *The Journal of Orthopaedic and Sports Physical Therapy, 44*(3), 182–197.

Hudson, A. L., Butler, J. E., Gandevia, S. C., et al. (2011). Role of the diaphragm in trunk rotation in humans. *Journal of Neurophysiology, 106*(4), 1622–1628.

Hugger, S., Schindler, H. J., Kordass, B., et al. (2012). Clinical relevance of surface EMG of the masticatory muscles. (part 1): Resting activity, maximal and submaximal voluntary contraction, symmetry of EMG activity. [review]. *International Journal of Computerized Dentistry, 15*(4), 297–314.

Kocjan, J., Adamek, M., Gzik-Zroska, B., et al. (2017). Network of breathing. Multifunctional role of the diaphragm: A review. *Advances in Respiratory Medicine, 85*(4), 224–232.

Mendes, L. P. S., Vieira, D. S. R., Gabriel, L. S., et al. (2020). Influence of posture, sex, and age on breathing pattern and chest wall motion in healthy subjects. *Brazilian Journal of Physical Therapy, 24*(3), 240–248.

Neumann, D. (2017). *Kinesiology of the musculoskeletal system: Foundations for physical rehabilitation* (3rd ed.). St Louis: Elsevier. Okeson, J. P. (2013). *Management of temporomandibular disorders and occlusion* (7th ed.). St Louis: Mosby. Osborn, J. W. (1985). The disc of the human temporomandibular joint: Design, function and failure. *Journal of Oral Rehabilitation, 12*(4), 279–293.

Shimada, A., Ishigaki, S., Matsuka, Y., et al. (2019). Effects of exercise therapy on painful temporomandibular disorders. *Journal of Oral Rehabilitation, 46*(5), 475–481.

Sindelar, B. J., & Herring, S. W. (2005). Soft tissue mechanics of the temporomandibular joint. *Cells, Tissues, Organs, 180*(1), 36–43.

Souza, H., Rocha, T., Pessoa, M., et al. (2014). Effects of inspiratory muscle training in elderly women on respiratory muscle strength, diaphragm thickness and mobility. *The Journals of Gerontology. Series A, Biological Sciences and Medical Science, 69*(12), 1545–1553.

Standring, S. (2017). *Gray's anatomy: The anatomical basis of clinical practice* (41st ed.). St Louis: Elsevier. Takazakura, R., Takahashi, M., Nitta, N., et al. (2004). Diaphragmatic motion in the sitting and supine positions: Healthy subject study using a vertically open magnetic resonance system. *Journal of Magnetic Resonance Imaging, 19*(5), 605–609.

Verges, S., Notter, D., & Spengler, C. M. (2006). Influence of diaphragm and rib cage muscle fatigue on breathing during endurance exercise. *Respiratory Physiology & Neurobiology, 154*(3), 431–442.

参考答案

第1章
1. d
2. b
3. b
4. d
5. b
6. d
7. c
8. d
9. c
10. b
11. b
12. e
13. a
14. a
15. d
16. e
17. c
18. a
19. a
20. a
21. a
22. b
23. b
24. b
25. a
26. b
27. a
28. a
29. b
30. a
31. b

第2章
1. c

2. b
3. a
4. c
5. b
6. c
7. c
8. c
9. b
10. b
11. b
12. b
13. b
14. b
15. d
16. c
17. d
18. a
19. b
20. c

第3章
1. c
2. b
3. e
4. c
5. c
6. b
7. a
8. b
9. d
10. d
11. b
12. b
13. a
14. a

15. b
16. a
17. b
18. a
19. b
20. a
21. b
22. a

第4章
1. c
2. d
3. b
4. c
5. b
6. a
7. b
8. b
9. c
10. d
11. c
12. d
13. e
14. d
15. b
16. a
17. b
18. b
19. c
20. e
21. a
22. a
23. b
24. b
25. a

26. a
27. b
28. a
29. a
30. a

第5章
1. c
2. b
3. d
4. a
5. e
6. b
7. a
8. e
9. e
10. b
11. a
12. b
13. c
14. b
15. a
16. b
17. a
18. a
19. b
20. b
21. c
22. b
23. a
24. b
25. a
26. b
27. b
28. a

29. a
30. b

第6章
1. b
2. c
3. b
4. b
5. a
6. c
7. b
8. a
9. c
10. b
11. c
12. a
13. c
14. b
15. a
16. a
17. b
18. a
19. b
20. a

第7章
1. d
2. d
3. b
4. e
5. c
6. e
7. c
8. b
9. c

10. a
11. a
12. a
13. a
14. a
15. b
16. b
17. a
18. a
19. a
20. a

第 8 章

1. a
2. b
3. a
4. d
5. b
6. c
7. c
8. a
9. b
10. c
11. d
12. b
13. d
14. d
15. e
16. a
17. a
18. c
19. c
20. b
21. c
22. a
23. b
24. a
25. b
26. b
27. a

28. b
29. b
30. b
31. b

第 9 章

1. c
2. b
3. b
4. a
5. a
6. b
7. d
8. e
9. c
10. b
11. a
12. e
13. b
14. a
15. c
16. b
17. b
18. d
19. d
20. b
21. c
22. a
23. a
24. b
25. a
26. a
27. b
28. a
29. b
30. b
31. b
32. a
33. b
34. b

35. b
36. b
37. a

第 10 章

1. d
2. b
3. b
4. a
5. c
6. b
7. c
8. c
9. d
10. b
11. d
12. b
13. b
14. c
15. e
16. c
17. c
18. b
19. c
20. d
21. a
22. c
23. a
24. b
25. a
26. b
27. a
28. a
29. a
30. b

第 11 章

1. a
2. c
3. b

4. b
5. e
6. c
7. b
8. d
9. c
10. e
11. c
12. b
13. a
14. b
15. b
16. b
17. a
18. d
19. e
20. c
21. c
22. a
23. b
24. b
25. a
26. a
27. a
28. a
29. b
30. b

第 12 章

1. a
2. b
3. d
4. c
5. b
6. c
7. a
8. a
9. c
10. c
11. c

12. b
13. a
14. b
15. a
16. b
17. a
18. a
19. a
20. c

第 13 章

1. c
2. b
3. d
4. a
5. b
6. c
7. b
8. b
9. b
10. a
11. b
12. b
13. e
14. a
15. b
16. a
17. a
18. b
19. a
20. b

术语表

Q角（股四头肌角）［**Qangle（quadriceps angle）**］量化股四头肌相对于髌韧带总力线的临床测量方法。

摆动相（swing phase） 在前进过程中，下肢不与地面接触时的步行周期阶段；占据步行周期的后40%。

摆动相末期（terminal swing） 摆动相的一部分，在此期间，下肢处于向前（摆动）运动的结束阶段（刚好在足跟触地阶段之前）。

摆动相早期（early swing） 步行周期中腿处于向前（摆动）运动的初始部分。

摆动相中期（mid swing） 摆动阶段中的一部分，下肢向前（摆动）运动的中间阶段。

半脱位（subluxation） 关节不完全或部分脱位。

背侧（dorsal） 身体或身体部分的后表面。

背伸（dorsiflexion） 描述足踝或足的矢状面运动，其中足背向胫骨方向运动。

被动不足（passive insufficiency） 拮抗性多关节肌肉过度牵伸引起的主动运动力量和活动范围的降低。

被动关节活动范围（passive range of motion） 独立于肌肉活动的关节的活动范围。

被动运动（passive movements） 非肌肉激活产生的特定身体部位的运动。

闭链运动（closedchain motion） 关节近端骨节围绕相对固定的远端骨节产生的运动。

髌骨外移（lateral tracking of the patella） 描述膝关节屈曲和伸展时髌骨的过度外移轨迹。虽然轻微的外移是正常的，但过多则被认为是病理性的。

玻意耳定律（Boyle's law） 说明气体（包括空气）的体积和压力成反比的一种物理学原理。

不动关节（synarthrosis） 一种不会产生或者只有微小运动的关节，如颅骨缝和远端胫腓关节。

步长（step length） 双侧连续两次足跟触地之间的距离。

步幅（stride） 同一侧连续两次足跟触地之间的时间，也被定义为一个步行周期。

步幅长度（stride length） 一个步幅的距离（同一侧连续两次足跟触地之间的距离）。

步宽（step width） 双侧连续两次足跟触地，双足跟中心之间的垂直距离。正常健康成人的步宽约为3英寸（约7.6cm）。

步频（cadence） 每分钟行走的步数，也称为步进速率。

步速（walking velocity） 一个人走路的速度。健康成年人的步行速度大约是每小时3英里（约4.8km）。

步行周期（gait cycle） 在同一侧足连续两次足跟接触地面之间发生的一系列时相。

侧移（lateral excursion） 骨段的侧向运动；通常指下颌的侧向运动，如用牙齿研磨食物时。

尺侧偏移（ulnar drift） 手指明显的异常尺偏；通常由慢性类风湿关节炎导致。

尺偏（ulnar deviation） 腕关节在冠状面上的运动，手向尺骨侧移动的运动。

沉髋（hip drop） 在步态的摆动相，骨盆的一侧不经意地降低的步态偏差。

单支撑期（singlelimb support） 步行周期中身体只由一侧下肢支撑的阶段。

蹬离期（push–off） 在步行周期的支撑相中，用以描述与蹬离有关的（足趾离地和足跟离地）阶段。

等长收缩（isometric activation） 肌肉保持恒定长度时产生的一种主动力量。

低弓足（pesplanus） 足部内侧纵弓异常降低，也被称为扁平足。

动力学（kinetics） 力学的一个分支，描述作用在物体上的力的影响。

动态稳定（dynamic stabilization） 稳定某一特定运动的骨或身体部分。

对指训练（opposition） 拇指能够精确地触碰到其他四根手指的末端。

鹅足（pesanserinus） 半腱肌、股薄肌和缝匠肌汇集并止于胫骨近端内侧区。

反向作用（reverse action） 使关节近端向相对固定的远端移动的肌肉功能。

反章动（counternutation） 发生在骶髂关节的轻微运动，是由骶骨相对于髂骨的向后旋转引起的。

肥大（hypertrophy） 肌肉质量的增加。

俯卧位（prone） 面朝下的卧姿。

附肢骨（appendicular skeleton） 附肢骨或四肢骨包括肩胛骨和锁骨在内的所有上肢骨，以及包括骨盆在内的所有下肢骨。

复位（reposition） 使充分对掌的拇指回到解剖学姿势的动作。

杠杆作用（leverage） 特定力所具有的相对力臂长度。

高弓足（pes cavus） 足部内侧纵弓异常增高或隆起。

骨干（diaphysis） 骨的中央干。

骨骺（epiphyses） 由骨干产生的骨的生长部分；每根长骨有近端和远端骨骺。

骨膜（periosteum） 覆盖在骨表面的薄而坚韧的膜。

骨内膜（endosteum） 一种排列在骨髓管表面的膜。

骨盆后倾（posterior pelvic tilt） 在保持躯干直立的同时向后倾斜骨盆上部的运动。这种运动使骨盆在股骨（髋）处产生一个短弧的伸展运动，通常伴随着腰椎前凸的减少。

骨盆前倾（anterior pelvic tilt） 在保持躯干直立的同时骨盆上部向前倾斜的运动。这种运动使骨盆对股骨（髋）产生一个短弧的屈曲运动，通常伴随着腰椎前凸的增加。

骨皮质［cortical（compact）bone］ 一种骨外层相对致密的骨组织。

骨松质（cancellous bone） 一种内部多孔（海绵状）骨。

骨髓腔（medullary canal） 长骨骨干中央的空心管。

骨运动学（osteokinematics） 骨骼相对于3个主平面的运动。

关节反作用力（joint reaction force） 关节表面之间的压力，通常是由肌肉活动引起。

关节软骨（articular cartilage） 排列在滑膜关节的关节面上的结缔组织，在骨之间起到减震作用。

关节炎（arthritis） 由构成关节的骨和软骨退化引起的关节退行性疾病。

关节运动学（arthrokinematics） 关节表面之间的运动，如滚动、滑动和旋转。

冠（额）状面（frontal plane） 把身体分成前后两部分。大多数外展和内收运动发生在冠状面。

滚动（roll） 这是一个关节运动学术语，描述一个转动的关节表面的多个点接触另一个转动的关节表面多个点的运动。

过度膝外翻（excessive genu valgum） 膝关节在冠状面所成的角度（从侧向测量）小于170°，两膝内侧缘碰触。

过度肘外翻（excessive cubitus valgus） 在肱骨和前臂内侧之间形成的异常冠状面夹角，明显大于15°。正常肘外翻通常为15°。

合力（resultant force） 多个力矢量作用的总和。

核心稳定训练（core stabilization exercises） 提高脊柱或躯干肌肉稳定性的一组运动或技术。

横截面积（crosssectional area） 测量肌肉厚度的方法。肌肉的横截面积越大，产生主动力量的潜能就越大。

后侧（posterior） 身体的后部或朝向后部。

后缩（retrusion） 下颌骨（下巴）的向后平移（回撤）。

呼气（expiration） 从肺部排出空气的过程。

滑动（slide） 关节运动学术语，描述一个关节面上的一点与另一个关节面上的多点相接触。

环转运动（circumduction） 身体部分通过 2 个或多个平面的环转运动。

回撤（retraction） 骨或身体部位的向后平移或旋转，通常在水平面上向后移动。

肌动蛋白 - 肌球蛋白横桥（actinmyosin cross bridge） 两种肌肉蛋白质（肌动蛋白和肌球蛋白）之间的动态相互作用，是肌肉收缩力学的基础。

肌动学（kinesiology） 研究人体运动的学科。

肌腹（muscle belly） 肌肉的主体，构成单个肌肉的主要组成部分。

肌节（sarcomere） 肌肉纤维的基本收缩单位。每个肌节由肌动蛋白和肌球蛋白两个主要的蛋白纤维组成，是肌肉收缩的主要结构。

肌内膜（endomysium） 包绕每一肌肉纤维的组织；由一个相对致密的胶原纤维网组成，有助于将收缩力转移到肌腱上。

肌肉代偿（muscular substitution） 由其他肌肉而不是通常会产生特定动作的肌肉完成动作。

肌束（fasciculus） 一束肌肉纤维。

肌束膜（perimysium） 包裹单个肌束的结缔组织。

肌丝滑行学说（sliding filament theory） 一种肌肉收缩理论，当肌动蛋白丝滑过肌球蛋白丝时产生主动力，导致单个肌节收缩。

肌外膜（epimysium） 包围肌肉外层或肌腹的结缔组织。

肌纤维（muscle fiber） 含有多个细胞核的单个细胞，含有肌肉的所有可收缩成分。

肌原纤维（myofibril） 在肌节中含有可收缩的蛋白质。

挤压力（compression force） 将 2 个或多个物体（如关节表面）压在一起的力。

脊神经（spinal nerve） 腹神经根和背神经根的结合，分别含有运动纤维和感觉纤维。

脊柱侧弯（scoliosis） 脊柱发生的在冠状面和水平面上的曲度异常，又称为脊柱侧凸。

脊柱后凸（kyphosis） 正常的脊柱矢状面曲度，包括后凸和前凹。正常脊柱的胸段和骶骨区域显示后凸曲线。

脊柱中立位（neutral spine） 脊柱显示或保持其自然的曲度：颈、腰段前凸，胸、骶段后凸。

脊椎滑脱（anterior spondylolisthesis） 一节椎骨相对于另一节椎骨的前向移位，最常见于 L5 和 S1 之间。

肩肱节律（scapulohumeral rhythm） 肩关节外展时肱骨和肩胛骨之间的自然比例或节律；具体来说，每当盂肱关节外展 2°，肩胛骨同时上旋 1°。

肩袖（rotator cuff） 肩关节处由 4 块肌肉组成的肌群，包括冈上肌、冈下肌、小圆肌和肩胛下肌，包裹住盂肱关节并有助于维持稳定。

腱固定（tenodesis） 在一个关节上牵伸跨多关节肌肉而产生另一关节的被动运动，如腕关节伸展时，指长屈肌的伸展会导致手指被动屈曲。

节段稳定（segmental stabilization） 一种稳定脊柱各节段的运动。

拮抗肌（antagonist） 产生与主动肌相反的动作的肌肉或肌群（例如，肱三头肌是肱二头肌的拮抗肌）。

解剖学姿势（anatomic position） 作为描述所有身体部位和运动位置时参考的标准身体位置。

紧密位置（closepacked position） 在身体大多数关节内的独特位置，关节面最密合，韧带最紧。

近端（proximal） 接近躯干或身体中点的部位。

近端附着点（proximal attachment） 指肌肉或韧带在骨骼的最近端骨附着的点（经常与其远端附着的形成对比）。肌肉的近端附着点也被称为起点。

静态稳定（static stability） 使某一特定的骨或身体部位稳定，不产生运动或很微小的运动。

咀嚼（mastication） 用牙齿咀嚼、撕碎和磨碎食物的过程。

开链运动（openchain motion） 关节远端骨段围绕相对固定的近端骨段的运动。

科利斯骨折（Colles' fracture） 桡骨茎突附近

桡骨远端骨折。

可动关节（diarthrosis）　2 块或多块骨之间的关节，含有充满液体的关节腔，如肩关节和髋关节；也叫滑膜关节。

跨步（step）　双侧连续两次足跟触地之间的时间周期。

髋内翻（coxa vara）　股骨近端倾斜角度异常减小，当股骨颈与股骨干内侧之间的冠状面角度远小于 125° 时即可诊断。

髋外翻（coxa valga）　股骨近端倾斜角度异常增大，当股骨颈与股骨干内侧之间的冠状面角度远大于 125° 时即可诊断。

拉力线（line of pull）　肌肉力量的方向。

离心收缩（eccentric activation）　肌肉在拉长同时产生肌力的过程。

力（force）　产生、阻止或改变运动的推或拉的力。

力臂（moment arm）　关节旋转轴和力的垂直交点之间的距离。

力偶（forcecouple）　当 2 个或多个肌肉在不同的直线方向产生力，但在同一旋转方向产生扭矩时，在关节处引发动作。

挛缩（contracture）　肌肉或结缔组织的异常缩短或变硬，通常导致姿势异常和活动范围缩小。

马尾（cauda equina）　位于腰骶部椎管内的一组周围神经。

慢性阻塞性肺疾病（chronic obstructive pulmonary disease）　合并肺气肿、哮喘和慢性支气管炎的慢性肺部疾病，其特征是慢性气道阻塞、肺弹性回缩下降及肺长期过度膨胀。

末端感觉（end feel）　对关节达到运动终点时的感觉的评估。

内部力臂（internal moment arm）　关节旋转轴与内力垂直交点之间的距离。

内部扭矩（internal torque）　由肌肉等内力产生的扭矩。

内侧（medial）　朝中线的方向。

内侧纵弓（medial longitudinal arch）　足底内侧凹陷的足弓。

内翻（inversion）　足部在冠状面的运动，在足底上的一点向内旋转。

内翻（varus）　关节（或骨）的远端骨段相对于关节的近端骨段向内侧突出。

内力（internal force）　从体内产生的力。

内收（adduction）　身体部位向中线的运动，通常发生在额状面。

内旋（internal rotation）　骨段的水平面或横截面运动，导致骨的前表面向中线旋转。

扭矩（或力矩）[torque（or moment）]　相当于力的旋转量，由力和力臂的乘积所定义的力。

平静呼气（quiet expiration）　由肺的被动回弹力、周围肌肉和结缔组织驱动气体从肺排出。正常情况下，平静呼气不需要主动的肌肉力量。

平静吸气（quiet inspiration）　在休息时吸入空气到肺部。

平移（translation）　身体所有部位与身体其余点方向相同或平行的位移。

起点（origin）　肌肉或韧带的近端附着处。

前（anterior）　身体的前部，或朝向身体的前部。

前伸（protraction）　骨或身体部位的平移或旋转，通常是在水平面上向前的动作。

前凸（lordosis）　脊柱矢状面的正常曲度，包括后凹和前凸。正常脊柱的颈段和腰段显示前凸曲线。

前突（protrusion）　下颌骨的前向平移（前伸）。

浅层（superficial）　朝向身体的外表面。

倾角（angle of inclination）　在股骨颈和股骨干之间形成的前平面角；通常为 125°。

屈曲（flexion）　一根骨趋近另一根骨屈肌表面的矢状面运动。

全足底着地期（foot flat）　步行周期中当足底完全与地面接触的时期。

缺血性坏死（avascular necrosis）　由于骨缺乏血液供应而造成骨坏死或退化。

桡偏（radial deviation）　腕关节的运动，手部在额状面上向桡骨侧横向移动。

上方（superior） 在上面。

上提（elevation） 骨段的向上运动；通常用于指下颌骨（下腭）的抬高以闭合口或肩胛骨的抬高。

上旋（upward rotation） 肩胛骨的运动，其中关节盂向上运动。这种运动发生在肩关节自然的外展或屈曲时。

伸肌迟滞（extensor lag） 股四头肌不能完成最后 15°～20° 的主动膝关节伸展，这通常是由疼痛、肿胀和炎症造成的。

伸肌机制（extensor mechanism） 位于手指背表面的结缔组织，允许手的外在肌和内在肌同时伸展指骨间关节。

伸展（extension） 一根骨趋近另一根骨的伸肌表面时在矢状面的运动。

深层（deep） 朝向"核心"或身体内部的方向。

矢量（vector） 速度或力等由其大小和方向规定的量。

矢状面（sagittal plane） 把身体分成左右两半。通常屈伸运动发生在矢状面。

双支撑期（doublelimb support） 步行周期中双脚与地面接触的时期。

水平（横截）面〔horizontal（transverse）plane〕 把身体分成上下两部分。大多数旋转运动，如肩关节或髋关节的内外旋转和躯干的旋转，都发生在水平面上，也称为横截面。

水平内收（horizontal adduction） 肩关节 90° 外展时手臂在水平面向前拉的动作，通常称为水平屈曲。

水平外展（horizontal abduction） 肩关节 90° 外展时手臂水平面后伸的动作，通常称为水平伸展。

髓核突出（herniated nucleus pulposus） 髓核通过椎间盘纤维环的裂缝移动的病理状态。这通常被称为椎间盘膨出和突出。

榫眼（mortise） 用来描述踝关节中距骨关节的形状。距骨和胫腓骨远端的关节结构类似于木匠使用的榫卯结构。

特伦德伦堡征（Trendelenburg sign） 采用特伦德伦堡试验评估髋关节外展肌的功能力量。患者被要求单腿站立，治疗师记录骨盆的位置。如果单腿抬起时，骨盆下降（非测试肌肉），则出现特伦德伦堡征阳性。此反应表明了站立侧下肢髋外展肌无力。如果在抬腿时骨盆保持水平，则为特伦德伦堡征阴性。此反应表明，站立侧下肢髋外展肌功能力量正常。

提髋（hip hiking） 骨盆的一侧被抬高（提起），以帮助摆动下肢离开地面的代偿步态。

通气量（ventilation） 通过肺部吸入和呼出空气的机械过程。

同步收缩（cocontraction） 通常描述主动肌和拮抗肌同时收缩的情况，为关节提供稳定性。

头向（cephalad） 朝向头部或身体上方。

徒手肌肉测试（manual muscle test） 为评估特定肌肉或肌群的力量而进行的徒手抗阻测试。

外部力臂（external moment arm） 关节旋转轴与外力垂直交叉点之间的距离。

外部扭矩（external torque） 外力产生的扭矩，如重力。

外侧（lateral） 远离身体或身体部位的中线。

外翻（eversion） 足部在冠状面的运动，在足底的一点向外旋转。

外翻（valgus） 关节（或骨）的远端骨段相对于关节的近端骨段向外侧突出。

外力（external force） 来自身体外部的推或拉的力。通常包括重力或施加在身体上的物理接触。

外上髁炎（lateral epicondylitis） 腕伸肌近端附着处的炎症，也称为"网球肘"。当疼痛出现而没有炎症时称为外上髁痛。

外旋（external rotation） 骨段的水平面或横截面运动，使骨的前表面旋转离开中线。

外展（abduction） 身体部位离开中线的运动，通常发生在冠状面。

腕管（carpal tunnel） 腕部屈肌支持带和腕骨之间的空间。该隧道有正中神经和 9 条屈指浅肌、屈指深肌和拇长屈肌通过。

腕管综合征（carpal tunnel syndrome） 由于正中神经在腕管内受到压迫而引起的正中神经的疼痛或感觉异常。大多数情况下，这种情况是由手腕的重复和极端运动引起的。

微动关节（amphiarthrosis） 通常位于身体中线的一种关节，主要由纤维软骨和透明软骨（如脊柱的椎间关节）形成。

尾向（caudal） 朝向身体的下部。

位移（excursion） 肌肉长度的变化；通常是指在一个特定的运动中肌肉被拉长或缩短的程度。

吻合度（congruency） 2个表面之间的最优拟合；通常用于描述处于紧密位置的关节的最优拟合的术语。

稳定肌（stabilizer） 固定特定骨段的肌肉。

沃尔夫定律（Wolff's law） 骨骼适应负荷的规律，即在高应力区增生，在低应力区被吸收。

吸气（inspiration） 把空气吸入肺部的过程。

膝过伸（genu recurvatum） 膝关节明显的过度伸展。

膝内翻（genu varum） 在股骨和小腿外侧之间形成的异常冠状面夹角。膝关节伸展时，这个角度大于180°（即小腿向中线偏离5°~10°）。膝内翻呈 O 形腿状。

膝外翻（genu valgum） 在股骨和小腿外侧之间形成的正常冠状面夹角。随着膝关节的伸展，这个角度为170°~175°（即腿偏离中线5°~10°）。膝外翻过多，呈叩膝状。

狭窄（stenosis） 变窄，通常指椎管或椎间孔。

下降（depression） 身体部位的向下平移。

下面（inferior） 右下面或朝向足的方向。

下旋（downward rotation） 肩胛骨的运动，其关节盂从向上旋转的位置移动到向下旋转位置。当肩关节从抬高的位置内收或伸展时，这种运动自然发生。

向心收缩（concentric activation） 导致肌肉收缩或缩短的一种肌肉活动。

小面关节方向（facet joint orientation） 小面关节在脊柱内的空间方位；通常表明椎体区域内的主要运动。

小腿三头肌（triceps surae） 小腿的主要组成肌肉：腓肠肌和比目鱼肌。

协同肌（synergists） 共同完成某一动作的肌肉。

胸廓出口综合征（thoracic outlet syndrome） 当臂丛和（或）锁骨下血管离开胸腔时受到压迫。这种情况经常导致上肢刺痛和麻木。

旋后（supination） 描述手掌向上转动时前臂的运动。也可描述足跖屈、内翻和内收的联合运动。

旋前（pronation） 描述手掌向下转动时前臂的运动。还用于描述足踝背伸、外翻和外展的联合运动。

旋锁机制（screw-home mechanism） 膝关节的一种锁定机制，当关节在完全伸展且轻微旋转的情况下产生。

旋转（rotation） 身体部位围绕旋转轴移动的运动弧。

旋转（spin） 一个关节运动学术语，描述一个关节面在另一个关节面上的一个点上转动（如玩具陀螺）。

旋转轴（axis of rotation） 穿过关节的一条假想轴，关节围绕它旋转运动；即关节运动的轴心点。

仰卧（supine） 描述面朝上的卧姿。

翼状肩胛（winging） 肩胛骨的异常状态，肩胛骨的内侧缘从胸腔向外突出，呈鸟翅状。一般来说，这是前锯肌无力的表现。

用力呼气（forced expiration） 腹部等呼气肌的主动收缩使肺部排出气体。

用力吸气（forced inspiration） 用力将空气吸入肺部。

原动肌（agonist） 最直接参与执行某一特定运动的肌肉或肌肉群。

远端（distal） 远离躯干或身体中线。

远端附着处（distal attachment） 指肌肉或韧带与骨的最远端附着处（通常与近端附着形成对比）。肌肉的远端附着处也叫止点。

运动学（kinematics） 描述物体运动的力学分支，不考虑可能产生运动的力或力矩。

章动（nutation） 一种通常发生在骶髂关节的轻微运动，定义为骶骨相对于髂骨的向前旋转。

掌侧（palmar） 指手的前面或手掌面。

正常前倾角（normal anteversion） 股骨长轴的正常扭转；正常前倾角为 15°。

支撑相（stance phase） 下肢与地面接触时的步行周期阶段；占整个步行周期的 60%。

支撑相中期（mid stance） 步行周期中，当下肢处于垂直位置站立时，一侧下肢处于支撑过程中期时，另一下肢处于摆动相中期。

跖侧（plantar） 足部的底面或底部。

跖屈（plantar flexion） 足在矢状面向下的运动，如踩汽车油门踏板时的动作。

止点（insertion） 肌肉或韧带的远端附着。

质心（center of mass） 物体质量的中心点（也称为重心）。

中线（midline） 一条假想的线，垂直穿过身体的正中间。

中轴骨（axial skeleton） 身体中心的骨骼轴线，包括头骨、舌骨、胸骨、肋骨和脊柱，以及骶骨和尾骨。

重力线（line of gravity） 重力作用于人体的方向。

肘内翻（cubitus varus） 在肱骨和前臂内侧之间形成的一种异常的前平面角；通常在角度远小于 15° 或前臂偏离中线时定义为肘内翻。

肘外翻（cubitus valgus） 在肱骨和前臂内侧之间形成的正常的冠状面夹角；通常为 15°；可称为"提携角"。

主动不足（actively insufficient） 由于跨越多关节肌肉的过度缩短而引起的主动肌力的降低。

主动充足（actively efficient） 跨越多关节肌肉的最佳激活模式，当肌肉在一个关节上变短时其在另一个关节上同步拉长。

主动运动（active movements） 肌肉活动产生的身体运动。

撞击（impingement） 肌肉骨骼系统两个组成部分之间的异常和过度接触。这个术语经常描述肩撞击，一种在肩外展时肱骨与肩胛骨肩峰下表面撞击的病理状态。

自由度（degrees of freedom） 关节可执行运动的独立平面数量。关节最高可以有 3 个自由度。

足跟离地期（heel off） 步行周期中的支撑相中足跟离开地面时。

足跟着地期（heel contact） 步行周期中足跟与地面接触时。

足下垂（foot drop） 通常是由于背伸肌无力引起的步态偏差，在步态的摆动相出现足下垂。

足趾离地期（toe off） 步行周期中支撑相的一部分，足趾离开地面的瞬间。

索引